Haarer/Haarer
Die deutsche Mutter
und ihr letztes Kind

Johanna Haarer / Gertrud Haarer

Die deutsche Mutter und ihr letztes Kind

Die Autobiografien der erfolgreichsten NS-Erziehungsexpertin und ihrer jüngsten Tochter

Herausgegeben und eingeleitet
von Rose Ahlheim

Offizin

http://www.offizin-verlag.de

ISBN 978-3-930345-95-3

fon: 0511 – 807 61 94
fax: 0511 – 62 47 30
Umschlag: freeStyle grafik, Hannover,
Satz: Martin Janz, Freiburg
Druck: Totem s.c., Inowrocław

Deutsche Erstausgabe, 2012
Printed in Poland

Bibliografische Information der Deutschen Bibliothek

Die Deutsche Bibliothek verzeichnet diese Publikation in der Deutschen Nationalbibliografie; detaillierte bibliografische Angaben sind im Internet über `http://dnb.d-nb.de` abrufbar.

ISBN 978-3-930345-95-3

Inhaltsverzeichnis

Rose Ahlheim, Einleitung 7

Johanna Haarer

Kein besonderes Schicksal
Oder: Vom Hundertsten ins Tausendste 49

1 Das unvermeidliche Vorwort 51
2 Bodenbach und meine Familie 52
3 Schule und Weg zum Abitur. 89
4 Heidelberg und Göttingen, meine erste Liebe 110
5 München, klinische Semester und vieles andere. 123
6 Semesterferien Krankenhaus Tetschen 139
7 Nicht mehr allein: Hellmut Weese 147
8 Ende des Studiums 159
9 Wieder in Harlaching, wieder in München 194
10 Verhaftet und gefangen 218

Gertrud Haarer

Erinnerungen 269

1 Kindheit. 271
2 Haushälterinnen 282
3 Prisoner 286
4 Jugendzeit, Schule und Musikunterricht. 288
5 Fasching. 297

6 Die Lehre . . . 300
7 London / Hochzeit . . . 302
8 Einzug . . . 311
9 Der Schreibtisch . . . 312
10 Auszug . . . 315
11 Obrigkeiten . . . 319
12 Alkohol . . . 321
13 Angst . . . 323
14 Männer . . . 325
15 Pflege . . . 329
16 Die Supermutter . . . 337
17 Aktenschrank . . . 339
18 Therapie . . . 345
19 Depression . . . 352
20 Italien . . . 357
21 Aus dem Aktenschrank: Mutter und Vater . . . 363
22 Schreiben und Reisen . . . 371
23 Lesen: Chamberlain . . . 378
24 Mein Schlusswort zu Chamberlain . . . 386
25 »Das Fremde in uns« . . . 391
26 Fundstücke . . . 393

Anmerkungen . . . 397
Quellen und Literatur . . . 398
Anhang . . . 401

Einleitung

»Die deutsche Mutter und ihr erstes Kind«, so hieß ein weit verbreiteter Ratgeber in der NS-Zeit.[1] Verpackt in lebenspraktische Ratschläge zur »richtigen« Babypflege, wurde hier gerade jungen und unerfahrenen Müttern ein Erziehungs- und Sozialisationsstil nahegebracht, wie er sich der nationalsozialistischen Ideologie und Staatsdoktrin nicht passender hätte einfügen können. Unzählige Familien haben das Buch besessen, auch die meine. Unzählige Kinder wurden mehr oder weniger konsequent nach seinen Anweisungen und Grundsätzen erzogen, auch meine Geschwister und ich selbst. Unzählige Mütter und Väter haben später, erwachsen und selbst Eltern geworden, diese ihre frühen Erfahrungen oft unbewusst an ihre Kinder weitergegeben. Weitere Bücher, an die Mütter von Klein- und Schulkindern gerichtet, folgten dem Babypflegebuch nach. Die Autorin trug ihre Anweisungen, wie der kindliche Wille mit Festigkeit beherrscht und letztendlich in »Lust am Gehorsam«[2] umzuwenden sei, mit unbeirrter Sicherheit als einzig gültig und maßgebend vor, und diese Vorschriften erhielten ihre besondere Wucht durch ihre Verflechtung mit den Mustern von Führen und Folgen, Macht und Unterwerfung, die im nationalsozialistischen Deutschland allgegenwärtig waren.

Johanna Haarer, die Autorin dieser außerordentlich erfolgreichen Bücher, hatte selbst 5 Kinder, deren jüngstes ist Gertrud Haarer. Unter dem Titel »Die deutsche Mutter und ihr letztes Kind« sind hier die beiden Autobiographien von Mutter und Tochter vereint. Johanna Haarer schrieb ihre Lebenserinnerungen im Alter von 84 Jahren, nur der Bericht über die Zeit ihrer Internierung entstand kurz nach dem Ende ihrer Gefangenschaft

1 Johanna Haarer: Die Deutsche Mutter und ihr erstes Kind, (1934), 101.-110. Tausend, München 1938.

2 Johanna Haarer, Unsere kleinen Kinder, München 1938, S. 186.

und fand sich im Nachlass. Ihre Aufzeichnungen wurden für diese Veröffentlichung ohne Sinnveränderungen bearbeitet und stark gekürzt. Im Anhang finden sich einige bisher unveröffentlichte Dokumente zu Johanna Haarer. Gertrud Haarer hat die Schriftstücke, die ihre Mutter betreffen, in den Jahren nach deren Tod zusammengetragen, während sie an ihrer eigenen Biographie arbeitete.

Mutter und Tochter, Johanna und Gertrud – nie hat zwischen ihnen ein wirklicher Dialog stattgefunden, es sei denn in der Intimität von Johannas Sterbestunde. Die Tochter versucht in ihren Aufzeichnungen den Dialog mit der »inneren« Mutter aufzunehmen, beschreibt den langen Weg ihrer Suche: Wer war sie, diese Mutter, die Gertrud so lange blind verteidigen musste, bis ins eigene Erwachsenenalter hinein, um sich selbst zu schützen? Kann sie identisch sein mit der Frau, die in ihren Büchern so rigorose Praktiken im Umgang mit kleinen Kindern zur Maxime erhob und die sogar ein propagandistisches Kinderbuch unter dem Titel »Mutter, erzähl von Adolf Hitler« verfasste? Diese Mutter, die immer Recht hatte, die ihrer selbst scheinbar so sicher war – wie konnte sie so irren, so verbohrt und unbelehrbar sein? Was bedeutet die Anerkennung der Erkenntnis, wie fehlbar und wie verstrickt in das nationalsozialistische Machtgefüge die Mutter war, für das eigene Lebensgefühl? Das »letzte« Kind ist das einzige unter den fünfen, das die schmerzhafte und mühsame Auseinandersetzung mit der Geschichte ihrer Mutter gewagt hat.

Die Lebenserinnerungen, die Johanna Haarer im hohen Alter niederschrieb und die Getruds Erzählung vorangestellt sind, lassen nichts erkennen von Nachdenklichkeit, kein Wort der Distanzierung von ihrer Rolle in der NS-Zeit, kein Bedauern, allenfalls trotzige Worte der Rechtfertigung. Zugleich aber erlebt der Leser eine Frau, die lebendig, farbig, selbstironisch erzählen kann, eine Frau auch, die das ärztliche Ethos mit Emphase für sich in Anspruch nimmt, ohne doch je die Verbrechen des immer noch hochgehaltenen »Dritten Reiches« auch nur zu erwähnen. Und sie beendet ihre Aufzeichnungen mit dem Jahr 1933! Gertrud berichtet uns, dass die Mutter als alte Frau, auf die Nazi-Verbrechen angesprochen, voller Wut ihr Hörgerät aus den Ohren riss: »Ich höre nichts!« Ein Leben lang muss Johanna Haarer viel Kraft darauf verwendet haben, nicht zu hören, nicht zu sehen, was irgend Zweifel an ihrer Unangreifbarkeit hätte aufkommen lassen können, und jedem Gespräch darüber aus dem Wege zu gehen. Von Gertrud erfährt der Leser, dass dies um den Preis schwerer Ängste und mühsam verborgener Sucht geschah. Im Anhang findet sich der Entwurf für einen rechtfertigenden Bericht Johanna Haarers über ihre Tätigkeit in der NS-Zeit, geschrieben für die Spruchkammer im Entnazifizierungsverfahren.

Was Gertrud Haarer, die Tochter, über ihr Leben erzählt, zeigt einmal mehr: Es hilft uns nicht, dem Vergangenen den Rücken zuzukehren, da es ja nun geschehen und ein für allemal vorbei sei. Wir nehmen beim Lesen teil an einem Loslösungsprozess, Stück für Stück, wir erfahren, wie viel Schmerz und Trauer damit verbunden sind, wir können auch die Angst erahnen, die unvermeidlich auftaucht: Die Angst, was da in mir stecken mag, das ich nicht in mir haben will und doch nicht loswerde, bin ich doch die Tochter meiner Mutter.

Gertrud schreibt, sie habe »Die deutsche Mutter und ihr erstes Kind« nicht im Original lesen mögen. So schmerzhaft muss es sein, der eigenen Mutter in der Rolle einer kompromisslosen nationalsozialistischen Erziehungsexpertin zu begegnen. Erträglicher schien ihr noch, Sigrid Chamberlains überaus kritisches, ja vernichtendes Buch über ihre Mutter zu lesen und daraus zu erfahren, was diese in der NS-Zeit veröffentlicht hat.

Johanna Haarer

Werdegang und erste Veröffentlichungen

Johanna Haarer wurde im Jahr 1900 in Bodenbach geboren, einem deutschsprachigen Städtchen an der Elbe, nahe der Sprachgrenze zum Tschechischen, damals Böhmen genannt. Die Gegend gehörte zum Österreichischen Kaiserreich und wurde nach dem Ersten Weltkrieg der neugegründeten Tschechoslowakischen Republik zugeordnet. In Johannas Erinnerungen ist nachzulesen, wie eng sie über ihre Mutter mit dem Böhmischen verbunden war. Ihre Eltern, das Ehepaar Barsch, betrieben eine Schreibwarenhandlung in Bodenbach, und dort besuchte Johanna Barsch 8 Jahre lang die österreichische Volksschule. Ein um einige Jahre älterer Bruder war im Alter von 10 Jahren an einer Meningitis gestorben. Nach dem Schulabschluss blieb sie zunächst im Elternhaus, um im Haushalt und im Geschäft mitzuhelfen – sehr zu ihrer eigenen Unzufriedenheit.

Mit 17 Jahren entschloss sie sich, das deutsche Abitur zu machen, um in Deutschland Medizin studieren zu können. Der deutsch-national eingestellte Vater half bei der Suche nach einem geeigneten Internat, während die Mutter anscheinend eher ablehnend blieb. Johanna Barsch erreichte es, als einziges Mädchen in dem von Hermann Lietz geführten Landerziehungs-

heim Haubinda in der Rhön aufgenommen zu werden, 1920 legte sie das Abitur im Landerziehungsheim Bieberstein ab.
Das Medizinstudium führte sie nach Heidelberg, Göttingen und München. Noch während der Münchner Studienzeit, 1924, heiratete sie Hellmut Weese, einen Medizinstudenten, der schon auf dem Wege zu einer wissenschaftlichen Laufbahn als Pharmakologe war. Johanna Weese erhielt nach bestandenem Staatsexamen, dem vorgeschriebenen Praktischen Jahr in einer Münchner Klinik und der Promotion über ein Thema aus der Pathologie (die Dissertation war nur 12 Seiten lang)[3] eine Stelle als Assistenzärztin in der Münchner Lungenheilanstalt Harlaching. Sie unterbrach diese Tätigkeit, um ihren Mann nach Wuppertal zu begleiten, nachdem er in einem großen Pharmaziekonzern eine hochdotierte Anstellung erhalten hatte, kehrte aber bald darauf nach dem Scheitern dieser Ehe zurück nach Harlaching. Dort schloss sie ihre Ausbildungszeit endgültig mit der Anerkennung als Lungenfachärztin ab.

1932 heiratete sie zum zweiten Mal, und zwar ihren langjährigen Kollegen und Förderer Otto Haarer. Im Januar 1933 brachte sie Zwillinge zur Welt und schied aus dem Beruf aus. Ihren Abschied von der so hart und entschlossen erkämpften Berufslaufbahn als Ärztin begründet Johanna Haarer damit, dass sie von nun an Mutter habe sein wollen – die Gleichzeitigkeit von Muttersein und Beruf habe es damals noch nicht gegeben. Ob allerdings dieser Abschied ganz freiwillig war, ist nicht eindeutig klar. Im Kontext der Bekämpfung der Arbeitslosigkeit hatte nämlich der Reichstag schon im Mai 1932 einen Beschluss gefasst, der die Entlassung von Ehefrauen – ob angestellt oder beamtet – aus dem öffentlichen Dienst ermöglichte, sofern ihr Ehemann ebenfalls im öffentlichen Dienst beschäftigt war. Die Nationalsozialisten verstärkten nach ihrem Machtantritt 1933 die Kampagne gegen »Doppelverdiener« und erhoben für einige Zeit die Entlassung berufstätiger Ehefrauen zu einem politischen Ziel[4]. Es ist anzunehmen, dass die Stadt München, die sich ihrer jüngsten Geschichte als »Hauptstadt der Bewegung« rühmte, diese Parteilosung restlos befolgte.[5] Johanna Haarer selbst schreibt

3 Vgl. Berger, Manfred, Frauen in der Geschichte des Kindergartens: Johanna Haarer. In: Kindergartenpädagogik – Online-Handbuch – hrsg. von Martin R. Textor, http://www.kindergartenpaedagogik.de/1268.html (Zugriff am 20.09.2011).

4 Vgl. Kathrin Kompisch, Täterinnen. Frauen im Nationalsozialismus, Köln/ Weimar/ Wien 2008, S. 40.

5 Bereits 1930 beschloss der Münchner Stadtrat eine Überprüfung der verbeamteten Doppelverdienerinnen und künftig bei allen Neueinstellungen keine verheirateten Frauen mehr zu berücksichtigen. An dieser frauendiskriminierenden Praxis hielt die Stadt, zu

in ihrem Bericht an die Spruchkammer[6], im Frühjahr 1933 seien »alle Münchner Assistenzärzte« gekündigt worden »wegen Neuregelung« der Gehälter. Möglicherweise befolgte sie aber auch aus eigener Überzeugung die prinzipielle Parteilehre, dass Mutterschaft über Berufstätigkeit gehe. Jedenfalls war ihr das bloße Mutter-Sein offenbar nicht genug, denn sie begann schon im Jahr 1933 mit ihrer schriftstellerischen Tätigkeit.

Einen ersten Artikel über Säuglingspflege habe sie zunächst den »Münchner Neuesten Nachrichten« angeboten, schreibt sie in demselben Bericht an die Spruchkammer. Erst nach einem ablehnenden Bescheid habe sie ihn dem »Völkischen Beobachter« »als der damals aufnahmefähigsten Zeitung« geschickt.

Der »Völkische Beobachter« hatte 1933 eine Beilage »Die deutsche Frau« eingerichtet, die vom 10. Mai an wöchentlich erschien. Die Redaktion der Zeitung schreibt in einem Artikel über »Die Aufgabe der Frauenbeilage des ›Völkischen Beobachters‹«, nach dem »erbitterten Männerkampf« trete nun in der Entwicklung des Nationalsozialismus die »erzieherische Seite« in den Vordergrund: »Das, was in einem 14jährigen Ringen sondergleichen endlich erobert wurde, unverlierbar zu machen für unser Volk, das vermag vor allem die Frau, die als Mutter den tiefsten und nachhaltigsten Einfluß auf die Wesensbildung der heranwachsenden Generation hat.«[7] Das Textgemenge auf den Seiten für »die deutsche Frau« kann dem heutigen Leser einen Eindruck davon vermitteln, wie man es sich in dem totalitären Herrschaftsystem der NS-Zeit gemütlich einrichten konnte, für Herz und

---

der auch das Klinikum Harlaching gehörte, in der Folgezeit konsequent fest. Z. B. kam es im August 1931 zur Entlassung einer städtischen Wohlfahrtsarbeiterin, die kurz zuvor geheiratet hatte. Das Referat Arbeitsfürsorge wies ausdrücklich darauf hin, dass die Auflösung des (zeitlich sowieso nur befristeten) Arbeitsverhältnisses erfolgt war, »um Doppelverdienst hintanzuhalten« (Schreiben des Referats Arbeitsfürsorge vom 31. Juli 1931. Stadtarchiv München. Sozialamt 2575). Claudia von Gerstenberg (internet:http://dr-claudia-von-gerstenberg.suite101.de/die-kampagne-gegen-doppelverdiener-in-muenchen-1925-bis-1932-a91775). – Vgl. Ferner allgemein zur Handhabe der »Doppelverdiener« im öffentlichen Dienst nach 1933 Anke Wunder, Pflichten statt Rechte? Die Mobilisierung und Demobilisierung von Frauenarbeit im Kontext des Ersten und Zweiten Weltkriegs. Wiesbaden 2004, S. 113 f.; zur gesetzlichen Regelung siehe RGBl 1932, Nr. 31, Gesetz über die Rechtsstellung der weiblichen Beamten vom 30.5.1932.

6 Im Nachlass von Johanna Haarer fand sich ein Entwurf für ihre Verteidigung in einem erwarteten mündlichen Verfahren. Der Text ist im Anhang dieses Buches abgedruckt. Die Kammer begnügte sich aber dann mit der Abwicklung nach Aktenlage ohne mündliche Verhandlung. Vgl. Staatsarchiv München SpkA K 588 Haarer, Johanna.

7 In: »Völkischer Beobachter« vom 28.6.1933, Beilage »Die deutsche Frau«, Herv. im Original.

Gemüt war dort ebenso gesorgt wie für die Einstimmung in den Alltag des »heldischen« Kampfes der nationalsozialistischen »Bewegung«. Da gab es rührend aufgemachte Propagandaartikel über Leben und Sterben junger Kämpfer – meuchlings ermordet von den Kommunisten oder der jüdisch gelenkten Staatsmacht der Weimarer Zeit – und besonders ihrer heldenhaft stolzen Mütter. Daneben standen andere Beiträge etwa über die neue staatliche Ehestandshilfe, die »Aufgaben des BDM«, die »Neuen Wege der weiblichen Leibeserziehung« oder »Die verkannte Wohltäterin – alles über die Kartoffel«, auch modebezogene Hinweise wie »Leichte Blusen zum hellen Sommerkostüm«. Hier also fand Johanna Haarer den Ort für ihre Säuglingspflegeartikel – erstmals am 12. Juli 1933, umgeben von Beiträgen wie »Die Frau und die Hitlerspende« und »Gartenkleider«. Zur Einleitung stellt sie fest, ihre Artikelserie wolle den wenig informierten jungen Frauen die »Angst vor dem Kind« nehmen, um so das Ihre zu tun im »Kampf gegen Kinderlosigkeit und Kinderarmut«. Der vermeintlich bedrohliche Geburtenrückgang in Deutschland wird sie auch späterhin beschäftigen, dieses Schreckgespenst gehörte zum Inventar der nationalsozialistischen Alltagsideologie und wird auch in der Beilage »Die deutsche Frau« immer wieder beschworen. Im übrigen sind diese ersten Zeitungsartikel tatsächlich in einem sachlichen Ton ohne ideologische Nebenbemerkungen gehalten. Eines solchen Schmuckwerks bedurfte es auch nicht in der Umgebung, in die sie eingebettet waren.

Nach einem positiven Echo der Leserschaft auf ihren ersten Beitrag habe sie dann, fährt Haarer in ihrem Rechtfertigungsbericht für die Spruchkammer fort, den Auftrag über 10 weitere Artikel erhalten (das kann aber insofern nicht stimmen, als der erste Artikel bereits mit dem Hinweis »Fortsetzung folgt« endet) und später »aus Leserkreisen« die Anregung, eben diese Zeitungsartikel in einer Broschüre zusammenzufassen. So habe sie das Ganze ausführlicher zu einem Buch ausgearbeitet: »Die deutsche Mutter und ihr erstes Kind«. »Auf Anregung des Verlegers schickte ich dem bereits abgeschlossenen Manuskript ein der damaligen politischen Lage angepasstes Vorwort voraus und fügte in den Text eine kurze Erwähnung aller einschlägigen Gesetze, Einrichtungen und Verfügungen«, denn ohne diese Hinzufügungen hätte ein solches Buch damals »wenig Aussicht auf Erfolg« gehabt. Freilich handelt es sich da nicht um bloße Zusätze, vielmehr ist »völkisches« und »rassisches« Gedankengut vielfach eng in den Text eingewoben. Haarer gibt zum Zeitpunkt ihres Berichts an die Spruchkammer – also bis Kriegsende – die Gesamtauflage von »Die deutsche Mutter und ihr erstes Kind« mit 600 000 Exemplaren an, das Erfolgsrezept des Verlegers ging also auf. Ein Werk wie das von Frau Dr. Haarer »Die deutsche Mutter und ihr erstes Kind« sei bis in jede Dorfbücherei vorhanden, schreibt die Deutsche Allgemeine Zeitung 1943.[8]

Zur Vermarktungsstrategie gehörte auch der Verweis auf die ärztliche Qualifikation der Verfasserin, auf dem Buchdeckel ist sie angegeben als »Frau Dr. Johanna Haarer«. Da spielte es keine Rolle, dass hier eine Lungenfachärztin über Kinderpflege und -erziehung schreibt – in der Öffentlichkeit wird eher der Eindruck entstanden sein, dass man die Arbeit einer Kinderärztin vor sich habe.

Der Verleger Julius Friedrich Lehmann war freilich nicht nur ein gewiefter Geschäftsmann, er war ein einflussreicher Antisemit, gehörte zu den Nationalsozialisten der ersten »Kampfzeit«, gewann gezielt überzeugte Nationalsozialisten als Autoren und machte aus seinem medizinischen Fachverlag durch gezielte Anwerbung NS-treuer Autoren einen Verlag für völkische und rassistische Literatur[9].

Zu ergänzen ist, dass eine um die bewussten »Hinzufügungen« bereinigte, im rigiden Tenor aber unveränderte Ausgabe des Babypflegebuches nach 1945 unter dem ebenfalls bereinigten Titel »Die Mutter und ihr erstes Kind« erschien und bis 1987 in mehreren jeweils nachgebesserten und überarbeiteten Auflagen – nach und nach mit gleichbleibender Autorität immer mehr Flexibilität empfehlend – weitere 600 000 gedruckter Exemplare erreichte, so dass die Gesamtauflage 1,2 Millionen beträgt.[10]

Nach dem erfolgreichen Anfang 1934 folgte 1936 ein weiteres Buch, das der Erziehung der Zwei- bis Sechsjährigen galt[11] und »völlig unpolitisch abgefasst« sei.[12] Dessen Gesamtauflage gibt Johanna Haarer mit 200 000 an. Auch dieses Buch ist, ebenso wie »Die deutsche Mutter und ihr erstes Kind«, in den »Kernbestand der Dorfbücherei« (nach der Reichsstelle für volkstümliches Büchereiwesen) aufgenommen worden.[13]

---

8 Deutsche Allgemeine Zeitung, Nr. 308, 29.6.1943.

9 Dazu: Sigrid Stöckel (Hrsg.), Die »rechte Nation« und ihr Verleger. Politik und Popularisierung im J.-F. Lehmanns- Verlag 1890-1979, Berlin 2002; Gregor Dill, Nationalsozialistische Säuglingspflege. Eine frühe Erziehung zum Massenmenschen, Stuttgart 1999, S.90- 93.

10 Vgl. Berger, Frauen in der Geschichte des Kindergartens: Johanna Haarer.

11 Johanna Haarer, Unsere kleinen Kinder, 1936 in Lehmanns Verlag München erschienen.

12 [Johanna Haarer, Erklärung vor der Spruchkammer 1948], Anhang, S. 404.

13 Vgl. die lobende Buchbesprechung in: Ziel und Weg. Zeitschrift des Nationalsozialistischen Deutschen Ärzte-Bundes e.V., 1937 H. 14, S. 364 f. Eine Neuauflage wird 1939 in H. 16 auf S. 523 ebenso positiv besprochen und empfohlen.

Eine agitierende Ideologin

1935 wurde Haarer von der Nationalsozialistischen Frauenschaft (NSF) für das Amt einer »Gausachbearbeiterin für Rassenpolitik« »bestimmt«, das heißt: Die Gaufrauenschaftsleiterin bot Johanna Haarer diese Funktion an und Haarer akzeptierte sie.[14]

Die Sachbearbeiterinnen für Rassenpolitik der NSF fungierten gleichzeitig als Sachbearbeiterinnen des rassenpolitischen Amtes der NSDAP. »Durch die Sachbearbeiterinnen auf Kreis- und Ortsgruppenebene konnte das Amt für Rassenpolitik bis auf die unterste Gliederungsebene Einfluss nehmen. Es veranstaltete rassenpolitische Schulungen beim Bund Deutscher Mädel (BDM), der NSF, beim Deutschen Roten Kreuz (DRK), der NSV, beim NS-Lehrerbund, dem Frauenamt der Deutschen Arbeitsfront und dem Reichsmütterdienst. Die lokalen Sachbearbeiterinnen standen aber auch ratsuchenden Frauen als Ansprechpartnerinnen in ‚Rassenfragen' vor Ort zur Verfügung. Man bemühte sich, …die ›Grundbegriffe der Rassenpolitik‹ zu erläutern.«[15] In ihrem Rechtfertigungsbericht für die Spruchkammer geht Johanna Haarer über diese mögliche Seite ihrer Tätigkeit hinweg, als habe es sie nicht gegeben. Der Gedanke von »Erbkrankheit« und »Entartung«, die im Interesse eines »gesunden Volkskörpers« sorgfältig zu kontrollieren seien, ist ihr jedoch durchaus nicht fremd. In einem erhalten gebliebenen Vortrag, den sie am 18. Februar 1937 in München hielt, sagte sie: »Sie wissen alle, wie gekämpft wurde und noch gekämpft wird um die restlose Säuberung unseres gesamten kulturellen und öffentlichen Lebens von allen zersetzenden, bolschewistischen und jüdischen Tendenzen. Seinen sichtbarsten Ausdruck findet dieser Kampf in den Nürnberger Gesetzen zum Schutz des deutschen Blutes und der deutschen Ehre (…) Es versteht sich von selbst, daß diese Reinigung und Wandlung unseres gesamten völkischen Lebens mit sich brachte ein Wiederaufleben der richtigen Einstellung zu Mutterschaft und Familie.«[16]

In den Mütterschulen des Reichsmütterdienstes, einer Einrichtung der NS-Frauenschaft, wurden seit 1934 etwa fünf Millionen junge Frauen in diesem Sinne auf ihre Rolle als Gebärerinnen und Erzieherinnen »erbge-

---

14 So beschreibt sie es in ihrer Verteidigungsschrift vor der Spruchkammer, s. Anhang.

15 Kathrin Kompisch, Täterinnen. Frauen im Nationalsozialismus, Köln/Weimar/Wien 2008, S. 39.

16 Vortrag der »Volksbildungskanzlei München des Landesverbandes für nationale Volkserziehung«, zitiert nach Berger, Frauen in der Geschichte des Kindergartens: Johanna Haarer.

sunden« Nachwuchses vorbereitet.[17] Dabei war »Die deutsche Mutter und ihr erstes Kind« das Standardwerk in allen Fragen der frühen Mutterschaft und Babypflege.

Offenbar war aber diese Tätigkeit für die NSF ehrenamtlich, und erst 1937 ist Johanna Haarer in die NSDAP eingetreten – dazu »ausdrücklich aufgefordert«[18]. Im Jahr 1937 lockerte allerdings die NSDAP für »Parteianwärter« eine seit dem 1.5.1933 bestehende Sperre für Neuaufnahmen, mit der man den Andrang bloßer Konformisten hatte aufhalten wollen, um der NSDAP den Charakter einer Kampforganisation zu erhalten. Daher ist 1937 das Jahr der massenhaften Parteieintritte auch derjenigen, die schon länger darauf hatten warten müssen.[19]

1938 legte Johanna Haarer ihr Amt als Gausachbearbeiterin anlässlich der Geburt ihres vierten Kindes nieder. Sie begründet das in ihrer Rechtfertigungsschrift für die Spruchkammer[20] damit, dass ihr von der »Euthanasie«-Aktion etwas zu Ohren gekommen sei, und sie habe nach einem Vorwand für ihr Ausscheiden gesucht, denn damit habe sie »nicht das Mindeste zu tun haben« wollen. Freilich waren erzwungene Sterilisationen »erbkranker« Menschen seit 1933 offen gehandhabte Praxis. »Angeborener Schwachsinn« zum Beispiel war eine gängige Diagnose, die eine solche Maßnahme im Dienste der »Verhütung erbkranken Nachwuchses« rechtfertigte. Unter diese Diagnose fielen neben körperlichen Behinderungen und psychischen Erkrankungen auch Auffälligkeiten wie Lernstörungen und Schulversagen, jugendliche Delinquenz (»moralischer Schwachsinn«), Erscheinungen, die damals wie heute vielfach mit Armut verknüpft waren[21]. In diesem Sinne wurden junge Frauen beraten und belehrt, wenn es um ihre hohe Verantwortung für die Gesunderhaltung des Volkskörpers ging, und so weit war Johanna Haarer ausdrücklich einverstanden, wie auch entsprechende Textstellen in ihrem Babypflegebuch belegen.[22]

---

17 Vgl. Ute Frevert, Art. »Frauen« in: Enzyklopädie des Nationalsozialismus, hrsg. von Wolfgang Benz, Hermann Graml und Hermann Weiß, München 1997, S. 220-234, hier: S. 229.

18 [Johanna Haarer, Erklärung vor der Spruchkammer 1948], Anhang, S. 406.

19 Vgl. Wolfgang Benz, Art. »Nationalsozialistische Deutsche Arbeiterpartei«, in: Enzyklopädie des Nationalsozialismus, hrsg. von Ernst Benz, Hermann Graml und Hermann Weiß, München 1997, S. 601-606; hier: S. 604; Bernward Dörner, Art. »Parteigenosse«, ebd. S. 135 f., hier: S. 636.

20 [Johanna Haarer, Erklärung vor der Spruchkammer 1948], Anhang, S. 410.

21 Vgl. Kompisch, Täterinnen, a.a.O. S. 28.

22 So zum Beispiel: Die deutsche Mutter, S.27 f.

Es blieb aber nicht bei dem »ärztlichen« Interesse an gesundem Nachwuchs. Ein Kinofilm voller Zigeunerromantik (»Zigeunerprinzessin«) war 1937 Anlass für Johanna Haarer, besorgt zur Feder zu greifen und in der Zeitschrift »Ziel und Weg« eindringlich vor »unterirdischen Filmtendenzen« zu warnen, die die »rassemäßig begründete Wesensart der Zigeuner« verharmlosten. Die Filmindustrie nutze noch immer nicht ihren Einfluss auf die Vorstellungswelt der Deutschen in der richtigen Weise. »Die Zigeuner sind stets in hohem Maße kriminell«, stellt sie klar, und »von ihrem Wanderleben, vom betrügerisch ausgeübten Handel, vom Diebstahl und Verbrechen anderer Art nicht abzubringen.« Und sie stellten eine Gefahr für die deutsche Volksgemeinschaft dar, fährt sie fort, weil sie auch »mit Deutschen« Kinder zeugten und auf diese Weise in großer Anzahl »geringwertige Elemente« mit »geistig und sittlich minderwertige(n) Anlagen« in den »deutschen Volkskörper« einschleusten. Dem schiebe nun der nationalsozialistische Staat mit dem Nürnberger »Gesetz zum Schutze des deutschen Blutes und der deutschen Ehre« endlich einen Riegel vor: »Letztes Ziel muß die völlige Entfernung der Zigeuner aus Deutschland sein.« [23]

In der selben Zeitschrift findet sich, ebenfalls 1937, der Abdruck eines Vortrags, den Haarer auf einer Arbeitstagung des Rassenpolitischen Amtes im »Traditionsgau« München-Oberbayern gehalten hatte.[24] Es geht um die »rassenpolitischen Aufgaben« des Deutschen Frauenwerks, die ihr als einer Sachbearbeiterin für rassenpolitische Fragen naturgemäß am Herzen liegen mussten. Zunächst zitiert sie die Worte ihres Führers über die Stellung der Frau vom Reichsparteitag 1935, die das eigene »Schlachtfeld« der Frau würdigen, nämlich die Gebärfront, und in der Feststellung gipfeln: »Wir sehen in der Frau die ewige Mutter unseres Volkes, und die Lebens-, Arbeits- und auch Kampfgefährtin des Mannes«. Das überzeugt sie so vollkommen, dass sie die Behauptung wagt, »daß eine Frau, die den Nationalsozialismus grundsätzlich ablehnt, als Frau irgendwie abwegig sein muß«[25]. Auch hier geht es Haarer zunächst um den erbgesunden und zahlreichen Nachwuchs, für den die Frauen zu sorgen haben, dann aber würdigt sie auch die pflegenden und helfenden Tätigkeiten kinderloser Frauen: Der ursprüngliche Drang, »für andere zu sorgen und Schwaches zu behüten und zu pflegen«,

23 Johanna Haarer, Unterirdische Filmtendenzen? In: Ziel und Weg. Zeitschrift des Nationalsozialistischen Deutschen Ärzte-Bundes 1937, H. 21, S. 554-556. Zitate S. 555.

24 Johanna Haarer, Die rassenpolitischen Aufgaben des Deutschen Frauenwerks. Vortrag vom 28. November 1937. In: »Ziel und Weg« 1937, H. 24, S. 621-626.

25 S. 622.

sei auch in ihnen lebendig und sei unverzichtbar für das soziale Hilfswerk. Aber! Der »Helfertrieb« bringe die Gefahr mit sich, »daß die Frauen sich kritiklos hinwenden zu allem Schwachen und Kranken und daß sie sich dafür aufopfern, ohne die Frage zu stellen, welchen Wert denn das habe, was gerade gepflegt und geschützt wird.« Gerade die christlichen Konfessionen betrieben »das Pflegen und Fürsorgen um jeden Preis, um seiner selbst willen und ohne Unterschied, ob es sich um lebenswertes oder unwertes Leben handelt«[26]. Damit sei der Pflegetrieb »ins Ungesunde abgeglitten« und müsse »umgeleitet« werden » auf all das, was für die Zukunft des Volkes von Wert sein kann«[27].

»Lebenswertes« oder »unwertes« Leben – kann Johanna Haarer, wie sie behauptet, überrascht und entsetzt gewesen sein über die Euthanasie-Gerüchte, die ihr zu Ohren gekommen seien? Sie hat die Aufgaben einer »Sachbearbeiterin für rassenpolitische Fragen« offensichtlich ganz im Sinne der mörderischen nationalsozialistischen Doktrin verstanden und ausgeübt, wenn auch »nur« in Wort und Schrift. Wie sollte man sich die »völlige Entfernung« der Zigeuner aus Deutschland vorstellen, was sollte folgen aus der Feststellung, dass Schwaches und Krankes der Pflege nicht »wert« sei? Es kann nicht ohne Wirkung geblieben sein, dass Johanna Haarers Anleitungen zur Pflege der Babys und Kleinkinder – so verbreitet und allgemeingültig, wie sie waren – vor diesem bedrohlichen Hintergrund standen.

Gertrud Haarer erinnert sich an eine Erzählung ihrer Mutter: Sie habe zu einem rassenpolitischen Vortrag nach Berlin reisen sollen und Angst bekommen, weil sie selbst dem Bild einer »arischen« Frau so gar nicht entsprochen habe, so dass sie abgesagt habe. Da mag im Hintergrund auch die Frage gestanden haben, wie hieb- und stichfest Johannas eigener Abstammungsnachweis (»Ariernachweis«) sein mochte, war doch ihre böhmische Großmutter mütterlicherseits unverheiratet gewesen und hatte die Identität des Kindsvaters niemals preisgegeben, wie in den Lebenserinnerungen der Johanna Haarer nachzulesen ist. Einer der Widersprüche, über die genauer nachzudenken sie vermied. Ihrem Antrag auf Aufnahme in die Reichsschrifttumskammer 1939 fügte sie, wie es erforderlich war, den Nachweis ihrer arischen Abstammung bei, zur Frage nach dem Großvater mütterlicherseits ist dort auf ein Gutachten der Berliner Reichsstelle für Sippenforschung verwiesen. »Großeltern mütterlicherseits: unbekannt.

26 S. 623. Herv. im Original.
27 S. 624. Herv. im Original.

Arische Abstammung laut Gutachten der Reichsstelle für Sippenforschung, Berlin, bescheinigt. Nr. R 9307.«[28]

Johanna Haarers publizistische Tätigkeit in Vorträgen, Rundfunkbeiträgen und Zeitungsartikeln umfasste neben rassenpolitischen Themen immer wieder Ratschläge zur Erziehung und gesunden Ernährung der Kleinen und Kleinsten[29] und andere Frauenthemen, zum Beispiel schrieb sie in der »NS-Frauenwarte«[30] über Themen wie »Von wahrer und falscher Schönheitspflege« (»die Zeichen der Mutterschaft sind die Kriegsverletzungen der Frau«)[31] und »Zurück zum Hausarzt!« (der Arzt als Führer, Berater und Freund)[32] und unter dem Titel »Mutter, wo bin ich hergekommen?«[33] Betrachtungen zur Bedeutung der Blutsbande. Aus dem letzteren Artikel, nach dem Einmarsch der deutschen Wehrmacht in Österreich erschienen, sei die Eloge an des Führers Familiensinn zitiert: »Die blutmäßige Verbindung zwischen dem Kind und ihr (der Familie)ist stärker als alles andere, was das Leben an das Kind heranbringt. Von diesen Zusammenhängen haben wir erst in aller jüngster Zeit ein ergreifendes und großes Beispiel sehen dürfen. In den herrlichen Tagen des gewaltigen Aufbruchs unseres neuen großdeutschen Reiches haben wir mitten in den rauschenden Stürmen der Begeisterung einen Augenblick ehrfürchtiger Ruhe und Besinnung an unseren Lautsprechern miterlebt: Als der Führer in den sich überstürzenden Ereignissen Zeit fand, in Leonding bei Linz am Grabe seiner Eltern zu verweilen. Den Größten unter uns wie den einfachen und unbekannten Menschen drängt es eben in entscheidenden Augenblicken zurück zu den Quellen des Lebens, von denen er gekommen ist – zu Vater und Mutter.«

28 Fragebogen zur Bearbeitung des Aufnahmeantrages für die Reichsschrifttumskammer, Dr. med. Johanna Haarer, vom 12.5.1939, BA-Berlin RKK 2101, Box 431.

29 Z.B. eine kurze Artikelserie »Was gibt's im Körbchen?« in der Zeitschrift »Mutter und Volk«, hrsg. für den Reichsmütterdienst im Deutschen Frauenwerk, im August 1938: »Bekanntschaft mit dem Löffel« (»Strenge und entschlossenes Durchführen notwendiger Maßnahmen« beim Füttern der Kleinen). Im Oktober 1938 »Der erste Zahn«. Ferner in der Zeitschrift »Ewiges Deutschland. Monatsschrift für den deutschen Volksgenossen««, 3. Jg. Nr. 3. März 1938: »Auch Fleisch für unsere Kinder?« und 3. Jg. Nr. 6, Juni 1937: »Kinder, kommt zum Essen!« Inhaltlich entsprechen diese Artikel dem, was Haarer in den Ratgeberbüchern schreibt.

30 NS-Frauen-Warte. Zeitschrift der NS-Frauenschaft. Die einzige parteiamtliche Frauenzeitschrift, erschien 1932/33 bis 1944/45 14-tägig.

31 Jg. 6 Nr. 13, Januar 1938, S. 407.

32 Jg. 6 Nr. 19, 1938, S. 614.

33 Jg. 6 Nr. 23, 1938, Zitat S. 732.

1939, nach dem Überfall Nazideutschlands auf Polen, erschien Johanna Haarers Kinderbuch zum Selberlesen und Vorlesen »Mutter, erzähl von Adolf Hitler«[34]. In freundlichen und kindgerechten Worten versteht sie in dennoch knallharter Propagandamanier darzustellen, wie Deutschland 1914 in einen Verteidigungskrieg gegen eroberungswütige Nachbarn gedrängt worden, nach seiner Niederlage von den bösen Feinden beraubt und niedergehalten worden sei, wie es habe ausbluten müssen, damit die Sieger sich bereichern konnten, wie es seiner schönen und lebenswichtigen Kolonien beraubt worden sei (an diesem ebenso falschen wie schlicht gestrickten Geschichtsbild wird sie auch noch in ihren Memoiren festhalten) und wie all die Schmach ein Ende hatte, als der Retter auftauchte, die Lichtgestalt, der Führer und Held Adolf Hitler. An allem Unglück aber – sei es die Niederlage im Krieg, der Niedergang der Landwirtschaft, die Wirtschaftskrise mit Inflation und Massenarbeitslosigkeit – seien letztendlich die hinterhältigen Juden schuld. In immer neuen Variationen wird den Kindern erzählt, wie Deutschland ausgesaugt worden sei von raffgierigen, gewissenlosen, kriecherischen, zugleich schmierigen und unappetitlichen Gestalten, die man »Juden« nenne und die nicht dorthin gehörten. Da ist keins der bösartigen zeitgenössischen Stereotype ausgelassen, auch nicht die krumme Nase, der speckige Kaftan und das krause Haar, »wie eine unheimliche große Spinne hockten sie in einer Ecke und lagen immer auf der Lauer, um sich auf eine Beute zu stürzen. Alles Gute, alles gerade und offene Wesen war ihnen verhaßt – das ist ja deutsch und sie sind keine Deutschen!« Und ihre »Macht in unserem Lande wuchs von Tag zu Tag«[35], bis der Führer dem ein Ende setzte. Jetzt sei wieder Krieg – aber wie anders als in dem ersten, wegen der feigen Juden und auch der wüsten Kommunisten so jämmerlich geendeten! »Wie ein Sturmwind fuhren sie [unsere Soldaten] hinein ins Polenland«, nachdem die Polen »frech« geworden waren. »In der Luft brausten Herman Görings Flieger«.[36] Mit diesem Machwerk erreichte Johanna Haarer, was ihr 1934 nicht gelungen war: die Aufnahme in die Reichsschrifttumskammer, die völkische Standesorganisation der freischaffenden Schriftsteller. Bis dahin als »schreibende Ärztin« eingestuft und auf die Ärztekammer verwiesen, galt sie nun als Kulturschaffende und war damit zur Mitgliedschaft verpflichtet (vgl. Anhang).

---

34 Erschienen 1939 in J. F. Lehmanns Verlag München.

35 S. 98.

36 S. 246.

Das Ende der »großen« Zeit

Während des Krieges war Otto Haarer, Johannas Ehemann, als Lungenfacharzt für die Tuberkulosevorsorge in Oberbayern unentbehrlich und vom Kriegsdienst befreit. Nach der Geburt des fünften und jüngsten Kindes, Gertrud, zogen Mutter und Kinder sich aufs Land zurück, um den Bombardements zu entgehen. Im Mai 1945 wurde Johanna Haarer von der amerikanischen Besatzungsmacht verhaftet und interniert, wie viele andere Parteimitglieder und Funktionäre. In ihrem Fall ging es zweifellos um eine Untersuchung der Rolle, die sie als Sachbearbeiterin für Rassenpolitik gespielt hatte. Nach ihrer Entlassung im Oktober 1945 wurde sie im Dezember desselben Jahres erneut festgenommen und bis zum Frühjahr 1946 in verschiedenen Lagern festgehalten. Während der Lagerhaft war sie als Ärztin für die Mitinsassen tätig. Nach anfänglichen Wochen völligen Kontaktverbots – die Familie kannte nicht einmal ihren Aufenthaltsort – blieb der Briefkontakt streng reglementiert und beschränkt, Besuche waren nicht möglich. Noch vor ihrer Entlassung aus der zweiten Internierung nahm Otto Haarer sich das Leben. Seine erhalten gebliebenen Briefe, die Gertrud in ihren Text eingefügt hat, lassen tiefe Verzweiflung und Ratlosigkeit erkennen. Er vermochte auf nichts Gutes mehr zu hoffen. Es ist nicht eindeutig herauszulesen, wie seine eigene Einstellung zum Nationalsozialismus und dessen Schrecken, über die nun nicht mehr hinwegzusehen war, ausgesehen hat. Seine Witwe stellt sich diese Frage nicht, sie wertet seinen Suizid als »Gemütserkrankung (Schwermut), die die unmittelbare Folge meiner Haft war«.[37]

Johanna Haarers Bericht aus der Zeit ihrer Internierung, der in diesem Buch im Anschluss an die im hohen Alter verfassten, im Jahr 1933 endenden Lebenserinnerungen abgedruckt ist, entstand kurz nach der Entlassung, wie das verwendete Papier und die Schrifttypen zeigen. Gertrud Haarer fand das Manuskript erst im Nachlass ihrer Mutter.

1947 wurde gegen Johanna Haarer ein »Entnazifizierungsverfahren« bei der Spruchkammer 10 in München eingeleitet. 18 »Persilscheine« von verschiedensten Zeugen vom Gemeindepfarrer über die Modistin, die Gemüsehändlerin, Teilnehmerinnen der Mütterschulungs- und Erzieherinnenkurse bis zu ehemaligen Kollegen erklären übereinstimmend, die Beschuldigte habe mit keinem Wort je eine nationalsozialistische Gesin-

37 [Johanna Haarer, Erklärung vor der Spruchkammer 1948], Anhang, 413.

nung propagiert. Der Pfarrer bestätigt ihr, sie habe am Gemeindeleben teilgenommen und »ihre Gottesdienstpflichten stets treu erfüllt«, in ihren Erinnerungen erfahren wir von ihr selbst, dass sie der Kirche immer fern gestanden hat. Die Kirchen haben damals die »Persilscheine« serienweise ausgestellt, nachdem sie ihre »Entnazifizierung« ohne Mitwirken einer Aufsichtsbehörde in Eigenregie durchgeführt hatten. In dem Buch »Mutter, erzähl...« muss die Spruchkammer zwar »anerkennende Worte für Hitler« entdecken, doch kann sie diese Entgleisungen relativieren mit dem beschwichtigenden Hinweis, dass diese »im Sektor der Frau und Mutter liegend, den hitlerischen Versprechungen betr. Fürsorge für Mutter und Kind Glauben geschenkt haben«. Johanna Haarers Verteidigungsrede, deren Entwurf sich im Nachlass fand, wurde gar nicht benötigt, denn die Kammer begnügte sich mit einem schriftlich durchgeführten Verfahren. Es endete mit der Einstufung als »Mitläuferin«.[38]

Einer Anstellung als Lungenfachärztin im öffentlichen Dienst stand demnach nichts im Wege, und für viele Jahre war Johanna Haarer dann in der Tuberkulosevorsorge diagnostisch und beratend tätig, ebenso wie zuvor ihr verstorbener Ehemann, und deswegen viel auf Reisen. Dennoch fand sie weiterhin Zeit für etliche Veröffentlichungen. So verfasste sie gemeinsam mit ihrer Mutter, einer passionierten Strickerin, ein reich bebildertes Buch mit Strickanleitungen (in der Nachkriegszeit war das Auftrennen abgetragener Wollsachen und die Wiederverwendung der Strickwolle ein wichtiger Beitrag zur Bekleidung der Familie). Ein anderer Titel heißt »Gesund und schön durchs Leben gehen. Eine ländliche Gesundheitsfibel«.

Ein drittes, erst nach dem Krieg erschienenes Erziehungsbuch »Unsere Schulkinder«[39] erreichte ebenfalls mehrere Auflagen, scheint aber weniger Beachtung gefunden zu haben.

Auch gab es immer wieder Überarbeitungen von »Die Mutter und ihr erstes Kind«. So wie die Tochter Gertrud sie schildert, könnte man ihre Mutter wohl als »workaholic«, als arbeitssüchtig bezeichnen. Ihre süchtige Abhängigkeit von Alkohol und Medikamenten fiel erst im hohen Alter auf, ebenso wie ihre quälenden Angstzustände.

Johanna Haarer starb am 20. April 1988.

---

38 Vgl. Staatsarchiv München, SpkA K 588 Haarer, Johanna.

39 Erschienen 1950 im Gerber Verlag München.

Johanna Haarer über die Erziehung kleiner Kinder

Johanna Haarer hat den Erziehungsstil, den sie der »deutschen Frau« predigt, nicht erfunden. Unter dem Stichwort »Schwarze Pädagogik« sind viele Ratgeberschriften und Anleitungen zur Kindererziehung bekannt, die auf Strenge und harte Dressur gerade in den ersten beiden Lebensjahren setzen und dabei ausdrücklich darauf verweisen, dass die Kinder sich ja daran nicht erinnern können, also auch ihren Eltern nichts übel nehmen werden. Man schaue nur in die umfangreiche Sammlung einschlägiger Quellen aus zwei Jahrhunderten, die Katharina Rutschky 1977 herausgegeben hat[40]. Mit Beginn des 20. Jahrhunderts setzte sich in Europa und Nordamerika eine medizinisch-wissenschaftliche Betrachtungsweise von früher Kindererziehung durch, zunächst getragen von dem ärztlichen Bemühen, die hohe Kindersterblichkeit zurückzudrängen. Hygiene, sorgfältige Pflege, gesunde Ernährung, regelmäßige Mahlzeiten, geregelter Schlaf waren bald nicht mehr nur ärztliche Empfehlungen, sondern Erziehungsgrundsätze, die von der neu entstehenden Sparte der Kinderärzte mit der Autorität medizinisch-naturwissenschaftlicher Gewissheit zur Regel erhoben wurden.[41] Expertenwissen bestimmte nun die Leitlinien der Früherziehung. »Der Arzt als Erzieher des Kindes« hieß eine Vorlesungsreihe des Pädiaters Adalbert Czerny an der Berliner Charité, die wegweisend gewesen sein dürfte für die kinderärztlichen Einstellungen der folgenden Jahrzehnte[42], und auch die Vorlesungen des Pädiaters Pfaundler, die Johanna Haarer in München hörte, dürften die in der Kinderheilkunde damals gängigen Auffassungen weitergegeben haben. Nach Czerny war z.B. die strikte Gewöhnung an feste Stillzeiten und Nahrungspausen über die medizinisch ratsame Ernährungsregel hinaus auch »die erste Erziehung zur Beherrschung des Willens« – ein Kind, das sich in diesem Punkt durchsetzen könne, sei auch widerspenstig gegen alle weiteren Maßregeln.[43] Ziel der frühen Erziehung sei, dem Kind einen ersten Begriff von »Subordination

40 Katharina Rutschky (Hrsg.), Schwarze Pädagogik. Quellen zur Naturgeschichte der bürgerlichen Erziehung, Frankfurt/Berlin/Wien 1977.

41 Dazu vgl. Miriam Gebhardt, Die Angst vor dem kindlichen Tyrannen. Eine Geschichte der Erziehung im 20.Jahrhundert, München 2009.

42 Adalbert Czerny, Der Arzt als Erzieher des Kindes. Vorlesungen, Leipzig/Wien 1908. Czerny war der zweite Inhaber des Berliner Lehrstuhls für Pädiatrie. Vgl. Gebhardt, Die Angst vor dem kindlichen Tyrannen, a.a.O. S. 53 ff.

43 Zitiert nach Gebhardt, Die Angst vor dem kindlichen Tyrannen, a.a.O, S. 53.

unter einen Vorgesetzten«[44] zu vermitteln, so der Kinderarzt. Eine solche Erziehungshaltung könnte zu dem Nährboden beigetragen haben, auf dem der Nationalsozialismus gedeihen konnte.

Die Idee, einen unumstößlichen Zeitrhythmus nach rationalen Kriterien im kindlichen Körper zu verankern, ist nicht spezifisch deutsch. Sie passt in den allgemeinen Trend zur Rationalisierung, Taktung und Rhythmisierung der gelebten Zeit nach dem Vorbild industrieller Fertigungsabläufe, wie er mit der Industrialisierung aufkam (und bis heute in Bereichen wie der Kranken- und Altenpflege ungebremst ist). Dazu eine englische Expertin im Jahr 1937: »Die führenden Fachleute – englische, ausländische und amerikanische – stimmen alle darin überein, dass eine Regelmäßigkeit der Gewohnheiten das erste ist, was man im Leben erwerben muss. Das Erreichen einer perfekten Regelmäßigkeit, angefangen mit ›Füttern und Schlafen nach der Uhr‹ ist das Fundament für den vollständigen Gehorsam.«[45]

Der Ruf nach rationalem und planmäßigem Umgang mit kleinen Kindern, der jeder »Verwöhnung« entgegenarbeiten sollte, war nicht nur in der Kinderheilkunde verbreitet. John Watson zum Beispiel, der Begründer der behavioristischen Psychologie, forderte seine Zeitgenossen dazu auf, Kinder weder zu umarmen noch zu küssen oder auf dem Schoß sitzen zu lassen. Und es war übereinstimmende Meinung nicht nur unter den Medizinern, es müsse auch eine Abhärtung gegen Schmerz zur Erziehung gehören. In den ersten Lebensmonaten, so glaubte man, hätte ein Baby ohnehin noch kein Schmerzempfinden, sein Weinen, seine Tränen seien nichts als physiologische Reaktionen. Und so erhielten Neugeborene bei korrigierenden Operationen keine angemessene Schmerzbetäubung.[46] Johanna Haarer also hat den rigiden, systematisch unempathischen Stil im Umgang mit kleinen Kindern nicht erfunden. Auch im nationalsozialistischen Deutschland gab es neben ihr andere, kaum weniger linientreue Expertinnen für Früherziehung wie zum Beispiel Hildegard Hetzer, die einmal Mitarbeiterin von Charlotte Bühler gewesen war.

Gerade Karl und Charlotte Bühler sind Vertreter einer psychologischen Forschungsrichtung, die auch kleinen Kindern ein inneres persönliches

---

44 Czerny, Der Arzt als Erzieher, zit. nach Gebhardt, Die Angst vor dem kindlichen Tyrannen, a.a.O. S. 54.

45 Zit. nach Gebhardt, a.a.O. S. 82.

46 Vgl. Gebhardt, S. 10, 14 u.ö. »Bei bestimmten Korrekturoperationen erhielten 1985 nur 23% der Neugeborenen eine Narkose, zehn Jahre später waren es 100%.« (Ebd. S. 245, Anm. 14).

Erleben zutraut. Nicht alle Pädagogen stimmten den Dressur- und Abrichtungsmethoden zu, Einfühlung, Feinfühligkeit und Achtung vor dem kleinen Kind galten manchem Pädiater und Pädagogen auch damals als Vorbedingungen guter Kindererziehung.[47] In der öffentlichen Rezeption blieben sie in der Minderheit.

Neu aber an Haarers Erziehungsbüchern ist ihre Einbettung in ein nationalsozialistisches Weltbild, so dass jeder intime Austausch mit dem Baby, jedes Tun und jedes Unterlassen als hochaufgeladen mit Verantwortung für das »Volksganze« erscheint, mit tiefer Bedeutung erfüllt im Angesicht der großen, schicksalhaften Erneuerung Deutschlands.[48]

Junge Eltern sind unter dem Eindruck der Schwangerschaft, der Geburt und des kleinen Wesens, das nun mit ihnen lebt, in einem Zustand erhöhter psychischer Durchlässigkeit, sie sind aufnahmebereit für neue Eindrücke und beschäftigt mit einer Umstellung, die viele Facetten ihrer Persönlichkeit und ihrer Lebensführung betrifft. Wie sollten sie da nicht auch empfänglich sein für die Botschaft, dass sie mitwirken an einem großen, weltbewegenden Geschehen? Johanna Haarer ist nicht so einfältig, dass sie die Frauen auffordert, »dem Führer ein Kind zu schenken«. Aber sie glorifiziert die Niederkunft als »Gang an die Front der Mütter unseres Volkes, die den Strom des Lebens, Blut und Erbe unzähliger Ahnen … weitertragen und auferstehen lassen in einem neuen Geschlecht«.[49] Und so ist auch das Stillen des Kindes nicht eine Frage von geteilter Intimität und geteilter Lust, sondern eine »rassische Pflicht«, denn die Stillfähigkeit sei ein wichtiges Erbgut, das nicht vernachlässigt werden dürfe.[50] Stillen ist gesund für das Kind, und »jedes gesund geborene Kind ist für die Nation von unschätzbarem Wert und muß ihr erhalten bleiben«, und » bei dem ganz bedrohlichen Geburtenrückgang in unserem Vaterlande können wir uns … Aderlässe am Volkskörper nicht mehr leisten.«[51]

Im Vorwort zum Nachdruck des Babypflegebuches 1938 nimmt Johanna Haarer die beiden »Lebensfragen« auf, an denen keine deutsche Frau vorbei-

---

47 Beispiele bei Gregor Dill, Nationalsozialistische Säuglingspflege. Eine frühe Erziehung zum Massenmenschen, Stuttgart 1999.

48 Zu Hitlers eklektischen pädagogischen Vorstellungen, wonach z.B. Erziehung zur Härte an erster Stelle stehen sollte, vgl. Hubert Steinhaus, Hitlers pädagogische Maximen. »Mein Kampf« und die Destruktion der Erziehung im Nationalsozialismus, Frankfurt a.M./Bern 1981.

49 Die deutsche Mutter S. 5.

50 Ebd. S. 108.

51 Ebd. S. 195.

gehen dürfe: »Wir erleben heute einen groß angelegten Feldzug unserer Staatsführung mit, in dem das gesunde Erbgut und das rassisch Wertvolle zäh verteidigt werden gegen alles Krankhafte und Niedergehende«, womit sie einerseits auf das »Gesetz zu Verhütung erbkranken Nachwuchsen« von 1933 anspielt (die Zwangssterilisation angeblich »Erbkranker« wurde weiter oben schon erwähnt) und andererseits auf das »Nürnberger« »Gesetz zum Schutze des deutschen Blutes und der deutschen Ehre«, das Intimverkehr und Eheschließungen zwischen »Ariern« und »Juden« und anderen »Rassefremden« zur Straftat erklärte. »Erst eine spätere Zeit wird wohl voll und ganz ermessen können, welche Großtat diese Maßnahmen darstellen«, bemerkt sie dazu.[52] Die zweite Lebensfrage sei der Kampf gegen die »willkürliche Verhütung erbgesunden Nachwuchses«. »Auf uns Frauen wartet ... die uralte und ewig neue Pflicht: Der Familie, dem Volk, der Rasse Kinder zu schenken«.[53]

Derart eingebunden in die Phantasie, am großen völkischen oder rassischen Schicksal im Kleinen mitwirken zu können, mag wohl jeder der kruden Ratschläge, die das Buch bereithält, einen besonderen Nimbus erhalten, und so ist seine Wirkung – zumal angesichts der ungeheuren Verbreitung – kaum zu überschätzen.

Hinzu kommt die für den Nationalsozialismus typische Mischung aus mythischem Geraune – »Strom des Lebens, Blut und Erbe unzähliger Ahnen«, »tiefe Schicksalsverbundenheit [der Frau, R.A.] mit allen ihren Schwestern«, »Gang an die Front der Mütter unseres Volkes«[54], »rassische Pflicht« – und Modernisierung. Zwar finden wir zum Beispiel den Hinweis, ältere Menschen und insbesondere Großmütter seien zu weich, um als Erzieher zu taugen, schon in den Czernyschen Vorlesungen.[55] Aber der Stolz, zur jungen Generation zu gehören, die aufbricht in eine »neue Zeit«, die an der Schwelle zu einer großartigen Wendung in der Geschichte steht, wie Johanna Haarer ihn immer wieder anklingen lässt, kann auch einer solchen Distanzierung von der vorangegangenen Generation eine besondere, idealisierende Brisanz verleihen. So ist es denn nicht nur die »moderne medizinische Wissenschaft«, die zu neuen Wegen der Kinderaufzucht führt, sondern der Geist einer neuen Zeit: »Vergessen wir doch nicht, was für Anforderungen unsere Zeit schon an die Jugend stellt.«[56] Vorüber seien die Zeiten individueller Persönlichkeitsentfaltung. Solche Überhöhungen oder ideologischen

52 Ebd. S. 7 f.
53 Ebd. S. 8.
54 Ebd. S. 5.
55 Vgl. Gebhardt, Die Angst vor dem kindlichen Tyrannen, a.a.O. S. 54.
56 Johanna Haarer, Die deutsche Mutter, S. 259.

Unterfütterungen in einem Ratgeber, der wegen seiner Verwendung in Mütterschulen, Kursen und der Erzieherausbildung allgegenwärtig schien und im Übrigen nützliche Hinweise zur Alltagsbewältigung enthält, verleihen seinen apodiktischen Anweisungen eine spezielle Durchsetzungskraft.

So könnte es zu verstehen sein, dass in Deutschland rigide Richtlinien wie das Füttern nach Uhr und Tabelle, das Erzwingen einer achtstündigen Nachtruhe von Beginn an, die Warnung vor Verwöhnung und kindlicher Tyrannei, der Ruf nach eiserner Konsequenz und Unnachgiebigkeit im Erziehungsalltag im Nachkriegsdeutschland einige Jahrzehnte länger zum Allgemeingut gehörten als in anderen Industriestaaten[57], und dass auch die Schmerzversorgung junger Babys dem Standard anderer Industriestaaten noch lange Jahre hinterherhinkte.[58]

Die »schwarze Pädagogik« sieht Eines richtig: In der Tat erinnern wir uns nicht bewusst, nicht in erzählbarer episodischer Form an das, was uns in den ersten beiden Jahren geschehen ist. Aber die Spuren sind unauslöschbar, die Persönlichkeit ist in ihren Tiefen geformt von fest verankerten Erfahrungen, Beziehungserfahrungen, die großenteils in der Zweiheit Mutter-Kind gemacht wurden. Das »Körpergedächtnis« hält frühe psychophysische Erlebniszustände unauslöschlich fest. Fatal kann sein, dass ungünstige Umgangsweisen, die wir selbst in frühester Zeit von unseren Betreuern (den Müttern also zumeist) erfahren haben, ungewollt und unbemerkt an unsere Kinder weitergegeben werden, wo sie dann wiederum ihre tiefen Spuren hinterlassen – »Gefühlserbschaften«[59], deren Ursprung nicht unmittelbar zu erkennen ist. Aus diesem Wissen heraus haben sich verschiedene Autoren mit den Schriften Johanna Haarers auseinandergesetzt, nachdem ihr Hauptwerk in den Bücherregalen der deutschen Familien schon tief eingestaubt war.

Gegen Ende der achtziger Jahre erschien in der Sonntagsbeilage der Süddeutschen Zeitung ein ausführlicher Artikel der Kinderpsychotherapeutin Ute Benz.[60] Die Autorin weist in diesem Artikel auf die in West-

57 Zu dieser Zeitverschiebung und zur Früherziehung in der DDR ausführlich Gebhardt, Die Angst vor dem kindlichen Tyrannen, a.a.O. S. 170 ff.

58 So Gebhardt, Die Angst vor dem kindlichen Tyrannen, a.a.O. S. 10.

59 Dazu Gesa Koch-Wagner, Gefühlserbschaften aus Kriegs- und Nachkriegszeit. Mutter-Tochter-Beziehung unter dem Einfluss von Kriegstraumen und nationalsozialistischen Ideologiefragmenten, Aachen 2001.

60 Ute Benz, Deutsche Superfrau. »Die Mutter und ihr erstes Kind« – Geschichte eines unheimlichen Bucherfolgs. In: Süddeutsche Zeitung Nr. 99, SZ am Wochenende, 29./30. April/ 1.Mai 1989, S. II.

deutschland ununterbrochene Auflagenfolge des Buches bis 1987 hin, das freilich inzwischen nicht mehr die »deutsche Mutter«, sondern schlicht die »Mutter« im Titel führte, um die groben ideologischen Lehrsätze bereinigt war und in »sicherem Zeitabstand« neueren Entwicklungen vorsichtig folgte, aber in der Hauptaussage unverändert geblieben war: Den werdenden Müttern werde nahe gelegt, von den eigenen Kindern eine Art von feindlicher Invasion zu fürchten. Neben der Kinderfeindlichkeit seiner Erziehungsvorschriften stellt sie das propagandistische Geschick heraus, mit dem den Frauen die Nachteile, die ihnen aus den beschäftigungs- und bevölkerungspolitischen Maßnahmen der NS-Regierung erwuchsen, entschädigt wurden: Ins Haus verbannt und abgeschoben, auf die Aufgabe, zahlreichen Nachwuchs hervorzubringen, beschränkt, wurden sie mit einer Gloriole, einer innerfamilialen Macht und Kontrollbefugnis ausgestattet, die für manches entschädigen mochte. Stets sollte die Mutter alle Fäden im Hause in der Hand halten, nicht wankend in ihrer Autorität und ihrem Bewusstsein, stets das »Richtige« zu tun. Damit mag Ute Benz auch eine ganz persönliche Motivation der Johanna Haarer getroffen haben, die ihren ärztlichen Beruf hatte aufgeben müssen und nun ganz genau wusste und den anderen Müttern vorschrieb, was »das Richtige« war und durchgesetzt werden musste. Noch für Jahrzehnte blieben ihre Vorstellungen Allgemeingut und bestimmten, wie »nicht nur Brei und Suppen, sondern auch Beziehungen gestaltet wurden«. Ausführlich und viel beachtet setzte sich 1997 Sigrid Chamberlain mit Haarers beiden ersten Büchern auseinander.[61] 1999 beschrieb Gregor Dill die »nationalsozialistische Säuglingspflege« als planmäßige »frühe Erziehung zum Massenmenschen« und schrieb Johanna Haarer dabei eine führende Rolle zu.[62]

Es sind vielfach dieselben Sätze, die die Kritiker heranziehen, weil sie in ihrer Deutlichkeit kaum eines Kommentars bedürfen. Auch in der nun folgenden Zusammenfassung soll das herausgegriffen werden, was neben

61 Sigrid Chamberlain, Adolf Hitler, die deutsche Mutter und ihr erstes Kind. Über zwei NS-Erziehungsbücher, Gießen 1997.

62 Gregor Dill, Nationalsozialistische Säuglingspflege. Eine frühe Erziehung zu Massenmenschen, Stuttgart 1999. Dill setzt die NS-Maximen zur frühen Sozialisation ab gegen zeitgenössische kinderfreundliche, empathische Erziehungsideen. Er übergeht aber die ebenfalls nachgewiesenen rigiden, an Gehorsam, Untertanengeist und widerspruchslosem Funktionieren orientierten Erziehungsgrundsätze, die damals in der Öffentlichkeit auch anderer Industrieländer dominierten. Interessant ist sein Hinweis, dass im NS-Staat einzelne ärztliche Stimmen in den Kriegsjahren wieder zu einem Eingehen auf die kindlichen Eigenbedürfnisse rieten, aber von Hebammen und in der Mütterberatung unbeachtet blieben.

vielen praktischen, lebensnahen, manchmal auch pfiffigen Tipps den mehr oder weniger heimlichen Charakter von »Die deutsche Mutter und ihr erstes Kind« ausmacht: die suggestiv formulierte Einschwörung auf ein dem Führerprinzip verpflichtetes, in Macht/Ohnmacht-Kategorien denkendes Verständnis vom Kindergebären und Kindergroßziehen.

Nach dem Abnabeln wird das neugeborene Kind »beiseite gelegt«[63], bis die Mutter versorgt ist. Ist genug Platz im Haus vorhanden, so ist es ratsam, »es von der Mutter getrennt unterzubringen und ihr nur zum Stillen zu reichen«. Diese Trennung »hat außerordentliche erzieherische Vorteile«, denn die Erziehung des Kindes hat »unmittelbar nach der Geburt zu beginnen«.[64] Folgende Grundsätze sind von Beginn an zu beachten:1. Das Kind soll immer nur eine Brust bekommen. 2. Es soll nicht länger als 20 Minuten trinken, sonst gewöhnt es sich ans »Bummeln«. 3. Zwischen zwei Mahlzeiten sollen immer drei, besser noch vier Stunden liegen. 4. Jeden Tag soll der gleiche Stundenplan eingehalten werden. 5. »Außerhalb der regelmäßigen Trinkzeiten gibt es keinen Grund, das Kind an die Brust zu nehmen!« Die immer gleichen Stillzeiten »sind der entscheidende Beginn in der Erziehung deines Kindes.«[65]

Und ein weiterer Grundsatz: Das Kind wird »gefüttert, gebadet und trockengelegt, im übrigen aber vollkommen in Ruhe gelassen«. »Von vornherein mache sich die ganze Familie zum Grundsatz, sich nie ohne Anlaß mit dem Kinde abzugeben.«[66] Und wenn es schreit? Eine gewissenhafte Mutter, so Haarer, wird alle Möglichkeiten überprüfen, was ihm fehlen mag. Ist es schmutzig, wund, ist es ihm zu warm, zu hell? All dem kann abgeholfen werden. Hat es Hunger? Allenfalls mag man dann die Pausen zwischen den Mahlzeiten auf 3 Stunden senken, im Übrigen bekommt es höchstens Tee oder Saft. Schreit es kurz vor der Stillzeit, so ist das gesunder Hunger, und man lässt es schreien und zieht die Mahlzeit auf keinen Fall vor, »sonst lernt das Kind sehr rasch, dies durch Schreien immer wieder zu erzwingen.«[67] Letztes Mittel ist der Schnuller. Versagt auch der, »dann, liebe Mutter, werde hart! Fange nur ja nicht an, das Kind aus seinem Bett heraus zu nehmen, es zu tragen, zu wiegen, zu fahren, es aus dem Schoß zu halten, es gar zu stillen. Das Kind begreift unglaublich rasch, dass es nur zu schreien braucht, um … Gegenstand solcher Fürsorge zu werden«,

63 Johanna Haarer, Die deutsche Mutter, S. 91.
64 Ebd. S. 103.
65 Ebd. S. 113, Herv. von J. Haarer.
66 Ebd. S. 159.
67 Ebd. S. 162.

es »gibt keine Ruhe mehr, bis es wieder getragen, gewiegt oder gefahren wird – und der kleine, aber unerbittliche Haustyrann ist fertig.«[68] Deshalb: »Das Kind wird nach Möglichkeit an einen stillen Ort abgeschoben, wo es allein bleibt, und erst zur nächsten Mahlzeit wieder vorgenommen. Häufig kommt es nur auf einige wenige Kraftproben zwischen Mutter und Kind an – es sind die ersten! – und das Problem ist gelöst.«[69]

Ähnliches gilt für die achtstündige Nachtpause. Wohl lässt Haarer bei sehr kleinen und zarten Kindern, die nachts vor Hunger schreien, eine Ausnahme zu: »Auch nachts einmal stillen!« Aber bei kräftigen Kindern gilt wieder der Rat: »Schreien lassen!« »Nach wenigen Nächten, vielfach schon nach der ersten, hat das Kind begriffen, daß ihm sein Schreien nichts nützt, und ist still.«[70]

»Es gilt oft nur einen einmaligen Widerstand zu brechen«, so auch, wenn bei Flaschenfütterung ein Kind die Flasche ablehnt. »Man quäle sich mit einer Mahlzeit nicht zu lange ab und warte unerbittlich auf die nächste Fütterungszeit«, dann wird Hunger der beste Koch sein.[71]

Kraftprobe, Widerstand brechen, unerbittlich, hart – immer wieder tauchen solche Wörter auf, auch wenn es später um das unbeliebte Gemüse oder die Essmanieren geht. In Haarers Vorstellung scheint das Kind nur darauf zu lauern, eine Lücke in Mutters Plan zu finden und sich darin breit zu machen, wie bei einer feindlichen Belagerung. Lehnt es ein bestimmtes Gemüse ab, so setzt man ihm das Verschmähte immer wieder vor und gibt ihm nichts anders zu essen, bis der Hunger den Willen des Kindes besiegt – ohne solche Strenge würde es lernen, dass sein Widerstand Erfolg haben kann, und »die Mutter hat den ersten schweren Erziehungsfehler begangen.«[72] Solche frühen Kraftproben »in der richtigen Weise zu bestehen, ist das Geheimnis aller Erziehung«. Das alles im ersten Lebensjahr! Die Mutter bleibe ruhig rege sich keinesfalls auf, sondern setze mit Bestimmtheit ihren Willen durch – ein schreiendes, widerspenstiges Kind wird »kaltgestellt«, in einen Raum verbracht, wo es allein sein kann, und erst wieder beachtet, wenn es Ruhe gibt. »Man glaubt gar nicht, wie früh und wie rasch ein Kind solches Vorgehen begreift.«[73]

68 Ebd. S. 164.
69 Ebd.
70 Ebd. S. 165.
71 Ebd. S. 186.
72 Ebd. S. 246.
73 Ebd. S. 258.

Johanna Haarer teilte die damals unter manchen Pädagogen und Kinderärzten verbreitete Meinung, dass Babys ohnehin noch keine »eigentliche Liebe« für ihre Mutter empfinden können, liebevolle Anhänglichkeit sei erst mit etwa 2 ½ Jahren zu erwarten.[74] Das »Beobachten und Erforschen der kindlichen Seelenregungen« hält sie für nicht nur überflüssig, sondern für schädlich – vor lauter Verstehen lasse man das Kind »führerlos« heranwachsen, oder man erzeuge erst die Probleme, denen man dann mit der Psychologie begegnen wolle.[75] Als sie dies schrieb, hatte der Auszug der deutschen Psychoanalytiker ins ausländische Exil bereits begonnen. Ein empfindsames Innenleben also traut sie so kleinen Kindern nicht zu, umso mehr aber rechnet sie mit dem Bestreben von Säuglingen und Krabbelkindern, Machtkämpfe mit der Mutter zu bestehen – als wäre das menschliche Zusammenleben von Beginn an von Kampf und Selbstbehauptung, von Siegen oder Verlieren bestimmt. Dabei belegen die Ergebnisse heutiger Säuglingsforschung lediglich das, was sensible, feinfühlige Mütter seit eh und je intuitiv wissen: dass auch der jüngste Säugling ein soziales Wesen ist, das mit der Erwartung eines »Anderen« schon auf die Welt gekommen ist, dass von Beginn an ein emotionaler Austausch zwischen Mutter und Kind stattfindet, ein Dialog auch von Lauten, Blicken, Körperkontakten und Gesten, dass das Baby seine Mutter (oder eine andere Pflegeperson) dringend braucht, aber schon im ersten Lebensjahr an Kontakten auch zu anderen Menschen interessiert ist – die es aber sehr wohl von der Mutter (oder der gewohnten Pflegeperson) zu unterscheiden weiß. Jedes Mutter-Kind-Paar findet allmählich seinen Rhythmus, der den Körperbedürfnissen des Babys ebenso entspricht wie seinem naturgegebenen Verlangen nach Hautkontakt und Beziehung zu einem Anderen.

Wie viele Mütter aber haben sich über ihren Wunsch, das Baby zärtlich im Arm zu halten, das Zusammensein mit ihm zu genießen, mit ihm zu »tändeln« – es also nach Haarers Vorstellungen zu »verwöhnen« und zu einem »Tyrannen« zu erziehen – pflichtschuldig hinweggesetzt, weil eben das ihre Aufgabe sei? Wie viele Mütter haben Haarers Vorschriften so verstanden, als sollten sie Härte und Unerbittlichkeit zeigen, wo Einfühlung und emotionale Offenheit wichtig gewesen wären? Unvermeidlich gibt es ja in jeder Mutter auch Ambivalenz, das Gefühl von Überforderung, von Ausgelaugtsein, von Ratlosigkeit, wenn nicht zu verstehen ist, was das

74 Johanna Haarer, Unsere kleinen Kinder, S. 135 u.ö.
75 Johanna Haarer, Die deutsche Mutter, S. 257.

Kind gerade braucht und einklagt. Deshalb ist die Unterstützung durch den Vater, die Familie, Freunde oder Gruppen so entlastend und wichtig. Wer aber nach Haarers Buch vorgeht, muss sich mit dieser Seite des Mutterseins gar nicht auseinandersetzen, die Last trägt allein das Kind. In seinem abgelegenen Raum mag es schreien oder nicht, die ersehnte Person kommt nicht nach seinem Bedürfnis, sondern nach der Uhr. Und das mit bestem Gewissen, wenn sie sich zu eigen macht, was »die deutsche Mutter« beherzigen soll: dass es nicht nur um sie und ihr Kind geht. »Vorüber sind die Zeiten, wo es erstes und oberstes Ziel aller Erziehung und Aufzucht war, nur die Eigenpersönlichkeit im Kind und Menschen zu vervollkommnen und zu fördern. Eins ist heute vor allem not, nämlich dass jeder junge Staatsbürger und Deutsche zum nützlichen Gliede der Volksgemeinschaft werde, dass er (...) lerne, sich einzuordnen in eine Gemeinschaft und (...) eigene Bestrebungen zurückzustellen.«[76] Natürlich ist auch nach heutiger Erkenntnis ein gewisses Maß an Versagung und Frustration unvermeidlich und im richtigen Maß, zum richtigen Zeitpunkt auch förderlich. Hier aber werden Mangel und Frustration systematisch und künstlich erzeugt und zu einer Machtdemonstration, die Unterwerfung fordert.

Gerade der suggestive, von jedem Zweifel unberührte Ton, in dem die rigorosen Erziehungsmaximen der jungen Mutter ans Herz gelegt werden, ist geeignet, in der Unsicherheit der ersten Mutterschaft einen vermeintlichen Halt zu geben, und die Aura der nationalen, völkischen oder rassischen Pflichterfüllung dürfte ein Übriges tun, die ratsuchende Leserin zu überzeugen. Stand doch hinter solchen Sätzen nicht nur die Überzeugung der Frau Dr. Johanna Haarer, die der Buchdeckel nannte, sondern die reale Macht des nationalsozialistischen Staates, mit der sich allzu viele auf der Suche nach Sicherheit identifiziert haben. Und die Furcht vor dem, was einem kränklichen, schwachen, nicht lebenstüchtigen Kind geschehen könnte, das den Kriterien der »Erbgesundheit« nicht entsprechen würde, mag ein übriges getan haben, die Erziehung zu Härte und Genügsamkeit zu fördern.

Was eine solche unempathische frühe Mutter-Kind-Beziehung aber im Kind anrichten kann, hat schon Sigrid Chamberlain in ihrem Buch »Adolf Hitler, die deutsche Mutter und ihr erstes Kind« ausführlich dargelegt. Sie betont in erster Linie die Störung der ersten, fundamentalen Bindung zwischen Mutter und Kind, die zu einem Zustand innerer Isolation führe, die Empathiefähigkeit des Kindes an ihrer Entfaltung hindere und eine unstillbare Sehnsucht nach einem unerreichbaren Liebesobjekt zur Folge

76 Ebd. S. 259.

habe. Ein planmäßig zu dieser Art von Bindungsstörung erzogener Mensch gerate dann leicht in den Sog des Verlangens, mit einem starken Führer oder mit der gleichgeschalteten Masse eins zu sein.

Neben der Bindungstheorie zieht Chamberlain auch André Greens Arbeit über die »tote Mutter«[77] heran, mit der Green sich aber eher mit dem leeren Blick und der Beziehungslosigkeit depressiver Mütter befasst. Der Säugling, der kein emotionales Echo bei der Mutter findet, kann keine emotionale Erfahrung internalisieren und behält in seiner inneren Welt das Bild einer »toten« Mutter, ohne emotionales Leben, später empfindet er in sich etwas wie eine Leerstelle.

Das ist aber nicht unbedingt das, was in einem nach Uhr und Zweckmäßigkeit aufgezogenen Baby geschieht. Dann, wenn es erlaubt ist – also im Rahmen der Zweckmäßigkeit – findet es ja im Normalfall Zuwendung und den oft zitierten »Glanz im Auge der Mutter«[78], aber es muss sich bescheiden mit dem, was sie ihm zuerkennt. Der feste Rhythmus ermöglicht einerseits ein Erleben von gleichmäßiger Wiederkehr, von Zuverlässigkeit und Stetigkeit, er fährt aber andererseits über die Wahrnehmung der eigenen Körperbedürfnisse und der eigenen emotionalen Strebungen des Babys ohne Rücksicht hinweg. Wenn das Schreien des Kindes nichts auslöst und ins Leere geht, kann das Kind nicht die erste, frühe Form von Urheberschaft und Wirksamkeit erleben. Es ist nicht »Leere«, was das Kind erlebt und verinnerlicht, sondern Ohnmacht einem Anderen gegenüber, der nach fremder Regelung kommt und geht, dem man sich anpassen muss, dessen Rhythmus der einzig gültige ist. Das Kind ist ja bedingungslos abhängig von einem Anderen, der eben, wie Haarer schreibt, »unerbittlich« ist. Diese Gestalt, die einzig das Gute und Lebenserhaltende gibt und zugleich »unerbittlich« Anpassung an ihre Regeln fordert, lebt im Innern des kleinen Menschen fort. Seine frühesten Erinnerungsspuren enthalten ihr Nicht-Dasein, ihr ersehntes Kommen, Nähren und Pflegen (Berührung, Stimme, Blick) und dann wieder ihr Fortgehen und Nicht-Dasein für lange Zeit, an dem mit nichts zu rütteln ist. In den Lücken aber, die ihre Abwesenheit hinterlässt, ist durchaus etwas »da« im Innern des Kindes,

77 André Green, Die tote Mutter, in: Psyche. Zeitschrift für Psychoanalyse und ihre Anwendungen, 47. Jg. 1993, S. 206-240.

78 Diese zum Ironisieren einladende Metapher verwendet Kohut, um die förderliche narzisstische Zufuhr durch die primären Bezugspersonen zu umschreiben; vgl. Heinz Kohut, Narzißmus. Eine Theorie zur Behandlung narzißtischer Persönlichkeitsstörungen, Frankfurt a. M. 1976.

das ja nicht dauernd schläft. Es fühlt sich verlassen, und Verlassensein ist für einen Säugling mit einer Angst verbunden, deren Wucht wir schwer ermessen können, denn sein Leben hängt ja davon ab, dass jemand da ist, für ihn zu sorgen. Zum Schmerz des Alleinseins tritt früher oder später wieder ein beißender, nagender Hunger, der tief im Körperinneren wütet. Und es ist niemand da, der dem Baby durch seine bloße Anwesenheit und Anteilnahme schon etwas an Beruhigung und Sicherheitsgefühl vermitteln könnte. Denn überwältigende Gefühle, denen ein alleingelassenes Kind ausgeliefert ist, können dann »gezähmt« und erträglich werden, wenn eine einfühlende Person sie versteht und aufnimmt – das aber wäre nach Haarer eine unerlaubte Verwöhnung..

Dazu kommt die reaktive Wut, vermischt sich mit Angst und Schmerz und potenziert sie. Es entsteht im Erleben des Kindes eine Konfiguration, die man in erwachsener Sprache als so etwas wie einen »inneren Verfolger« bezeichnen könnte, etwas, das von innen quält. Im Laufe der kindlichen Entwicklung konstituiert und festigt sich dann die Erkenntnis, dass die Mutter auch dann, wenn sie nicht anwesend ist, als Person existent bleibt, sich aber (aus der Sicht des Babys) feindselig verweigert. Verfolgende, schlechte, unerträgliche Gefühle werden mit dieser Mutter verbunden, die auf dringendes Rufen nicht kommt und einfühlendes Verstehen absichtsvoll verweigert.[79] Im gelingenden »normalen« Falle der kindlichen Entwicklung kommt es zu einer Integration der »guten« und der »schlechten« Mutterbilder, die Mutter wird schließlich ganzheitlich gesehen als eine Person mit »guten« und auch »schlechten« Eigenschaften. Wenn aber die »schlechte«, angst- und wuterregende, feindselige, verfolgende Seite allzu viel Gewicht hat, bleibt sie unintegriert, bleibt abgetrennt und ins Unbewusste gesperrt, um das aktuelle Wohlbefinden des kindlichen Selbst zu schützen. Diese Figur einer »schlechten«, »bösen«, »bedrohlichen« Mutter bleibt in der unbewussten, nicht erinnerbaren Schicht des Gedächtnisses erhalten und führt dort ihr furchterregendes Leben.

---

79 Die Psychoanalyse bemüht sich um eine differenzierte Beschreibung der komplizierten Prozesse von Introjektion, Projektion und Re-Introjektion von Affekten und psychosensuellen Zuständen im frühesten Lebensalter, zugrunde liegen einerseits feinst detaillierte Beobachtungen an Säuglingen, andererseits die Analyse der unbewusst verlaufenden Prozesse in der regressiven Übertragungs-Situation auf der »Couch«. Was dem in der Psychoanalyse Unerfahrenen kryptisch erscheinen mag, hat sich tausendfach bewährt bei dem Versuch, als irrational, ja widersinnig erscheinende Funktionsweisen der Psyche zu verstehen.

Damit ist für den »unbedingten Gehorsam«, der in den folgenden Jahren des Spielalters nach Johanna Haarers Meinung erreicht werden müsse, der Boden schon bereitet.

Eine kleine Szene aus dem zweiten Halbjahr des so bereits erzogenen Kindes mag nochmals illustrieren, wie Dressur im Alltag geschieht. »Es ist für die Tischsitten des Kindes ausschlaggebend, daß man ihm niemals gestattet, mit den Händchen ins Essen oder in den Mund zu fahren. Nur allzu leicht ist die Mutter geneigt, irgendwelche Unarten während des Essens beim ganz kleinen Kinde als drollige Belustigung anzusehen. Sie sollte aber nie vergessen, daß mit dem Kinde auch die Ungezogenheiten wachsen. Also unterlasse man nie, das Kind richtig in den Arm zu nehmen, Hals und Brust mit einem sauberen Tuch abzudecken und seine Ärmchen festzuhalten. Auf diese Weise kommt das Kind später gar nicht mehr auf den Einfall, mit seinen Händchen in Mund oder Essen zu greifen und Schmierereien anzurichten.«[80]

In ihrem Buch »Unsere kleinen Kinder« sind die folgenden Sätze fett gedruckt und durch zwischengeschobene Leerzeilen nochmals hervorgehoben: »Wenn wir … befehlen, dann muß das Kind gehorchen«. »Im Spielalter muß Gehorsam erreicht werden, und zwar der unbedingte Gehorsam ohne Ablenkung, ohne Lohn oder Versprechen und ohne Drohung mit Strafe.«[81] Denn das »richtig erzogene Kind« »weiß von selbst sehr genau, was auf diese oder jene Ungezogenheit erfolgt oder es erhält durch einen Blick in das Gesicht der Mutter Ankündigung genug«[82]. Die Mutter eines Kleinkindes muss eben nicht besonders drohen oder strafen, der »innere Verfolger« ist ja schon da.

Gerechterweise muss gesagt werden, dass Haarer in diesem Buch davor warnt, kleine Kinder zu demütigen oder ihren Willen mit körperlicher Gewalt zu brechen. Was sie dagegen empfiehlt, ist eine kühle und distanzierte Umgehensweise, notfalls solle man ein trotziges Kind »isolieren«[83]. So wenig sich die Mutter (auch für das Kleinkindalter stellt sie die Erziehung als alleinige Aufgabe der Frau dar) zu zornigen Gefühlsausbrüchen hinreißen lassen soll (»ruhig, aber unnachgiebig«[84]), so wenig soll sie dem Verlangen nach Zärtlichkeit nachgeben. »Eine gewisse Sparsamkeit in diesen Dingen ist dem deutschen Menschen und dem deutschen Kinde sicherlich

80 Johanna Haarer, Die deutsche Mutter, S. 207.

81 Johanna Haarer,Unsere kleinen Kinder, S. 258.

82 Ebd. S. 257.

83 Ebd. S. 239.

84 Ebd. S. 181.

angemessener«[85], eher solle man das Gefühlvolle ins Humoristische abbiegen. An dieser Stelle schimmert Johanna Haarers eigene Angst vor weicher Empfindungsfähigkeit durch: »Dauernde Betonung des Gefühls läßt … eine schwere Lage nur noch schwieriger und drückender erscheinen.«[86]

Unnachgiebigkeit und Abwehr von Emotionalität kann sie mit solcher Sicherheit fordern, weil sie eine liebevolle Beeinflussung eines Kindes im zweiten Lebensjahr ohnehin nicht für möglich hält, »weil das Kind ja die Liebe zu bestimmten Personen und zur Mutter noch kaum kennt«[87]. Erst mit etwa 2 ½ Jahren trete die »eigentliche Liebe« zu Mutter und Vater auf.[88]

Und dann ist es auch bald so weit, dass die »Lust am Gehorsam« eine Quelle der Freude für das Kind werden kann, etwa bei einer spaßhaft mit militärischen Kommandos durchgeführten Verkehrserziehung.[89] Überhaupt ist das nun erwachende Interesse des Kindes an Uniformen und marschierenden Kolonnen – HJ, SA, SS, Soldaten – Anlass genug, »auf völlig zwangloser Weise … ihnen etwas von unserem Volk, unserem Vaterland und seinem Führer zu erzählen.«[90] Schon lange vor dem Schuleintritt kann die Mutter darauf hinarbeiten, dass »die Ziele unserer Staatsjugend anfangen, Richtschnur zu werden: Einordnung in die Gemeinschaft, Abstreifen aller Wehleidigkeit, Tapferkeit und Mut, Gehorsam und Disziplin (…) Können doch im Grunde die rechte Mutter, der rechte Vater für ihre Kinder gar keine anderen Erziehungsideale wünschen.«[91]

Johanna Haarer persönlich

Wer Johanna Haarers Memoiren liest, stößt sich immer wieder an dem trotzigen »ich stehe zu meiner Überzeugung«, das im Fluss einer lebhaften und farbigen Erzählung seltsam überflüssig, wie ein trotziges »ceterum censeo« wirkt. Immer noch lässt sie sich nicht wankend machen in ihrer Rechtfertigung des »Dritten Reiches«. Warum hat sie das nötig, mitten in einer Milieuschilderung oder einem Erzählfluss? Ihr Bildungshunger, ihre literarischen und musikalischen Interessen, die menschenfreundliche Betrachtung der Medizin und ihrer vordringlichen Aufgaben, ihre Freund-

85 Ebd. S. 191.
86 Ebd.
87 Ebd.
88 Ebd. S. 135.
89 Ebd. S. 186.
90 Ebd. S. 245.
91 Ebd. S. 246.

schaft mit liberal denkenden Intellektuellen bis hin zu dem überzeugten Kommunisten Ludwig Renn, ihr Humor, all das, was dem Leser sympathisch scheinen mag – wie passt das zusammen mit dem Bild, das die Lektüre ihrer Bücher hinterlässt? Wie konnte dieser Werdegang, dessen Schilderung im Jahr 1933 abbricht, einmünden in die Tätigkeit einer Sachbearbeiterin für rassenpolitische Fragen bei der NS-Frauenschaft?

Um einem weitverbreiteten Missverständnis vorzubeugen, das »verstehen« mit »entschuldigen« gleichsetzt, sei zunächst gesagt: Niemand, er sei denn tatsächlich psychisch schwer gestört, ist aufgrund seiner lebensgeschichtlichen Erfahrungen gezwungen, in dieser oder jener Weise zu handeln und zu denken. Jeder hat die Wahl. Aber ungelöste Konflikte, uneingestandene Ängste können unsere Wahlfreiheit einschränken, können Lebensentscheidungen beeinflussen – umso wichtiger ist es, gründlich nachzudenken. Die Frage »Wie war es möglich?« folgt einem intellektuellen Bedürfnis, Zusammenhänge zu entdecken und zu begreifen, sie dient nicht der Exkulpierung. Möglicherweise sind wir auch auf der Suche nach Perspektiven, wie heute »dem Äußersten« vorzubeugen wäre. Dann kann die Lektüre einer solchen Lebensgeschichte vielleicht ein Steinchen im Mosaik sein.

Es sei auch einschränkend gesagt, dass der Versuch, die Motive eines Anderen aus seinen Lebensäußerungen zu verstehen, eben immer nur ein Versuch sein kann, der nur nach seiner Plausibilität zu beurteilen ist.

Johanna Haarers Aufzeichnungen setzen mit den Sonntagsausflügen der Kindheit ein, und noch bevor die Blecheier legende Automatenhenne auftaucht, ein kindliches Vergnügen, ist vom Bier die Rede und seinen besonderen lokalen Sorten. Damit ist ihr unbemerkt ein schwerwiegender Konflikt ihrer Kinderjahre in die ersten Zeilen gerutscht, von dem sie später erzählt: die Alkoholsucht ihres Vaters, unter der die Familie litt und für die sie sich schrecklich geschämt hat, in deren Kontext sie auch viel zu viel frühe Verantwortung aufgebürdet bekam. Die Angst vor einem Kontrollverlust, die Überzeugung »ein einziges Mal nachzugeben bedeutet, alles aus dem Ruder laufen zu lassen« haben hier einen frühen Ansatzpunkt. Die wütende Enttäuschung über den schwachen Vater mag dazu beigetragen haben, dass sie sich mit der Macht »des Führers und der Männer um ihn«[92] umso bereitwilliger identifizierte. Ihre Angst, Schwäche zu zeigen, mag hier eine Wurzel haben. Immer musste sie stark und hart sein, immer kämpfen, weil sie die Schwäche des Vaters so verachtet, mit so viel Abscheu betrachtet hatte. Das war ein harter Konflikt für ein heranwachsendes Mädchen,

92 Johanna Haarer, Unsere kleinen Kinder, S. 245.

denn sie kann ja andererseits nicht oft genug betonen, wie lieb und gut der Vater war. Vielleicht hat sie sich gerade deshalb seine »starke« Seite, den deutsch-nationalen Stolz und die antisemitische Vorurteilshaltung, zu eigen gemacht. Die ganze Bedeutung der »Initialszene« (biertrinkende Männer) wird erst deutlich, wenn Gertrud Haarer von der späteren, mühsam verborgenen Alkoholabhängigkeit der Mutter erzählt.

Die suggestive Überzeugungskraft und eiserne Unbeirrbarkeit, mit der Johanna Haarers Schriften Unerbittlichkeit von den Müttern fordern, die Unnachgiebigkeit auch, mit der sie bis zum Tode behauptete, im Recht zu sein, spiegeln ihre innere Überzeugung, dass nur Stärke und Härte das Überleben sichern.

Dazu dürfte auch ein anderes gewichtiges Detail beigetragen haben, das nur kurz gestreift wird: Die Eltern der kleinen Johanna, wahrscheinlich beide eingespannt in die Arbeit in ihrem Ladengeschäft, überließen die Aufzucht des Babys vorwiegend der Großmutter mütterlicherseits, der böhmischen »Babitzka« – solange, bis die Sprachentwicklung einsetzte, denn das Kind sollte Deutsch als Muttersprache haben, und die Großmutter sprach nur tschechisch. Eine abrupte Trennung also vom »Primärobjekt«, der wichtigsten Pflegeperson der ersten Kindheit – die Kinderpsychologie weiß, dass dies einen schwerwiegenden, einschneidenden Verlust bedeutet. Die Empfindsamkeit und Bedürftigkeit des Kleinkindes musste zurückstehen hinter dem väterlichen Nationalstolz. Als dann die kleine Johanna eindeutig deutsch sprechen konnte – was bei einem begabten Kind mit 2 bis 2 ½ Jahren möglich ist – wurde die geliebte Großmutter wieder ins Haus geholt. Dazu passt verblüffend Johanna Haarers Überzeugung, erst mit 2 ½ Jahren setze die »eigentliche Liebe« der Kinder ein – damit wischt sie das eigene Kindheitstrauma ohne große Umstände vom Tisch. So machen wir es mit Erlebnissen, die anders nicht zu bewältigen sind. Und so sorgen wir vielfach dafür, wie auch Johanna Haarer es tut, dass sich dasselbe Trauma wiederholt – in ihrem Falle wahrscheinlich unzählige Male. Wie viele Eltern mögen sich gesagt haben: »Macht ja nichts, unser Kind liebt uns sowieso noch nicht eigentlich.«

Johanna Haarer erzählt von einem lang gehegten Wunschtraum, der im Alter in Erfüllung ging, ihr »höchstes Glück«: ganz allein mitten im Chiemsee zu schwimmen, um sich herum nur Wasser und Himmel und die Alpen im Hintergrund – ein Bild für grandiose Einsamkeit und die Illusion, niemanden zu brauchen. Aber andererseits erscheint in ihren Kindheitserinnerungen das Wasser als das Element, das sie mit ihrer eigenen Mutter, der immer in Arbeit eingespannten Geschäftsfrau, verband. So kam es zu der kindlichen Phantasie, sie könnte ein Fisch und das Wasser könnte ihr Lebensraum sein. Sigrid Chamberlain sieht in Bindungslosigkeit und einer gleichzeitigen Sehnsucht nach Verschmelzung mit dem unerreichbaren Objekt, die ja die Kehrseite derselben Medaille darstellt, das Hauptziel nationalsozialistischer Erziehung: Der Einzelne ist keinem Mitmenschen verpflichtet und liebevoll verbunden, aber er genießt das Verschwimmen in der gleichgeschalteten Masse.[93] Eben dieser innere Zustand ist in der Episode »ganz allein mitten im See« in Szene gesetzt.

Johanna Haarer hat nicht etwa die Überlegung angestellt »Was müssen wir mit unseren Babys und Kleinkindern machen, damit sie sich reibungslos in die NS-Machtstrukturen fügen«, sie hat keinen neuen Erziehungsstil erfunden, um planmäßig auf die Herausbildung eines nationalsozialistischen Volkscharakters hinzuarbeiten.

Dieser Einwand gilt auch für Gregor Dills Arbeit über »Nationalsozialistische Säuglingspflege«, die suggeriert, man habe bewusst auf eine Lockerung der frühen Mutter-Kind-Beziehung, auf Bindungslosigkeit der Kinder hingearbeitet, indem man Verhaltensweisen propagierte, die »bekanntermaßen« dem Stillen abträglich waren, und bereits vorhandenes Wissen über die Bedeutung der frühen Bindung gezielt unterdrückte. Dill zeigt überzeugend auf, dass einfühlende und kinderfreundliche Einstellungen in der Literatur über Früherziehung vor 1933 durchaus zu finden sind, danach aber verschwinden. Dieser Prozess dürfte jedoch nicht nach vorgefasstem Plan und zielbewusst verlaufen sein. Johanna Haarers Entfaltung in der NS-Zeit könnte eine Illustration dafür liefern, wie eine solche Entwicklung vor sich geht.

Aus dem konservativen, autoritären und antiemanzipatorischen Lager der damaligen Erziehungsexperten suchte Haarer sich diejenigen Prinzipien heraus, die ihrer eigenen mentalen Disposition entsprachen. Und eben diese Disposition erklärt auch ihre Sympathie für den »Völkischen Beobachter«, dem sie ihr erstes Manuskript ja nicht zufällig anbot. Und siehe da – ihr Erziehungskonzept passte hervorragend in die nationalsozialistische Mentalität, die schon immer mit Gewalt einherging und nun, 1934, mit realer und überwältigender Macht ausgestattet war. Die darauf folgende Welle

---

93 Sigrid Chamberlain, Adolf Hitler, die deutsche Mutter und ihr erstes Kind. Chamberlains Buch enthält wunderbare Illustrationen zu dieser These, zum Beispiel auf S. 185 die unabsehbare Reihe gleichgroßer junger Männer aus dem Arbeitsdienst, die durch die Blätter ihrer geschulterten Spaten voneinander getrennt sind, wie man sie aus Leni Riefenstahls Film »Triumph des Willens (1934) kennt, oder die endlos erscheinende Formation gleich ausgerichteter Soldaten, deren Blick vorschriftsmäßig ins Leere geht, auf S. 180.

von Erfolg und Anerkennung dürfte die Dynamik ihrer »Identifizierung mit dem Stärkeren« beschleunigt haben. Das Ölbild des Führers (»Hitler in Uniform, die Hakenkreuzbinde am Arm, stehend in Kniehöhe«) über dem Kamin war eine wichtige Errungenschaft als Inbegriff der Teilhabe am Wohlstand und an der Ideologie der führertreuen bürgerlichen Elite – und diese wiederum glaubte teilzuhaben an der über jeden Zweifel erhabenen Macht und Stärke des Regimes.

Der oft wiederholte Hinweis auf die segensreichen Gesetze zur Verhinderung von »Erbkrankheit«, zum Schutze des »Deutschen Blutes« wird nicht nur Opportunismus entspringen. Sie entsprachen gewiss auch Johanna Haarers Bedürfnis nach Kontrolle, ihrer Furcht vor dem Ausufern des Unbeherrschten, ihrer Angst vor dem Chaos, das sie viele Jahre später ja sogar (wie bei Gertrud Haarer zu lesen ist) dazu trieb, die eigene Tochter von einem Detektiv beschatten zu lassen. Ein wenig von dieser offenbar tief sitzenden Angst wird sichtbar, wenn sie von ihrem Entsetzen, ihrer »tiefen Abwehr« einer gutartigen »schwachsinnigen« Verwandten gegenüber berichtet, deren Nähe sie als Kind mied, so gut sie konnte. Andererseits muss psychische Krankheit und Verwirrung eine gewisse Faszination für sie besessen haben, wenn sie sich um ein Dissertationsthema ausgerechnet in der Psychiatrie bemühte. Sie beschreibt mit ausdrucksstarken Worten ihr Scheitern an dieser selbstgestellten Aufgabe, weil sie den Kontakt mit geistig gestörten Patienten einfach nicht ausgehalten habe. Das genaue Gegenteil von unkontrollierbarer Getriebenheit fand sie dann ausgerechnet bei den Toten in der pathologischen Anatomie. Wir können vermuten, dass sie auch die »Unordnung«, die ungestutzte Lebendigkeit und vitale Expansivität kleiner Kinder nicht gut aushalten konnte und zurechtstutzen, in geordnete Bahnen leiten musste. Die Disziplin und mörderische Ordnung der nationalsozialistisch formierten Gesellschaft versprachen ihr Sicherheit.

Noch einmal sei es gesagt: Was eine psychische Disposition nahelegt, ist nicht zwingend. Auch für Johanna Haarer stand zur Wahl, sich dem Stärkeren anzuschließen und in der Phantasie an seiner Macht teilzuhaben – oder eben nicht. Nach so viel Fleiß, Selbstkontrolle, Durchhaltevermögen, wie sie es uns in ihren Memoiren schildert, wählte sie den scheinbar leichteren Weg. Vielleicht dient die Stilisierung der »deutschen Mutter« – und damit ihrer selbst – zu einer Person, die fast omnipotent alles in der Hand und unter Kontrolle hat (zur »Superfrau«[94]), auch der Kompensation dieses Bruchs

94 »Deutsche Superfrau« lautet die Überschrift über dem erwähnten Aufsatz von Ute Benz in der »SZ am Wochenende« vom 29./30.4.,1.5.1989, S. II.

in ihrer Biographie, als alles Zähne zusammenbeißen, alle Zielstrebigkeit schließlich in eine Karriere als Hausfrau und Mutter mündeten.

Wurde früh schon das Ausblenden eingeübt, oder bemüht sich Haarer in ihren Erinnerungen um nachträgliche Beschönigung? Sie besuchte die Ausstellung über »entartete Kunst«, wusste aber nichts von Berufsverbot, Verfolgung und Vertreibung der Künstler, erst recht ahnte sie weder von der Vernichtung der Juden etwas noch von den medizinischen Versuchen an KZ-Opfern – so schreibt sie. Das Nebeneinanderstehen von Wissen und Verleugnen – absurd schon, wenn sie medizinische Versuche am Menschen in den Tetschener und Münchner Kliniken empört kritisiert, über die NS-Ärzte in den Konzentrationslagern aber schweigend hinweggeht – ist ja nicht nur ihr allein eigen. Wie zahllose andere Beteiligte am Machtgefüge der NS-Zeit auch, versucht sie nach deren katastrophalem Ende weiterzuleben, als wäre nichts gewesen, den Anschein von Normalität aufrecht zu erhalten. Sie bleibt die Starke, die im hohen Alter noch die behandelnden Ärzte mit ihrer Selbstbeherrschung beeindrucken kann – nach außen jedenfalls. Ihre Tochter Gertrud weiß es anders.

Die »zweite Schuld«

Johanna Haarer steht nicht allein mit dieser Abwehrhaltung. Mit ihrem 1967 erschienenen Buch »Die Unfähigkeit zu trauern«[95] machten die Mitscherlichs auf die kollektive Neigung der Deutschen (in der Bundesrepublik) zum Übergehen und Vergessen des Nazi-Terrors aufmerksam, zum Verleugnen der Scham und der Schuld, die der Einzelne durch Mittun oder durch Nichtstun auf sich geladen hatte. Die Schuld sei so ungeheuerlich gewesen, dass eine tiefe Melancholie die ganze Bevölkerung hätte ergreifen müssen, hätte nicht im Augenblick der Niederlage die psychische Abwehr eingesetzt. Das Buch wurde damals viel gelesen und diskutiert, und sein Titel, die Unfähigkeit zu trauern, wurde zu einem festen Begriff. Derealisation, »Entwirklichung« machten die Autoren als die vorwiegende Abwehrform im westlichen Nachkriegsdeutschland aus: Man weiß zwar von den Schrecken und Verbrechen, aber man tut so »als wäre nichts gewesen«, man entzieht den Fakten jede Bedeutung und schiebt sie im Denken beiseite. Und mit Hilfe der Projektion entlastet man sich weiter, ist überzeugt, persönlich damit nichts zu tun gehabt zu haben (»Ich bin es nicht, Adolf Hitler ist es

95 Alexander und Margarete Mitscherlich, Die Unfähigkeit zu trauern. Grundlagen kollektiven Verhaltens, München 1967.

gewesen«). Der nötige Prozess der Auseinandersetzung mit Schuld und Scham, der Trauer über das Geschehene und Getane blieb aus.
Die Derealisation muss allerdings schon viel früher eingesetzt haben, als das Verschwinden der jüdischen Nachbarn, die Deportationen, die offen gehandhabte Verteilung der jüdischen Besitzgüter nicht mehr zu übersehen waren. Auch damals schon mussten Scham und Angst massiv abgewehrt werden.[96]

Scham – dieses schwer erträgliche Gefühl hätte nicht nur einer drohenden Verletzung des Selbstwertes gegolten, sondern auch der zu befürchtenden und zu vermeidenden Beschmutzung des strahlenden Idols, des unerhört bejubelten Führers. Die »Verliebtheit in den Führer« (A. und M. Mitscherlich)[97] duldete keinen Makel auf seinem Glanz. Und seine Niederlage, sein Absturz zu einem beispiellosen Verbrecher musste für diejenigen, die in diesen regressiven Zustand der Hörigkeit geraten waren, eine unerträgliche Beschämung bedeuten, hätten sie ihr ins Gesicht sehen können. Deswegen musste der Blick auf die Realität vermieden werden. Ralph Giordano[98] berichtet von einer sehr ehrlichen und offenen Gesprächspartnerin, die ihre nationalsozialistische Gesinnung aus Überzeugung beibehalten hat und auf fast rätselhafte Weise frei geblieben ist von Zweifel und Schuldgefühl. Erst als er sie direkt auf den Namen Adolf Hitler anspricht, überkommt sie eine Welle von Scham – nie zuvor hat sie in vielen Gesprächen diesen Namen erwähnt. Er kommt zu dem Schluss, den auch die Mitscherlichs gezogen hatten: Die »Verliebtheit« in den Führer muss unbenannt bleiben, das Platzen dieser Illusion kommt einer narzisstischen Verwundung gleich, und um diese Wunde nicht anzurühren, wird jede Einschränkung des Denkens in Kauf genommen. Zu diesen Denk-Schranken gehört die Spaltung in eine privat humanitäre und eine politisch inhumanitäre Hälfte, wie sie auch Johanna Haarer zum Beispiel im Falle der medizinischen Versuche zeigt.

In einigen ihrer Publikationen haben wir die Anzeichen schwärmerischer »Verliebtheit« in den Führer finden können. In ihrem biographischen Manuskript taucht der Name Hitler in folgenden Zusammenhängen auf: Hitler als Erbauer der Kunsthalle in München, als Bildmotiv für begabte Maler, als Ölbild über dem Haarerschen Kamin, sein Name »höhnisch« im

---

96 Darauf macht Ralph Giordano aufmerksam, in: Die zweite Schuld oder von der Last Deutscher zu sein. Überarbeitete Ausgabe Köln 2000 [1987], S. 227.

97 Mitscherlich, Die Unfähigkeit zu trauern, a.a.O. S. 71 ff.

98 Giordano, Die zweite Schuld, a.a.O. S. 222 f.

Munde eines amerikanischen Offiziers nach ihrer Festnahme, schließlich ihr Bericht in missbilligendem Ton, dass ihr ängstlicher Ehemann dieses Ölbild ebenso verbrannt habe wie Hitlers »Mein Kampf«. Wo jedoch von ihrer nationalsozialistischen Überzeugung die Rede ist, spricht sie durchgehend von dem »Dritten Reich«, von »dem, was wir gewollt haben«, von »unseren Ideen«. Der Führer bleibt ausgeklammert, tritt nur im Bereich der Ästhetik auf, seine Verdammung und Verbannung bleiben Sache des feindlichen Offiziers und des (»gemütskranken«) Ehemanns.

Ihren Weg in die Verblendung brauchen wir uns nicht allzu früh und allzu direkt vorzustellen. Vielleicht so: Die Babypflege-Beiträge waren passend platziert im »Völkischen Beobachter«, das Echo war für sie erfreulich und aufwertend. Der Text der ersten Auflage des Buches 1934 war schon durchzogen von ideologisch eingefärbtem Vokabular, dies beschreibt sie später in ihrem Entwurf für die Spruchkammer als opportunistische Anpassung. Wenn es zunächst tatsächlich nur das war, so hat doch das nachfolgende Erleben von Anerkennung, Berühmtheit und Wohlstand die Erinnerung an den Opportunismus rasch überdeckt und ihr Eintauchen in die NS-Ideologie samt Rassestolz und Antisemitismus beschleunigt. Das Verlockende an der Hingabe an ein totalitäres Idol ist ja das Schwinden von Scham und Zweifel, moralischer Verantwortung und persönlicher Schuld, eine enorme (illusionäre) Aufwertung des Selbstgefühls bei einem unbemerkten »Verlust der humanen Orientierung«.[99]

Die Unfähigkeit, sich diesen Gewinn im Nachhinein einzugestehen und auf ihn zu verzichten, teilt Johanna Haarer mit der Mehrheit ihrer deutschen Zeitgenossen. Sie muss den gesamten Komplex der Führerverehrung und -verliebtheit nicht antasten, weil sie sich auf andere Weise mit der Schuld arrangieren kann: Sie hat Lagerhaft (ungerechtfertigt, wie sie zu erkennen gibt) erlitten und hat standgehalten, sie hat den Ehemann auf schlimme Weise verloren und die Situation gemeistert – ihr ist Unrecht geschehen und sie hat es tapfer bewältigt, so scheint es sich ihr darzustellen.

Die rasche und übergangslose »Normalisierung« nach dem desaströsen Kriegsende konnte sich umso reibungsloser vollziehen, als die Fronten des Kalten Krieges sich bald verhärteten und die Westalliierten, die den Gegner nunmehr im Osten sahen, das Interesse an einer juristischen Aufarbeitung

99 Den Weg vom Opportunismus über persönliche Gratifikationen zur Überzeugung vermuten A. und M. Mischerlich bei den meisten durchschnittlichen NS-Karrieren. Vom Verlust der »humanen Orientierung«, der an die Kinder weitergegeben werde, spricht R. Giordano.

vergangenen Unrechts verloren. Wichtiger schien nun die Einbindung der Bundesrepublik in das westliche Bündnis. In den Verwaltungen und Regierungsbehörden, in den politischen Parteien, der Justiz und den Schulen waren bald wieder die gleichen Funktionsträger tätig, die auch zuvor den Apparat des NS-Staates in Gang gehalten hatten, ohne dass eine tiefergehende Auseinandersetzung mit alten Überzeugungen und Einstellungen nötig oder gesellschaftlich erwünscht gewesen wäre.

Diese kollektive, das Erscheinungsbild der Nachkriegsgesellschaft prägende Weigerung, über die Beteiligung eines jeden Einzelnen am Wachsen und Wüten des Nationalsozialismus nachzudenken, belastete die nachfolgende Generation mit Denkverboten und ungelösten, in der Verdrängung bei den Eltern noch fortbestehenden Schuldkonflikten. Was man nachlesen kann an öffentlicher, durch nichts eingeschränkter Entschuldung offensichtlicher Täter, an offensichtlichem allgemeinem Einverständnis mit ihrer Handlungsweise während der Kriegsjahre, scheint heute kaum fassbar. (Die Rede ist hier von der westdeutschen Öffentlichkeit, in der Johanna Haarer und ihre Kinder lebten, für den Umgang der DDR mit den Resten des Nationalsozialismus gilt Anderes.) In diesem Klima war es den »unschuldig belasteten« (Giordano) Heranwachsenden kaum möglich, über die Geschichte ihrer Eltern und ihrer frühen Kindheit ungehindert nachzudenken.

Inzwischen ist diese Verkrustung aufgebrochen, in wichtigen Veröffentlichungen[100] sind »Täter-Kinder« zu Wort gekommen und haben von den schweren Hindernissen in der Verständigung mit ihren Eltern berichtet. Vielfach war es nicht nur das Schweigen der Eltern, das das Nachfragen der Töchter und Söhne verhinderte, sondern auch ein unverhohlenes Weitergeben des Totalitären in einem harten, autoritären Erziehungsstil.

Zwei aufschlussreiche und eindrucksvolle Zeugnisse aus der zweiten Generation sollen hier die Konflikte beleuchten, die die unschuldig Belasteten mit sich schleppen.

---

100 Besonders genannt sei das Buch von Dan Bar-On, dessen Lektüre für Gertrud Haarer wichtig war: Die Last des Schweigens. Gespräche mit Kindern von NS-Tätern, Frankfurt am Main/New York 1993, erweiterte Ausgabe in der edition Körber-Stiftung Hamburg 2003. Außerdem: Anita Eckstaedt, Nationalsozialismus in der »zweiten Generation«. Psychoanalyse von Hörigkeitsverhältnissen, Frankfurt a.M. 1989; Lutz Rosenkötter, Die Idealbildung in der Generationenfolge, in: Martin S. Bergmann/ Milton E. Jucovi/Judith S. Kestenberg, Kinder der Opfer. Kinder der Täter. Psychoanalyse und Holocaust, Frankfurt am Main 1995, S.209-216.

Da ist einmal der Dokumentarfilm von Malte Ludin »2 oder 3 Dinge, die ich von ihm weiß«[101], ein Film weniger über seinen Vater Hanns Ludin als über dessen Familie, die die Realität seines Wirkens in der NS-Zeit nicht anerkennen kann. »Es ist mein Recht, meinen Vater so zu sehen, wie ich *will* – oder wie ich ihn *sehe.* Nicht sehen *will*, wie ich ihn *sehe,* und das ist mein Recht…«, sagt eine der Töchter. Hanns Ludin war SA-Offizier und als Gesandter der Reichsregierung in der besetzten Slowakei verantwortlich für die Deportation der slowakischen Juden in den sicheren Tod. Nach Kriegsende wurde er von einem tschechoslowakischen Gericht zum Tode verurteilt und hingerichtet, er selber hatte gesagt: »Ich kann mich nicht schuldig bekennen!« Dokumente, die die Familie aufbewahrt, sagen eindeutig aus, dass er informiert war zum Beispiel über Massenerschießungen von Juden, auch Frauen und Kindern, auf slowakischem Boden, und doch beharren seine Töchter darauf, es könne einfach nicht sein. Wie hätte der Vater sagen können »meine Kinder können stolz auf mich sein«, wenn er vom Judenmord gewusst hätte? So fragt die eine Schwester des Filmautors. Die zweite ist ebenfalls sicher, dass er von nichts gewusst habe, »er hätte denn lügen müssen«, und das sei ausgeschlossen, denn Aufrichtigkeit »sei eine alte deutsche Tugend«. Sie selbst sei »Kind auch eines Opfers«. Beklemmend für den Zuschauer die offensichtliche Anstrengung, mit der diese Position beibehalten werden muss, flatternde Nervosität, Anspannung in der Stimme, die Aufregung, mit der die Verleugnung aufrecht erhalten wird. Die dritte Schwester ist schwankender in ihrem Urteil, gesteht dem fragenden Bruder zu, der Vater habe wohl etwas wissen können, aber nicht wollen – »wenn er hätte wissen wollen, hätte er etwas tun können«. Die älteste Schwester schließlich kann nicht mehr befragt werden, sie ist nach schwerem Alkoholabusus gestorben. »Sie hatte ein inneres Rasen, eine Düsternis«, ihr Trinken sei ein langsamer Selbstmord gewesen. Sie habe die Wahrheit über ihren Vater geahnt, aber ihr nicht standhalten können, sagt ihre Tochter, die Enkelin des SA-Offiziers.[102] Die Schwestern berichten, dass sie noch als Erwachsene um den Vater weinen können, erzählen von Kinderträumen, es sei alles nur ein böser Traum und der Vater wieder da.

---

101 arte edition DVD, bei absolut MEDIEN.

102 Vgl. dazu auch den einfühlsamen Bericht von Alexandra Senfft, *Schweigen tut weh. Eine deutsche Familiengeschichte*, (Berlin 2007) über ihre geliebte Großmutter und besonders über das Leben ihrer Mutter Erika, einer außergewöhnlichen Frau des Hamburger Nachkriegs-Establishments, die langsam zerbricht an der Unfähigkeit, um den Vater Hanns Ludin zu trauern.

Über seine Mutter sagt Malte Ludin: »Solange sie lebte, hätte ich mich an diesen Film nicht gewagt – und sie lebte lange.« In den älteren Interviewpassagen mit seiner Mutter, die er in den Film eingearbeitet hat, ist der alten Dame nichts von der Brüchigkeit und der Mühsal anzumerken, die die Äußerungen der erwachsenen Töchter färben. Verbittert besteht eine von ihnen auf ihrem Recht, den Vater so zu sehen »wie ich will«. Die Mutter dagegen ruht offensichtlich in einer geordneten Welt, aus der alles Unerträgliche ausgeblendet ist. Und das hat sie auch ihren Kindern zu vermitteln versucht. Der Autor selbst, der an seinen Vater keine eigene Erinnerung hat, sagt von sich: »Ich war außerstande, die Geschichte meines Vaters als Faktor zu begreifen, der direkt in mein Leben eingriff«, auch als der Vater »für mich klar als politischer Gegner ermittelt war.«[103] Und noch während eines Filminterviews mit dem überlebenden jüdischen Dichter Tuvia Rübner lässt er selbst sich dazu hinreißen, den Interviewten in seiner Erzählung über die ermordeten slowakischen Angehörigen zu unterbrechen, um den Vater zu entschuldigen: Dieser habe ja nicht selbst getötet…[104]

Gertrud Haarer teilt uns nichts mit über ihre vier Geschwister. Deutlich wird aber, dass sie als die Jüngste, die die Mutter nicht in ihrer herausgehobenen Position der NS-Zeit kannte, den Kampf mit dem Familientabu aufzunehmen wagte, ebenso wie der spät geborene Malte Ludin, den die ältere Schwester als die Wissende belehrt: »Maltechen, das ist Krieg! Da wird getötet!«

Ein weiteres Zeugnis aus jüngster Zeit: Thomas Harlan[105] lässt seinen Leser an dem inneren Kampf teilnehmen, den er, selbst todkrank, mit seinem Gewissen und dem Bild seines toten Vaters ausficht. Veit Harlan war erfolgreich und berühmt als Autor von Nazi-Propagandafilmen wie »Jud Süß« und des Durchhalte-Films »Kolberg«. Sein Sohn Thomas hat jahrelang offensiv die Auseinandersetzung mit Veit Harlan gesucht und ist ohne ehrliche Antwort geblieben. Leidvoll und in seiner Offenheit und Verlorenheit schwer erträglich ist sein Ringen mit dem Schuldgefühl, den als schuldig erkannten und doch tief geliebten Vater für lange Jahre gemieden zu haben, mit seinem Hass auf den Vater, der die eigene Schuld nicht sehen wollte, mit seiner unaussprechlichen Liebe und Bewunderung für den

103 Begleitheft S. 5.

104 Diese Passage, die er bewusst hat stehenlassen, kommentiert Malte Ludin selbstkritisch in einem Interview zum Film. (Teil der DVD)

105 Thomas Harlan, Veit. Reinbek bei Hamburg 2011.

vitalen, genialen Vater. Sein Verlangen nach einem unversehrten inneren Vater, sein Hadern mit dem korrumpierten, entwerteten Vaterbild lassen ihn wünschen, die Schuld des Vaters als seine eigene auf die Schultern zu nehmen, als wäre das erträglicher als ein geliebter Vater, den man dennoch nicht annehmen kann:

»Vater, du Geliebter, Verstockter, höre doch! Ich habe Deinen Film gemacht. Ich habe einen schrecklichen Film gemacht. Ich habe Jud Süß gemacht. Ich habe das Scheusal Werner Krauss erfunden. Ich habe sechs Mal das Scheusal erfunden. Ich habe die Männer von Lublin erstickt. Ich habe die Frau von Lublin erstickt. Ich habe sie alle erstickt. Laß sie mich alle ersticken, ich bitte Dich (...) Ich habe Dich geliebt. Laß mich Dein Sohn sein, Dein ältester, laß mich.
Dein Sohn.«[106]

Was diesen beiden Zeugnissen gemeinsam ist, ist die unerfüllbare Sehnsucht nach Klarheit, nach einem festen moralischen Boden. Der innere Konflikt ist nicht zu lösen – er kann nur ausgehalten werden

Gertrud Haarer

Zu ihrem Werdegang

1942 in München geboren, schloss Gertrud Haarer nach dem Besuch der Volksschule und des Mädchenrealgymnasiums eine Buchhändlerlehre ab, anschließend volontierte sie in einem Londoner Verlag. Nach ihrer Rückkehr nach München arbeitete sie in einer Münchner Universitätsbuchhandlung. Nach sechs Jahren entschloss sie sich zu einem Berufswechsel und ließ sich zur Arzthelferin ausbilden, anschließend war sie bei verschiedenen Ärzten in München angestellt. In den 80er Jahren gründete sie eine eigene Buchhandlung, die sie nach fünf Jahren aus wirtschaftlichen Gründen schließen musste. Nach erneutem Berufswechsel und Ausbildung zur Altenpflegerin leitete sie eine ambulante Diakoniestation der Evangelischen Kirche mit acht Mitarbeitern. 1994 siedelte sie nach Italien über.

106 S. 94.

Zu ihren Lebenserinnerungen

Das Denkverbot, das Johanna Haarer sich auferlegt hatte, muss machtvoll gewesen sein. Es galt für die ganze Familie, und die Tochter Gertrud brauchte lange, bis sie es durchbrechen konnte. Sie ist die einzige in der Familie, die das gewagt hat. Zugleich ist sie auch dasjenige Kind ihrer Mutter, das die alte und schließlich doch so hilfsbedürftige Frau versorgte und pflegte.

Sensibel dafür, dass in der Familie etwas verschwiegen wurde und nicht zur Sprache kommen durfte, eine »Leiche im Keller«, entwickelte sie in ihrer Schulzeit eine Lernhemmung. Vermutlich war ihr Schulversagen nicht nur eine subtile Waffe im Kampf mit einer mächtigen Mutter, die »immer Recht hatte« (das war es auch), sondern auch ein unbewusst eingesetzter Schutz vor schweren Konflikten. Es gab etwas, das sie nicht wissen »durfte«, also gab sie das Lernen überhaupt auf, um nicht unversehens darauf zu stoßen. Sie schützte sich auf diese Weise nicht nur selbst vor Konflikten, die eine Jugendliche überfordert hätten, sie schützte auch ihre Mutter, und das mit einer Konsequenz und Beharrlichkeit, die der ihrer Mutter nicht nachstand. Sie war umso mehr darauf angewiesen, sich die Mutter zu erhalten, als sie schon als ganz kleines Kind den Vater auf unbegreifliche und lange verschwiegene Weise verloren hatte. Nicht zu lernen, fordert entgegen der landläufigen Auffassung (»Faulheit«, »Desinteresse«) von einem intelligenten und geistig beweglichen Kind einen erheblichen psychischen Kraftaufwand.

Gertrud findet ausdrucksstarke Szenen, die ihre Annäherung an die Wahrheit über die NS-Zeit abbilden. Diese Wahrheitssuche war gleichbedeutend mit einer schwierigen Distanzierung von der Mutter, einer schmerzhaften Entidealisierung, die in der Zeit ihrer Adoleszenz nicht hatte geschehen dürfen, trotz aller Rebellion. Da ist das mühevolle Ausräumen des Aktenschranks mit dem Nachlass der Mutter, da ist die schmerzhafte Trennung von dem Haus ihrer Kindheit, das für sie auch die Bindung an die Mutter repräsentierte, da ist die Krise, in die sie dann stürzt.

Eindrucksvoll ist das Ende ihrer jahrelangen Schreibblockade beschrieben: Der erste Text, den sie zu Papier bringen kann, ist die wehmütige Beschreibung des fremd gewordenen, ein wenig heruntergekommenen, einst so sehr geliebten Hauses, in dem noch einige altbekannte Gardinen aus vergangener Zeit im verstaubten Fenster hängen, anderes fremd, neu hinzugekommen, unpassend erscheint. Dieser Blick durch den alten Lattenzaun ist mit der Trauer geladen, die mit der Entidealisierung der Elternfiguren und der Familie einherzugehen pflegt – ein Abschied, den sie nun nachholt und der ihr den Weg frei macht.

Gertrud gibt auch zu erkennen, wie sie andererseits immer noch (wie es wohl jeder von uns tut) um Einigkeit mit der »inneren« Mutter ringt. Der hin und wieder auftauchende Gedanke »was hätte die Mutter dazu gesagt« ist nun nicht mehr geprägt von Trotz und Selbstbehauptung, wie sie in früheren Jahren notwendig waren. Aber er taucht eben auf. Sie weiß: Irgendwie wird die Mutter in ihr immer präsent bleiben.

Berlin, Januar 2012 Rose Ahlheim

Johanna Haarer

Kein besonderes Schicksal
Oder: Vom Hundertsten ins Tausendste

»Wenn einer sich nur mitteilt, so ist es ganz einerlei, aus was für Motiven er es tut. Es ist gar nicht nötig, dass einer untadelhaft sei, sondern nur, dass etwas geschehe, was den anderen nutzen oder ihn freuen kann.«
Reinhard Piper[1]

1 Das unvermeidliche Vorwort

Erinnerungen schreiben ist eine Alterserscheinung. Man ist viel mehr auf sich gestellt als früher. Weil man kaum mehr Aufgaben hat, nimmt man sich selbst und das eigene Leben vielleicht zu wichtig. Ich habe lange mit dem Schreiben gezögert, denn ich möchte nicht, dass irgendjemand denkt: oh Gott, die auch...

Nein, das Schreiben soll vor allem mir helfen. Ich muss irgendwie die immer wiederkehrenden Depressionen überwinden und die oft mörderischen Angstzustände nachts, am frühen Morgen, zu einer Tageszeit, da ich früher am besten arbeiten konnte. Das alles war mir früher so fremd, ich kannte weder Angst noch Depressionen, auch nicht in schlimmen Zeiten. Nie habe ich mich gefürchtet, vor nichts, vor niemandem. Es muss wohl vom Alter kommen, denn organisch bedingt ist es nicht, das weiß ich. Oder es kommt daher, dass alle Kinder aus dem Haus gegangen sind, dass abends niemand mehr heimkommt, ein ganz natürlicher Zustand, an den ich mich aber immer noch nicht recht gewöhnen kann. Also schreibe ich eben.

Und es hat mir immer Freude gemacht mit der deutschen Sprache umzugehen, alles möglichst einfach zu sagen, klar, den besten Ausdruck zu finden. Warum also nicht?

Ich will einfach und ehrlich über mein Leben berichten, aber nicht langweilig von A-Z, sondern nur die Geschehnisse und Bilder, die mein Gedächtnis aufbewahrt hat und will dabei ruhig »ich« sagen.

2 Bodenbach und meine Familie

Bodenbach

Meine kleine böhmische Heimatstadt Bodenbach liegt an der Elbe. Wenn man zu Fuß zwei Stunden elbabwärts ging, und das war in meiner Kindheit eine kleine Sonntags-Wanderung, dann kam man an die deutsche Grenze. Man wanderte auf dem alten Treidel-Pfad, auf dem früher die Schiffe stromaufwärts gezogen wurden. Das habe ich natürlich nicht mehr erlebt. Mein Vater und die ihm näher bekannten Männer – Kaufleute, auch wohl ein Lehrer darunter – gingen gern an die deutsche Grenze zur ersten reichsdeutschen (so sagte man damals) Bahnstation. Denn dort gab es dunkles Kulmbacher Bier, eine Rarität für die Männer aus Böhmen, und die schätzten sie sehr. In Böhmen gab es nur helles Bier, von verschiedener Stärke und Bitterkeit. Am meisten geschätzt war natürlich das »Pilsener«, doch unterhielten sich die Herren oft angeregt über die Vorzüge dieses oder jenes Bieres. Fast jede Stadt hatte ihre Brauerei, es gab »Bodenbacher«, »Leitmeritzer« usw. Bier. Frauen sah ich in meiner Kindheit niemals Bier trinken, das war nicht üblich bei uns daheim. Sie tranken auf diesen Sonntagsausflügen dann Kaffee und dabei fielen wenig schmeichelhafte Bemerkungen über den sächsischen »Bliemchen«-Kaffee. Meine Mutter pflegte zu sagen, davon bekomme man kein Herzklopfen. Für mich gab es etwas Besonderes in Schöna, so hieß die erste deutsche Bahnstation. Da war ein Automat in Gestalt einer Henne und wenn man in den Geldschlitz zehn Pfennige steckte, gackerte sie und es fiel ein buntes Blechei heraus, darin waren Zuckerln, so hießen die Bonbons in Österreich. Ich freute mich die ganze Zeit unterwegs schon auf die Henne in Schöna.

Die Elbe. Erst im Rückblick wurde mir klar, was sie mir in meiner Kindheit bedeutete. Bei uns in Bodenbach war sie ein breiter brauner Strom, ich schätze sie nachträglich mehr als hundert Meter breit. Die Strömung war stark. Ich war noch ein recht kleines Mädchen, da führte mich meine Mutter in die Schwimmschule, so hieß unsere Badeanstalt, zum Schwimmeister Pietsch und meldete mich an zum Schwimmen lernen. Meine Mutter war eine der ersten Frauen ihrer Generation, die schwimmen konnte. Sie hatte es als junges Mädchen gelernt, als sie Hausgehilfin war bei meiner späteren Taufpatin, der Frau Kliebert, geborene Johanna Ritter von Rittersheim. Schwimmen lernen konnte meine Mutter nur in den frühesten Morgenstunden, ehe ihre Pflichten im Haushalt begannen. Aber Schwimmen blieb zeitlebens ihr größtes Vergnügen und wie ich glaube ihre einzige Erholung. So trachtete sie danach, dass auch ich bald schwimmen lernte.

Die Schwimmschule in Bodenbach war ein großes Floß. Darauf aufgebaut waren die Kabinen, in denen man sich auszog. Sie hatte drei Becken, in denen irgendwie die starke Strömung der Elbe abgeschwächt war: ein größeres, in dem man schwimmen lernte an einer Angel, erst die Beinbewegungen, dann die Armbewegungen. Dann führte einen der Schwimmmeister an der Angel das Becken hinunter und dann durfte man mit einem Korkgürtel schwimmen und schließlich ohne jede Hilfe. Die beiden kleineren Becken wurden »Körbe« genannt, sie hatten einen Bretterboden und Holzgitter, das hatte das große Becken nicht. Dahinein gingen kleine Kinder oder Nichtschwimmer. Ich war niemals drin – es war unter meiner Würde!

Hatte man sich eine Zeitlang im großen Becken bewährt, dann erklärte der Schwimmmeister, jetzt könne man sich frei schwimmen. Manche Kinder fürchteten sich davor und suchten sich zu drücken, andere freuten sich und konnten es kaum erwarten, dazu gehörte ich. Zur Schwimmschule gehörte ein Kahn, den bestieg der Schwimmmeister mit seinem Schüler, es kam immer nur einer dran. Es war eine feierliche Sache, alle die in der Schwimmschule waren und Leute am Ufer schauten zu. Der Schwimmmeister ruderte stromaufwärts, ein ganzes Stück, etwa einen Kilometer, ans andere Ufer der Elbe. Dort stieg oder sprang der Zögling ins Wasser und schwamm nun quer durch den Strom zur Schwimmschule zurück. Damit hatte er sich frei geschwommen, jetzt durfte er in der freien Elbe schwimmen, ohne Einzäunung, im offenen Strom. Die Schwimmschule hatte einen besonderen Geruch, der in der Erinnerung haftet, wie viele andere Gerüche aus der Jugendzeit. Sie roch nach Holz, das in der Sonnenhitze dörrte und nach dem Elbwasser. Vor dem ersten Krieg gab es streng getrennte Herren- und Damenstunden. Kinder durften nur in die Damenstunden, die weniger zahlreich waren und ungünstiger eingeteilt waren als die der Herren. Damenstunden begannen nachmittags um halb vier, um diese Zeit war unsere Nachmittagsschule zu Ende. Wir rannten so schnell wir konnten zur Elbe, im normalen Gehtempo fast eine halbe Stunde, zogen uns aus und stürzten atemlos und erhitzt ins Wasser, um nur ja die kostbare Zeit fürs Schwimmen zu nützen. Geschadet hat uns das nie, Kinder gewöhnen sich offenbar an alles.

Wenn die Herrenstunde zu Ende war und die Damenstunde begann, stand einer der Schwimmmeister (beide recht streng, ich glaube ehemalige

Soldaten) am Steg und achtete sorgsam drauf, dass kein weibliches Wesen die Schwimmschule betrat, bevor der letzte Schwimmer sie verlassen hatte! Ja, damals herrschte Ordnung!

Wir trugen Badeanzüge aus Baumwollstoffen, sie reichten bis zum Hals und unter die Knie, hier hatten sie Rüschen. Sie bedeckten auch den halben Oberarm und schlossen mit Rüschen ab. Es gab sie nicht fertig zu kaufen, man ließ sie bei der Wäschenäherin nähen, die sonst auch die Leibwäsche nähte.

Ich erinnere mich noch unseres fassungslosen Erstaunens, als nach dem Ende des Ersten Weltkrieges, als die Herren- und Damenstunden aufgehoben waren und jeder jederzeit schwimmen gehen konnte, das erste junge Mädchen in einem schwarzen Trikotanzug (er stammte aus Dresden) in der Schwimmschule erschien. Sie hieß Renate und lebte während der Schulzeit bei reichen Verwandten, er war Bankdirektor in Prag. Ein Trikotanzug! Und wie man die Figur sah! Und der Ausschnitt und die Beine ganz bloß, weit hinauf an den Oberschenkeln, so weit es überhaupt nur ging! Nein, so was! Wir staunten nur und die Mütter schüttelten die Köpfe und waren entrüstet – meine aber nicht, glaube ich. Sie war zu natürlich, um sich zu entrüsten.

Die Elbe. In ihrer Nähe, an ihrem Ufer bin ich aufgewachsen. Es gab Zeiten, da hatte sie Hochwasser. Sie wurde breit und breiter und immer reißender, vor allem im Frühjahr nach der Schneeschmelze. Die Straße in Bodenbach, die unmittelbar an der Elbe lag, stand unter Wasser. Wer dort wohnte, musste mit einem Kahn in die übrige Stadt fahren, sie lag weiter weg von der Elbe und war vom Hochwasser nicht betroffen. Das fanden wir als Kinder sehr interessant. In manchen strengen Wintern fror die Elbe zu, man konnte zu Fuß ans andere Ufer gehen. Die Eisschollen standen still, ein abenteuerliches Zackenwerk musste umgangen oder durchquert werden. Wenn es wärmer wurde, wurde vor dem Hinübergehen gewarnt und dann, eines Tages brach das Eis mit Getöse, der Strom war wieder frei. Im Hochsommer, wenn es lange nicht regnete, sank der Wasserspiegel oft so sehr, dass die Schiffahrt eingestellt werden musste. Auf der Elbe fuhren langgestreckte Kähne, die Zillen, ein Raddampfer zog sie. Sie brachten vor allem viel Obst aus Böhmen nach Berlin, Dresden und Hamburg, erklärte mir mein Vater. Wenn wir schwammen und es kam ein Raddampfer oder einer von den grün-weißen Personendampfern, die auf der Elbe verkehrten, dann schwammen wir so nah wie möglich hin, um die Wellen mitzubekommen. Daran musste ich oft denken, viele Jahre später, als ich im Meer schwamm. Ganz besonders in Erinnerung ist mir der Sommer des Jahres 1911 mit seiner schrecklichen Dürre. Monatelang regnete es nicht. Auf den

Feldern vermehrten sich die Mäuse ganz unglaublich und vernichteten die kümmerliche Ernte. In den Wäldern hauste eine Schmetterlingsart, die die Bäume fast kahl fraß, sodass sie abstarben. Es waren die »Nonnen«, so sagten die Leute. Unsere schönen, reichen Nadelwälder im nördlichen Böhmen sahen jämmerlich aus. Aus der Elbe, unterhalb der Kettenbrücke, die uns mit der Nachbarstadt Tetschen verband, sah der »Hungerstein« heraus. Man sah ihn nur, wenn der Wasserstand ganz niedrig war, so ist sein Name leicht zu verstehen. Die Elbe habe ich immer geliebt. Wie habe ich gestaunt, als ich das erste Mal nach München kam, im Jahr 1922 und die grüne Isar sah. Reines, klares, fast immer kaltes Gebirgswasser! Die Elbe war braun, sie ist ja auch besonders im Norden Böhmens eigentlich die große Kloake dieses Landes. Aber davon wussten wir damals nichts, daran dachte niemand, glücklicherweise. Einmal im Sommer, ich war noch recht klein, brach in Nordböhmen eine Typhus-Epidemie aus. Es gab immer wieder einmal Typhus bei uns, vor allem in Prag, das eine schlechte Wasserversorgung gehabt haben soll. Der Typhus verlief schwer, gar nicht wenige starben. Die Epidemie ging offenbar an den Flussläufen entlang, am Eulabach, einem kleinen Nebenfluss der Elbe und natürlich an der Elbe selbst. Die Behörden warnten vor dem Baden in der Elbe, die besorgten Eltern ließen ihre Kinder nicht baden gehen... Nur meine Mutter, die ihr Leben lang Infektionskrankheiten für Einbildung gehalten hat (so gescheit sie sonst war, aber sie war einfach zu gesund, um die Lehre von den Bakterien zu akzeptieren) ließ mich zu meiner großen Freude unbesorgt baden gehen. Mir passierte gar nichts, zu unserer beider großen Genugtuung. Später, als Medizinstudentin und Ärztin, als Assistenzärztin auf großen Tbc-Abteilungen, habe ich oft überlegt, ob meine ausgezeichnete Widerstandskraft gegen Infektionen nicht daher rührte, dass ich in meiner Jugend reichlich das verschmutzte Elbwasser geschluckt habe beim Toben und Schwimmen in diesem Fluss.

Die Isar, die grüne, grüne Isar! Wie herrlich ist das Baden darin, in Grünwald, bei Baierbrunn, bei Schäftlarn. Kalt? Natürlich ist sie kalt. Das hat mir früher nichts ausgemacht und für einige meiner Töchter gilt das auch. Sie kommt halt aus den Bergen, bis weit hinein in den Sommer aus Schnee und Eis. Aber ihr Wasser ist wie Sekt, es prickelt und erfrischt so ganz besonders. Freilich mit dem Schwimmen ist das so eine Sache. Entweder reißt sie sehr oder sie ist flach, steinig und man stößt sich leicht die Beine wund. Trotzdem muss man sie lieben, die Isar. Und die oberbayrischen Seen – einer schöner als der andere! Wie glücklich bin ich immer gewesen, im Wasser, am Wasser.

Vielleicht bin ich im Grunde ein schwarzes Tauch-Huhn, so eines das blitzschnell aus dem Wasser auftaucht und dann wieder untertaucht oder aber ein Fisch, schließlich ist mein Mädchenname »Barsch« und das ist bekanntlich ein recht genießbarer Süßwasserfisch. Wir haben später, als wir, mein zweiter Mann und ich, längst eine große Familie hatten, viele Ferien in einem Dorf am Chiemsee verbracht, und ich wünschte mir insgeheim: wenn ich nur einmal ganz draußen im See schwimmen könnte, ganz allein, nur Wasser um mich her und die Berge im Hintergrund! – Viele Jahre später, ich war schon eine alte Dame gut über 70, ging mir dieser Wunsch in Erfüllung. Eine meiner Töchter lud mich zu einer Segelpartie auf dem Chiemsee ein, und ich sagte: »Du, wenn ich schon da hinausfahre, dann will ich auch schwimmen, ich will mitten im See ins Wasser.« Es gelang mir, ihre Bedenken zu zerstreuen, kletterte am Heck ins Wasser, und munter fuhr das Segelboot davon. Herrlich! Mein Traum war in Erfüllung gegangen – ich war allein im mitten im See. Keine Menschen um mich herum, allein im Wasser! Als ich das Schiff weit weg nur noch als einen kleinen Punkt vom Wasser aus sah, wendete es und kam auf mich zu. Ich kletterte ohne Mühe wieder an Bord, glücklich und zufrieden wie selten in meinem Leben.

Meine Mutter und ihre Familie

Von ihr weiß ich weit mehr als von meinem Vater und seiner Familie. Das kommt daher, dass meine Großmutter mütterlicherseits seit meiner Geburt bis zu ihrem Tod 1922 bei uns lebte und meine Mutter viel von ihrer Kindheit und Jugend erzählte. Nahezu alle meine großen Schulferien, sie dauerten im alten Österreich acht Wochen, verbrachte ich im Heimatdorf meiner Mutter, in dem rein tschechischen Dorf Stiahlau nahe bei Pilsen.

Meine Mutter wurde dort 1869 geboren, als uneheliches Kind meiner Großmutter. Unehelich, das war damals in diesem Lande und in dieser Gegend eine unvorstellbare Schande und meine Mutter hat mir erzählt, dass die Großmutter von ihrem Vater halbtot geschlagen worden war, als er von der Schwangerschaft erfuhr. Es war nicht etwa so wie in den Alpenländern, wo es häufig uneheliche Kinder gab, die Jungbauern oft erst warteten, bis der Hoferbe geboren war, ehe sie heirateten. Eine solche Auffassung war in Böhmen unbekannt – unehelich war eine furchtbare Schande. Meine Mutter hat viele Jahre schwer daran getragen, denn diese Bezeichnung, dazu noch »Vater unbekannt« ging durch alle Papiere, durch ihr Aufgebot, ihre Heiratsurkunde, ja noch durch die Sterbeurkunde. Ich glaube, sie ist erst sehr spät darüber hinausgewachsen und hat sich, bedingt durch den

Wandel der Zeiten und der allgemeinen Sitten, von den alten Vorurteilen frei gemacht. Wer der Vater meiner Mutter war, wissen wir nicht. Meine Großmutter hat Zeit ihres Lebens bis zu ihrem Tode hartnäckig darüber geschwiegen und hat keine Frage in dieser Richtung beantwortet, und so sind wir hier also auf Vermutungen angewiesen.

Meine Mutter stand in ihrer ganzen Art, besonders in ihrer Intelligenz so turmhoch über ihrer ganzen Verwandtschaft, alles gute, redliche Leute einschließlich ihrer eigenen Mutter, also meiner Großmutter, sodass da jemand ganz anderer im Spiel gewesen sein muss als die einfachen Bauernleute aus einem böhmischen Dorf. Meine Mutter äußerte einmal die Vermutung, es sei ein junger Lehrer gewesen, der, noch ehe sie zur Welt kam, nach Amerika auswanderte. Eine damals sehr übliche Ausflucht für jemanden, der sich der Verantwortung entziehen wollte oder etwas »ausgefressen« hatte.

Ich selbst machte mir über den Vater meiner Mutter so meine eigenen Gedanken. Das Haus, in dem meine Mutter in Stiahlau geboren war, in dem also meine Großmutter mit ihren Eltern gelebt hatte, war ein sehr bescheidenes, kleines Bauernhaus. Es war nach der Straße zu mit einem breiten Holztor verschlossen, dies ist, soviel ich weiß, die Bauweise der slawischen Bauernhäuser. Meine Mutter hatte mir erzählt, dass meine Großmutter in ihrer Jugend noch auf den Feldern des Schlossgutes Rokyzan, das nahe bei Stiahlau lag, unbezahlte Arbeit leisten musste, besonders in der Erntezeit. Ich glaube, dies war ein letzter Rest Leibeigenschaft der Bauern, die von Kaiser Josef II. im Jahr 1781 abgeschafft worden war, von der sich aber offenbar Reste erhalten hatten. Auch in den Novellen der österreichischen Erzählerin Marie von Ebner-Eschenbach finden sich noch Hinweise darauf. Ich erinnere mich einer schrecklichen Novelle: Ein Bauernbursch wurde wegen irgendeines Vergehens zu Tode gepeitscht (die Gerichtsbarkeit lag beim Besitzer des Landes, meist einem Adeligen), während die Mutter des Burschen auf den Knien liegend, weinend die gräfliche Gutsherrin um Gnade anflehte. Nun, so grausam ging es in der Jugend meiner Großmutter offenbar nicht mehr zu. Die Dichterin muss eine sehr gescheite Frau gewesen sein, sie konnte sich nur in der damaligen Zeit nicht recht entfalten. Sie hat ausgezeichnete Aphorismen geschrieben, darunter den von mir so sehr geliebten Aphorismus: »Jede gescheite Frau hat Millionen Feinde, alle dummen Männer.«

Meine Großmutter leistete also noch ein gewisses Ausmaß unbezahlte Arbeit. Es ist wohl kein Zufall, dass es für das Wort »arbeiten«im Tschechischen und wohl auch in den anderen slawischen Sprachen zwei Worte gibt: »prazovat«, d.h. arbeiten in unserem Sinne, aus Freude daran, gegen Lohn, als Lebensinhalt, und andererseits »roboten«, das ist die unbezahlte, aufgezwungene Arbeit. »Chodim do roboty«, ich gehe roboten.

Ich halte es für möglich, dass meine Großmutter während ihrer »robota« auf dem Gut sich mit irgendeinem Mann eingelassen hat. Vielleicht ist sie auch vergewaltigt worden, etwa von einem Verwalter oder sogar von einem Mitglied der adeligen Familie. Dass solche Dinge den Bauernmädchen gegenüber ganz legal waren, lag ja noch nicht lange zurück. Wie dem auch sei, etwas Sicheres ist nicht bekannt und ich möchte nicht in den Fehler vieler verfallen, eine Lücke in ihrem Stammbaum auf eine hochadelige Familie zurückzuführen, um sich damit zu schmücken. Vielleicht war alles ganz anders, viel einfacher, wir wissen es nicht.

Es ist schwer, über den Menschen zu schreiben, der mir in meinem Leben letzten Endes, alles in allem genommen, der liebste war, an dem ich mit ganzem Herzen hing und dem ich unendlich viel verdanke. Meine Mutter war klein, sie reichte mir bis zur Schulter. Sie war durchaus nicht schön, worüber sie sich als junges Mädchen sehr gekränkt hat, erzählte sie mir. Insbesondere hatte sie die bekannte, plumpe böhmische Kartoffelnase. Zum Ausgleich hatte sie sehr schöne, starke Zähne und wunderbare, warme dunkelbraune Augen. Über den Mangel an Schönheit versuchte sie ihre Dienstherrin, meine spätere Taufpatin Frau Kliebert mit den Worten zu trösten:»Weißt du Anna, schön sein kann nicht jede, aber *freundlich* sein, das kann man immer.« Dieses Wort wurde mir dann auch als junges Mädchen oft vorgehalten, obgleich m i r mangelnde Schönheit gar nichts ausmachte, im Gegenteil, ich pfiff darauf.

Von meiner Mutter gibt es zahlreiche Fotos, mein Vater und auch Otto Haarer haben sie fleißig fotografiert. Außerdem ließ ich sie nach 1940, während des Krieges, von dem bekannten Maler und Portraitisten Baumgartner porträtieren, ebenso wie meinen Vater, worüber ich unendlich froh bin. Meine Kinder sind mit diesen Bildern an den Wänden ihres Elternhauses aufgewachsen und ein gutes Portrait ist immer noch etwas anderes als eine noch so gute Fotografie.

Hier darf ich wohl etwas abschweifen und die Geschichte dieser Bilder erzählen. Es war in den Kriegsjahren, in denen man nur wenig kaufen konnte und ich verdiente damals mit meinen Büchern sehr gut. Ich wollte gern von dem Geld etwas sehen, etwas von Wert, für mich und die ganze Familie, woran wir alle Freude haben konnten.

Alljährlich fand im »Haus der deutschen Kunst« eine große Kunstausstellung von Gemälden und Plastiken statt. Das heute viel geschmähte Gebäude wurde auf Veranlassung von Hitler erbaut. Über die damals ausgestellten Werke und Künstler hört man heute kein gutes Wort mehr. Man mag nun denken, was man will, aber *malen* konnten sie damals. Eine andere Sache war, dass das NS-Regime sich anmaßte, über Kunst und Künstler verbindlich zu urteilen und bestimmte Kategorien von Kunstwerken als »entartete Kunst« zu bezeichnen. Mit diesen Werken veranstalteten sie eine Gegenausstellung und Otto und ich haben auch diese Ausstellung besucht. Es war vieles darunter was mir nicht gefiel, vieles was ich einfach nicht verstand, so wie ich heute vieles von Picasso nicht verstehe. Aber ich, damals überzeugte Nationalsozialistin, war doch sehr betroffen und wurde stutzig, als da z.B. Der Walchensee von Corinth hing, der mir durchaus etwas sagte und der mir sehr gefiel. Im Übrigen muss ich gestehen, war mein Interesse für die bildende Kunst immer gering (im Gegensatz zur Musik) und ich habe mich mit diesen Fragen nicht weiter befasst, auch nicht geahnt, dass Maler ein Malverbot bekamen (z.B. Nolde, wie außerordentlich töricht!) und sogar Künstler auswandern mussten, weil sie sich in Deutschland nicht mehr halten konnten. Einfach dumm war das alles.

Dazu muss man noch bemerken, dass damals ein Zustand herrschte, den sich die heutige jüngere Generation überhaupt nicht mehr vorstellen kann. Es gab ja keine »freien«Medien, es gab *eine* Zeitung von Wichtigkeit, das war der »Völkische Beobachter«. Diese Eingriffe in den vormals freien Kulturbetrieb wurden natürlich nicht bekanntgegeben. Wer davon wusste, sprach nicht darüber. Wer also an solchen Fragen relativ uninteressiert war wie ich und nicht eigens nachforschte und bei Bekannten oder Eingeweihten nachfragte, erfuhr davon nichts. Dies alles muss noch in einem eigenen Kapitel (»Wie konntet ihr…«) besprochen werden. Ich möchte jedoch zur Sache zurückkommen und noch bemerken, dass das Interesse für bildende Kunst bei meinem Mann viel größer war als bei mir, wir haben uns im Laufe der Jahre unwillkürlich angeglichen, er der Musik und ich der Malerei. Zu den Malern der großen Kunstausstellung, die uns gefielen, gehörte Baumgartner, von ihm waren Portraits von Bauern und oberbayrischen Bauernmädchen ausgestellt und die Malweise sprach uns so an, dass ich dachte meine Eltern so malen zu lassen. Baumgartner lebte in Kreuth am Tegernsee und ich erfuhr später, dass er der Sohn eines Zimmermanns war, dass er so gut wie keine Ausbildung als Maler genossen hatte, aber schon als sehr junger Mann, etwa mit 23 Jahren in Paris eine hohe Auszeichnung erhalten hatte. Ich bat ihn zu mir zu einer ersten Besprechung. Es erschien ein großer kräftiger Mann in Tracht, wortkarg und sehr geradeheraus. Ich wollte meine Eltern in etwa im Format DIN-A-4 malen lassen, aber da hatte ich die Rechnung ohne Baumgartner gemacht. Auf diesen meinen Vorschlag antwortete er lakonisch: »I mal lebensgroß oder gar net!« Damit war das Thema erledigt. Er verlangte für ein Portrait etwa 1.200,00 RM, viel Geld zu jener Zeit. Baumgartner hatte sein Atelier in der Theresienstraße und kam immer in der zweiten Hälfte der Woche nach München. Er bestellte meine Eltern jeweils Mittwoch bis Freitag von 10Uhr30 bis 12Uhr zum Malen und Freitag konnte ich das Bild dann abholen, er hat also ein Portrait in 4 ½ Stunden gemalt. Einmal habe ich bei so einer Sitzung zugesehen, er skizzierte nichts auf die Leinwand, sondern fing sofort mit der Ölfarbe zu malen an und zwar bei den Augen, von dort malte er weiter. Als ich das Portrait meiner Mutter abholte, sagte ich: »Ich vermisse eine Kleinigkeit, Herr Baumgartner, nämlich die kleine Silberbrosche, die meine Mutter immer trägt. Könnte die noch mit aufs Bild kommen?« Er sah mich etwas verächtlich an: »I mal net gern an Christbaumschmuck, aber wenn Sie's haben wollen…« und griff nach dem Pinsel und malte die Brosche in so einer Geschwindigkeit, dass ich kaum mit dem Zuschauen nachkam. Baumgartner ist später Professor geworden. Er hat übrigens meinen Vater »besser« getroffen, als meine Mutter, ganz so schwermütig blickte sie für gewöhnlich nicht drein. Als die Bilder meiner Eltern fertig waren, sagte meine Mutter fast ärgerlich: »Jetzt sind wir gemalt und von dir haben die Kinder mal kein ordentliches Bild!« Ich wollte ihr den Gefallen tun und sprach erneut mit Baumgartner. Der sah mich prüfend an, von der Seite und von vorn und sagte:

»Wissen's was? Sie san grad in die faden Jahr, wart' ma no a bisserl und mal'n ma später!« Es ist dann leider nicht mehr dazu gekommen durch den Krieg. Ich hatte nur noch gehört, dass er Professor geworden war. Er starb verhältnismäßig früh, ich habe nichts mehr von ihm gehört.

Ich selbst ließ mich viel später malen, erst etwa 1949, weil meine Mutter immer »brummte«, dass von mir kein Portrait existiere. Ich beschloss ihr zum 80. Geburtstag eine Freude zu machen. Bei meiner Tätigkeit in der Lungenfürsorge in Landsberg hatte ich einen Maler kennengelernt, dem es wirtschaftlich schlecht ging und so ließ ich mich von ihm porträtieren. Er war zwar kein Baumgartner, aber er malte nicht schlecht. Meinen Mann ließ ich schon vor meinen Eltern malen, von einem Schwabinger Maler. Mein Mann meuterte zwar wegen der vielen Sitzungen und er knurrte verdrossen: »Und wenn ich dann heimkomme, muss ich mich selber auch noch an der Wand hängen sehen!« Ich tröstete ihn: »Das Bild kommt in mein Arbeitszimmer, aber tu mir den Gefallen und lass dich malen!«

Auch er ist nicht schlecht getroffen, aber eine Bekannte L.v.L. sagte über das Bild: »Das ist der Arzt Haarer, nicht der Ehemann und Vater…«, und hatte damit Recht. Mein Mann sitzt auf dem Bild in der charakteristischen Haltung und mit der Miene, mit der er zu Patienten über deren Befunde sprach, denn er vertrat die Meinung, dass man jeden Kranken in vernünftiger Weise über seinen Befund aufklären müsse, was damals noch gar nicht üblich war, besonders bei Tbc-Kranken nicht, denn bei der bloßen Diagnose erschrecken die Kranken schon sehr. Der Maler Töpper, oder so ähnlich, muss übrigens mit Hitler gut bekannt gewesen sein, er hat zahlreiche Hitler-Portraits gemalt. Wir haben eines davon gekauft: Hitler in Uniform, mit der Hakenkreuzbinde am Arm, stehend in Kniehöhe. Es war ein recht großes Bild und bekam den besten Platz in unserem Wohnzimmer, über dem Kamin. Hitler-Bilder hingen damals überall und wir alle, die Großeltern, mein Mann und ich waren überzeugt »dafür», wir hatten Freude an dem Bild. Mein Mann hat es nach Kriegsende vernichtet, verbrannt. Die Amerikaner durchsuchten damals recht wahllos Häuser und ich war schon in H. verhaftet worden. Mein Mann muss, so hat man mir später erzählt, eine entsetzliche Angst vor der Verhaftung gehabt haben und davor, die Amis könnten im Hause Material über unsere NS-Gesinnung finden. So hat er auch das Buch Hitlers »Mein Kampf« vernichtet. Meine Mutter erzählte nach meiner Rückkehr aus der Internierung, also nach dem Tod meines Mannes, wie sehr er sich gefürchtet habe, wie er auffuhr bei jedem Läuten oder nachts bei irgendeinem Geräusch und immer glaubte, jetzt hole man ihn ab. Meine Mutter war eine völlig furchtlose Frau und konnte das nicht verstehen. Wir haben uns später gesagt, dass er damals wohl schon recht krank war, seelisch und förmliche Wahnideen hatte. Denn was hatte er zu fürchten? Er war nicht »dabei« gewesen, war niemals Parteigenosse, im Gegensatz zu mir. Ich fand es verächtlich und lächerlich, seine Gesinnung zu verleugnen und hatte einmal ein kleines Erlebnis im Lager. Einer der inhaftierten Kameraden, er war der Sohn des letzten deutschen Botschafters in Moskau, sagte im Gespräch zu mir: »Ich weiß eigentlich gar nicht, weshalb ich hier bin, weshalb die Amis mich verhaftet haben.« Mein Antwort: »Da tun Sie mir aber leid, Herr v. N., das muss nicht schön sein hier herinnen zu sitzen und nicht zu wissen weshalb. I c h weiß es ganz genau.« Er sah mich verblüfft an und ging schnell weg. Die Amerikaner hatten übrigens viel mehr Respekt vor denen, die aus ihrem Herzen keine Mördergrube machten, aus ihrer Gesinnung keinen Hehl. Sie verachteten eher jene, die versuchten sich herauszuwinden und die behaupteten, sie seien gezwungen worden und eigentlich niemals »dafür« gewesen. Bei manchen stimmte aber auch dies.

Zurück zu meiner Mutter: Sie wuchs also in dem kleinen, rein tschechischen Dorf Stiahlau bei Pilsen auf , davon kann ich einiges erzählen, denn ich brachte viele, viele Kinderferien dort zu. Wenn im Hochsommer der Schulschluss herannahte, wurde der große Reisekorb hervorgeholt, der mit einer Eisenstange und einem Schloss zugemacht wurde und er wurde vollgepackt mit meiner Wäsche und meiner Kleidung und am nächsten Morgen ging es dann frühzeitig zur Bahn. Dann in langsamem Personenzug-Gezuckel, begleitet von dichtem, bräunlichen Rauch und dem für mich entsetzlichen Geruch der heimatlichen Braunkohle, ging es viele, viele Stunden lang auf die Fahrt nach Pilsen. Was ich auf solchen Fahrten an Reisekrankheit mit wirklich qualvollem Erbrechen ausstand, erzähle ich im Kapitel über meinen Vater. In Pilsen mussten wir umsteigen, dort hatte meine Mutter Verwandte, die wir bei dieser Gelegenheit immer besuchten. Pilsen war eine große, rußige und rauchige Stadt, es gab dort ja große Industrien. Erstens wurden hier die berühmten Biere gebraut, dann war da Schwerindustrie. In Pilsen stellte man Kanonen her für das Heer und wenn die Werke auch sicher nicht so eine Bedeutung hatten wie Krupp für Deutschland, so waren sie doch damit vergleichbar. Ferner wurde in Pilsen emailliertes Eisengeschirr hergestellt. Es hat allmählich während meiner Kindheit das einfache braune Tongeschirr verdrängt, mit dem zu Hause noch gekocht wurde. Ich sehe noch die braunen Töpfe und Tiegel auf unserem Kohleherd auf der Platte stehen. Als mit Gas gekocht wurde, also auf offenem Feuer, verschwanden die Tontöpfe und machten dem Eisengeschirr, später auch Aluminium Platz. Das Emaillegeschirr hatte freilich den großen Nachteil, dass der Emailleüberzug im Laufe der Zeit abplatzte, das blanke Eisen schaute durch, die Töpfe wurden hässlich und unappetitlich. Man war eine Zeitlang der Meinung, dass mancher Fall von Blinddarmentzündung von diesen Emaillesplittern herrührte, die ins Essen gelangt waren. Ob dies stimmt, weiß ich nicht. Noch heute gibt es in meiner Küche einen Tiegel, an dem das Emaille nicht abgesprungen ist und in dem meine Mutter immer die böhmische Einbrenne auf Vorrat machte, die in der alten böhmischen Küche so unentbehrlich war.

Die Verwandten in Pilsen nahmen uns sehr herzlich auf, es gab Kaffee und Kuchen, einen Gugelhupf, er hat mir ganz ausgezeichnet geschmeckt, er war ganz leicht, ich hatte noch nie einen solchen Kuchen gegessen. Nun war die Reise bald überstanden, nach wenigen Stationen erreichten wir Stiahlau.

Dieses kleine Dorf wurde für mich zum Kindheitsparadies, ich war dort einfach selig. Das halbe Dorf behauptete, mit uns, d.h. mit meiner Mutter und mir verwandt zu sein. Die uneheliche Geburt meiner Mutter war offenbar längst vergessen. Mutter wurde überall mit offenen Armen aufgenommen, begrüßt und bewundert, hatte sie doch nach den Begriffen der Dörfler »Karriere gemacht», wie man heute sagen würde. Sie war Kaufmannsfrau, Geschäftsfrau, eine Städterin geworden, die fließend deutsch sprach. In Stiahlau sprach man natürlich nur tschechisch und es wurde beifällig bemerkt, dass ich trotz meines deutschen Vaters diese Sprache beherrschte. Dies wiederum hatte ich meiner Großmutter zu verdanken, die zeitlebens nicht deutsch lernte, trotzdem sie ja in Bodenbach Jahrzehnte mit uns lebte. Entweder wollte sie es nicht lernen oder konnte sie es nicht lernen, ich weiß es nicht, es wurde nicht darüber gesprochen. Hier ein paar Worte über mein zweisprachiges Aufwachsen; meine Mutter erzählte mir, als ich eineinhalb Jahre alt war und anfing die ersten Worte zu sprechen, entdeckte mein Vater, ein überzeugter Deutsch-Nationaler und ein glühender Patriot, dass die ersten Worte seiner Tochter *tschechisch* waren! Er soll damals außer sich gewesen sein, aber es war ja kein Wunder, denn ich wurde vor allem von meiner Großmutter versorgt. Meine Mutter war ja im Geschäft schon längst unentbehrlich. Es muss damals zu einer kleinen Familienrevolution gekommen sein, mein Großmutter wurde »verbannt», d.h. für Monate nach Stiahlau zurückgeschickt. So lange, bis mein Vater sicher war, dass ich *deutsch* sprechen lernte. Dass ich trotzdem mit meiner geliebten »babicka« weiterhin »böhmisch« parlierte, machte ihm dann keinen Kummer mehr. Er war ja durchaus dafür, dass man beide Sprachen beherrschte, nur musste eben *deutsch* die Haupt-und Muttersprache sein. Auf diese Weise bin ich zweisprachig aufgewachsen, was mir lange Jahre nicht bewusst war. Ich muss etwa acht Jahre alt gewesen sein, als ich plötzlich merkte, dass es ja für jedes Ding zwei Worte gab, z.B. »chleba« für Brot. Mühelos wechselte ich von einer Sprache zur anderen, so etwa wie man einen Lichtschalter an- und ausknipst. Dabei wurde mir die große Verschiedenheit beider Sprachen zunächst nicht bewusst, z.B. dass im Tschechischen vieles ohne Artikel gebraucht wurde, was im Deutschen unbedingt den Artikel brauchte. Meine Mutter, die erst mit etwa 14 Jahren Deutsch lernte, hat diese und andere Kleinigkeiten niemals abgelegt, obwohl sie viele deutsche Bücher las und in einer rein deutsch sprechenden Stadt lebte. Auch beim Deutsch schreiben unterliefen ihr kleine Fehler. Das machte aber ihre Briefe für mich nur rührender und reizvoller.

Ein paar Worte über das Problem Deutsche und/oder Tschechen. Es gab damals in Böhmen alle Variationen: fanatische Deutsche, die einen tschechischen Namen hatten und umgekehrt. Ein maßgebender tschechischer Politiker hieß z.B. Kleinpeter (er schrieb sich Kleinpetr) und ein maßgebender Deutscher hieß Kratochwil, in Bayern hätte er Huber oder Maier geheißen, so häufig war der Name in Böhmen. Ein überzeugter Deutscher wie mein Vater heiratete ohne weiteres eine tschechische Frau und umgekehrt. Gewisse ungeschriebene Gesetze aber galten: In welcher Sprache man aufwuchs, dorthin gehörte man. Die Sprache war ein Stück Heimat, zugleich ein Stück Persönlichkeit.

Ich habe noch Jahrzehnte später in meiner beruflichen Arbeit nie begreifen können, dass angeblich »deutschstämmige« Aussiedler aus Polen kamen, die kein Wort Deutsch sprachen oder verstanden. Was hatten sie noch mit Deutschland, das es ja im früheren Sinne nicht mehr gab, zu tun? Aber hier haben sich die Ansichten und Begriffe offenbar völlig geändert.

Meine Eltern sprachen manchmal darüber, dass der Hass zwischen Deutschen und Tschechen ja eine völlig künstliche Sache sei, durch die Prager Presse geschürt, also durch die Juden, so glaubte mein Vater. Meine Eltern berichteten, dass es bis Ende des 19.Jahrhunderts praktisch keinen Hass zwischen den beiden Nationen gegeben hat. Aus meiner Kindheit aber erinnere ich mich, dass wenn ich, was selten geschah, mit meiner Großmutter auf der Straße ging, meist um das Grab meines Bruders zu besuchen, ich sie leise und flehentlich auf tschechisch bat: »Großmutter, bitte sprich nicht …« (Babicka, prosim, nemluv!) Es war eine Schande, in Bodenbach auf der Straße tschechisch zu sprechen, es war verpönt. So weit war der überspannte und wie sich später herausstellte, tödliche Nationalismus schon gediehen.

Dabei sind meiner Meinung nach kaum zwei Völker so gut geeignet einander zu ergänzen, wie das deutsche und das tschechische. Die Deutschen vorwiegend intellektuell, bienenfleißig, erfinderisch, unternehmend, niemals rastend oder ruhend. Die Tschechen gemütvoll, heiter, viel mehr dem Lebensgenuss zugetan, freilich, die kleinen Leute auch hart arbeitend, einfach weil sie mussten. Herrliche Musiker waren sie, welche kleine Nation von wenigen Millionen hat Komponisten hervorgebracht wie Dvorak und Smetana? Wo wird so herrlich und hinreißend gegeigt und geblasen wie in Böhmen? In Ungarn vielleicht noch, aber auf andere Art. Mein Vater erzählte mir vom Wettmusizieren der Militärkapellen aus der ganzen Welt in Paris. Oft errangen die österreichischen Kapellen den Sieg, sie hatten immer böhmische Bläser …

Zu dem traurigen Thema, dem Hass zwischen Deutsch-Böhmen und Tschechen muss ich aus viel späterer Zeit ein kleines Gegenstück erzählen. Man schrieb 1920, Österreich war zerschlagen, Böhmen gehörte zur Tschechoslowakei, die Staatssprache war tschechisch, alles Deutsche wurde nach Möglichkeit unterdrückt. Im deutschen Teil Böhmens gab es eine alte Sitte, das Osterreiten. Am Ostersonntag fanden sich auf einer Wiese vor Bodenbach alle Besitzer von Pferden ein. Damals gab es noch viele Pferde. Pferde und Reiter waren festlich geschmückt, natürlich in den deutschen nationalen Farben schwarz-rot-gold, die heutigen Farben der BRD! So zogen sie durch die ganze Stadt, die Leute standen auf den Straßen oder sahen aus den Fenstern, die ebenfalls geschmückt waren. Wir lebten in dem Glauben, dies sei der alte germanische Ostara-Ritt, den es zu erhalten gelte. Grenzenlos war das Erstaunen der Reiter beim morgendlichen Versammeln, als plötzlich tschechische Offiziere erschienen, in festlicher Uniform, die Pferde in den tschechischen Farben weiß-blau-rot geschmückt, und mitreiten wollten. Sie dachten sich sicherlich nichts Böses dabei, es war für sie einfach ein Fest, eine Gelegenheit sich zu zeigen, mitzutun. Von der germanischen Bedeutung der Sache ahnten sie nichts. Was blieb den Deutschen übrig? Sie konnten gegen die Staatsmacht nicht an und ritten also gemeinsam. Es war dies aber, so viel ich weiß, der letzte Osterritt in Bodenbach, mit den Tschechen wollten die Deutschen nicht mehr reiten … was für ein Unsinn! Gerade bei solchen Gelegenheiten hätten sich doch versöhnliche Gemeinsamkeiten ergeben können.

Dass ich später so spielend leicht Englisch lernte, hatte ich wohl meinem zweisprachigen Aufwachsen zu verdanken. Das Umschalten von einer Sprache zur anderen, damit war ich eben aufgewachsen.

Zurück nach Stiahlau, höchste Zeit dazu! Stiahlau war damals ein kleines Dorf, eine kleine Bahnstation, Schnellzüge hielten dort jedoch nicht. Ich war untergebracht bei meiner Tante Fiala, das heißt zu deutsch »Veilchen«. Alle Frauen im Alter meiner Mutter, darunter und darüber, waren ziemlich dick. Niemand erstrebte Schlankheit, das war unbekannt. Das stattliche Körpergewicht war kein Wunder, waren sie doch samt und sonders ausgezeichnete böhmische Köchinnen, die bekanntlich Weltruhm genossen. Berühmt waren ihre Mehlspeisen. Unvergesslich sind mir Tante Fialas »Liwanzen«. Das ist eine Mehlspeise aus Hefepfannkuchenteig, der ziemlich dünn in die Liwanzenform gegossen und in gutem Butterschmalz ausgebacken wurde. Es gab eigene Liwanzenformen, in denen man fünf auf einmal backen konnte. Der Witz der Sache war, dass sie aus Gerstenmehl gemacht wurden und also einen besonders herzhaften Geschmack hatten. Waren sie fertig, wurden sie entweder in Zucker und Zimt umgedreht oder es wurden zwei zusammengesetzt und dazwischen kam das böhmische »Powidl«.

Die Deutschen meinen immer, Powidl sei Pflaumenmus, es hat damit aber eine ganz andere Bewandtnis: Die kleinen Bauern in den böhmischen Dörfern hatten hinterm Haus einen Obstgarten, in dem standen außer Apfelbäumen vorwiegend Pflaumenbäume. Böhmen ist fruchtbar, das Obst gedeiht gut und so bogen sich im Herbst die Äste unter der Last der süßen Zwetschgen. Was tun mit solchem Segen? Einkochen mit Zucker, wie dies in städtischen Haushalten üblich war, das ging nicht. Es waren zu große Mengen da und man hätte die Masse Zucker, die man dazu gebraucht hätte, nicht bezahlen können. Also saßen die Frauen hinter den Häusern, im Schoß auf der Schürze die reifen Zwetschgen und entkernten sie fleißig. In eigenen großen Kesseln im Waschhaus wurden sie dann dick eingekocht, bis eine bläulich-braune und dann haltbare Masse entstand, eben das oder der böhmische Powidl. Es hat einen ganz eigenen Geschmack, anders als das deutsche mit Zucker eingekochte Pflaumenmus. Man strich es auf flache Hefeblechkuchen auf, man füllte damit die »Buchteln«, man machte auch eine dünnere Sauce daraus, die »Merenda« und aß dazu die kindskopfgroßen böhmischen Knödel. Ob meine gute Tante Fiala eine »echte« Tante war oder nur so genannt wurde, weiß ich nicht. Das halbe Dorf bezeichnete sich als meine Tanten, Onkel, Vettern und Basen, wie viele und wie nahe sie mit mir verwandt waren, blieb mir unbekannt. Es konnte dies ja nur Verwandtschaft von Seiten meiner Großmutter sein und die sprach niemals von ihren Eltern, Geschwistern oder ihrem Zuhause. Sie sprach überhaupt sehr wenig. Tante Fiala war verheiratet mit Onkel Fiala, einem hageren, recht stillen Mann, von Beruf ein einfacher Arbeiter bei der Bahn, ich glaube, er war Weichensteller oder Streckenwärter. An ihn habe ich eine besondere Erinnerung: Er ging mit mir in aller Herrgottsfrüh, bei Tau und Dämmerung zum Schwammerlsuchen in die nahen Wälder. Wir sammelten nur junge, köstliche Steinpilze, er kannte die Plätze wo sie in Mengen wuchsen. Unvergesslich sind mir diese morgendlichen Gänge durch die stillen böhmischen Wälder, vorbei an kleinen Waldseen, wir sprachen von Teichen, denn bei uns war ein See ein großes Wasser, die Spinnweben zwischen den Gräsern, die köstlich reine Luft. Wir sprachen wenig, sogar ich Plaudertasche hielt den Mund. Mit vollen Körben kehrten wir heim, Tante Fiala kochte wunderbare Pilzgerichte, selbstredend mit viel Rahm, Schmetten hieß das in Böhmen und natürlich böhmischen Knödeln. Ein Teil der Schwammerl wurde getrocknet, man schnitt sie in feine Scheiben, die man auffädelte und zum Trocknen aufhängte. Sie gaben in schwammerlloser Zeit, vorwiegend im Winter, gute Pilzssuppen. Auf diese alten Künste besannen wir uns dann wieder im Krieg, im ersten sowohl wie im zweiten und heute kehren die sogenannten Alternativen wieder dazu zurück.

Ich möchte ein paar Geschichten erzählen, die ich nicht selbst erlebt habe, sondern von meiner Mutter gehört habe und die mir so typisch scheinen für dieses kleine tschechische Dorf Stiahlau: Eine meiner »Tanten« bekam eines Nachts ein Kind, es gab schon mehrere Kinder in der Familie. In jener Nacht wütete ein großer Sturm, der die kleinen Bauernhäuser zum Teil abdeckte und so auch das meiner Tante. Wenige Stunden nach der Entbindung stand die Tante auf und half beim Dachdecken, d.h. sie trug die schweren Dachziegel aufs Dach hinauf zu ihrem Mann, der die unaufschiebbare Arbeit besorgte. Diese Geschichte hat mir meine Mutter des Öfteren erzählt, als Beweis dafür, dass man ums Kinderkriegen und ums Wochenbett kein Theater machen müsse und dass alles ganz natürlich sei. Nun, ich weiß nicht ... ich stamme jedenfalls nicht mehr so ganz von dieser robusten Rasse böhmische Frauen ab, i c h hätte nicht kurz nach der Geburt meiner ersten Kinder, den Zwillingen, aufstehen und körperliche Arbeit leisten können. Ich war recht erschöpft und froh, wohl aufgehoben in meinem Klinik-Bett liegen zu können.

Eine zweite Geschichte: Es gab in Stiahlau einen Kleinbauern, der nebenher töpferte. Er stellte die einfachen, kunstlosen braunen Tontöpfe her, in denen zu meiner Kindheit noch gekocht wurde. Einmal in der Woche fuhr seine Frau mit einem Wagen auf den Markt nach Pilsen und verkaufte dort die Töpfe – anscheinend jedesmal alle. Eines Tages, sie war wieder einmal hochschwanger, was damals keine Frau am Arbeiten hinderte und wäre es auch schwere körperliche Arbeit gewesen, überraschten sie auf der Hinfahrt nach Pilsen die Wehen. Sie bat um Unterkunft in irgendeinem Haus am Straßenrand und bekam dort ihr Kind, offenbar recht schnell und ohne großes Aufheben. Sie legte das Kind, wahrscheinlich in Tücher gewickelt in einen großen Topf, fuhr nach Pilsen, verkaufte die anderen Töpfe auf dem Markt und fuhr nach Hause zurück. Ihr Mann fragte sie bei der Heimkunft zunächst etwas erstaunt und vorwurfsvoll, warum sie denn den einen großen Topf nicht auch noch verkauft habe? Dann erst bemerkte er, dass in diesem Topf sein Jüngstgeborener lag.

Eine dritte Geschichte: Das kleine Dorf Stiahlau hatte eine Art Ortszentrum. In der Mitte stand die bescheidene Kirche, darum der dörfliche Gottesacker. Gegenüber der Kirche, auf einem, wie mir als Kind schien, recht großen Platz stand ein großes langgestrecktes Haus, angestrichen in dem typisch österreichischen Ockergelb. Es war das Dorfwirtshaus und gehörte dem Ehepaar Jacobi und ich erinnere mich gut an Frau Jacobi, eine dicke mächtige Gestalt, welche die breite Haustüre, es war schon mehr ein Tor, fast ausfüllte, wenn sie gelegentlich Luft schnappte oder einen geehrten Gast hinausbegleitete. Der Herr Jacobi trat weit hinter ihr zurück, er hatte wohl nicht viel zu sagen und hielt sich im Hintergrund, sprach jedoch gerne dem guten Pilsener Bier zu. In diesem Wirtshaus arbeitete meine Großmutter als Köchin. Sie ist wohl ihr Lebtag aus Stiahlau nicht herausgekommen, was sollte ein Mädchen mit einem unehelichen Kind, meiner Mutter, auch anfangen? Meine Mutter war sicherlich auch gelitten in diesem Wirtshaus, zweifellos hat sie dort auch oft zu essen bekommen. Als sie größer wurde, half sie bei der Arbeit mit und als sie die Schule verlassen hatte, die dreiklassige tschechische Volksschule in Stiahlau, arbeitete sie als eine Art Zimmermädchen mit, woraus sich später eine schicksalshafte Weiterung ergab, doch davon später.

Jeden Sonntag erschien nach dem Gottesdienst vor dem Wirtshaus der Jacobis ein Invalide mit Holzbein und einem Leierkasten, d.h. einer Drehorgel. Sein Bein hatte er im Krieg 1866 (Österreich gegen Preußen) verloren. Das war die Altersversorgung eines Invaliden im alten Österreich, hat meine Mutter mir erzählt. Für ein Holzbein einen Leierkasten, damit konnten die Kriegsversehrten betteln gehen, sofern sie nicht imstande waren arbeiten zu gehen, oder die Familie helfen konnte. Man darf sich aber unter diesem Holzbein nicht etwas vorstellen, was den heutigen, kunstvollen Prothesen auch nur entfernt ähnelte. Es war einfach ein dicker, hölzerner Stab, unten mit etwas Leder benagelt, der wurde irgendwie am Beinstumpf angeschnallt. So humpelte so ein Invalide durchs Leben, mir taten sie schon als Kind unendlich leid. Dieser hier stellte sich als in einiger Entfernung vom Wirtshaus auf und begann auf seinem Leierkasten den Radetzkymarsch zu spielen, ein Marsch der von Johann Strauß stammt und im alten Österreich überaus beliebt und viel gespielt war. Sobald der Radetzkymarsch ertönte, erschien Herr Jacobi, der Wirt, in der breiten Haustüre und er und der Invalide fielen sich weinend um den Hals, sie hatten wohl beide »1866« mitgemacht. Herr Jacobi holte den Invaliden samt Leierkasten ins Haus, bugsierte sie in ein stilles Hinterstübchen, dort aßen und tranken sie dann den ganzen Tag ungestört, sicherlich Kriegserinnerungen austauschend. Inzwischen war Frau Jacobi ungestört Herrin der Lage, des lebhaften Sonntagsumsatzes, der vielen Essen, die ausgegeben wurden. Keine schlechte Lösung für alle Teile, scheint mir.

Noch eine Geschichte aus Stiahlau: Von einer weiteren Tante erzählte meine Mutter, sie war eine große, starke, resolute Frau, deren Mann allzu gerne ins Wirtshaus ging, lange dort verweilte und viel Geld vertrank. Ich muss hinzufügen, dass die Männer dieser Kleinbauern wochentags nach Pilsen fuhren und dort in Fabriken arbeiteten. Den Haushalt, die kleine Bauernwirtschaft, die Kinder etc., das besorgten alles die Frauen. Es soll dies ja angeblich eine sehr gesunde Art der Existenz sein, sehr krisensicher usw., so behaupten jedenfalls die gelehrten Volkswirtschaftler und das sind natürlich Männer. Wie sehr sich die Frauen dabei abrackerten, um alles zusammenzuhalten, sauber zur halten, die Kinder großzuziehen, davon sprach natürlich niemand. In St. sagte man: »On chodi do selze», er geht in die Selze. Was diese »Selze« eigentlich war, kann ich nicht sagen, ob die Männer in die Eisengießereien gingen, in die Brauereien oder in die Schwerindustrie, auf jeden Fall taten sie sicher schwere Arbeit. Das Wirtshaus, das gute Bier war ihnen gewiss zu gönnen, in fröhlicher Gesellschaft, aber eben mit Maßen. Nach Ansicht dieser Tante ging es bei ihrem Mann aber zu weit. Zureden, im Guten wie in heftigem Streit, half offenbar nichts. Er kam jedes Mal mit einem schweren Rausch heim und hatte viel Geld vertrunken. Eines Tages packte sie die Wut, sie war offenbar entschlossen diesen Zustand nicht länger zu ertragen und ging ins Wirtshaus der Jacobis (eine für eine Frau damals unerhörte Tat, denn keine Frau ging ins Wirtshaus oder betrat allein die Gaststube. Frauen blieben zu Hause, ein kleiner Schwatz mit der Nachbarin vor der Haustüre, auf der Straße, das war aber auch alles). Die Tante ging also ins Wirtshaus und schnurstracks in die den Männern geweihte Wirtsstube. Dort saß ihr Mann mit anderen Männern fröhlich beim Bier. Meine Tante packte, ohne ein Wort zu sagen, den schweren großen Stammtisch, auf dem die vollen Biergläser standen und warf ihn um. Sie hatte Bärenkräfte! Die Männer waren sprachlos, die Wirtsleute auch. Sie packte ihren Mann und zwang ihn, mit ihr nach Hause zu gehen, auch dabei verlor sie kein Wort. Meine Mutter erzählte, dass der Onkel nie mehr einen Fuß ins Wirtshaus gesetzt hat, so sehr hat er sich geschämt. Meine Tante hatte ihr Ziel erreicht, Mann und Geld blieben im Hause. Ja, so sind die böhmischen Frauen, so können sie sein, ich glaube die slawischen überhaupt. Ich habe insgeheim die Überzeugung, dass es Völker gibt, deren Stärke in den Frauen liegt. Das sind die slawischen, die Stärke der germanischen Völker liegt in den Männern, so schien es mir immer, aber ich weiß nicht, ob man so verallgemeinern kann und darf.

Immer wieder muss ich sagen, Stiahlau war mein Kindheitsparadies. Wenn ich durchs Dorf rannte (und ich kann mich erinnern, dass ich als Kind meistens rannte), öffneten sich die Türen der bescheidenen Kleinbauernhäuser und eine gütige, freundliche Tante oder Base bat und lotste mich herein, immer zum Zweck einer kleinen Bewirtung und eines kleinen Schwatzes. So viel Begriff von Anstand und Höflichkeit hatte ich schon, dass ich wusste, da durfte man nicht nein sagen. Außerdem spielte meine angeborene Gefräßigkeit eine Rolle. Als Kind litt ich viel an Bauchschmerzen, weil ich oft einfach zu viel gegessen hatte. Diese Eigenschaft hatte ich schon als Säugling. Selbstverständlich hat meine Mutter mich gestillt. In Böhmen gab es zu dieser Zeit keine Frauen, die nicht stillten, es wäre dies eine große Schande gewesen. Drei Dinge gab es, die sich keine ehrbare, ordentliche Frau zu Schulden kommen ließ: Wenn man von einer sagte, sie kauft Maggi-Würfel, macht ihre Nudeln nicht selber und stillt ihr Kind nicht, dann war diese Frau in den Augen der anderen »erledigt«. So streng waren damals die Bräuche und für meine Mutter blieben sie bestehen bis an ihr Lebensende.

Unter den vielen Kindern, mit denen ich spielte, sofern sie nicht schon strenge Pflichten hatten, war ein Mädchen in meinem Alter, die Bozena. Das »z« mit dem Häkchen muss man aber so weich wie möglich aussprechen, nicht wie sch, sondern weicher. Diese Bozena hatte in den Schulferien die Pflicht, die Gänse des ganzen Dorfes zu hüten. Ich durfte sie begleiten, welch ein Glück! Am Ende des Dorfes hatten wir um die zweihundert Gänse zusammen, trieben sie zu einem kleinen idyllischen Bach, der Berenka. Die Ufer waren sumpfig und dicht bewachsen und die Gänse machten sich gierig darüber her, zwischendurch schwammen sie munter im Bach herum. Wir hatten eine herrliche Zeit, spielten miteinander abenteuerliche Spiele, die ich mir ausdachte. Das Essen, gute, reichliche böhmische Mehlspeisen, wurde uns wechselweise von den Bäuerinnen herausgeschickt. Natürlich mussten wir aufpassen, dass keine Gans eigene Wege ging und verloren ging, aber die Gefahr war nicht allzu groß. Am Abend wussten wir genau, wann wir die Gänse nach Hause treiben mussten, wir gingen nach dem Sonnenstand, ganz ohne Uhr. Entlang der Dorfstraße standen die Bäuerinnen an den geöffneten Toren und zählten ihre Gänse. Die Gänse wussten ganz genau, wohin sie gehörten, nie verirrte sich eine in einen anderen Hof. Die Tiere waren beileibe nicht dumm.

Natürlich waren Bozena und ich bei dieser Tätigkeit stets barfuß. Für mich war es anfangs etwas unangenehm in dem sumpfig weichen Bachufer herumzusteigen und oft in einen Gänsedreck zu treten. Man konnte sich aber sofort die Füße im Bach waschen und mit der Zeit gewöhnte ich mich daran, ich wollte mir auch nichts anmerken lassen, schließlich hatte ich meinen Ehrgeiz in so einem böhmischen Dorf.

Noch etwas anderes lernte ich von Bozena, nämlich barfuß ohne Beschwernisse durch ein Stoppelfeld zu gehen. Waren die Getreidefelder abgeerntet, wurden die Gänse auf die Stoppelfelder getrieben und dort fraßen sie begierig die liegen gebliebenen Körner auf, dabei wurden sie schön schwer und dick, ohne dass es die Bauern etwas kostete. Wir mussten natürlich mit den Gänsen auf die Stoppelfelder und das kann sehr unangenehm sein. Bozena hatte einen Kniff: Man musste mit den Füßen durch die Stoppelfelder schlurfen, also die Füße nicht heben und wieder aufsetzen, sondern durch dieses Schlurfen die Stoppeln umbiegen, dann stachen sie nicht.

In Bodenbach liefen nur arme Kinder barfuß, in Stiahlau natürlich alle Kinder und ich hatte das große Glück, dass ich auch in Bodenbach barfuß laufen durfte, auch in die Schule. Meiner Mutter wurden von Seiten der Lehrer, Geschäftsfrauen und Kunden deshalb Vorhaltungen gemacht, aber meine Mutter ließ sich nicht beirren. Kam dann der Herbst und es wurde kühler und kalt, dann kam der von mir gefürchtete Tag, an dem meine Mutter mir befahl, Strümpfe und Schuhe anzuziehen. Nach der Freiheit des Sommers waren sie mir verhasst, aber gehorchen musste ich. In der Wohnung zog ich also Schuhe und Strümpfe an, unten an der Haustüre zog ich sie wieder aus, versteckte sie und lief wieder barfuß in die Schule. Eines Tages kam die Lehrerin ins Geschäft und sagte meiner Mutter, dass das nun wirklich so nicht mehr weitergehe, ich würde doch krank werden! So kam der Schwindel auf und ich bekam eine ordentliche Strafpredigt.

Bei dieser Gelegenheit möchte ich erwähnen, dass ich niemals geschlagen worden bin, auch nie eine Ohrfeige bekommen habe. Die Strafe meiner Mutter bestand darin, dass sie nicht mehr mit mir sprach, ich war Luft für sie, sie ignorierte mich völlig. Heute nennt man so etwas »Liebesentzug« und es ist streng verpönt, in der Erziehung und der Psychologie. Ich kann nur sagen, dass es eine fürchterliche Strafe war, abgeschnitten zu sein von meiner Mutter, nichts konnte mich darüber hinwegtrösten. Es wurde kein Geständnis verlangt, keine Bitte um Verzeihung – das gab es nicht bei uns. An eine Strafe von meinem Vater kann ich mich nicht erinnern, ich glaube, er strafte seine geliebte Tochter niemals, mochte sie anstellen, was sie wollte.

Eine bedrückende Erinnerung habe ich an mein geliebtes Stiahlau. In einem kleinen Bauernhaus am Bach wohnte ein älteres Ehepaar, natürlich auch entfernte Verwandte von mir, und dieses Ehepaar hatte eine schwachsinnige Tochter, Julia, die damals 28 Jahre alt war, so sagte man mir. Bei gutem Wetter saß sie auf einem Bänkchen vor dem Haus und starrte vor sich hin, sie konnte nicht sprechen, nur Unverständliches lallen. Sie wurde von ihrer Mutter immer sauber gehalten, gepflegt und gefüttert, keine kleine Last für eine Bauersfrau. Immer floss ihr der Speichel aus dem Munde und so oft man auch nach ihr sehen mochte, immer wieder hatte sie sich vollgesabbert. Obwohl ich überhaupt kein ängstliches Kind war, fürchtete ich mich entsetzlich, an ihr vorbei ins Haus zu gehen, eine tiefe innere Abwehr machte es mir unmöglich, mich irgendwie mit ihr zu beschäftigen, trotzdem mir immer wieder versichert wurde, dass sie völlig harmlos sei und noch nie jemandem etwas getan habe. Angst und Abwehr blieben, ich konnte sie als Kind nicht überwinden und mied dieses Haus am Bach, so viel ich konnte.

Meine Mutter hat die dreiklassige tschechische Volksschule in Stiahlau besucht und kam mit 12 Jahren aus der Schule, von da an musste sie im Gasthof Jakobi im Ort mitarbeiten. Überhaupt mussten die Kinder schon früh mitarbeiten, besonders auf dem Lande. Meine Mutter hat unter anderem sehr früh stricken gelernt und zwar Strümpfe stricken, ich glaube schon mit 5 Jahren. Es war damals ein ungeschriebenes Gesetz, dass ein weibliches Wesen niemals, auch nur für Minuten, ohne Arbeit sein durfte. Das war übrigens nicht nur in Böhmen so. Noch während des Weltkrieges, in dem Ort, in dem wir evakuiert waren, sagte mir einmal eine ältere Geschäftsfrau: »Ein junges Mädel darf nicht so lange müßig sein, wie eine Taube ein Körndl aufpickt.«

Meine Mutter strickte solange ich denken kann, Strümpfe und Socken in unglaublicher Geschwindigkeit, man sah die Nadeln kaum, so schnell flogen sie. Die Abende verbrachten wir am Familientisch im Wohnzimmer, dabei war jeder in sein Buch vertieft und meine Mutter strickte beim Lesen! An einem Winterabend strickte sie einen Socken fertig, fehlerlos und ebenmäßig.

In das Gasthaus Jakobi kam alljährlich eine vornehme Dame mit ihrer Tochter zur Sommerfrische, Frau Kliebert aus Prag, die Frau eines höheren Staatsbeamten, damals schon verwitwet und offenbar nicht gerade mit Glücksgütern gesegnet. Es war die Aufgabe meiner Mutter, die Zimmer sauber zu machen. Sie hat mir erzählt, dass sie beim Boden putzen des Öfteren kleine Geldstücke fand und diese selbstverständlich bei Frau Kliebert abgab. Viel später wurde ihr erst klar, dass Frau K. damit ihre Ehrlichkeit auf die Probe stellen wollte. Als meine Mutter 14 Jahre alt war, machte Frau K. meiner Mutter den Vorschlag, als ihr Dienstmädchen mit nach Prag zu gehen und so geschah es. Bei Frau Kliebert und ihrer Tochter ist sie dann geblieben, es war ihre erste und einzige Stelle als Dienstmädchen und sie hatte es dort für damalige Verhältnisse ausgesprochen gut.

Zunächst sorgte Frau Kliebert dafür, dass sie Deutsch lernte, eine ungewöhnliche Sache, denn Dienstboten waren eben Tschechen und man sprach Böhmisch mit ihnen, der Ausdruck Tschechisch war ja noch gar nicht üblich, ebenso hat sie Deutsch lesen und schreiben gelernt.Sie bedauerte noch viele Jahre später, dass man ihr nur Marlitt und Trivialliteratur zu lesen gab, die sie abends nach der Arbeit gierig verschlang. Erst durch meinen Vater kam sie an gute Lektüre und hatte bis zu ihrem Lebensende Freude an Büchern. Sehr bald wurde sie nicht anders behandelt als die Tochter des Hauses, sie aß mit den Damen bei Tisch, das war ganz unerhört. Es gab einen Flügel im Haus, auf dem viel musiziert wurde in geselligem Kreis. Meine Mutter kroch, sobald die Gäste bedient waren, heimlich unter den Flügel, um die herrliche Musik zu hören. Sie hat mir erzählt, wie sehnlich sie sich gewünscht hatte, auch spielen zu können, aber das kam natürlich nicht in Frage, es lag außerhalb aller Möglichkeiten für ein Dienstmädchen.

Im Haushalt von Frau Kliebert ging es bescheiden zu, sie war eine gebürtige Adlige und man hielt auf tadelloses, nach österreichischer Etikette gutes Benehmen, aber viel Geld war nicht da. Es gab in Prag noch keine Wasserleitung, meine Mutter musste das Wasser in einer Butte, einem großen, hölzernen Tragegefäß, auf dem Rücken zwei Stock hoch in die Wohnung schleppen. Meine Mutter lernte die gesamte Haushaltsführung, sehr gut böhmisch-österreichisch zu kochen und sie passte sich dem Lebensstil und den Manieren des Hauses an, wohl daher hatte sie ihre unbeirrbare Sicherheit im Auftreten. Sie stritt niemals, sie sagte immer: »Dazu gehören zwei.« Streiten galt als gewöhnlich, eine ordentliche Frau, geschweige denn eine Dame von Adel, stritt nicht. Meine Mutter war außerordentlich schlagfertig, im Gegensatz zu mir, der immer alles nachher einfällt, und sie konnte irgendwelche Kontrahenten im Handumdrehen matt setzen. Sie fürchtete sich vor nichts und niemandem.

Böhmen war katholisch und meine Mutter war im herkömmlichen, dörflichen Katholizismus aufgewachsen und gewohnt am Sonntag in die Messe zu gehen, zu beichten und zur Kommunion zu gehen, wie es eben üblich war. So auch in Prag, dabei geriet sie einmal an einen Beichtvater, der ihr im Beichtstuhl Fragen stellte, offenbar sexuellen Inhalts, die meine völlig ahnungslose und unschuldige Mutter zutiefst verstörten. Von da an hat sie sich von der Kirche abgewendet, ging nie mehr in die Kirche, nie mehr zum Beichten. Nur einmal musste sie diese Haltung durchbrechen, bei ihrer Trauung. 1897 gab es in Österreich noch keine standesamtliche

Trauung, man konnte nur kirchlich getraut werden, und da musste man vorher beichten gehen. Wie schwer mag dies auch meinem Vater gefallen sein, der ein Freigeist war und die römisch-katholische Kirche gehasst und verachtet hat!

Meine Mutter war in religiösen Dingen viel gelassener als er, aber sie stand dem Dogma der Kirche ablehnend und verständnislos gegenüber, der Auferstehung »ich bitte Dich, w o soll denn das sein? Der unbefleckten Empfängnis. Kopfschüttelnd hat sie sich immer wieder von irgendeinem Kruzifix abgewendet: »Das soll ein Gott sein, der da so hängt, der soll *mich* erlösen – von was denn?« Zuwider war ihr der Pomp der katholischen Kirche, das litaneienhafte Beten. Eine Atheistin war sie aber auch nicht, tief in ihr lebte das Bewusstsein einer göttlichen Macht. Während meiner Kindheit wollte mein Vater in die evangelische Kirche übertreten, sie war in seinen Augen die deutsche Form des Christentums und er verehrte Luther mit seinem berühmten Ausspruch vor dem Reichstag in Worms 1521, als er allein vor einem der damals Mächtigen stand, der zu ihm sagte: »Mönchlein, Mönchlein, du gehst einen schweren Gang!« Darauf Luther: »Hier stehe ich, ich kann nicht anders. Gott helfe mir, Amen.« Dieses Wort liebe ich über alles und es ist eines der Gründe, weshalb ich nicht aus der evangelischen Kirche ausgetreten bin und ich habe es mir während meiner Haft in der Einzelzelle des Amtsgefängnisses in W. immer wieder vorgesagt, als mein Schicksal völlig ungewiss war.

Doch meine Mutter weigerte sich überzutreten. Meine Mutter hat im Nachhinein die vierzehn Jahre, die sie im Haus von Frau Kliebert zubrachte, als die glücklichsten ihres Lebens bezeichnet. Dass sie arbeiten musste, war ihr selbstverständlich, dass der Lohn bescheiden war auch. Immerhin hatte sie bei ihrer Heirat siebenhundert österreichische Gulden erspart, damals ein sehr ansehnlicher Betrag, mit dem meine Eltern ihre Existenz gründeten, und sie hatte deutsch sprechen, lesen und schreiben gelernt, Bücher und gute Musik kennen gelernt. Meine Mutter hatte ihr Leben lang ein untrügliches Gefühl für erste Qualität.

Frau Kliebert zog eines Tages mit Tochter und meiner Mutter von Prag nach Tetschen an der Elbe. Tetschen hatte einen schönen großen Marktplatz, gute Gasthöfe, ein Bezirksgericht und war nach deutschen Begriffen eine Kreisstadt. Wahrscheinlich zog Frau Kliebert dorthin, weil man dort billiger lebte als in Prag.

Man zog zufällig in dasselbe Haus, in dem auch mein Vater sein sehr bescheidenes Leben führte. Im Erdgeschoss wohnte sein Onkel Brecklt, und so lernten sich meine Eltern kennen. Meine Mutter war 28 Jahre alt, als sie heiratete und völlig ahnungslos, als sie in die Ehe ging, das erzählte sie mir später einmal und das war eigentlich erstaunlich für ein Landkind.

Am Tag nach ihrer Verheiratung nahm mein Vater meiner Mutter das Korsett weg. Es war damals üblich, dass Frauen eingepanzert waren in Fischbeinstäbchen und sich um die Taille schnürten. Mein Vater, von jeher allem Reformerischen sehr zugetan, hielt das Schnüren für kompletten Unfug. Übrigens konnte ich in den zwanziger Jahren, als Studentin in der pathologischen Anatomie noch manche weibliche Leber mit der damals bekannten tiefen Schnürfurche sehen. Mein Vater beschlagnahmte also das Korsett und meine Mutter saß weinend zu Hause, weigerte sich auf die Straße zu gehen, denn es war irgendwie unsittlich, sich ohne Korsett zu zeigen. Mein Vater aber ließ sich nicht erweichen und meine Mutter gab schließlich nach.

Mein Vater und seine Familie

Mein Vater hatte zwei Geschwister: seinen Bruder Wenzel und seine Schwester Marie. Von ihnen wird später die Rede sein. Als mein Vater etwa 10 Jahre alt war, traf die Familie ein furchtbarer Schlag – innerhalb eines Jahres starben beide Eltern und die drei Kinder blieben elternlos zurück.

Die drei Geschwister wurden von den Verwandten unverzüglich auseinander gerissen. Jedes kam woanders hin, es gab wohl damals kein Jugendamt, kein Vormundschaftsgericht. Wohin mein Onkel Wenzel kam, weiß ich nicht. Er lebte später als Beamter einer Versicherungsgesellschaft in Prag und blieb Junggeselle. Ich habe ihn während meiner Kindheit nur wenige Male gesehen, er hat bei mir keinen besonderen Eindruck hinterlassen. Mein Vater sprach immer mit leiser Verachtung von ihm: »...ein Beamter! Ein Mensch, der sich mit einem kleinen Gehalt zufrieden gab – warum? Weil dies *sicher* war!«. Sicherheit – kein Unternehmungsgeist – das war nichts nach Ansicht meines Vaters.

Meine heiß geliebte Tante Marie war 16 Jahre alt, als sie ihre Eltern verlor. Sie kam in eine Lehrerinnenbildungsanstalt. Lehrerin war einer der ganz wenigen Berufe, die ein Mädchen im k.u.k. Österreich ergreifen konnte, abgesehen von Krankenschwester ausschließlich in katholischen Orden oder irgendein hauswirtschaftlicher Beruf. Ja – Lehrerin, Volksschullehrerin selbstredend, das konnte ein junges Mädchen damals werden, aber *anstellen*, also in den Staatsdienst übernehmen, das tat der österreichische Staat mitnichten. Was also sollten die jungen fertig ausgebildeten Lehrerinnen tun? Es gab Auswege: Das österreichische Volksschulgesetz hatte nämlich

Lücken; es bestand wohl die allgemeine Volksschulpflicht für alle Kinder, aber sie bestand *nicht* für den Adel. Sehr reiche Eltern konnten ihre Kinder von der allgemeinen Volksschule freikaufen, daher stellten diese Familien Privatlehrerinnen an, die mit im Hause lebten. Die feinen, privilegierten Kinderchen mussten in bestimmten Abständen Prüfungen ablegen, die gewiss nicht allzu schwer ausfielen. So genossen sie das »Glück», mit dem gewöhnlichen Volk nicht in Berührung zu kommen! Ja, das waren Zeiten! Meine Tante Marie geriet auf diese Weise in das Haus einer überaus reichen Prager Familie, adelig waren sie nicht.

Als meine Tante ihre Schützlinge nicht mehr zu unterrichten brauchte, hat sie im Haus eine Vertrauensstellung bekleidet, sie wurde Beschließerin. Sie engagierte das Dienstpersonal, fast ausschließlich Tschechinnen, natürlich sprach sie fließend tschechisch, sie hatte den großen Wäschebestand, das Silber in ihrer Verantwortung und sie sorgte dafür, dass dieser für heutige Begriffe riesige Haushalt reibungslos funktionierte und niemand stahl oder betrog. Wenn der Herbst nahte, fuhr sie in das Schloss der Familie im Böhmerwald und bereitete alles für die Jagdsaison mit wer weiß wie vielen Gästen vor.

Sie war unverheiratet geblieben und pflegte witzig und ein wenig boshaft, wie sie war, gelegentlich zu sagen: »Tugend ist, wenn keiner kommt.« Ob wirklich keiner gekommen ist, der sie haben wollte, kann ich schwer glauben, denn sie sah sehr gut aus. Meiner Tante Marie verdanke ich unter vielem anderen einige Erlebnisse von der Art, die man niemals vergisst. Sie kam eines Tages zu uns nach Bodenbach und war auf der Durchreise nach Dresden, wohin sie mich mitnahm. Ich übernachtete das erste Mal in einem Hotelzimmer. Ich war begeistert! Dieser Luxus! Die wunderbaren Vorhänge und Teppiche. Bei uns zu Hause gab es keine Teppiche. Dann aber kam das Schönste, das wirklich Überwältigende dieser Dresden-Reise, wir gingen abends in die Oper. Die Dresdner Oper war damals und ist auch heute noch weltberühmt. An jenem Abend gab man den »Tannhäuser«. Meine Tante erzählte mir vorher kurz den Inhalt. Es fehlen mir die Worte zu beschreiben, was dieser Opernabend für ein Erlebnis war für mich, ein Kind von 12 Jahren – das riesige Haus, die Ränge, so etwas hatte ich noch nie gesehen. Das große Orchester in seinem Orchestergraben, der prachtvolle Vorhang, das unglaublich elegante Publikum. Dann begann die Ouvertüre. Ich war ja ein musikalisches Kind, ich hatte erst Geigen- und später Klavierunterricht, ich sang viel und gern. Es war das erste Mal, dass ich Wagner hörte. Die unglaubliche Klangfülle, die Arien, die Dekorationen, das ganze Bühnenbild und vor allem die wunderbaren Sänger, ich glaube, es war etwas viel für eine

Zwölfjährige aus einer kleinen Provinzstadt, im Jahr 1912. Ich war sonst ein redefreudiges, man kann sagen geschwätziges Kind, aber an jenem Abend konnte ich nicht mehr sprechen und wir fuhren zurück in unser Hotel. Ich konnte meine Tante nur immer wieder umarmen und küssen, küssen, küssen. Sie brachte mich ins Bett wie ein kleines Kind, aber ich bin mir sicher, sie hat mich verstanden. Sie hat mir dann einige Jahre später zu einem zweiten solchen Eindruck verholfen. Ich durfte sie wieder einmal in Prag besuchen, was selten der Fall war, denn sie war immer überaus beschäftigt mit dem Riesenhaushalt, dem sie vorstand. Sie eröffnete mir, wir würden abends in die Oper gehen, aber diesmal in die tschechische National-Oper. Auf dem Spielplan stand »Prodana Newjesta« – die »Verkaufte Braut« von Smetana, das ist nun in jedem Sinne eine tschechische Nationaloper. Ich erlebte damals an der Seite meiner Tante Marie die Oper in tschechischer Sprache, in Original böhmischen Bauerntrachten und jenem unerhörten Schwung, den die Tschechen nun einmal beim Musizieren haben, es war einfach hinreißend. Ich war nicht weniger selig als bei Wagner in Dresden.

Nun zurück zu meinem Vater, er besuchte eine der untersten Klassen eines Gymnasiums, als er seine Eltern verlor.

Ein Gymnasium, das kostete damals Geld. Ein Beamter, der Vater meines Vaters, war es sich und seiner Familie wohl schuldig, den Sohn ins Gymnasium zu schicken, es wurde von Benediktiner-Mönchen geleitet. Oft hat er mit Erbitterung davon erzählt, wie diese Patres ihn sofort nach dem Tod der Eltern entließen, weil eben niemand da war, der das Schulgeld bezahlte. Es fiel manche bissige Bemerkung über die christliche Nächstenliebe der Patres, die einem früh verwaisten Jungen die Schulbildung kurzerhand abschnitten aus Geldgründen. Mein Vater erzählte außerordentlich wenig von seiner Kindheit, aber er sprach immer wieder davon, dass es für die Benediktiner ein Leichtes gewesen wäre, ihn auch ohne Schulgeld auf dem Gymnasium zu lassen. Er hätte dann die Matura machen können, hätte studieren können und Apotheker werden können, das war nämlich sein Berufswunsch gewesen. Er kam also zu Onkel Brecklt, der Buchbinder in einer kleinen Stadt an der Elbe war und wurde ganz jung, vielleicht noch nicht einmal vierzehn, Buchbinderlehrling.

Lehrzeit war damals eine sehr harte Zeit, mein Vater erzählte, dass er im Keller schlief und dass das Haus nicht weit vom Elbufer weg stand. Nachts sprangen öfters die Ratten über ihn hinweg und er fürchtete und ekelte sich entsetzlich. Die Arbeit war sehr anstrengend, es gehörte zu den Aufgaben meines Vaters, als Lehrling Bücher, die gebunden werden sollten, abzuholen und die gebundenen wieder abzuliefern, schweres Papier und andere Materialien zu schleppen und zu tragen. Da wurde mein Vater sicher über Gebühr belastet. Aus dieser Zeit mag seine Verkrüppelung herrühren, die sein ganzes Leben schwer überschattet hat, auf die aber damals niemand geachtet hat. Mein Vater hatte einen großen, rechtsseitigen Buckel, eine Missbildung, wie man sie heute kaum mehr sieht. Die Schultern standen schief und er war klein, obwohl er lange Beine hatte, so lange wie meine, als ich schon 178 cm groß war. Die Kyphoskoliose, also die Schiefheit der Wirbelsäule war so schwer, dass sie sich auf die inneren Organe auswirkte, er litt Zeit seines Lebens unter Beschwerden.

Bezahlt wurden damals Lehrlinge natürlich nicht, sie mussten froh sein, irgendwo untergekommen zu sein und etwas lernen zu dürfen. Selten gab es ein Trinkgeld, dieses sparte mein Vater und kaufte dafür die Sprachselbstunterrichtsbriefe von Toussaint-Langenscheidt: Englisch. Er wollte so gerne lernen, lernen, lernen und hatte von Jugend an ein leidenschaftliches Interesse für Sprachen und Bücher. »Englisch ist die Weltsprache«, so prägte er mir in meiner Kindheit ein, »das muss man lernen! So viele Sprachen man spricht, so oft ist man Mensch.« Er hat mich dann später mit ungefähr 10 Jahren zu einer Privatlehrerin in den Englisch-Unterricht geschickt, was damals sehr unüblich war. Ich verdanke meinem Vater, dass ich fließend Englisch kann, vor allem lesen ohne Wörterbuch, was mir unendlich viel Genuss beschert hat. Wenig hat mir in meinem Leben so viel genützt, wie die Beherrschung dieser Sprache, vor allem später in der Gefangenschaft bei den Amerikanern.

Mein Vater also lernte Englisch im Selbstunterricht an seinen freien Sonntagnachmittagen. Da er bei Brecklts niemals ungestört war, ging er auf den Bahnhof und kletterte in ein leeres Bremserhäuschen eines still stehenden Güterwagens, dort lernte er jahrelang, bis er leidlich Englisch sprechen konnte.

Sobald die Lehrzeit beendet war, verließ mein Vater Tetschen und das Ehepaar Brecklt und ging auf die »Walz«, das war damals im Handwerk noch üblich. Ich erinnere mich noch, dass ich als Kind das Wanderbuch mit den Herbergsstempeln gesehen habe. Wo mein Vater überall umherzog und arbeitete, weiß ich nicht, aber ich weiß, dass er längere Zeit in Leipzig arbeitete und dann in Berlin. Dort hörte er noch im Reichstag Bismarck sprechen, darauf war er sein Lebtag sehr stolz. Wann sein intensives Interesse für Politik erwacht ist, kann ich nicht sagen, ich kannte ihn nicht anders als »politisierend«, wie viele Deutsch-Österreicher. In seiner Jugend war er Sozialist, später glühender Bismarck-Verehrer. Über seinem Schreibtisch, im Büro unseres Geschäfts hing in schönem Druck gerahmt ein Wort Bismarcks, das ich nach Kinderart nicht vergessen habe und das ich im Lager dem amerikanischen CIC [Counter Intelligence Corps]-Offizier sagte, der mich vernahm. Wir internierten, gefangen gehaltenen NS-Menschen durften damals nämlich das Wort »Ehre« nicht gebrauchen. Nach Ansicht der Amerikaner hatten wir keine Ehre. Wir durften nicht sagen, wir hätten dies oder jenes »ehrenamtlich« getan, sondern wir mussten »nebenamtlich« sagen. Zurück zum Spruch Bismarcks, er sagte ihn, soviel ich weiß, auf der National-Versammlung in Erfurt (1848?), als er irgendeine Auszeichnung zurückwies: »Meine Ehre steht in niemandes Hand, als in meiner eigenen und man kann mich damit nicht überhäufen. Die eigene, die ich im Herzen trage, genügt mir vollkommen und niemand ist Richter drüber, ob ich sie habe. Meine Ehre vor Gott und den Menschen ist mein Eigentum, ich gebe mir selbst davon so viel, wie ich glaube verdient zu haben und verzichte auf jede Zugabe.«[2] Ja, unter solchen Sprüchen bin ich aufgewachsen!

Sonderbar ist, dass mir die Krüppelhaftigkeit meines Vaters erst sehr spät zum Bewusstsein kam. Ich war glaube ich acht Jahre alt, als ich bemerkte, dass mein Vater einen Buckel hatte und schief war. Mir machte es nichts aus, er war mein geliebter, allzeit nachsichtiger Vater, der mir sicher jeden, aber auch jeden Wunsch erfüllt hätte, wäre meine strenge Mutter nicht gewesen, die darauf bedacht war, dass ich nicht verwöhnt wurde, denn ich war ja das einzige Kind, nach dem frühen Tod meines Bruders. Bis heute besteht die Ansicht, dass Einzelkinder besonders leicht verwöhnt werden. Wie ich schon erwähnt habe und wie es nur zu begreiflich ist, litt mein Vater sehr unter seinem körperlichen Mangel. Er war gehemmt durch sein Schiefsein, durch seinen Buckel. Natürlich blieb dies nicht ohne Auswirkung auf sein seelisches Empfinden. Als ich älter wurde und Medizin studierte, fiel mir auf, dass er manchmal regelrechte Beeinträchtigungsideen hatte, ja sie grenzten an Verfolgungsideen.

Er war ein überaus intelligenter Mann, Bücher waren seine Leidenschaft. Vom Christentum hielt er gar nichts, insbesondere lehnte er den Katholizismus leidenschaftlich ab. In meinem Elternhaus wurde nie gebetet, ich wurde nicht dazu angehalten und kann es bis heute nicht, konnte es auch in den schlimmsten Notzeiten nicht. Ich weiß, dass dies ein Mangel ist, habe ich doch später den Sohn einer schwäbischen Pfarrersfamilie geheiratet, der allerdings selbst nicht Pfarrer werden wollte. (Auch er hielt nichts vom Christentum, blieb aber seiner Eltern wegen in der Kirche und »weil mich ja die württembergische Landeskirche großgezogen hat, in Blaubeuren und Maulbronn«.)

In meiner Kindheit vor dem Ersten Weltkrieg spielte bei den »Deutsch-Österreichern« die »los-von-Rom-Bewegung« eine große Rolle und mein Vater hing ihr mit Überzeugung an. Mit ihr zusammen hing die Alldeutsche Partei, meines Wissens eine sehr frühe Vorläuferin der NSDAP. Unter ihren Anhängern wurde alles leidenschaftlich abgelehnt, was als international galt, also eben die römisch-katholische Kirche, die Jesuiten z.B. und vor allem die Juden. Mein Vater hatte eine ganze Reihe von Büchern dieser Richtung und es wurde jederzeit eifrig darüber politisiert. Davon unabhängig, oder doch damit verknüpft, war mein Vater ein ewig Suchender. Er suchte nach einem festen weltanschaulichen Halt, er grübelte über den Sinn des Lebens, des Daseins, der Welt.

In seiner Jugend hatte er Darwin und Häckel gelesen, aber das rein Rationale genügte ihm auch nicht. Eine Zeitlang versuchte er es mit Anthroposophie, kaufte viele Bücher und las viel darüber. Dann versuchte er, mich dazu zu bekehren. Ich aber verstand diese ganze Richtung einfach nicht, sie war mir unzugänglich, was ihn schwer enttäuschte. Dann wieder ließ er dies fallen und kam auf eine Bewegung, die sich Masdasnan nannte und auf alten persischen Mythen fußte.

Also: los von Rom! Aber ich war eine kleine Katholikin, war katholisch getauft und meine Eltern waren katholisch. Zwar nur auf dem Papier, mein Vater nannte dies »Meldezettel-Katholiken«, mein Vater und meine Mutter hatten mit der katholischen Geistlichkeit keine guten Erfahrungen gemacht und daher haben sie sich wohl ohne Schwierigkeiten dahingehend geeinigt, dass ich auf keinen Fall mit dem Katholizismus in Berührung kommen sollte. Vor allem sollte mir die in ihren Augen besonders unsinnige Ohrenbeichte erspart werden, sowie der katholische Religionsunterricht.

Es gab im alten Österreich eine Bestimmung, nach der die Eltern bis zu einem gewissen Alter ihrer Kinder deren Konfession selbst bestimmen konnten. Konfessionslos konnte man im alten Österreich nicht sein, irgendeiner Kirche *musste* man angehören. Also ließ mein Vater mich in die evangelische Kirche »überschreiben«, vor meiner Großmutter wurde dies geheim gehalten, sie hätte sich sicher maßlos gekränkt. Evangelisch, das ging in den Augen meines Vaters noch an, ich brauchte nicht an die Macht des Papstes zu glauben, nicht zur Beichte zu gehen, kurz den ganzen katholischen »Pflanz«, wie meine Eltern dies nannten, mitzumachen. Für meinen Vater war die evangelische Kirche einfach eine *deutsche* Form des Christentums.

In meiner Heimatstadt waren nur ganz wenige Leute evangelisch: ein paar reiche Fabrikantenfamilien, die aus dem Reich stammten und in Bodenbach große Fabriken hatten (Schokolade!) und vor allem deutsche

Zollbeamte, die in Bodenbach die deutschen Zollrechte wahrnahmen. Es war eine kleine Gemeinde, in die ich eigentlich nicht hineingehörte. Viel später erst, im Landerziehungsheim, kam ich zu einer gründlichen Kenntnis des evangelischen Glaubens; glauben im konfessionellen, kirchlichen Sinne, im Sinne eines Dogmas, konnte ich mein Lebtag nicht. Hat man das nicht von früher Kindheit an im Elternhaus mitbekommen und das war bei mir nicht der Fall, dann kann man es anscheinend später im Leben, und komme es noch so hart, nicht mehr nachholen.

Der große Arbeiter in unserer Familie war meine Mutter, unermüdlich von früh bis spät. Ich glaube, die Frauen waren damals auch so »programmiert», wie man heute sagen würde. Mein Vater dagegen war, wie gesagt, kein Mann lang ausdauernder Arbeit. Es war dies im damaligen Österreich ja auch gar nicht Sitte. Am Vormittag ging »man« meist ins Kaffeehaus, um Zeitungen zu lesen, Bekannte zu treffen und Gespräche zu führen. Es war dies nicht ganz unwichtig, man knüpfte Beziehungen an, es kam zu Geschäften. Über das österreichische Kaffeehaus existiert schließlich eine ganze Literatur. Frauen sah man nie im Kaffeehaus, die hatten zu tun!

In meiner Kinderzeit schlossen die Geschäfte abends um 20 Uhr, Samstag und Sonntag um 11 Uhr Vormittag, am späten Nachmittag wurde mein Vater unruhig, er suchte nach einem Vorwand, um zu seinem Stammtisch im Gasthof Knie gehen zu können. Am Stammtisch wurde Bier getrunken und nun kommt ein sehr trauriges und trübes Kapitel in der Lebensgeschichte meines Vaters. Er verstand es nicht, zur rechten Zeit mit dem Trinken aufzuhören und das Pilsener Bier ist schwer, es steigt rasch zu Kopf. Wer nicht ordentlich Bier trank, wurde gehänselt und das konnte der Vater gar nicht vertragen, wohl auch wegen seiner Missbildung. Dazu kam etwas, was ich erst viele Jahre später begriff, als ich Vorlesungen über Psychiatrie hörte. Mein Vater wurde nicht in gewöhnlichem Sinn beschwipst oder betrunken, sondern er bekam nach verhältnismäßig geringen Mengen Alkohol, 2-3 Halbe Pilsner einen pathologischen Rausch. D.h. er wurde sehr rasch vollkommen betrunken, verlor jede Kontrolle über sich und wusste nicht mehr, wo er war. Es muss wohl so gewesen sein, dass sich seine Stammtischbrüder über ihn lustig machten und ihn zu weiterem Trinken animierten. Er gab dann sehr viel Geld aus, unterschrieb Schuldscheine und büßte einmal eine sehr wertvolle goldene Uhr ein, die ihm meine Mutter geschenkt hatte, ich höre noch ihr feines Schlagwerk. Dann zog er von Wirtshaus zu Wirtshaus. Er wusste von gar nichts mehr, wenn er ausgeschlafen war, die Mediziner nennen das eine »retrograde Amnesie«. Was aber noch schlimmer war, er ging in diesem Zustand auf den Bahnhof, fuhr planlos irgendwohin und ich weiß, dass meine verzweifelte Mutter weite Reisen machte, um ihn zurückzuholen. Nach Prag, nach Lemberg in Galizien, nach Zürich.

Da mein Vater in Bodenbach gut bekannt war, konnte meine Mutter im Bahnhof erfahren, wohin mein Vater unterwegs war. Natürlich galt es und es war das angstvolle Bestreben meiner Mutter, solche Zwischenfälle um jeden Preis zu verhindern. Was hat sie nicht alles unternommen! Mein Vater hat mehrere Entziehungskuren durchgemacht – in einem Sanatorium nahe Berlin, in Rumburg in Nordböhmen, bei anthroposophischen Ärzten in Stuttgart. Das Geld dafür verdiente meine Mutter in harter Arbeit im Geschäft, das durch diese Zustände meines Vaters immer wieder an den Rand des Konkurses geriet. Die Erfolge der Entziehungskuren hielten ein paar Monate an, dann ging er doch wieder ins »Knie«.

Besonders schlimm wurde die Sache im Herbst, im November und gerade dann gab es im Geschäft besonders viel zu tun, das Weihnachtsgeschäft lief an – es war so wichtig für unsere ganze Existenz. Heute glaube ich, dass mein Vater an Depressionen litt. Seinen Beruf liebte er nicht, er empfand ihn als verfehlt, er war kein Kaufmann. Seine Frau, die er zweifellos liebte, arbeitete ihn an die Wand mit ihrer überragenden Tüchtigkeit und »moralischen« Überlegenheit.

Heute ist allgemein bekannt, dass der Monat November für alle Menschen, die an Depressionen leiden, der Schlimmste ist, ich selbst kann auch ein Lied davon singen. Damals war das keine Sache, um die sich ein Arzt gekümmert hätte. So flüchtete sich mein Vater in den Alkohol, mit all den verheerenden Folgen, die ich gerade beschrieben habe. Was konnte meine Mutter tun? Sie konnte sich nicht von der Stelle rühren, sie musste im Geschäft stehen, sonst wären wir Bankrott gegangen. Also musste *ich* einspringen. An dämmrigen Herbstnachmittagen, aber auch zu anderen Zeiten wurde ich ausgeschickt, um meinen Vater zu suchen und nach Hause zu bringen, dies begann so etwa mit meinem achten Lebensjahr, denn nach dem Tode meines Bruders wurde alles noch schlimmer. Es war für mich eine entsetzliche Demütigung, wenn ich zum »Knie« gehen musste, aber ich tat es immer widerspruchslos, weil mir meine Mutter grenzenlos leid tat. Der kleine Eingangsflur im »Knie« roch nach Bier und Rauch, eben nach dem typischen Wirtshausgeruch, den ich jahrzehntelang nicht vergessen und ausstehen konnte. Ich bat die Kellnerin meinen Vater herauszurufen. Manchmal gelang das, dann hatte ich Glück. Mit meinem schwankenden, nach Bier riechenden Vater an der Hand ging ich durch die Bodenbacher Straßen und schämte mich grenzenlos. Es waren wirkliche Qualen, wirkliches Spießrutenlaufen, denn jedermann kannte uns. Hatte ich weniger Glück, dann musste ich in die Wirtsstube gehen und meinen Vater mit gutem Zureden, unter dem Gelächter der anderen Gäste, vom Stammtisch weglocken. Noch schlimmer aber war es, wenn ich ihn nicht im »Knie« fand, wo mochte er sein? Ich klapperte die Bodenbacher Wirtshäuser ab – eines nach dem anderen, es waren nicht wenige. Freundlich wurde ich nicht aufgenommen, wer ist schon zu einem Schulmädel freundlich, das einen gut zahlenden Gast wegholt? Fand ich ihn nicht in Bodenbach, dann machte ich mich auf den Weg nach Tetschen, eine halbe Stunde zu Fuß über die Kettenbrücke, die die Elbe überspannte. Mein erster Gang war zur »Stadt Prag« dort war er meist. Nicht selten war auch der Gang nach Tetschen vergebens und unverrichteter Dinge, verzweifelt und weinend, ging ich zur Mutter zurück.

Meine Mutter musste Haltung bewahren, so lange das Geschäft offen war. Eine Geschäftsfrau hatte unter allen Umständen freundlich zu sein, immer geduldig und liebenswürdig. Damals im alten Österreich in einem Ausmaß, das meine Mutter viele Jahre später in München sehr oft schmerzlich vermisste. Wir schlossen gemeinsam das Geschäft zu und gingen nach Hause. Wir wohnten nur ein paar Straßen weiter. Erst dort ließ meine Mutter ihrer Verzweiflung freien Lauf, sie weinte bitterlich. Ich finde, es gibt für ein Kind kaum etwas Schlimmeres, als die Mutter weinen zu sehen aus Verzweiflung und ihr nicht helfen zu können. Tief in der Nacht, oft auch nach mehr als einem Tag, kam mein Vater schließlich doch nach Hause, die Taschen völlig leer. Wir zogen ihn aus und brachten ihn zu Bett und wieder war da dieser widerliche Biergeruch! Hatte er seinen tiefen Rausch ausgeschlafen, war er völlig zerknirscht, verzweifelt und gelobte Besserung und Abstinenz, bis zum nächsten Mal.

Je älter ich wurde, desto mehr lehnte ich mich gegen diesen Zustand auf, gegen das Leid meiner Mutter, gegen die schweren Schulden, die mein Vater auf das Geschäft lud. Meine Mutter überlegte sich scheiden zu lassen, ein unerhörter Entschluss damals. Aber was hätte sie anfangen können, Frauen hatten so gut wie keine Rechte damals. Mit leeren Händen wäre sie aus dem Haus und Geschäft gegangen, in dem viele Jahre ihrer harten Arbeit steckten. Eine ihrer weiteren Überlegungen war, dass der Vater ohne sie in kurzer Zeit ganz verkommen würde, er würde im Trunk zugrunde gehen. »Und«, so sagte sie mir oft, »er ist im Grunde ja ein guter Mensch und so betrunken er auch sein mochte, er war niemals grob zu mir, niemals ordinär, wie andere Trinker.«

Sie hat auch einmal sehr überlegt, ihn entmündigen zu lassen. Es hätte dann seine Unterschrift nichts mehr gegolten, er hätte keine Wechsel, keine

Schuldscheine mehr unterschreiben können, das Geschäft nicht immer und immer wieder an den Rand des Abgrunds bringen können. Sie leitete die Entmündigung ein. Sie war beim Rechtsanwalt gewesen, der Termin am Bezirksgericht in Tetschen war festgesetzt. Sie stand gut angezogen für diesen Weg vor mir und sagte: »Nein, ich *kann* es nicht tun. Es wäre sein bürgerlicher Tod, ich kann es ihm nicht antun.«

Wut, Zorn und Hass erfüllte mich, sollte es ewig so weiter gehen? Sollte meine Mutter pausenlos weiter rackern und schuften, wo doch alles vergeblich war? Sie änderte ihren Entschluss aber nicht, sie ließ ihren Mann nicht entmündigen.

Ich glaube, dass sich dieser Zustand meines Vaters im Laufe der Jahre gebessert hat, dass diese Anfälle, denn solche waren es, ich glaube, man kann von Quartalsäufertum reden, seltener wurden. Besonders als ich meinen Lebenswunsch durchsetzen konnte, Medizin zu studieren. (Nicht zuletzt mit seiner Hilfe, denn meine Mutter war dagegen.) Als er erlebte, dass ich auf die Oberschule ging, ein Einser-Abitur machte, dann studierte, das Staatsexamen mit Eins bestand und Dr. med. wurde. Ich glaube, dass sich da in mir sein eigener Lebenstraum verwirklichte und ich weiß, dass er grenzenlos stolz auf mich war.

Eine kleine Abschweifung: Meine Kindheitserlebnisse mit meinem Vater hatten zur Folge, dass schon der bloße Geruch von Bier mir verhasst war. Das Bier ist aber immer ein wichtiges Kapitel in München. Im November 1922 traf ich an einem grauen Morgen mit dem Nacht-D-Zug in München ein, als Studentin der Medizin im 1. klinischen Semester. *Zehn* Jahre habe ich in München gelebt, ohne einen Tropfen Bier zu trinken, obwohl ich oft genug in Lokalen aß. Das änderte sich abrupt nach der Geburt meiner Zwillinge im Januar 1933. Ich hatte mir vorgenommen, alles was damit zusammenhing tapfer und tadellos zu überstehen. Ich war überhaupt etwas auf »heroisch« eingestellt, dabei mag das Vorbild meiner Mutter und die preußisch-spartanische Erziehung im Landerziehungsheim eine Rolle gespielt haben.

Die Schwangerschaft hatte mir keine Mühe gemacht, nur einmal hatte ich in einem Metzgerladen einen Anflug von Übelkeit. Ich war natürlich fest entschlossen zu stillen, aber in der Klinik wollte sich der gute Vorsatz nicht verwirklichen lassen. Die Kinder waren 5 Wochen zu früh gekommen, ich war nicht mehr jung, die strenge Klinik-Routine, alle 4 Stunden anlegen, nachts 8 Stunden Pause, die heute völlig zu Recht abgelehnt wird, war der Milchbildung nicht förderlich. Ich lag in meinem Klinikbett und heulte, völlig unheroisch. Drei geistliche Schwestern, die Hände fromm über ihren Bäuchlein gefaltet, standen um mein Bett herum und die guten Seelen versuchten mich zu trösten. Schließlich sagte eine: »Ja mei, Frau Doktor, wann Sie koa Bier net trinken, na können's auch koa Milch net hab'n.« Eine gute Mutter muss schließlich zu jedem Opfer bereit sein, also fing ich mit Todesverachtung an, Bier zu trinken. Damit brachte ich das Stillen in Gang und die Kinder gediehen. Den Geschmack am Bier habe ich nicht mehr verloren, als Einschlafhilfe, bei Aufregungen oder bei Münchner Fön hat es mir immer bestens geholfen.

So habe ich meinen Vater in Erinnerung: auf seinem armen, krummen Rücken ein riesiger Rucksack, darin ein schweres Stativ, die ebenfalls schwere Nettel-Kamera, Kassetten mit Glasplatten bestückt, denn Filme gab es noch nicht. So hat er sich auf vielen Wanderungen abgeschleppt und abgemüht, denn er war ein begeisterter Fotograf, das Fotografieren war nun mal seine Leidenschaft. Entwickelt wurde dann daheim, im verdunkelten Badezimmer, beim Kopieren durfte ich dann zusehen und helfen.

Wenn ich in den Ferien daheim war, habe ich keine Erinnerung mehr an das Trinken meines Vaters. Mag sein, dass er es ließ, wenn ich da war. Als meine Eltern 1935 zu mir nach München zogen, merkte man auch nichts mehr davon. Er war glücklich mit seinen Enkelkindern, las ihnen stundenlang Märchen vor, bastelte mit ihnen und band den Schulkindern ihre Bücher und Hefte, den Kleineren die zerfledderten Märchen- und Bilderbücher mustergültig neu, schließlich war er gelernter Buchbinder. In einer benachbarten Buchbinderei durfte er die Maschinen benutzen.

Er genoss München, die Stadt begeisterte ihn, er wanderte überall herum und kannte bald die entlegensten Gassen und Strassen, kannte ausgefallene Spezialgeschäfte und Handwerker. Er machte sich nützlich, wo er nur konnte. Unvergesslich ist mir, wie er sich im Krieg um die Schuhe der Kinder kümmerte, wie er gerissene Schuhbänder wieder zusammenknüpfte und sie brauchbar machte zu einer Zeit, in der einfach alles Mangelware war. Er kehrte den Hof und die Einfahrt vor dem Haus, schaufelte im Winter den Schnee weg, obwohl sein Atem allmählich kürzer wurde. Es giftete ihn, dass unsere Nachbarn, der Vater ein arroganter Bankdirektor, meine beiden Eltern offenbar als Hausmeistersleute betrachteten, weil sie eben überall mit anfassten. Giften tat er sich überhaupt leicht, er fühlte sich schnell zurückgesetzt, beleidigt, obwohl er in unserer Heimatstadt durchaus angesehen und beliebt war trotz seiner Anfälle von Trunksucht, trotz seines Buckels und seiner kleinen Statur.

Ich selbst bekam im Lauf der Jahre ein anderes Urteil über meinen Vater als in meiner Jugend. Damals hat mich oft seine Willensschwäche dem Alkohol gegenüber, seine Unstetheit und eine gewisse Haltlosigkeit zornig gemacht, das machte es mir schwer, ihn zu lieben. Es wurde mir klar, dass seine Fehler und Schwächen durch sein Lebensschicksal bedingt waren und in Erinnerung blieben mir mehr und mehr seine guten Seiten; von seiner großen Güte mir gegenüber werde ich gleich noch zwei kleine Geschichten erzählen. Ich bewunderte seine Intelligenz, seinen unermüdlichen Wissensdurst, der ihn bis zu seinem Lebensende nicht verließ, seine Selbstlosigkeit, seine Güte und Geduld seinen Enkelkindern gegenüber.

Einmal wünschte ich mir zu Weihnachten die zwei Bände der »Brüder Karamasoff«. Was tat mein guter Vater? Er schenkte mir die Dostojewski-Gesamtausgabe aus dem Piper-Verlag, alle 22 Bände!

Ein zweites Beispiel für die Großzügigkeit meines Vaters: Ich war mit 20 Jahren endlich Studentin und fuhr nach Heidelberg an die Universität. Meine Eltern hatten mir einen Wechsel von 150.-- Mark bewilligt, dazu kam das Reisegeld, die Gebühr für die Immatrikulation, die Kolleggebühren und später dann das Geld für die überaus teuren medizinischen Lehrbücher, was kostete allein der dreibändige, farbige anatomische Atlas! Dies alles zählten mir meine Eltern fein säuberlich auf den Tisch am Tag vor der Abreise. Meine Mutter war in Geldsachen sehr genau, sie fand, dass ich mit dem auskommen müsse, was sie mir bewilligen konnten und ich eben sparen müsse und sehen, wie ich durchkäme. Mein Vater aber ging am Tag vor meiner Abreise heimlich zum Bahnhof und löste die Karte nach Heidelberg, ohne Wissen meiner Mutter, sodass mir das Reisegeld als Plus blieb. Das hat er oft und oft gemacht, eben aus der Güte seines Herzens heraus.

Kurz vor seinem Tod habe ich ihn daran noch erinnern können und es bleibt mir eigentlich nur noch übrig, von seinem Tod zu erzählen. Es war im Herbst 1948, nicht lange nach der Währungsreform. Obwohl wir wenig Geld hatten und ich mir bittere Sorgen machen musste nach dem Tod meines Mannes, so konnte man doch wieder alles kaufen und einmal leisteten wir uns ein friedensmäßiges gutes Mittagessen – eingemachtes Kalbfleisch mit breiten Nudeln und Salat. Ich teilte aus, die Kinder aßen mit größtem Appetit, besonders F., der damals schnell wuchs. Mein Vater saß neben ihm. F. ließ sich eine zweite Portion geben, mein Vater auch. F. streckte mir den Teller zum dritten Mal hin – mein Vater auch. Ich zögerte und wollte sagen: »Großvater, das wird dir nicht gut tun«, bekam es aber nicht über die Lippen. Ich befürchtete, er könnte meinen, dass ich ihm das

Essen nicht gönne. Plötzlich wurde meinem Vater schlecht, er war blass, ein Arm hing schlaff herunter, ebenso eine Gesichtshälfte, er konnte nicht mehr sprechen – ein Schlaganfall!

Er verfiel rasch, innerhalb weniger Tage und er wurde verwirrt. Eines Tages, als ich gerade bei ihm war, fasste er mich mit beiden Händen am Arm und sagte: »Das alles musst du nicht umsonst tun, selbstverständlich werde ich dich dafür bezahlen!« Ich musste unwillkürlich etwas lachen und sagte: »Aber Großvater, das hast du mir doch alles längst bezahlt«. »So?« erwiderte er erstaunt, »wieso denn?« »Hast du denn vergessen, wie du mir immer die Fahrkarten heimlich gekauft hast, wenn ich ins Semester gefahren bin?« Er lächelte jetzt auch und sank zurück. »Ach, ja, die Fahrkarten und davon hat die Mutter nichts gewusst.« Er ist dann eines Nachts ruhig eingeschlafen, es half weder Strophantin noch ein anderes Mittel, die Herzkraft war offenbar am Ende.

Meine Mutter hat seinen Tod nicht miterlebt, sie war damals in einem Müttererholungsheim, zum ersten Mal seit vielen Jahren, war sie zur Erholung weggefahren, ich verständigte sie nicht. Als sie zurückkam und ich ihr den Tod ihres Mannes möglichst schonend beibrachte, war sie sehr gefasst. Sie hatte sich immer gewünscht, dass er vor ihr gehen könne. »Warum?« »Wer hätte sich um ihn kümmern sollen, wenn ich nicht mehr dagewesen wäre?«, meinte sie. Ich fühlte mich etwas gekränkt: »Du stellst mir aber ein schlechtes Zeugnis aus als Tochter, wenn du meinst, ich hätte mich nicht um ihn gekümmert.« »Wie hättest du das machen wollen mit deinen vielen Pflichten, dem Beruf, dem Geldverdienen und den fünf Kindern? Und ich hab jetzt noch eine Weile Ruhe, es war oft recht schwer mit ihm …« Mein Vater starb kurz vor seinem 78. Geburtstag.

Bruder Georg

Mein Bruder war der Erstgeborene und wurde Georg getauft. Er war ein stilles, braves Kind, ich kann mich kaum erinnern, jemals mit ihm gestritten zu haben und das war sicher kein gesunder Zustand. Mit Geschwistern lernt man das Streiten und das braucht man im späteren Leben so dringend. Ich habe es nie gelernt, kann bis auf den heutigen Tag nicht streiten, ich fürchte den Streit und das ist sicher ein schwerer Nachteil.

Einmal stand ich im Laden neben meiner Mutter, da kam ein Stammkunde herein, ein in Bodenbach bekannter Mann. Er hatte mehrere Söhne, ich glaube es waren vier und es waren wilde Burschen, die dauernd etwas anstellten. Der Herr klagte meiner Mutter, die Buben hätten schon wieder eine Fensterscheibe eingeworfen, er müsse schon wieder bezahlen, es sei einfach schrecklich mit dieser Bande. Die Antwort meiner Mutter war: »Mein Gott, wenn doch nur *mein* Junge einmal eine Fensterscheibe einwerfen würde!«

Ja, mein Bruder Georg war sehr brav, schon in frühen Jahren las er sehr viel und ich kann mich nicht erinnern, dass er Freunde oder Spielkameraden gehabt hätte. Wir hatten eine Zeit lang einen großen Garten hinter dem Haus, dort setzte er sich auf eine Bank, nahm ein Stöckchen und zeichnete geometrische Figuren in den Sand und versank sichtlich in tiefes Nachdenken. Mein Vater beobachtete ihn aufmerksam und versuchte herauszufinden, was in dem Jungen vorging. Er unterhielt sich mit einem Gymnasialprofessor über das Verhalten seines Sohnes und der riet ihm, Georg Privatunterricht in Mathematik geben zu lassen. Von da an blühte mein Bruder sichtlich auf und zeichnete immer eifriger Kreise und Dreiecke in den Sand. Meine armen Eltern aber machten sich nach dem frühen Tod ihres Sohnes, der mit zehn Jahren an Gehirnhautentzündung starb, die bittersten Vorwürfe. Sie waren der Ansicht, sie hätten ihn geistig überfordert und dadurch seinen Tod verursacht. Eine ganz und gar unsinnige Vorstellung und Selbstquälerei, wie ich heute weiß und Gottlob später meinen Eltern noch klarmachen konnte.

Mein Bruder wurde eines Tages krank und bettlägerig. Unser guter, alter Hausarzt kam und machte ein ernstes Gesicht. Aus der Nachbarstadt wurde ein Kinderarzt zugezogen, der dort ein kleines »Sanatorium« führte, einfach und primitiv, wie eben alles so war um 1908. Immerhin gab es dort den einzigen Röntgenapparat weit und breit und dorthin wurde also mein Bruder gebracht. Später erfuhr ich, dass man offenbar eine Lumbalpunktion bei ihm vorgenommen hatte. Die Diagnose: Gehirnhautentzündung, sie bedeutete damals das Todesurteil. Der Kummer meiner Eltern, besonders meiner Mutter war grenzenlos.

3 Schule und Weg zum Abitur

Einfach nach Deutschland gehen, so hatte mein Vater gesagt, der als junger Mann jahrelang in Deutschland, in Leipzig und Berlin, gelebt und gearbeitet hatte. Aber so einfach war das nicht, damals im Ersten Weltkrieg und wir hatten die Rechnung ohne den Wirt gemacht. Um ins »Ausland« zu reisen, brauchte man einen Pass und im Krieg natürlich ein Visum. Zu unserer großen Bestürzung erfuhren wir auf den Ämtern in Tetschen, dass es während des Krieges kein Dauer-Visum gab, d.h. keine Erlaubnis, sich auf unbegrenzte Zeit in Deutschland aufzuhalten. Aber ich war ja noch nicht erwachsen, ich war ja noch Schülerin und wollte es wieder werden, ich konnte doch unmöglich irgendeine Gefahr für Deutschland oder für die Kriegsführung oder für was immer bedeuten! Es war doch absurd, einem deutschen Mädchen die Einreise in das ganz nahe gelegene Deutsche Reich zu verweigern! Unsere Argumente nützten gar nichts, Vorschrift war Vorschrift, da war in Tetschen gar nichts zu machen.

Weder mein Vater noch ich wollten aber aufgeben. Meinem Vater fiel immer irgendein Ausweg ein. »Wir fahren einfach nach Prag und gehen auf die deutsche Gesandtschaft«, sagte er, »es ist doch einfach lächerlich, dass man dich nicht nach Deutschland lassen will, du willst doch nur lernen und studieren!«

Gesagt, getan, wir meldeten uns bei meiner Tante Marie in Prag an und suchten die deutsche Botschaft auf. Es war nicht leicht, bei einem Beamten vorgelassen zu werden, aber schließlich saßen wir einem würdevollen Herren gegenüber; er wirkte auf mich ein wenig furchterregend, sehr kühl, überaus korrekt. Ich fühlte, das war eine ganz andere Art Mensch, kein Österreicher, kein Deutsch-Böhme, dies war mein erster Kontakt mit der preußischen Art.

Derselbe Bescheid wie in Tetschen: Im Krieg gab es kein Dauervisum nach Deutschland.

Entmutigt standen wir auf der Straße und mein Vater sah offenbar keinen anderen Weg mehr, als zu kapitulieren. »Du musst halt warten, bis der Krieg aus ist, du siehst doch, dass nichts zu machen ist!« Warten, um Himmels Willen! Warten ist in meinem ganzen Leben nie meine Stärke gewesen! Wie lange denn noch? Ich wollte mich mit der Abweisung der deutschen Botschaft nicht abfinden, beschloss ich. Ich würde immer wieder hingehen, so lange, bis sie mir, um mich loszuwerden, das Dauervisum geben würden.

Nach langer Überredung ließ mich der Vater bei Tante Marie zurück und fuhr nach Bodenbach.

So wanderte ich jeden Vormittag durch die Straßen von Prag zur deutschen Botschaft und bemühte mich hartnäckig, bei einem der Beamten Gehör zu finden. Heute noch sehe ich das überaus korrekte dunkelblaue Cheviot-Kostüm und die weißen Blusen vor mir, mit denen mich meine Mutter ausgestattet hatte, damit ich einen guten Eindruck machte. Es half nichts, überall bekam ich die gleiche Abweisung, man war nicht unfreundlich zu mir, nein, dazu waren sie zu korrekt, formell-höflich auf ihre preußisch kühle Art. Nach einigen Tagen ließen sie mich einfach unbeachtet im Vorzimmer sitzen. Da kam mir der Zufall zu Hilfe. Eines Tages ging der Botschafter Freiherr v. G. an mir vorüber, begleitet von einem Beamten. Er blieb stehen und fragt: »Was will das junge Fräulein denn, ich sehe sie doch schon ein paar Tage hier sitzen! Wird sie denn nicht angehört, wird ihre Angelegenheit nicht erledigt?«

Jetzt oder nie, dachte ich und nahm allen Mut zusammen. Ich ging auf den Botschafter zu und sagte: »Exzellenz, ich will nach Deutschland, ich muss einfach und man will mir kein Dauervisum geben.« Gott sei Dank, meine Mutter hatte mir beigebracht, wie man »hohe Herrschaften« anreden musste, dies war in Österreich sehr wichtig.

Er nahm mich mit in sein Arbeitszimmer und verlangte Genaueres zu wissen. Ich trug also, zum wievielten Male, meine Angelegenheit vor. »Exzellenz, bitte, bitte, lassen Sie mich nach Deutschland, geben Sie mir das Dauervisum, ich *muss* nach Deutschland, ich *muss* studieren, ich *muss* einfach, bitte…« Fast hätte ich geweint, konnte mich aber zum Glück beherrschen. Der Botschafter reagierte sehr gütig: »Beruhigen Sie sich, mein Fräulein, ich kann Ihren Wunsch erfüllen. Gehen Sie in etwa einer Woche zur zuständigen Behörde in Ihrer Heimat, Sie werden das Dauervisum bekommen. Ich wünsche Ihnen alles Gute für die Zukunft!« Damit war ich entlassen.

Wie glücklich ich an diesem Tag in Prag auf der Straße stand, kann ich nicht beschreiben. Endlich ging es vorwärts, endlich ging es weiter. Ein letztes Hindernis tauchte auf. Bevor ich das Dauervisum bekommen sollte, musste ich noch allerhand Dokumente beibringen, u.a. ein ärztliches Zeugnis, dass ich gegen Pocken geimpft war. Oh weh! Ich war es nicht! So wurde ich zu unserem Hausarzt Dr. H. geschickt, mit der Bitte mich zu impfen. Der sah sich das große, kräftige Mädchen von 16 Jahren an, das ich nun geworden war und schüttelte den Kopf. »In einer Woche willst du, musst du fahren, sonst verfällt dein Visum, da kann ich dich nicht mehr impfen.

Ich kann nicht sagen, wie du reagieren wirst, ob Komplikationen eintreten, das kann man nicht voraussehen.« Nachdenklich und kopfschüttelnd saß er vor mir. Mir wollte schier das Herz stillstehen, sollten meine Pläne nun daran scheitern, an diesem albernen Impfzeugnis, das konnte doch nicht sein! Zum Glück war unser guter Dr. H. kein preußischer Beamter. »Ach was«, sagte er, »dummes Zeug! Ich schreib dir einfach ein Impfzeugnis, da kräht doch kein Hahn danach.« Mit dem Zeugnis und unaussprechlich erleichtert ging ich heim.

Endlich, endlich war also der Weg frei nach Deutschland. Der erste Schritt zu meinem Ziel war getan und ich war so glücklich wie nie zuvor in meinem Leben. Ganz ohne Zwiespalt war ich nicht. Das Gefühl meine Mutter zu verlassen, sie im Stich zu lassen, bedrückte mich sehr. Ihre Zukunftspläne hatte ich zunichte gemacht, dass ich das Geschäft nicht übernehmen würde war klar, aber ebenso klar war auch, dass ich sie allein ließ mit all ihren Sorgen. Den Sorgen um das Geschäft, das gerade unsere Existenz ermöglichte, aber beileibe keine Reichtümer einbrachte. Den Sorgen um meinen herzensguten, aber unberechenbaren Vater, bei dem es immer wieder zu mehr oder weniger schweren Rückfällen mit dem Alkohol kam. Ich war im Begriff, sie damit alleine zu lassen und doch habe ich keinen Augenblick gezögert. Es gab ja auch gegenteilige Gefühle, endlich würde ich der verhassten Hausarbeit entfliehen, das allein war schon ein Glück, denn leider, leider muss ich gestehen, dass ich die Arbeit daheim mit Widerwillen getan habe. Meine Mutter war streng, sie hat mir nichts erspart, aber wie unsinnig erschien mir die tägliche Staubwischerei, Geschirr zu spülen und abzutrocknen. Wie unerfreulich war das Wäschewaschen im dunklen Keller von Hand mit der Wäscherumpel, waschen mit der Bürste war verpönt, es würde die Wäsche viel zu sehr angreifen. Natürlich musste die Wäsche blütenweiß sein, vergraute Wäsche, welch eine Schande für die Hausfrau! Ich bin als Kind mit einem Leiterwägelchen voll feuchter Wäsche zu einer großen Wiese am Stadtrand gefahren. Dort wurde die Wäsche an schönen Sommertagen auf die Bleiche gelegt, auf den Rasen. Es waren einige alte Frauen da, die die Wäsche immer wieder begossen oder ich musste immer wieder hingehen und gießen. Gegen Abend wurde die Wäsche heimgefahren, nochmals gründlich gespült und auf dem Speicher zum Trocknen aufgehängt. Mühsam war das alles und todmüde fiel ich abends ins Bett. So sinnlos schien mir die ganze Hausarbeit in ihrer ewigen Wiederholung, ganz besonders verhasst war mir das Staubwischen.

Als meine Mutter wieder einmal kontrollierte, ob ich auch ordentlich Staub gewischt hatte, mich sehr tadelte und darauf hinwies, dass mein künftiger Mann nicht zufrieden sein würde und mit mir eine schlechte Hausfrau bekommen würde, schrie ich wütend: »Der Mann muss erst noch geboren werden, für den ich jeden Tag Staub wischen tät!«, ein Aufschrei, der später oft zitiert wurde.

Wie sollte es nun weitergehen, wie den Weg finden von meiner Volksschulbildung plus Englischkenntnissen, aber ohne ein Wort Latein, von Mathematik und allem anderen ganz zu schweigen. Das Abitur stand wie eine hohe Mauer vor mir, würde ich sie jemals überwinden? Obwohl ich ja eigentlich niemals an eine spätere Heirat dachte, so nahm ich mir doch im Stillen vor: Sollte ich jemals Kinder haben, dann sollten sie niemals dieses verzweifelt-ohnmächtige Gefühl erleben müssen, nicht weiterkommen zu können, vor einer Mauer zu stehen. Damals während des Ersten Weltkrieges gab es noch nichts von den vielfältigen Aufstiegsmöglichkeiten unserer Zeit, der achtziger Jahre. Wem mit zehn Jahren der Einstieg ins Gymnasium nicht gelang, der war ein für alle Mal von der sogenannten höheren Bildung ausgeschlossen.

Mein Vater hat sich sein Leben lang für alles Mögliche interessiert, darunter auch für Schulreformen. Mit den Unterrichtsmethoden seines Gymnasiums war er nachträglich gar nicht mehr einverstanden, es war wohl ein sehr schematischer Drill gewesen. Er las Bücher über Schulreform und führte Gespräche. Dadurch entdeckte er ein Internat in Deutschland, die Dürerschule. Es gab damals einen Dürerbund und eine Zeitschrift »Der Kunstwart«. Heute würde man sagen, dass sie ausgesprochen konservativ war und breite Kreise zur klassischen altdeutschen Kunst, z.B. eben Dürer zurückführen wollte. Dürer hat mein Vater aufs höchste geschätzt, dies stimmte überein mit seinem deutschnationalen Patriotismus, mit seinen alldeutschen Überzeugungen.

Der Name »Dürerschule« verfehlte also seine Wirkung auf meinen Vater nicht. Er ließ einen Prospekt kommen und korrespondierte mit dem Leiter der Schule. In der Dürerschule bestand Koedukation, das war damals 1916/1917 noch ungewöhnlich. Endlich war also die Tatsache, ein Mädchen zu sein, kein Hindernis. Der Lehrplan, das ganze Programm wirkte auf meinen Vater wohl recht fortschrittlich, es schien mit vielem überein zu stimmen, was er über Schulreform gelesen hatte und mit seinen eigenen Vorstellungen von Erziehung und Unterricht. All dies machte ihn sicher etwas unkritisch. Er meldete mich an und brachte mich im Herbst 1917 zu Schuljahresbeginn dorthin.

Es war eine weite Reise für mich, sie führte mich in die Gegend des Vogelberges in Hessen. Die Schule lag ganz auf dem Lande, von Wiesen und Wäldern umgeben. Dass die ganze Anlage recht kümmerlich war, die Häuser schlecht gebaut, im Fachwerkstil, ohne Doppelfenster und nicht gut instand, sah ich in meiner Begeisterung natürlich nicht. Mein Vater hatte das schnell erkannt, das hat er mir später gestanden. Alles wirkte provisorisch, ja ärmlich. Entscheidend aber für ihn war, dass der größte Teil der Schüler Juden waren und ebenso die Lehrer. Der Mathematiklehrer war ein aus Russland emigrierter Jude, seine Frau ebenfalls Jüdin, ebenso seine Schwester, die mit dem Deutsch- und Geschichtslehrer verheiratet war. Mein Vater blieb einige Tage in der Dürerschule und sah sich die Sache genau an. Später hat er mir gestanden, dass er mich vor seiner Abreise gleich wieder abgemeldet hatte, das war nichts für seine Tochter! Mir hat er das erst viel später mitgeteilt, als ich schon Monate in der Dürerschule war, dort Fuß gefasst und Freunde und Freundinnen gefunden hatte und untröstlich war, dass ich die Schule verlassen musste. Mein Vater nannte mir damals seine Gründe nicht, ich erfuhr sie erst sehr viel später. Trotzdem ich seinen radikalen Antisemitismus niemals geteilt habe, muss ich nachträglich sagen, dass er offenbar einen guten Instinkt bewiesen hat, indem er mich von der Schule nahm. Jahre später habe ich erfahren, dass der Leiter der Schule, er war *kein* Jude, intime Beziehungen zu einer Schülerin hatte und ins Gefängnis kam. Die Dürerschule löste sich auf, soviel ich weiß.

Doch zunächst blieb ich eine Zeitlang da. Mein Vater musste nach einer anderen Schule suchen und das ging nicht von heute auf morgen. An den Unterricht in der Dürerschule kann ich mich kaum erinnern, wohl aber an die Lehrer und Schulfreunde. Sie förderten mich auf jede Weise und ließen mich niemals mein riesengroßes Defizit an Wissen und meine einfach Herkunft spüren.

Die anderen Schüler stammten großenteils aus »besseren Verhältnissen«. Sie waren auf diese Schule aus verschiedenen Gründen gekommen. Der eine war Epileptiker und ich habe einmal im Speisesaal einen schweren Anfall miterlebt, der mich tief erschüttert hat. Sicher war es ihm unmöglich, eine herkömmliche Schule zu besuchen, er wäre sicher Ziel von Spott und Hänselei gewesen, noch dazu als Jude. Der andere aus dem Frankfurter Bankiers-Haus hatte eine krankhafte Bewegungsstörung. Er zappelte fortwährend mit Armen und Beinen, konnte dies nicht beherrschen und hatte einen stampfenden, unsicheren Gang. Später lernte ich, dass man diese Krankheit als »Chorea major« bezeichnete, im Gegensatz zur »Chorea minor«, dem Veitstanz.

Am wichtigsten für mich aber wurde Eberhard Fahrenhorst[3], der gesund und »normal« war und schon dicht vor dem Abitur stand, mir also in

Wissen und Bildung weit voraus. Wieso er auf die Dürerschule gekommen war, weiß ich nicht, denn er war ein ausgezeichneter Schüler mit einem feinen, ja vornehmen Gesicht, blond und blauäugig. Dumm und unerfahren, wie ich war, habe ich mich in ihn verliebt, ohne dies selbst recht zu merken. Trotz der baldigen Trennung wurde daraus das, was man eine große Liebe nennt und sie wurde von ihm erwidert. Wir haben jahrelang intensiv Briefe miteinander gewechselt, das hat mir sehr viel bedeutet. Er wurde bald zum Heer eingezogen und kam an die Westfront und Jahr und Tag habe ich insgeheim um sein Leben gezittert. Jeder Feldpostbrief war ein unaussprechliches Glück. Unter abenteuerlichen Umständen, mit Hilfe faustdicker Lügen, habe ich ihn auf dem großen Truppenübungslatz Jüterbog besucht, ehe er ins Feld musste. Zum Glück kam Eberhard gesund aus dem Krieg heim. Ich habe ihn in Heidelberg und Göttingen wieder getroffen, ja er war der Anlass, weswegen ich an diese Universitäten ging. Durch die Anregung von Eberhard wuchs auch das Verständnis für Lyrik. Wir saßen abends und an den Wochenenden viel beisammen, durchaus nicht nur miteinander, sondern auch mit anderen Freunden und wir lasen uns gegenseitig Gedichte vor, Goethe vor allem, alle Dichter der Romantik, immer wieder Hölderlin, den wir sehr verehrten und dessen Schicksal mich sehr erschütterte. Vieles war mir gänzlich unbekannt, mir tat sich eine neue Welt auf und diese Welt versank für einige Jahre mit meinem Weggehen von der Dürerschule. Unvergängliche, wunderbare Gedichte haben mich mein Leben lang begleitet, bis in die Gefängniszelle, bis ins Lager hinter dem Stacheldraht. Jetzt im Alter entdecke ich sie förmlich neu.

Wenn es um mich und mein Fortkommen ging, war mein Vater unermüdlich und so ruhte er nicht, bis er eine neue Schule für mich gefunden hatte. Es waren die Deutschen Landerziehungsheime, die Dr. Hermann Lietz gegründet hatte. Dr. Lietz war eigentlich Theologe. Zu der Zeit, zu der er sein Studium beendet hatte, mussten die Theologen einige Jahre Wartezeit durchstehen, es gab beileibe nicht sofort eine Vikar-Stelle. Diese Zeit verbrachten sie vielfach in vornehmen Familien als Hauslehrer, so z.B. auch in früherer Zeit Hölderlin. Herr Dr. Lietz ging nach England an ein Internat und dies sollte für sein ganzes Leben entscheidend werden. Es ging dort in allem offenbar viel freier zu als in Deutschland. Er kehrte von dort mit seinen Erfahrungen und eigenen Ideen zurück, wie eine ideale Schule auszusehen hätte. Auf dem Lande sollte sie liegen, fern vom schädlichen Einfluss großer Städte. Die Schüler sollten mit der Natur leben, Sport, Landwirtschaft, Gartenbau und Handwerke betreiben. Mit den Lehrern, die weitgehend mit den Schülern in kleinen Gruppen lebten, ein freundschaftliches Verhältnis haben, das bis zum vertraulichen »Du« ging. Lietz hat dies alles in verschiedenen Schriften festgelegt, es gibt auch eine Biografie von ihm.

Heute ist vieles von Lietz' Ideen ganz alltäglich und wohlbekannt. Damals aber waren seine Vorstellungen von der Erziehung von Kindern und Jugendlichen etwas ganz Neues, einfach revolutionär. Dabei lagen sie irgendwie in der Luft, sie ähnelten z.B sehr den Ideen des berühmten bayrischen Pädagogen Kerschensteiner. Später hatte ich das Glück, ihn in München kennenzulernen.

Abermals ließ sich mein Vater Schriften und Prospekte kommen. Was er von den Lietz-Schulen las, sagte ihm außerordentlich zu. Sie waren deutsch-national ausgerichtet, Juden wurden nicht aufgenommen. Zwar war Lietz kein radikaler Antisemit, aber er begründete dies damit, dass jüdische Kinder früher reif würden als die deutschen Kinder und somit nicht in den Gesamtrahmen der Schule passten. Eine antisemitische Äußerung habe ich in den drei Jahren meiner Schulzeit dort nie gehört. Juden waren eben anders, sie kamen bei uns nicht vor.

In unerhörter Arbeit, Askese und Anstrengung hat Lietz, der selbst mittellos war, im Laufe der Jahre drei Internate aufgebaut. Ilsenburg am Harz für die untersten drei Klassen der Oberschule, Haubinda in Thüringen für die drei mittleren Klassen, Schloss Bieberstein in der Rhön, das ehemalige Sommerschloss der Fürstbischöfe von Fulda, für die drei oberen Klassen. Diese Oberstufe war während des Krieges geschlossen, denn schon die 17 bis 18-Jährigen mussten damals zum Heer, ins Feld, zur Marine. Das Schloss war für diese Zeit vermietet .

Die Ideen und Grundsätze von Dr. Lietz sagten meinem Vater ganz außerordentlich zu, das war seiner Meinung nach die richtige Schule für mich. Würde man mich aber aufnehmen mit meinen mehr als lückenhaften Kenntnissen? Es wurden Briefe gewechselt und ein neues Hindernis trat auf: Dr. Lietz nahm nur Jungen auf. Es war einfach ein Unglück, ein Mädchen zu sein! Hätte mein Vater mich doch nur in der Dürerschule gelassen, aber das war ja nun vorbei. Da kam erneut ein Schreiben von Dr. Lietz, er wusste inzwischen Bescheid über das österreichisch-deutsche Mädchen, über ihre mangelhafte Vorbildung, über die Schwierigkeiten, mit denen sie zu kämpfen hatte. Er war sehr großzügig und ganz unbürokratisch und schlug meinem Vater vor, mich zunächst für ein Vierteljahr nach Haubinda zur Probe zu bringen, man würde sehen, wie weit man mit mir kommen würde. »Zur Ansicht« also, wie ich zu mir im Stillen sagte.

Meine Mutter machte ein bedenkliches Gesicht: »Dort willst du zur Schule gehen? Als Mädchen allein unter 90 Jungen im Alter von 14-18 Jahren. Was meinst du wohl, wie es dir da gehen wird? Ja, traust du dich denn das überhaupt?« Jetzt kam mir eine Eigenschaft zur Hilfe, die ich von Kind an hatte und die meine Eltern immer bestärkt hatten: ich war absolut furchtlos, habe mich nie geängstigt. Es gab in meiner Kinderstube keinen »schwarzen Mann«, keinerlei Bedrohung durch etwas Ungewisses. Vor dem katholischen Glauben hatte mich mein Vater bewahrt, denn katholisch erzogene Kinder werden viel geängstigt. Ich würde mich schon wehren, sie würden mich schon nicht fressen, dachte ich in meinem schrankenlosen Optimismus.

So brachte mich meine kleine Mutter, die ich damals schon um Hauptes-länge überragte, nach Haubinda in Thüringen. Das war eine Art Siedlung, ganz auf dem Lande, im Halbrund angelegt. Im Zentrum das Haupthaus, ein großer Bau, in dem die Klassenzimmer, der Speisesaal, die Küche und Nebenräume untergebracht waren. Davor lag der große Garten mit vielen Obstbäumen und Gemüsebeeten. Dies war für unsere Ernährung in Kriegszeiten natürlich unschätzbar. Nie wieder haben mir Äpfel so gut geschmeckt wie die Goldreinetten und Parmänen aus diesem Garten. Um das Haupthaus, im Halbkreis herum, standen einzelne, kleine Häuser, dort wohnten die Schüler und Lehrer mit ihren Familien. Zu jedem Lehrer gehörte eine Anzahl Schüler, sie bildeten mit seiner eigenen eine Art erweiterte Familie. Diese Anordnung für die Lehrer, deren Frauen und Kinder erforderte sehr große Opfer an das Privatleben, das war uns jungen Menschen gar nicht klar. Nur wenn ich Frau Jutta Lietz gegenüberstand, ahnte ich etwas davon. Sie war eine große, schlanke Frau mit einem feinen, klaren Gesicht, das immer sanfte Freundlichkeit, aber auch leise Wehmut ausdrückte. Erst sehr viel später habe ich geahnt, wie schwer sie es wohl mit dem sehr viel älteren Dr. Lietz gehabt haben mag, dem Idealisten, der besessen war von seinen Ideen, seiner Arbeit und an dem von Weichheit und Zärtlichkeit nichts zu spüren war.

Im Haupthaus bekam ich ein kleines Zimmer angewiesen, mein großer Reisekorb wurde hereingebracht und nun ging's ans Auspacken. Meine kleine Mutter setzte sich erschöpft und überwältigt von den neuen Eindrücken aufs Bett. Für unsere heimatlichen böhmischen Begriffe schien wohl alles recht dürftig. Es gab nicht einmal ein Federbett, für einen böhmischen Menschen doch unentbehrlich! Damals habe ich meine Mutter ein wenig verzagt gesehen, eigentlich wie noch nie.

»Willst du denn wirklich hier bleiben, hier unter den vielen großen Jungen? Überleg es dir gut! Willst du nicht lieber mit mir nach Hause fahren? Ich versprech' dir, dass dich niemand auslachen wird, dass jeder das gut verstehen wird, fahr doch lieber mit mir wieder heim!«

Ich aber lehnte ihren Vorschlag entschieden ab, mir gefiel es hier! Keine Mädchen mit albernem Getue, den lächerlichen Eitelkeiten, den Sorgen um Kleider, Tanzschule etc. Ich würde mit den Jungen schon auskommen, da war mir nicht bange und mit Herzweh, aber gänzlich ohne Angst, sah ich meine Mutter abreisen. Mit Ablehnung und Feindschaft vonseiten der Jungen rechnete ich, das schien mir selbstverständlich, darauf machte ich mich gefasst. Sicher waren sie empört, dass da plötzlich in ihrer Mitte ein weibliches Wesen auftauchte. Ich war entschlossen mich durchzukämpfen, mich von dieser geballten männlichen Übermacht nicht unterkriegen zu lassen. Es kam ganz anders und das ahnte ich nicht. In den drei Schuljahren im Heim habe ich von meinen Mitschülern nicht eine einzige Feindseligkeit erfahren, ganz im Gegenteil, beste Kameradschaft und treueste Freundschaft bis auf den heutigen Tag und von Einzelnen so viel tiefe Jugendliebe, dass sie für mich zum Problem wurde.

Zunächst war ich für Dr. Lietz und das Lehrerkollegium ein Problem, und was für eines. Ich war noch nicht ganz 17 Jahre alt und gehörte nach meinem Alter in die 7. Klasse der Oberrealschule, also in die Obersekunda. Als Vorbildung die österreichische Volksschule und leidliche Englischkenntnisse, durch meinen Privatunterricht. Aber Mathematik, Physik und Chemie, Französisch, Geschichte nach deutschen Begriffen: das blanke Nichts, tabula rasa, wohin man auch sah! Was sollte man mit mir anfangen? Es wurde wegen mir eine eigene Lehrerkonferenz einberufen.

Wohl nur ein Pädagoge wie Lietz war dieser Situation auf Anhieb gewachsen. Lachend hat er mir später erzählt, dass er nach einem Bismarck'schen Prinzip gehandelt habe. »Setzen wir Deutschland nur in den Sattel, reiten wird es schon können.« So setzte er mich, die Hanni Barsch aus dem alten Österreich in den Sattel der Obersekunda, wohin ich meinem Alter nach gehörte, verordnete mir Nachhilfe in Mathematik und Französisch und wartete mit den anderen Lehrern zusammen zunächst einmal ab.

Die erste Unterrichtsstunde ist mir unvergesslich, es war mir dann doch bang zumute, als ich in den Klassenraum kam. Mir wurde ein Platz zugewiesen neben Kurt Z., einem schlanken, blonden, blauäugigem Jungen, der das Heim von der untersten Klasse an durchlaufen hatte und also ganz zuhause hier war in Haubinda. Mit Vorliebe wurde die erste Unterrichtsstunde der Mathematik gewidmet. Der Lehrer war ein Schweizer, sehr viele deutsche Lehrer waren ja im Krieg. Seine Schüler nannten ihn »Mucki«, Spitznamen galten im Heim nicht als tadelnswert. Fast alle Jungen hatten einen, mein

Bankgenosse hieß »Zicke«, weil »Zicke« in seinem Nachnamen vorkam. Die Klasse war klein, wir waren etwa zwölf. Schon dies war für mich merkwürdig nach den riesigen Volksschulklassen daheim. Der Lehrer erklärte, schrieb an die Tafel, Schüler wurden aufgerufen, an die Tafel geschickt, um Aufgaben zu lösen. Ich wurde verschont, nicht weiter beachtet. Wie froh war ich darüber! Denn zum ersten Mal in meinem Leben sah ich, dass man mit Buchstaben rechnete. Was war denn das? War ich verrückt, oder waren es die anderen? Verstört und erschüttert blieb ich zurück, bemüht meine völlige Unsicherheit nicht zu zeigen. Wie grenzenlos dumm musste ich sein! Denn den Jungen schien dies keineswegs sonderbar, sie hantierten ganz gewandt damit herum.

Nun, am Nachmittag hatte ich die erste Nachhilfestunde bei Dr. Bruckmann, so hieß unser Mathematiklehrer. *Sechs* Jahre Mathematik waren nachzuholen, Geometrie und Algebra! Von der Volksschule brachte ich mit: die vier Grundrechenarten. Dr. B. fing mit Geometrie an, er dachte wohl, das würde mir leichter fallen als die abstrakte Algebra. Er fing an zu zeichnen, zu erklären – ich strengte mich an, aber ich begriff und begriff nicht. Endlich schien ihm ein Gedanke zu kommen und er fragte: »Weißt du eigentlich, dass ein rechter Winkel 90 Grad hat und der Kreis 360 Grad?« Ich antwortete mit einem recht verzagten Nein. Nie werde ich den hörbar tiefen Atemzug des guten Dr. B. vergessen und seinen Ausspruch in bestem Schweizerdeutsch: »So, dann müssen wir also ganz von vorne anfangen!« Das taten wir dann auch und zu seiner Genugtuung ging es mit Riesenschritten vorwärts und die Mathematik hat mir keine Schwierigkeiten mehr gemacht. Ich begriff alles sofort, er musste nichts zweimal erklären und wenn ich an irgendeinem Punkt eine Unsicherheit spürte, kam mir ein Klassenkamerad zur Hilfe.

Oft wurde ich später gefragt, wie ich denn das alles geschafft habe, in so kurzer Zeit so viel Stoff nachzuholen. Ich glaube da nicht an eine außergewöhnliche Begabung, sondern führe das auf ein paar simple Umstände zurück. Erstens war mein Gehirn völlig ausgeruht, hatte ich es doch bis zu meinem 16. Lebensjahr so gut wie nicht angestrengt. Die Volksschule hatte ich mühelos bewältigt. Der zweite Umstand, der mir sehr zugute kam, war mein außerordentlich gutes Gedächtnis und das hat mit Intelligenz eigentlich nichts zu tun. Vor allem hatte ich aber das, was man heute »Motivation« nennt, den inneren Antrieb etwas zu lernen, vorwärts zu kommen mit dem Ziel Universität. In mein Leben passte nur Wissen, Bildung, Lernen, Abitur, Universität und Medizin, in diesen Kategorien bewegte sich bei mir alles. Ein rechter Blaustrumpf muss ich damals gewesen sein und ich kann mich nur wundern, dass mich die Jungen trotzdem mochten, das dunkelhaarige, große Mädchen aus Böhmen, das nichts auf Kleider gab und Eitelkeit nicht kannte.

Dr. Lietz hatte meinem Vater geschrieben, man würde mich ohne weiteres in die nächst höhere Klasse versetzen, wenn er damit einverstanden wäre, ich würde das gewiss schaffen. Ein Jahr konnte dadurch gespart werden, ein Jahr früher konnte ich die Universität erreichen! Vor allem konnte aber ein Jahr Kosten für meine Eltern gespart werden. Ich habe nie erfahren, wie hoch sie waren, bestimmt schwindelnd hoch für den Ertrag unseres Geschäftes.

Noch ein weiterer Umstand kam mir beim Nachholen des großen Wissensstoffes zu Hilfe, die natürliche Neigung zum Frühaufstehen. Ich habe sie wahrscheinlich von meiner Mutter geerbt und die Lebensführung in meinem Elternhaus hat sie noch verstärkt. Langes Im-Bett-liegen, etwa am Sonntagmorgen, gab es daheim nicht. So war es im Landerziehungsheim ein Leichtes für mich, etwa um vier Uhr früh aufzustehen und mich an die Bücher zu setzen.

Mein Leben lang bin ich eine Früharbeiterin gewesen, abends, bis in die Nacht hinein, wie es so viele Kopfarbeiter tun, bekam ich nichts mehr zustande. In den 30er Jahren, als ich Ehemann, Hausstand und Kinder hatte, stand ich regelmäßig um drei Uhr früh auf und setzte mich an die Schreibmaschine in meinem kleinen Arbeitszimmer, in dem ich niemanden störte.

Jetzt muss ich aber noch einmal zu Dr. Lietz zurückgehen, zu dem Mann, der mir den riesigen Sprung ins höhere deutsche Schulwesen und damit in die Universität ermöglicht hat. Ich kann ihm nicht dankbar genug sein, denn kein anderer hätte es mit mir gewagt. Dr. Lietz wurde 1886 auf einem Landgut auf Rügen geboren, sein Leben ist ein Stück Geschichte der Pädagogik. Vieles, was heute selbstverständlich ist für die Landschulheime wie auch für die Staatsschulen, der Schulsport, die Schüler- und Elternmitbestimmung, stammt wohl von ihm und war seinerzeit durchaus neu und revolutionär. Was er geleistet hat, wie sehr er hat kämpfen müssen, liest man am besten in seinen »Lebenserinnerungen« nach.

Als ich ihn kennenlernte, mitten im Ersten Weltkrieg, stand er in der zweiten Hälfte seiner 40er Jahre. Er war eher klein, untersetzt und breitschultrig. Die Haare waren eisengrau, die Augen dunkel, das Gesicht markant durch die breiten Backenknochen, also durchaus nicht »germanisch«, was man so darunter verstand. Er war etwas entstellt dadurch, dass im Oberkiefer die Zähne fehlten, sie waren ihm einmal beim Rugby ausgeschlagen worden und an Ersatz dachte er offenbar nicht. Ich erinnere mich an ihn nur als ernsten Mann und kann mich nicht erinnern, ihn jemals lachen oder auch nur lächeln gesehen zu haben. Heute scheint mir, dass er wohl frühzeitig verbraucht war durch ein Übermaß an Arbeit und Strapazen, die er sich sein Leben lang zugemutet hatte. Die Sorgen um die materiellen Grundlagen der drei großen Heime, die er in acht Jahren aufgebaut hatte, durch den Kummer über die Lage Deutschlands in dem mörderischen Krieg. Seine Gesinnung war entschieden deutsch-national, seine Lebenseinstellung extrem spartanisch. In diesem Sinne lebten die Schüler in seinen Heimen, so erzog er sie. Zweifellos hat er dabei die Kräfte der Jungen oft überschätzt, vor allem auch weil keinerlei ärztliche Kontrolle bestand, keinerlei Untersuchung, was man dem Einzelnen zumuten konnte oder nicht. Das galt auch für die gleichermaßen nicht geringen Anforderungen im Unterricht. Hermann Lietz, der »Alte«, wie wir ihn nannten, stand zu meiner Schulzeit meinen Kameraden und mir nicht sonderlich nahe. Er war uns irgendwie entrückt, von Nähe habe ich nie etwas gespürt. Sein Unterricht in Deutsch, Geschichte und Religionsgeschichte war hervorragend. Ich kam überall gut mit, besonders lag mir der deutsche Aufsatz, da lieferte ich nicht selten den besten der Klasse.

Ob ich mich heute noch ganz exakt an die Einzelheiten unseres Tagesablaufes im Heim erinnere, kann ich nicht sagen, aber ich will es versuchen. Die große Glocke am Hauptgebäude läutete sehr früh, im Sommer um 5 Uhr 30, im Winter um 6 Uhr. Man musste eilig aufstehen und hatte, ohne sich vorher zu waschen, nach wenigen Minuten vor dem Haus zum Dauerlauf anzutreten. Das war damals eine ganz unerhörte Sache. Heute, da Jogging Mode ist, erscheint es nicht mehr so. Wir liefen klassenweise, und je älter und größer die Jungen waren, desto länger war die Strecke. Es war sicherlich falsch, dass jeder Schüler, der neu eintrat, sofort und völlig untrainiert die ganze Strecke mitzulaufen hatte. Wie schon gesagt, an ärztliche Gesichtspunkte dachte niemand. Immer wieder versuchte einer, sich vom Dauerlauf zu drücken. Es war ja auch für die meisten zu verführerisch, ein wenig länger im Bett zu bleiben und die anderen sich abstrampeln zu lassen. Das aber wurde scharf getadelt, wenn es entdeckt wurde, Drückebergerei wurde nicht geduldet, auf keinem Gebiet.

Als ich wenige Tage im Heim war, suchte mich Jutta Lietz in meinem kleinen Zimmer auf. Ich hatte von Anfang an pflichtgemäß den Dauerlauf mitgemacht, ich kam gar nicht auf den Gedanken ihm fernzubleiben.

Natürlich hat er mich außerordentlich angestrengt, schweißgebadet und schwer keuchend kam ich jedes Mal zurück. Es war nicht einfach mit den langbeinigen trainierten Jungen mitzuhalten, aber nachgeben, zurückbleiben, kam nicht in Frage. Nach ein paar einleitenden Fragen, ob ich mich eingelebt hätte und wohl überall mitkäme, brachte sie die Rede auf den Dauerlauf. Auch ihr gegenüber gab ich nicht zu, wie schwer er mir fiel. Dann gab sie mir zu verstehen, dass ich nicht zu laufen brauchte, wenn ich »meine Tage« hätte. Diese Dinge – Menstruation etc. – waren damals ja in einer Weise tabu, die man sich heute 1984 gar nicht mehr vorstellen kann. Als es dann soweit war, ging ich erstmals nicht zum Dauerlauf, aber was passierte? Als ich zum Unterricht in die Klasse kam, fielen die Jungen förmlich über mich her: »Du hast dich heute vor dem Dauerlauf gedrückt, was fällt dir ein? Das darfst du keinesfalls, wenn das der Alte erfährt…« Auf die naheliegende Erklärung, weshalb ein weibliches Wesen nicht allzeit laufbereit ist oder sein mag, kamen die Jungen nicht. Sie waren sicherlich in diesen Dingen noch sehr unwissend. Ich hätte mir lieber die Zunge abgebissen, als ihnen den wahren Grund meines Fernbleibens zu sagen. Die Situation war mir so maßlos peinlich, dass ich fortan genau wie die Jungen täglich pünktlich zum Dauerlauf antrat, »Tage« oder nicht. Es hat mir nicht geschadet und ich hielt von Jugend an die Schonung der Frauen in dieser Zeit eigentlich für einen Unsinn, für eine Einbildung. Dazu trug wieder die Erziehung meiner Mutter bei. Als ich das erste Mal das Phänomen der Menstruation erlebte und meine Mutter mir eröffnete, dies würde nun alle vier Wochen passieren, überfiel mich ohnmächtige, ja schreckliche Wut. Das sollte mir passieren und allen anderen weiblichen Wesen und den Jungen nicht? Dagegen sollte man nichts tun können? Was für eine himmelschreiende Ungerechtigkeit! Ich beschloss, diese Sache völlig zu ignorieren, soweit dies nur irgend möglich war. Ich turnte weiter, ich ging schwimmen, soweit dies rein äußerlich möglich war. Ich mokierte mich über die »Schonung« anderer Mädchen. Meine Mutter dachte wie ich, d.h. ich wie sie. Das war eine natürliche Sache, keines Aufhebens wert. Klagte ich doch einmal, was selten vorkam, über Bauchweh oder Ziehen, dann war ihre regelmäßige Antwort: »Arbeite nur weiter, dann vergeht's schon!« Diesem Prinzip bin ich mein Leben lang treu geblieben, auch später während der Schwangerschaften und ich bin gut damit gefahren, besonders im Landerziehungsheim.

Einige Zugeständnisse an meine Weiblichkeit wurden schließlich doch gemacht. An einem Punkt aber gab es keine Gnade für mich, das war der tägliche Gartenbau von zwei Stunden Dauer am Nachmittag. Es war verlorene Zeit, wie ich meinte, sie setzte mir am meisten zu. So ließ ich mich eines Tages beim »Alten« melden und bat ihn, er möge mich vom Gartenbau befreien Da fand ich jedoch bei Hermann Lietz kein offenes Ohr, Gartenbau musste sein! Die Arbeit in Garten und Feld, mit der Erde, der Heimat, war ein Kernpunkt in der Pädagogik von Lietz, da gab es kein Pardon. Nur im letzten halben Jahr vor dem Abitur waren wir davon befreit.

Ein Teil des Nachmittags galt den Arbeitsstunden, das war die Zeit, in der man die Aufgaben aus dem Unterricht erledigen, den Stoff wiederholen und in die soliden, rotgebundenen Hefte eintragen musste. Lehrbücher gab es eigentlich gar nicht, wie später an der Universität machten wir uns während des Unterrichtes Notizen, diesen Stoff arbeiteten wir dann später in den Heften aus. In Deutsch, Geschichte und Religionsgeschichte lasen wir ausschließlich Quellen. Sehr genau haben wir uns mit dem neuen Testament befasst und die einzelnen Evangelien kritisch miteinander verglichen. Erst in diesem Unterricht habe ich wirklich Bekanntschaft mit der Bibel gemacht. Kein Wunder, schließlich war das erste Studium von Lietz die Theologie gewesen. Zum Glauben erzog einen dieser Unterricht nicht, kann man dazu überhaupt erziehen? Meinen Lebtag habe ich nicht daran glauben können, dass Christus am Kreuz für mich und meine Sünden gestorben ist, so sehr ich mich auch darum bemüht habe. Auch nicht in den schlimmsten Lagen meines Lebens, z.B. als ich allein in der Gefängniszelle war, in der Gewalt der feindlichen Amerikaner, im Bewusstsein eines völlig ungewissen Schicksals. Trotz meiner Ungläubigkeit jedem religiösen (oder vielmehr kirchlichen) Dogma gegenüber bin ich in der evangelischen Kirche geblieben, dafür war später auch meine Ehe ausschlaggebend und die Frage der Kindererziehung. Heute, am Ende meines Lebens, bleibe ich in der Kirche, weil sie die einzige Institution ist, die die Menschen vom Seelischen her erfasst und das erscheint mir sehr wichtig in dieser Zeit der seelischen Verkümmerung, vor allem auch in der Medizin und in der ärztlichen Arbeit.

Während der Arbeitszeit saß jeder für sich auf seiner »Bude«. Jeder Oberprimaner, der vor dem Abitur stand, hatte ein Einzelzimmer. Eine Aufsicht in diesen Stunden gab es nicht. Man sollte für sich bleiben, lernen und arbeiten, aber ein kurzer Besuch bei einem Kameraden, eine Frage hie und da war durchaus nicht verboten. Einmal während dieser Stunden ging einer der Lehrer durch die Zimmer, erkundigte sich, ob man zurechtkam und half, wenn nötig. Meine ersten beiden Schuljahre verbrachte ich in Haubinda, das letzte Jahr aber nach Kriegsende auf Schloss Bieberstein.

Von dem alten Schloss hatte man eine herrliche Aussicht auf die Berge der Rhön, auf die Milseburg und die Wasserkuppe. Wie oft sind wir in dieser herrlichen Mittelgebirgslandschaft gewandert. Auf der Wasserkuppe gehörte dem Heim ein kleines bäuerliches Haus, eine Art Hütte. Dort konnte man rasten, kochen, auch übernachten, die Hütte lag auf der Höhe der Rhön. Wir durchstreiften das Hochmoor der Rhön, dort wuchsen üppige Vergissmeinnicht, Trollblumen, Silberdisteln. Es ist eine wundervolle Gegend von einem besonderen Zauber, der mir unvergesslich ist.

Die Rhön ist eine rauere Gegend als die um Haubinda, sie liegt wohl auch höher. Der Winter ist dort länger und strenger. Die weiten, geschwungenen Hänge sind sehr geeignet zum Skifahren. Dies stand damals noch in den Anfängen und nolens volens musste auch ich eines Tages die Skier anschnallen. Hier beim Wintersport zeigte sich meine unsportliche Natur besonders krass, ich versagte auf der ganzen Linie. Die Jungen konnten alle skilaufen, die meisten von kleinauf. Sie waren gutmütig, belächelten mein Unvermögen, halfen mir immer wieder auf, wenn ich stürzte. Ich knickte in den Knöcheln um und konnte einfach das Gleichgewicht nicht halten.

Beim Zusammenbruch im November 1918, als in Deutschland die Revolution ausbrach, in Kiel unter den Matrosen, in München und anderwärts, hatte mich mein Vater telegrafisch nach Hause gerufen. Wohl alle Schüler reisten damals heim, außer denen aus Übersee. Deutschland hatte kapituliert, der Krieg war verloren, niemand wusste, wie es weitergehen würde. Ich trat die Heimreise mit einem schweren Koffer an. Auf der deutschen Bahn und ihren Bahnhöfen, sonst ein Muster an Pünktlichkeit und Zuverlässigkeit, ging alles drunter und drüber. Die kleine Bimmelbahn brachte mich nach Fulda, dort war über Züge nach Leipzig nichts zu erfahren. Ich stand auf dem Bahnsteig und Zug auf Zug fuhr vorbei, überfüllt mit Soldaten, die von der Westfront ins Reich zurückfuhren. Sie waren feldgrau-schmutzig, sie kamen ja aus den Schützengräben in Frankreich, aber sie waren doch in einer gedämpft-frohen Stimmung. Gewiss – der Krieg war verloren, aber es ging heimwärts, sie hatten überlebt. Verwundete waren nicht dabei.

Zug um Zug fuhr durch den Fuldaer Bahnhof und ich stand allein mit meinem schweren Koffer auf dem Bahnsteig. »Zivilisten nicht einsteigen!« ertönte es immer und immer wieder aus dem Lautsprecher und die Züge rollten an mir vorbei aus dem Bahnhof hinaus. So würde ich nicht weiter, so würde ich nicht heimkommen, das war mir schnell klar. Es gab nur einen Ausweg, schnell auf die andere Seite der Gleise gehen und von da aus, wo einen die Bahnbeamten nicht sehen konnten, in so einen Militärzug steigen. Es gelang mir, mich in den überfüllten Zug hineinzuzwängen, ja die Soldaten zogen mich hinein mit »Hallo, nur immer hereinspaziert, das Fräulein!« und ähnlichen Ausrufen. Auf einmal sah ich mich mitten zwischen ziemlich wild aussehenden Kriegsmännern, die auf mich einredeten, plötzlich recht lustig wurden und mich ausfragten, woher, wohin. Später daheim bin ich gefragt worden, ob ich denn gar keine Angst gehabt hätte vor diesen vielen Soldaten, in dem für Zivilisten verbotenen Militärzug. Aber, wie ich schon einmal sagte, Angst lag mir gänzlich fern, es waren ja deutsche Soldaten, dachte ich, was konnte mir da passieren?

Nun war ich wenigstens in einem Zug und es ging heimwärts. Bald machten mir die Soldaten Platz in einem Abteil und ich konnte sitzen. Sie kümmerten sich um meinen Koffer, ja sie teilten sogar ihr sehr spärliches Essen mit mir, Kommissbrot und ein Stückchen Wurst. Plötzlich hieß es, dass dieser Zug nicht nach Leipzig fahre, sondern in eine ganz andere Richtung. Ich musste also aus- und umsteigen und wieder stand ich auf einem Bahnsteig, ich glaube, es war Erfurt. Es dauerte nicht lange, da fuhr ein Zug in Richtung Leipzig und es durften auch Zivilisten einsteigen. Es gab ein großes Gedränge, Drücken und Schieben. Ein junger Leutnant sah mich in dem Gewühl und half mir mit meinem Koffer in den Zug. Hier war das Publikum wohl nicht ganz so harmlos wie in dem Militärzug vorher, ich sah unter den Zivilisten ein paar recht abenteuerliche Gestalten und ich fand mich in einem Vierterklassewagen, nur an den Wänden waren schmale Holzbänke, die Mitte des Wagens war frei für Fahrgäste mit Traglasten,wieder. Der Leutnant erkämpfte uns einen Sitzplatz und wich nicht von meiner Seite, seine guten Manieren verließen ihn in dem ganzen Durcheinander nicht, das war für mich sehr wohltuend. Im Wagen waren auch russische Kriegsgefangene, die offenbar einfach davongelaufen waren und nun so wie wir alle Richtung Heimat wollten. Im Gegensatz zu den Deutschen waren sie in übermütiger Stimmung, sie sangen russische Lieder und tanzten in der Mitte des Wagens.

Damals sah ich mit Staunen das erste Mal den Krakowiak, einen wahrhaft akrobatischen Tanz. Die Russen zeigten keinerlei Feindseligkeit gegenüber den deutschen Fahrgästen. Sie waren überschwänglich herzlich und heiter. Sie konnten nicht ahnen, was sie in Russland erwartete, Zustände, die vielleicht schlimmer waren als die in deutscher Kriegsgefangenschaft. Davon aber wussten wir alle damals nichts.

Es wurde Mitternacht, bis wir in Leipzig ankamen und der Leutnant fragte mich, ob ich übernachten wolle. Ich wollte in das Christliche Hospiz am Rossmarkt in der Nähe des Bahnhofs. »Ich begleite Sie«, erklärte »mein« Leutnant. Beim Aussteigen, als ich den Fuß auf den Bahnsteig setzen wollte, riss mich plötzlich der Leutnant zurück. Ein eigentümliches Pfeifen durchschnitt die Luft, danach erfolgte ein Krachen – es wurde *geschossen*. Ich hörte das zum ersten Mal. Wir erfuhren, dass der Bahnhof sich im Augenblick in der Hand von »Spartakus« befand. Das war eine links gerichtete Gruppe, die von Liebknecht und Rosa Luxemburg angeführt wurde und aus der später die Kommunistische Partei Deutschlands hervorging. Als die Schießerei aufhörte, fasste mich mein Leutnant am Arm, trug meinen Koffer und führte mich, immer wieder Deckung suchend, durch den dunklen Bahnhof zum Ausgang und dann durch die finsteren Straßen bis zum Hospiz. Endlich erreichten wir das Hospiz, die Türe wurde sehr vorsichtig geöffnet. »Die junge Dame will morgen nach Dresden weiter«, erklärte der Leutnant. »Gnädiges Fräulein, ich wünsche Ihnen von Herzen eine gute Heimfahrt«, damit verabschiedete er sich und mir blieb kaum Zeit, ihm zu danken. Es gibt doch noch Schutzengel, meiner war ein deutscher Leutnant gewesen, der nicht einmal seine Rangabzeichen von seiner Uniform heruntergerissen hatte, was damals allgemein üblich war.

Was wusste ich vom Krieg? Im Wesentlichen nur das, was uns während des Mittagessens im Heim an Heeresgeschichten vom Tisch des Leiters aus mitgeteilt wurde. Es waren dies die offiziellen Heeresberichte: Anfangs ein Sieg nach dem anderen, die dann im großen Saal mit vaterländischen Liedern und Reden gefeiert wurden. Später wurden solche Siegesmeldungen seltener.

Das Essen war nicht das Beste. Schlimm war ein Winter, ich glaube es war 1917/1918, es gab jeden Abend nur in Wasser gekochte Steckrüben und schon vom Geruch wurde mir schlecht. Es half aber nichts, man hatte Hunger und aß und wurde oft und oft an die Soldaten an der Front und ihren Opfergang erinnert und so hungerten wir für Deutschland.

Krieg und Hunger, letzterer begann im alten Österreich, in meiner Heimat sehr früh, denn Organisation war nicht die Stärke dieses Staates. Sehr bald wurden die Lebensmittel knapp, Fleisch und Eier verschwanden, das Brot wurde sehr schlecht, zeitweise gab es ungewöhnlich schweres Brot. Die Leute erzählten, dass Gips beigemengt sei, um es schwerer zu machen. Noch ehe ich 1916 nach Deutschland kam, ging ich mit meinem Vater »hamstern«. So nannte man das illegale Beschaffen von Lebensmitteln, denn es waren ja Lebensmittelkarten eingeführt, die jedem seine Ration amtlich einteilten und mit denen man legal einkaufen konnte, oder auch nicht, wenn eben die zugeteilten Lebensmittel einfach nicht vorhanden waren. Natürlich entwickelte sich ein sogenannter schwarzer Markt, d.h. man konnte irgendwo einkaufen, wenn man viel mehr bezahlte, als üblich war. Es gab immer Leute, denen es an nichts fehlte, die sich alles beschafften, die immer wussten, wo was zu haben war. Das galt übrigens für *beide* Kriege.

Hungern – ewig hungrig sein, das habe ich aus dem Ersten Weltkrieg in schlimmerer Erinnerung als aus dem zweiten Mag sein, weil ich damals im Wachstumsalter war. Natürlich gab es keinerlei Genüsse mehr, z.B. keinen Kaffee, an dem meine Mutter so hing. Es gab Ersatzkaffee aus Korn, also eigentlich den Kaffee, den Kneipp propagiert hat. Er enthielt jedoch kein Koffein, das der Körper damals gebraucht hätte. Mit dem ausgebrühten Kaffeesatz haben wir damals Bratkartoffeln gemacht, denn es gab kein Fett. Es war die große Zeit des Ersatzes, auf jeglichem Gebiet, Ersatzhonig, er war künstlich hergestellt, und wie froh war man, wenn man wenigstens diesen hatte! Aus ihm haben wir zu Weihnachten sogar ein paar bescheidene Lebkuchen gebacken. Im Zweiten Weltkrieg war der Hunger nicht ganz so schlimm, Brot und Kartoffeln hatten wir immer. Das heute so gehasste und vielgeschmähte Reich konnte eines ausgezeichnet: organisieren! Für Kinder, Jugendliche und Schwangere gab es größere Rationen, sodass wir in den Kriegsjahren mit unseren Kindern immer noch irgendwie durchkamen. Freilich mussten wir stundenlang anstehen um Gemüse oder Fisch, trotzdem dies auf Lebensmittelkarten zugeteilt war. Oft ging die Ware aus, ehe alle einkaufen konnten und eben deshalb musste man sich früh anstellen. In einem Sommer, im 2. Krieg, hatten wir die doppelte Sommerzeit, die Uhren wurden um zwei Stunden vorgestellt um Licht und Energie zu sparen. Wenn meine Mutter oder ich dann um 5 Uhr früh zum Anstellen gingen, die Geschäfte öffneten um 8 Uhr früh, dann war es in Wirklichkeit 3 Uhr früh! Der Körper merkte dies, er ließ sich nicht betrügen und wir waren sehr müde. Meistens nahmen wir ein Stühlchen und irgendeine Handarbeit mit. Wohl war der Hunger im Zweiten Weltkrieg nicht so schlimm, wie im Ersten, aber er dauerte länger! Als der Erste Weltkrieg vorüber war, erschienen die Nahrungsmittel verhältnismäßig schnell wieder und so viel ich weiß, spielten schon damals die Hilfsaktionen der Quäker aus Amerika eine Rolle. Nach dem Zweiten Weltkrieg hatten wir ja die Feindmächte im Land. Alles, was an NS-Organisationen bestanden hatte, brach zusammen, darunter auch die Versorgung mit Lebensmitteln.

Nach Weihnachten 1918, zu Beginn von 1919, wurden wir in die Heime zurückgerufen. Zurück kamen auch die Schüler, die im Krieg gewesen waren. Der eine war bei den Fliegern gewesen, der andere bei der Marine, sie hatten die Schlacht am Skagerrak mitgemacht, andere kamen von der Infanterie, der Artillerie. Wohl waren es unsere altvertrauten Schulkameraden von früher und wir waren glücklich, sie wiederzusehen, aber sie waren in vieler Hinsicht nicht mehr die Alten, sie waren Männer geworden.

Sie wirkten völlig erwachsen, Furcht und Ängstlichkeit war ihnen fremd und das bevorstehende Abitur machte ihnen keinen besonderen Eindruck. Kein Wunder, sie hatten ganz anderes hinter sich, wie oft mag ihnen der Tod nahe gewesen sein. Unser hochgeschätzter Lehrer Dr. A. verstand dies voll und ganz und jede Kleinlichkeit lag ihm fern. So habe ich an dieses letzte Schuljahr nur gute und schöne Erinnerungen. Freilich musste ich hart arbeiten und lernen, lernen, lernen, aber dies machte mir nichts aus. Sehr rasch wurde die Ernährung besser. Der kriegsmäßige »Morgentrunk«, ein undefinierbares Getränk, nicht Kaffee, nicht Kakao, verschwand und an seine Stelle trat wieder das traditionelle Heimfrühstück: beliebig viel Haferbrei aus Milch, Porridge nach englischem Muster, dazu Kakao, Brot, Butter und Marmelade, von allem beliebig viel. Kurzum, das Leben wurde wieder leichter, freier, schöner.

Die verzweifelte Lage Deutschlands drang bei uns nicht so richtig durch, dazu waren wir zu isoliert auf unserer wunderbaren Insel Bieberstein. Nur die Kameraden von der Marine nahmen sich das Schicksal ihrer Schiffe, auf denen sie gedient und gekämpft hatten, sehr zu Herzen. Dies hat das Gemüt meines Freundes Erich zeitweise ernsthaft und besorgniserregend verdüstert. Er hatte als junger Marineoffizier nach seiner Ausbildung in der Marine-Schule in Mürwick auf der SMS »Seydlitz« gedient und er hatte sein Schiff geliebt und war stolz darauf. Nun war die ganze deutsche Kriegsflotte, laut Friedensvertrag, an die Engländer ausgeliefert worden und lag vor Scapaflow bei den Orkney-Inseln. Dort haben die hohen deutschen Marineoffiziere die Flotte im Juni 1919 versenkt, damit sie den Engländern nicht in die Hände fiel. Die stolze deutsche Flotte! Dies hat uns alle damals sehr erschüttert, am meisten natürlich die Schulkameraden, deren Schiffe mit versenkt wurden. Ich bezweifle, dass das heute noch jemand verstehen kann.

Dann im Winter 1919/1920 ging es auf Ostern zu und damit aufs heiß ersehnte Abitur. Endlich, vor Ostern 1920 war es so weit! Für das Heim war das ein besonderes Ereignis. Bisher mussten alle Schüler der Lietz'schen Heime alle offiziellen Prüfungen an staatlichen Schulen ablegen, also vor völlig fremden Lehrern in Staatsschulen, die keineswegs immer wohlgesonnen waren und bei denen einem nichts geschenkt wurde.

Nun, im Jahre 1920 unter der neuen Regierung, wurde dem Landerziehungsheim Schloss Bieberstein zum ersten Mal gestattet, die Schüler von den eigenen Lehrkräften und in Bieberstein prüfen zu lassen. Dies war ein sehr großer Fortschritt für das Werk und die Ideen von Lietz. Schulräte aus Kassel wurden entsandt, um die Prüfung zu beaufsichtigen und von dem

Erfolg dieses ersten heimeigenen Abiturs würde es abhängen, ob dem Heim das Recht verliehen werden würde, Prüfungen in den eigenen Mauern mit den eigenen Lehrkräften abzuhalten.

Es waren unruhige Zeiten damals vor Ostern, überall im Lande flackerten Aufstände, kleine Revolutionen auf. Die Züge verkehrten unregelmäßig und es war unsicher, ob die drei Kasseler Schulräte überhaupt nach Bieberstein durchkommen würden. Unsere Kriegsteilnehmer rissen ihre Witze darüber, sie waren vom Militär anderes gewohnt, aber sie hielten dadurch die Stimmung in der Klasse hoch und verscheuchten die Examens-Nervosität.

Geprüft wurde im großen Saal, an einem Ende stand der große Refektoriumstisch, hinter dem die Schulräte gemeinsam mit unseren Lehrern saßen. Am anderen Ende saßen wir, die Oberprimaner. Wir wurden nach Alphabet aufgerufen und ich war, als Hanni Barsch, die Erste. Ich musste durch den ganzen großen Saal, der mir damals natürlich besonders lang erschien, nach vorne, zum Tisch der Prüfer gehen. Zum ersten Mal in meinem Leben spürte ich, wie mir die Knie zitterten, mir die Beine nicht gehorchen wollten. Oh Gott, dachte ich, hilf mir, dass ich mich gerade jetzt nicht blamiere, vor meinen Schulkameraden und nicht vor meinen Lehrern. Ich nahm meine ganze Kraft zusammen und es war mir eine große Genugtuung, dass mir später meine Klassenkameraden berichteten, wie sie mich bewundert hätten, als ich so fest entschlossen nach vorne zum Tisch gegangen sei. Die Schulräte fingen an zu fragen – ein Fach nach dem anderen, alles ging gut. Jetzt kam das gefürchtete Französisch, ich sollte zunächst einen deutschen Text ins Französische übersetzen. Er fing mit einem Datum an, ich sehe ihn heute noch vor mir: »Der 13. August…« und in meiner Aufregung, denn nun war ich aufgeregt, übersetzte ich falsch: »Le treizieme août« statt »le treize août.« Noch habe ich das eisige »ich danke, das genügt mir, Fräulein Barsch« in den Ohren und bemühte mich halbwegs sicher zu meinem Platz zurückzukehren. Ich war völlig verzweifelt, war ich nun durchgefallen, noch ein Jahr Schule, noch ein Jahr auf die Universität warten? Die Freunde versuchten mich zu trösten, die Schulräte seien doch keine Unmenschen, in allen anderen Fächern sei ich doch gut! Wir warteten ein paar Stunden im Ungewissen, dann wurden wir in den Saal gerufen. Wir hatten *alle* bestanden! Später erfuhr ich von den Lehrern, dass mich der deutsche Aufsatz gerettet hatte, denn als Einzige hatte ich den Aufsatz abgeschlossen abgegeben, die anderen waren mit dem Riesenthema nicht fertig geworden und eine Fremdsprache konnte man mit dem deutschen Aufsatz ausgleichen.

Damals nach dem bestandenen Abitur habe ich erlebt, was ein Rausch ist, ich war wirklich und wahrhaftig wie von Sinnen, ich wusste kaum mehr, was ich tat. Allerdings reichten meine Gedanken noch so weit, dass ich meinen Eltern telegrafierte. Die intensive Arbeit von Jahren, das unermüdliche Lernen war zunächst zu Ende. Ich habe es niemals als Last empfunden, ich *durfte* lernen, ich *musste* ja nicht. Diesen Satz habe ich später meinen Kindern gesagt, wenn es in der Schule einmal nicht klappen wollte.

Wir haben gejubelt und gefeiert, so gut es in den damals noch knappen Zeiten ging. Unsere Kriegsteilnehmer machten auf bewährte Art kaltblütige Witze. Am Abend trugen wir, leider! alle unsere Hefte und die wenigen Schulbücher im Schlosshof zusammen, zündeten sie an und sahen mit Freude zu, wie sie verbrannten. Dabei hatten wir gar keinen Grund, das arme Papier zu hassen, ganz im Gegenteil!

Die Jahre in den deutschen Landerziehungsheimen von Dr. Lietz waren nun zu Ende. Zurück blieb neben dem Jubel und der Freude, dass der Weg frei war zur Universität, eine große Dankbarkeit gegenüber den Eltern, die mir all dies ermöglicht hatten und fast allen Lehrern, die mir nichts als Wohlwollen und Geduld entgegengebracht hatten.

4 Heidelberg und Göttingen, meine erste Liebe

Heidelberg

Durch alle drei Jahre, die ich in Landerziehungsheimen (Lietz) war, dauerte die tiefe Zuneigung, ich darf wohl sagen Liebe, zwischen mir und Eberhard Fahrenhorst fort, von der ich schon in den Seiten über die Dürerschulzeit berichtet habe. Eberhard wurde damals Harry genannt. Dies war zu jener Zeit absolut ungebräuchlich und kam daher, dass er als Kind eine englische Gouvernante gehabt hatte. Mir erschien das damals als etwas ganz Besonderes – niemand anderes hieß so. Es war Krieg und wir waren getrennt. Dass ich einmal ein (und wie es durchaus möglich gewesen wäre letztes) Wiedersehen erzwang, am Truppenübungsplatz Jüterbog, ehe Harry ins Feld musste, habe ich schon erwähnt. Dann waren wir auf Briefe angewiesen, Feldpostbriefe waren portofrei – ein großer Vorzug für schmale Geldbeutel.

Worüber wir schrieben? Über Bücher, Dichter und Gedichte, die uns beiden viel bedeuteten, und Harry lag vor allem eines am Herzen: Er war mit den Landerziehungsheimen als Schule für mich gar nicht einverstanden. Er lehnte das Preußisch-Deutschnationale gründlich ab und es lag ihm dran, dass ich dieser Richtung nicht ganz verfiel. Er war ein Schöngeist, Dichtung, Poesie, Kunst und Philosophie, das war seine Welt und ein gewisser Lebensgenuss, jedenfalls hatte er so gar nichts Spartanisches an sich. Es wäre dies wohl auch unnatürlich gewesen für einen Sohn aus sehr reichem Hause, denn dass er dies im Vergleich zu mir war, erhellt schon eine Tatsache: Mein studentischer Wechsel betrug 150 Mark monatlich, der seine 800 Mark und dazu kamen für ihn 2.000 Mark Büchergeld jährlich. Zweitausend Mark! Das war für meine Begriffe ein Vermögen.

Harry studierte bereits in Heidelberg, als ich das Abitur bestanden hatte und er bat mich dringend, doch auch nach Heidelberg zu kommen. Dann würden wir endlich wieder beisammen sein und so wählte ich für mein erstes Semester Medizin Heidelberg als Universität.

So packte ich eines Tages wieder meinen Koffer, steckte sorgfältig meine Papiere und meinen nunmehr tschechoslowakischen Pass ein, reiste wieder einmal früh um 4 Uhr von Bodenbach ab. 16 Stunden lang nach mehrfachem Umsteigen nach Heidelberg, an die Universität – endlich, endlich! Harry, der ja bereits in Heidelberg heimisch war, hatte mir ein Zimmer besorgt, meine erste Studentenbude. Schon damals war es nicht leicht für Studenten, eine Bude zu finden und für eine Studentin schon gar nicht. Die Vermieterinnen waren meist ältere Frauen, verwitwet, die ihr schmales Einkommen mit Zimmervermietung aufbessern mussten. Studentinnen, zumal Medizinerinnen, wurden mit großem Misstrauen betrachtet. Was konnten das auch für Mädchen sein, die sich zusammen mit den Studenten an nackten Leichen zu schaffen machten? Meine erste Bude war kein schönes Zimmer, es war ebenerdig und lag an dem Hang, der bald nach den Heidelberger Straßen in die Höhe steigt. Düster war es und das Fenster und die Türe gingen auf einen kleinen Hof hinaus, der aus den Steinen des Hanges herausgebrochen war. Jetzt war also dieses dunkle Hofzimmer in Heidelberg meine Behausung und bange Trübseligkeit drohte mich zu überfallen. Harry zeigte sich zunächst nicht. Weiter trug zu meiner bänglichen Stimmung der Umstand bei, dass ich plötzlich *allein* war, allein nach der festen und fröhlichen Gemeinschaft der Klasse in Bieberstein. Das hatte ich mir nicht klargemacht, die Verlassen- und Verzagtheit am Beginn des Studiums, die fremde Stadt und die viele Ungewissheit, die mich erwartete.

An einem regnerischen Nachmittag, als ich wieder einmal über meinen Büchern saß, ging die Tür auf und Harry stand vor mir. Er schloss mich einfach in seine Arme und küsste mich, es waren die ersten Küsse zwischen uns, nach jahrelangem Getrenntsein durch Krieg und Nachkriegszeit, als nur Briefe hin und her gegangen waren. Ich hütete mich ihm zu sagen, wie schmerzlich ich auf ihn gewartet hatte. Dazu war ich viel zu stolz. Des Rätsels Lösung war ganz einfach, erfahrene Studenten in höheren Semestern, ließen sich immer ein bis zwei Wochen Zeit, ehe sie an die Universität zurückkehrten. Von den Schwierigkeiten, die ich am Anfang zu überwinden hatte, hatte er natürlich keine Ahnung gehabt. Der unvergleichliche Sommer in Heidelberg, mein erstes Semester, war einer der schönsten in meinem Leben, wie habe ich ihn genossen! Harry war der Mittelpunkt eines Kreises, der mich sofort bereitwillig einschloss. Mitschüler aus dem Landerziehungsheim fand ich in Heidelberg nicht wieder – keinen einzigen. Wohl aber Schulkameraden aus der Dürerschule. Die Welt des Landerziehungsheims mit ihrer sehr deutsch-nationalen und zugleich spartanischen Lebensauffassung versank zunächst merkwürdig schnell für mich. Ich sah mich plötzlich in einer ganz anderen Welt, und unersättlich allen geistigen Dingen gegenüber, wie ich nun mal war, nahm ich die neuen Einflüsse begierig auf. Harry studierte Philosophie, und im Gegensatz zu den Medizinern oder den Juristen gab es bei diesem Studium kein fest umrissenes Ziel, keinen Plan. Man hätte fast sagen können, er studierte ins Blaue hinein. Er konnte es sich leisten. Noch heute rechne ich ihm hoch an, dass er uns andere, mit den kleinen Studentenwechseln, das nie spüren ließ, er passte sich weitgehend unserer Lebensweise an. Außer mit seiner Wohnung, die in meinen Augen geradezu fürstlich war.

Wie soll ich diese Heidelberger Welt außerhalb der Medizin beschreiben, in die ich da geraten war? Schöngeistig, philosophisch war sie, so könnte man sie wohl am besten charakterisieren. Am meisten verehrt waren unter den Dichtern Goethe, von dem Harry die wunderbare in Leder gebundene Dünndruckausgabe besaß, Hölderlin und alle anderen Romantiker. Unter den Modernen stand Stefan George oben an und mit ihm sein ganzer Kreis. Das Vorlesen spielte in unserem Freundeskreis eine große Rolle. Meist las Harry und zwar auf eine Weise, die mir neu war. Zuerst fand ich diese Art zu lesen eigentümlich monoton, dann lernte ich verstehen, dass auf diese Weise die Schönheit und Besonderheit des jeweiligen Dichters am besten zur Geltung kam. An schönen Sommerabenden schwärmten wir aus in die herrliche Umgebung Heidelbergs, hinunter an den Neckar oder in den Schlosspark. Bei weniger schönem Wetter trafen wir uns meist in Harrys Wohnung, dort wurde vorgelesen und natürlich ergingen wir uns in Gesprächen, heute würde man sagen Diskussionen. Niemals ging es um Politik, um Tagesereignisse, das berührte uns alles gar nicht. Wir merkten überhaupt nicht, was um uns herum in der Welt vor sich ging.

So lief dieser Heidelberger Sommer dahin und ich glaube, dass wir damals alle glücklich waren. Harry und ich standen uns nahe, wir waren ein Herz und eine Seele. Ein typisches Liebespaar waren wir wohl nicht, wir hatten kein ausgeprägtes Bedürfnis miteinander allein zu sein, wir schwelgten in der Gemeinsamkeit unserer Interessen, aller schönen Künste, der Musik, der wunderbaren Natur in und um Heidelberg. Für Medizin allerdings interessierte sich Harry überhaupt nicht, ja es fiel ab und zu eine geringschätzige Bemerkung von ihm über diese Fakultät. Das störte mich weiter nicht, ich ging in meine Vorlesungen und lernte mein Pensum und da blieb mir freie Zeit genug.

Aber als dieses Semester zu Ende ging, da wurde uns allen klar, dass es so nicht weitergehen konnte. Es war einfach zu *schön* in Heidelberg! Harry hatte beschlossen, nach Göttingen zu gehen. Die Wahl der Universität stand ja damals jedem Studenten frei und keinem wäre es eingefallen, die Universität nicht mindestens ein-, zweimal zu wechseln, wenn nicht öfter. Göttingen galt als ausgesprochene Arbeits-Universität, es gab dort nicht so viele Ablenkungen wie in dem südlichen Baden. Außerdem lebte in Göttingen Dr. Schmalenbach, der ehemals in der Dürerschule unser Lehrer gewesen war und an den Harry sich schon damals eng angeschlossen hatte. Er war sozusagen sein Mentor, sein Vorbild, dem er nacheiferte, und

Schmalenbach gedachte sich in Göttingen in Philosophie zu habilitieren und damit die Universitätslaufbahn einzuschlagen. Harry überredete mich, auch nach Göttingen zu gehen und fast alle anderen Freunde gingen mit. So packte ich zu Semesterende meine Koffer, ließ das große Gepäck gleich nach Göttingen gehen und brach schweren Herzens, wie die anderen auch, meine Zelte in Heidelberg ab.

Göttingen

In den Ferien zwischen zwei Göttinger Semestern luden mich Harrys Eltern zu einem Besuch in sein Elternhaus nach Dortmund ein. Ich war damals ja völlig naiv und machte mir keine Gedanken, warum sie mich wohl einluden. Viel später erst wurde mir klar, dass sie befürchteten, aus der Freundschaft zwischen Harry und mir würde eine dauerhafte, feste Bindung werden und dass sie sich das Mädchen einmal ansehen wollten, das offenbar für ihren Sohn von Bedeutung war. Natürlich war ich glücklich über diese Einladung. Ich würde das Zuhause von Harry kennenlernen, seine Eltern und vor allem würde ich eine Zeit lang ganz allein mit Harry zusammen sei können. Es stand eine Zeit voll neuer Erlebnisse bevor.

Am Bahnhof wurden wir von einem Chauffeur mit großem Auto abgeholt – für Harry offenbar eine Selbstverständlichkeit. In einem Garten lag ein stattliches Haus – eine Villa. Adrette Hausmädchen mit weißen Schürzchen und Häubchen empfingen uns. Bei Tisch standen neben jedem Gedeck mehrere Gläser für die verschiedenen Getränke – Wein, am einfachen Werktag! Kurzum, ich erlebte zum ersten Mal einen herrschaftlichen Haushalt. Ich bekam ein schönes Gastzimmer angewiesen, daneben war ein eigenes Bad. Ich hatte nicht geahnt, dass Harry, der doch (außer seiner immer komfortablen Wohnung) stets ein einfaches Studentenleben mit uns geteilt hatte, aus solchen Verhältnissen stammte. Es kostete mich einige Anstrengung, meine Befangenheit zu überwinden und mich in diesen Haushalt, in diese ganze Lebensführung hineinzufinden und mir keine Blöße zu geben. Harrys Vater war von Beruf Jurist und Generaldirektor eines mächtigen Bergbau- und Stahlkonzerns und sicher verdiente er sehr viel Geld. Seinen Sohn behandelte er mit leichter, aber gutmütiger Ironie, er billigte seine auf die Philosophie und die schönen Künste gerichtete Sinnesart durchaus nicht, aber er ließ ihn recht großzügig gewähren. Er hatte gar nichts Würdevolles an sich, nichts Gestelztes oder Hochmütiges. Mit seiner Frau beschäftigte er sich nicht mehr als mit den anderen Hausgenossen. Ich dachte noch nicht viel über Ehen oder die Beziehungen anderer Menschen nach, aber von Harry wusste ich, dass die Ehe seiner Eltern keineswegs glücklich war.

Frau Fahrenhorst war eine schöne Frau, rothaarig, mit feinen Gesichtszügen, der Ausdruck war ein wenig traurig und wehmütig. Sie war still und redete nur wenig. Zu ihrem Mann passte sie wohl wenig, der sicher überaus energisch, unternehmend und zupackend war, befehlsgewohnt, dominierend. Ihr Zimmer war mit grüner Seide ausgeschlagen und kostbar eingerichtet. Gegen Mittag saß sie immer am Fenster an ihrem Nähtisch und dafür gab es einen bestimmten Grund. Um diese Stunde nämlich ging ein Bekannter am Haus vorüber, der sie liebte und verehrte und dem wollte sie sich zeigen. Eine andere Beziehung bestand wohl zwischen diesen beiden Menschen nicht. Nie hätte sich seine Mutter mit einem anderen Mann eingelassen, betonte Harry, obwohl mit ihrem Ehemann schon lange keine wirkliche Ehe mehr bestand, schon lange nicht mehr. Der Vater von Harry war da anders, er ging seiner eigenen Wege, besonders auf seinen Reisen und er pflegte Harry sogar von seinen Abenteuern zu erzählen.

Harry und ich stellten bald nach meinem Besuch in Dortmund fest, dass er nun auch meine Heimat, mein Zuhause und meine Eltern kennen lernen sollte und so fuhr Harry während einer Ferienzeit mit mir nach Bodenbach. Ich freute mich so sehr darüber, dass er nun das schöne nördliche Böhmen sehen sollte, denn schön war es in und um Dortmund herum wahrhaftig nicht. Wie herrlich war es dagegen in Bodenbach! Wir brauchten von unserer bescheidenen Wohnung aus nur ums Eck zu gehen, ein wenig zu steigen und in ein paar Minuten waren wir im Wald und auf der Schäferwand. Von dort aus hatten wir wunderschöne Ausblicke ins Elbtal, ins böhmische Mittelgebirge, so wie Caspar David Friedrich es gemalt hatte. Freilich, in der Ebene vor den Bergen standen Fabrikschornsteine, aber noch störten sie kaum in der wunderbaren Landschaft.

Den Besuch bei uns hatte Harry seinen Eltern offenbar verheimlicht. Meine Eltern und ich waren völlig ahnungslos. Harrys Eltern müssen das aber irgendwie erfahren und durchaus missbilligt haben, wenigstens sein Vater. Denn eines Tages kam ein recht entschiedenes Telegramm an meinen Vater, er möge doch die sofortige Heimreise von Harry veranlassen. Meine Eltern und ich waren recht bestürzt, meine Eltern empfanden dies als Kränkung. Harry reiste sofort ab, schweigsam, ohne weitere Erklärungen. Er war es einfach gewohnt zu gehorchen – den Eindruck hatte ich jedenfalls damals. Erst später konnte ich mir alles erklären, da fügte sich ein Stein zum anderen. Im übrigen hat mich gerührt, wie selbstverständlich sich Harry in unsere einfachen Verhältnisse in Bodenbach fand, ganz so als sei er, genauso wie ich, hier aufgewachsen. Mit meinen Eltern verstand er sich gut, auf die etwas wirren Interessen meines Vaters ging er freundlich und ohne jeden Hochmut eines »Studierten« ein. Ich war sehr betrübt über das plötzliche Ende unseres Zusammenseins in Bodenbach, aber es sollte noch schlimmer kommen.

Wir waren wieder in Göttingen, im Semester mit all der damit verbundenen Arbeit. Da kam von Harrys Vater die Anregung, oder war es ein Befehl, er möge doch wieder einmal die Universität wechseln, er sei nun lange genug in Göttingen, dieser Kleinstadt. Er solle doch mal nach Berlin gehen, an eine große Universität in einer Großstadt – das wäre doch etwas anderes! Diese Anregung war verbunden mit einer fühlbaren Erhöhung seines Wechsels, natürlich nur, falls er diese Anregung befolgen würde. Dieser Vorschlag muss Harry nicht ungelegen gekommen sein, sonst hätte er ihn nicht befolgt. Er redete mir zu, auch nach Berlin zu gehen. Natürlich hatte Berlin eine berühmte medizinische Fakultät, aber trotz meiner Liebe zu Harry konnte ich mich nicht dazu entschließen. Ich kannte Berlin ja von einem kurzen Besuch her. Die Großstadt, die Berliner Art waren mir etwas unheimlich. Ich war schon auch entschlossen, nach dem Physikum die Universität zu wechseln, das war allgemein üblich, aber es zog mich mehr nach Süddeutschland, nach München. Die Fakultät dort hatte einen hervorragenden Ruf und die Stadt war berühmt für ihr fröhliches Leben. Die süddeutsche Art war eher der österreichischen ähnlich, wie ich sie von daheim gewohnt war. So trennten sich also unsere Wege, Harry ging nach Berlin, ich blieb zunächst in Göttingen, dass wir zusammengehörten, auch weiterhin, nahm ich als selbstverständlich an. Gesprochen wurde darüber nicht, der Abschied war schwer. Wir würden wieder auf Briefe angewiesen sein, wie schon jahrelang früher.

Damals war ich 21 Jahre alt und es gibt wohl kein Mädchen, das in diesem Alter klug ist und ein ruhiges Urteil hat über die Beziehungen von Mann und Frau. Ich hatte es am allerwenigsten, von sogenannten Erfahrungen konnte keine Rede sein. Ich hatte kaum etwas anderes im Sinn als eben mein Studium. Erst die Zuneigung zu Harry änderte daran etwas, sie ging tief, Gedanken an später machte ich mir nicht. Ohne dass ich darüber sprach, stand jedoch der Arzt-Beruf als Ziel vor mir und wäre ich diesbezüglich nicht so fanatisch gewesen, hätte ich wahrscheinlich gemerkt, dass Harry sich schon in Göttingen allmählich von mir entfernt hatte. Er fühlte wohl selbst, dass die Trennung von mir eine Beziehung beendete, die eigentlich zu nichts führte. Was sollte er mit einer Frau, die wohl am Rande mitfühlend die Inhalte seines Lebens teilte, die aber fest verhaftet war in einem ganz anderen Gebiet, für das wiederum er nichts übrig hatte. Ihm lag nichts an Kranken, Armen, er kannte wohl kaum den brennenden Wunsch zu helfen. Das alles war mir damals gar nicht klar und so verließ ich mich, wie früher, auf Briefe. Sie waren eine kostbare Unterbrechung des Arbeitsalltags, freilich, sie kamen seltener und seltener. In seinen Briefen berichtete er von Festen und gesellschaftlichen Ereignissen und schließlich tauchte darin eine junge Frau auf, sehr hübsch, heiter, unbeschwert, zu jedem Vergnügen bereit, so ziemlich das Gegenteil von mir, der man immer nachsagte »zu ernst«. Eines Tages kam der Abschiedsbrief, ich hätte es schon lange vorher wissen müssen, aber wie es so geht, ich hatte es nicht wissen *wollen* und nun traf es mich sehr, sehr schwer.

Ein französischer Dichter soll gesagt haben, nur eine unglückliche Liebe sei die wahre Liebe. Darüber kann man streiten, aber ich habe sie ausgekostet, mehr als einmal in meinem Leben. Ich empfand mich als verschmäht, beiseite gelegt, erniedrigt, verdrängt von einer anderen, die offenbar über Vorzüge verfügte, die ich nicht hatte. Ich war zutiefst verzweifelt und wusste nicht, wie ich diese Situation überstehen sollte.

Um diese Zeit geriet ich an Dostojewski. »Schuld und Sühne« war das erste Buch, das ich von ihm las. In den Weihnachtsferien verschlang ich einen seiner Romane nach dem anderen. Das war eine ganz andere Welt als die von Harry und seinem ganzen Kreis. Wie viel Leid gab es da, wie viel schweres Unrecht, was alles hatten diese Menschen zu ertragen und wie trugen sie es! Ich fing an mich für Russland, für die östliche Welt zu interessieren. Meine Mutter war schließlich Tschechin, so hatte ich doch zur Hälfte slawisches Blut in meinen Adern, das wurde mir damals trotz der ausgesprochen deutsch betonten Erziehung durch meinen Vater und die Schule erst so richtig klar. Meine tschechische Großmutter, meine geliebte babicka hatte bei uns im Hause gelebt, sehr zum Ärger meines Vaters hatte sie nur tschechisch gesprochen, war mittlerweile leider gestorben. Ich fing an, mich mit diesem Teil der Welt zu beschäftigen. Der Schlüssel zum Verständnis lag mit Sicherheit in der Sprache und so wollte ich Russisch lernen. Ich nahm an, dass meine Kenntnisse des Tschechischen mir dabei sehr helfen würden. Freilich erwies sich das bald als Irrtum, Russisch war viel schwerer, als ich gedacht hatte, das merkte ich nach und nach.

Auf der Universität gab es Kurse in allen möglichen Sprachen und ich belegte einen Anfängerkurs in Russisch. Der Lektor dafür war Herr Grimm, mit ihm und seiner kleinen Schülerschar wurde ich bald bekannt und es dauerte nicht lange, da lud er mich zu sich und seiner Frau ein. Nun machte ich völlig neue Erfahrungen. Zum ersten Mal lernte ich Menschen kennen, die Vertriebene waren, Flüchtlinge, Entwurzelte, die ihre Heimat und all ihre Habe verloren hatten und nun bitter arm waren. Damals hat es wohl angefangen in unserem Jahrhundert, bei uns in Europa, das Vertreiben und Ausrotten ganzer großer Menschengruppen. Mir jedenfalls war das völlig neu und fremd.

Grimms waren Balten, sie waren Deutsche, ihre Muttersprache war deutsch – und doch stimmte das wieder nicht ganz, denn sie sprachen und schrieben Russisch ebenso gut wie Deutsch, außerdem Französisch und etwas weniger gut Englisch. Sie fühlten sich als Deutsche – aber ihre Heimat war im russischen Reich gelegen. Teilweise waren sie in russische Schulen gegangen, hatten gute Beziehungen zu Russen der gebildeten Schichten, hatten wohl auch russische Dienstboten, wenn es nicht Esten oder Angehörige anderer Volksstämme waren, die im Baltikum beheimatet waren. Es war ein sonderbares nationales und sprachliches Durcheinander, in dem diese Menschen aufgewachsen und gelebt hatten. Das war mir von meiner deutsch-tschechischen Kindheit her nicht fremd. Die Grimms hausten recht beengt und kümmerlich im Dachgeschoss einer altmodischen Villa, und was mich zutiefst erstaunte und beeindruckte, war die Gelassenheit, mit der sie ihr Dasein meisterten. Frau Grimm war eine geborenene von Radetzky. Herr Grimm war Bibliothekar gewesen in St. Petersburg in einer der Bibliotheken des Zaren.

Nach abenteuerlicher Flucht über die Ostsee nach Schweden waren sie in Göttingen gelandet, nachdem sie in Russland die Revolution, Hunger, Gefahren und Elend, in jeder Hinsicht viel Schreckliches erlebt hatten. Sie erzählten viel davon, aber ohne jedes Selbstmitleid, sie klagten nie, nahmen alles gelassen, ja mit einer gewissen Heiterkeit hin, eine Einstellung, die ich später öfter bei Adligen erlebt habe, die viel oder alles verloren hatten. Man kann sich diese Haltung, denn Haltung bewahrten sie eben immer, nur zum Vorbild nehmen. Das lernte ich damals von den Grimms und ihrem Kreis, darum habe ich mich seither bemüht. Gelungen ist mir dies nicht in dieser Vollkommenheit, denn ich kann mich nicht freisprechen von Verzagtheit, Klagen und Kleinmut. Sie haben mich leider oft überwältigt und das ist heute noch so. Dass ich dies alles niederschreibe und in mein Maschinchen tippe, ist ja geradezu mein Mittel mich aufrecht zu halten in einer wieder sehr sorgenvollen Zeit.

Grimms hatten ganz wenige einzelne Gegenstände mit auf die Flucht genommen. Als Beispiel, wie paradox man da oft reagierte, erwähnte Frau Grimm gelegentlich die 17 silbernen Salzfässchen, die sie in aller Eile eingepackt und mitgeschleppt hatte. Auch einen echten russischen Samowar erlebte ich zum ersten Mal bei Grimms. Er war anscheinend immer in Betrieb, denn so oft man zu ihnen kam, wurde eine Tasse Tee angeboten. Sie und ihr ganzer Bekanntenkreis, vertriebene und geflüchtete Balten und Russen, waren von einer besonderen Herzlichkeit und Wärme, die einfach wohl tat, einen förmlich auftaute. Diese Menschen, die ja wirklich nur das Nötigste hatten, waren immer bereit ihr letztes Hemd zu geben. Wovon sie eigentlich lebten, weiß ich nicht genau, jeder hatte irgendeinen kleinen Erwerb, so wie Herr Grimm das Lektorat für Russisch an der Universität. Mit fast allen seinen Schülern pflegte er einen herzlichen persönlichen Kontakt und die Abende um den summenden Samowar waren ebenso anregend wie gemütlich.

Trotz meiner herzlichen Freundschaft mit Grimms und ihrem Kreis ließen meine Fortschritte im Russischen betrüblich nach. Das hatte seine Gründe. Das Physikum, die ärztliche Vorprüfung, die ja erst die Türen der Kliniken öffnet. Jeden Knochen in allen Einzelheiten (gefürchtet fürs Examen waren die kleinen Hand-und Fußknöchelchen), jeden Muskel, jedes Blutgefäß, jeden Nerv in Verlauf und Funktion mussten wir kennen, ebenso die Anatomie der Körperhöhlen, die besonders komplizierte des Gehirns. Das war aber nur die Anatomie – allerdings das Hauptfach. Dazu kam die Physiologie, organische und anorganische Chemie, Experimentalphysik, Botanik und Zoologie. Natürlich konnte ich mich auf mein gutes Gedächtnis verlassen, aber viel war es doch. So kam mein rührend guter Lehrer Grimm mit mir zu der Ansicht, ich sollte meine Russisch-Studien unterbrechen und aufschieben, um eine gute Prüfung zu machen.

Ich habe später leider das Russisch nie wieder aufgenommen und es mein ganzes Leben hindurch bedauert. Immer habe ich mich danach gesehnt, diese Sprache zu verstehen und einigermaßen zu beherrschen.

Zu Grimms Schülern gehörte ein Herr, er war wirklich ein Herr, der wesentlich älter war als wir Studenten. Er stammte aus einer sächsischen Adelsfamilie und wurde später bekannt unter dem Namen Ludwig Renn. Davon will ich jetzt erzählen, wenn es auch eine Weile von Göttingen weg führt.

Arnold war aktiver Offizier gewesen und hatte den ganzen Krieg 1914/18 mitgemacht. Die aktiven Offiziere hatten keinen anderen Beruf erlernt als das Kriegshandwerk, und so standen sie nun buchstäblich vor dem Nichts. Arnold hatte in Dresden das französische Gymnasium besucht, die Unterrichtssprache war dort Französisch. Seine Eltern wollten verhindern, dass Arnold den typisch sächsischen Tonfall lernte, aber ein wenig sächselte

Arnold doch. Er war durchaus kein typischer deutscher Offizier, bei der Wahl des Berufes hatte wohl die Familientradition eine Rolle gespielt. Von Gestalt war er groß, ja hager, er wirkte knochig, ein wenig steif und eckig in seinen Bewegungen, seine Haare waren aschblond, das Gesicht immer blass. Er hätte fast farblos gewirkt, wenn nicht seine lebendigen hellen Augen gewesen wären und der stets etwas amüsierte Gesichtsausdruck. Bedrückt oder niedergeschlagen schien er nie zu sein, auch nicht unzufrieden, sein äußerst bescheidenes, ja fast ärmliches Leben schien ihm durchaus zuzusagen. Sonderbar war dies für einen Menschen, der sicher in glänzender Umgebung aufgewachsen war und später beim Militär einen beachtlichen Rang bekleidet hatte.

Später wurde mir klar, dass er froh war, dies alles los zu sein. Gerade dadurch passte er gut zu den Balten und Russen, denen auch alles Äußerliche, alle Güter dieser Welt gleichgültig geworden waren.

Arnold konnte ausgezeichnet erzählen, drollige Geschichten aus seiner Verwandtschaft, in der es an Originalen nicht zu mangeln schien. Bald entdeckte ich neben seinen vielen guten Eigenschaften, dass er ein wahres Sprachgenie war. Selbstverständlich sprach er fließend französisch. Er lernte so schnell bei den Grimms Russisch, dass er sich bald mit ihnen auf Russisch unterhalten konnte. Er erzählte mir, dass er vor dem Krieg in Hannover während seiner militärischen Ausbildung sein Zimmer mit einem siamesischen Prinzen teilte. Dieser sollte seine militärische Ausbildung in Deutschland absolvieren und dabei Deutsch lernen. Das gelang dem Prinzen aber nicht, denn Arnold lernte von ihm Siamesisch.

Unser kleiner Kreis bei den Grimms verbrachte die Abende mit Gesprächen und Vorlesen. Eines Abends rückte Arnold mit einem Manuskript heraus und wollte daraus lesen. Wir alle und er selbst wohl auch ahnten damals nicht, dass es später bekannt und berühmt werden würde. Als Titel trug es einfach das Wort »Krieg«, und ich erlebte an diesen Leseabenden etwas völlig Neues. Hier war nichts zu spüren von dem was man unter Patriotismus verstand, nichts von Begeisterung und Vaterlandsliebe, alles was für mich bis dahin mit Soldatentum, Offiziersstand und Krieg einfach selbstverständlich zusammengehört hatte. Arnold hatte den Überfall auf Belgien, die Materialschlachten in Frankreich und den folgenden Stellungskrieg durchlebt; nun beschrieb er den Krieg, wie es vor ihm keiner getan hat: Hektik und Lethargie, Ordnung und Chaos, Grauen und Banalität, Töten und Sterben, Karrierismus und menschliche Solidarität, Illusion und Ernüchterung.

Hier wurde der Krieg geschildert in seiner ganzen Sinnlosigkeit, seiner Hässlichkeit, Grausamkeit, Unmenschlichkeit, aber sachlich, fast unpersönlich und vor allem ohne jede Begeisterung. Ich war zunächst wie vor den Kopf geschlagen, das alles widersprach allen meinen bisherigen Vorstellungen, die ich mir durch meinen Vater und meine Schule gebildet hatte. Ich begriff, dass der Krieg so gewesen war. Das Buch – denn das wurde später aus dem Manuskript, das da in Göttingen entstanden war – war ein Stück Wirklichkeit, so hatten es Millionen Soldaten, ihre Familien und Frauen erlebt. Das Buch wurde ein großer Erfolg, seinen Namen hatte Arnold inzwischen gänzlich abgelegt, er nannte sich nun Ludwig Renn.

Er hat einen merkwürdigen Werdegang durchgemacht, er brach sein Studium in Göttingen ab und ging nach Dresden. Dort traf ich ihn während einer Ferienzeit in Bodenbach. Er arbeitete in einem Geschäft, in dem verarmte Adelige ihre Sachen verkauften, ohne dass Zwischenhändler daran verdienten. Arnold trug damals einen riesigen hellbraunen Mantel aus feinem Tuch, und dies zu einer Zeit, als man allgemein noch recht kriegsmäßig-ärmlich gekleidet war. Er erzählte mir lachend, dies sei der Mantel von ihrem früheren Kutscher und wie glücklich er doch sei, ihn zu besitzen. Ab und zu, in großen Abständen korrespondierten wir miteinander. Die Briefe waren ein sonderbare Mischung: Beschreibungen ganz alltäglicher, scheinbar ganz banaler Dinge, denen er einen tieferen Sinn abgewinnen konnte, und daneben bedeutende Betrachtungen zu allen möglichen Problemen.

Von Dresden ging er zu einem Bauern ins Vogtland und verdingte sich dort als Knecht. In einem Gespräch hat er mir einmal erklärt, dass das die einzig ehrliche Art sei zu leben. Damals war er sicher längst schon Kommunist geworden. Vom Vogtland aus begab er sich auf eine lange Wanderschaft zu Fuß in den Süden. Da tauchte er einmal in München auf. Von hier wanderte er weiter bis in den Süden Italiens, teilweise zusammen mit einem Schustergesellen als Zeltgenosse. Damals war das Zelten noch nicht allgemein üblich. Von Süditalien fuhr er nach Griechenland, wanderte von dort über Kleinasien nach Ägypten, wo er sich länger aufhielt. Wo immer er war, lernte er sofort die Landessprache.

Sein Leben wurde immer unruhiger. Eine Zeitlang studierte und arbeitete er an der Wiener Universität. Er hatte mir erzählt, dass er dort einen Auftrag hatte. Es waren alte Schriften gefunden worden, die übersetzt werden sollten und dazu brauchte man jemanden, der Russisch, Türkisch und einen bestimmten turkmenischen Dialekt beherrschte, so sei die Wahl auf ihn gefallen. Dann hörte ich wieder jahrelang nichts von ihm. Er hat am spanischen Bürgerkrieg teilgenommen, natürlich auf der Seite der Kommunisten und ging dann nach Mexiko.

In München hatte ich das letzte Mal eine Begegnung mit ihm. Eines Tages rief er mich an, er sei kurz hier in München und hätte eine Lesung in den »Vier Jahreszeiten«. Er hatte inzwischen ein zweites Buch »Nachkrieg« herausgegeben, und ich müsse ihm unbedingt helfen. Helfen – ja wie denn das? Ich solle doch bitte zu seinem Leseabend kommen, diesen über mich ergehen lassen und nachher in der Halle auf ihn warten, um mit ihm zu Abend zu essen. In den »Vier Jahreszeiten!« Jedermann in München weiß, dass dies zu den exklusivsten, teuersten und international berühmten Hotels gehört. Arnold in den »Vier Jahreszeiten«, und ich hatte es noch nie betreten – natürlich, die Jahre waren vergangen und Arnold war offenbar ein sehr berühmter Schriftsteller geworden. Er las aus seinem »Nachkrieg« vor einem exklusiven Publikum, ich erkannte Thomas Mann. Im Laufe des Abends, als wir schließlich miteinander im Restaurant saßen, erfuhr ich dann, dass Arnold für diesen Abend dringend von Thomas Mann eingeladen worden war, aber lieber mit mir zusammen sein wollte. Er erzählte, er sei inzwischen Mitglied der Kommunistischen Partei. Er sprach über den Kommunismus, über die Partei, über Russland, das Land der Zukunft. Er beschwor mich geradezu, mit ihm nach Russland zu gehen, und prophezeite mir dort eine große Zukunft. Ich war damals frei, geschieden, eine zweite Ehe war nicht in Sicht. Sein Angebot war keine geringe Verlockung für mich, nach Russland, neu anfangen! Wenn nur der Kommunismus nicht gewesen wäre – da konnte ich Arnold einfach nicht folgen. Dann der Abschied von Deutschland! Nein, ich konnte nicht Ja sagen. »Vielleicht besinnst du dich ja noch« meinte Arnold, «schreib mir doch!« Er gab mir eine Adresse in Berlin. »Wir haben keine Privatadressen, das ist eine Sammeladresse, jeder liest die Briefe von jedem, das ist bei uns Prinzip.« – »Das tut mir sehr leid, Arnold, ich kann keine Briefe schreiben, wenn ich weiß, dass mir völlig unbekannte Menschen sie lesen. Nimm es mir nicht übel.« So endete dieser Abend und ich habe nie wieder direkt etwas von ihm gehört. Aus der Zeitung erfuhr ich, dass er in der DDR ein prominenter Mann war und als Kultursachverständiger den Wiederaufbau Dresdens geleitet hat.

Aber zurück nach Göttingen – das Physikum stand an. Ich bestand mit Note 1, auch in Anatomie, die mir doch so viel Mühe gemacht hatte. Die Göttinger Semester waren vorüber, ich packte meine Koffer, wie immer hatte sich viel zu viel angesammelt, dazu noch die schweren Lehrbücher! Wieder einmal ging es in die Ferien nach Bodenbach, zu den Eltern, in die böhmische Landschaft. Auf langen einsamen Wanderungen erholte ich mich von den Strapazen des Examens. Damals konnte ein junges Mädchen noch stundenlang allein durch die Wälder wandern, nie hörte man von irgendwelchen Missetaten.

Allmählich freute ich mich auf München, auf die ersten klinischen Semester, wie würde alles werden? Die Münchner Fakultät war berühmt, man kann sagen, dass auf jedem Lehrstuhl ein weltbekannter Professor saß. Noch stand die deutsche Medizin mit an erster Stelle in der Welt. *Ein* Semester wollte ich in München bleiben und dann weiterziehen in eine kleinere Universität, nach Freiburg. *Ein* Semester, das Wintersemester 1922/1923 und da bin ich noch, im Jahr 1984.

5 München, klinische Semester und vieles andere

Nach dem Physikum, nach den fünf vorklinischen Semestern, war ich nicht mehr das unerfahrene Provinz-Mädchen, als das ich nach Heidelberg ausgezogen war. Auf Bahnhöfen und in Zügen war ich halb zuhause. Die Reisekrankheit hatte ich endgültig überwunden. Ich hatte die Speisewagen entdeckt, wenn ich sie auch nur selten aufsuchte, einesteils weil ich immer sparen musste, andererseits, weil ich von zuhause kommend reichlich mit Proviant versehen war, und ich entdeckte die Schlafwagen und kam dahinter, dass man ja nicht 10 Stunden sitzend bei Tag von Dresden nach München fahren musste. Man konnte dies während der Nacht im Schlafwagen liegend hinter sich bringen. Natürlich hing diese große Bequemlichkeit mit Geld zusammen.

Schleichend hatte in Deutschland die Inflation begonnen, jene unbeschreiblich katastrophale Entwertung der deutschen Mark, die 1923 dazu führte, dass ein amerikanischer Dollar 4,2 Billionen deutsche Mark und dies ist kein Druckfehler, »wert« war. Dies war eine Folge des verlorenen Krieges und der aufgezwungenen Reparationen. Im Rahmen meiner bescheidenen, persönlichen Erinnerungen kann ich natürlich nicht eingehen auf Politik und Wirtschaft jener Zeit, sie waren verworren genug. Jeder, der deutsch fühlte und dachte, wie z.B. mein Vater und Millionen mit ihm, Männer und Frauen, war tief unglücklich. Aber, wie gesagt, das Unglück begann schleichend. Für mich äußerte sich die wirtschaftliche Lage zunächst darin, dass ich für die ja erst kurz existierende Tschechenkrone mehr deutsche Mark bekam als vorher, Bodenbach gehörte ja nun zum neu gegründeten tschechischen Staat. Nur dadurch wurde es mir möglich im Schlafwagen zu fahren, denn das konnte man nur mit Fahrkarte zweiter Klasse, für mich ein bisher unerschwinglicher Luxus.

Der Schnellzug aus Dresden fuhr an einem grauen nebligen Novembermorgen am Hauptbahnhof in München ein. An den kahlen Ziegelmauern der Einfahrt, die der Zug langsam passierte, sah ich die große Inschrift »1417 Hackerbräu 1417«, erst dann kam »München-Hauptbahnhof«. Ich leistete mir einen Träger, der meinen schweren Koffer vor den Hauptbahnhof zum Droschkenstand trug und ich stieg in eine recht alte heruntergekommene Pferdedroschke, die Türe schloss nicht, ich musste sie zuhalten. So standen damals die Dinge im besiegten, ausgebluteten, verarmten Deutschland, aber ich machte mir kaum Gedanken darüber.

Meine erste Münchner Adresse war: Türkenstr. 99, bei Studeny. Studeny – aber das war ja ein Stück Heimat in dem fremden München! Hier hatte mir ein Vetter von Arnold aus dem Grimmschen Freundeskreis in Göttingen meine erste Münchner Bude besorgt – ein Wunder, dass er sie gefunden hatte. In München herrschte bittere Wohnungsnot, ich kenne München eigentlich nur mit Wohnungsnot und eine Studentin unterzubringen war niemals leicht. Wir waren nun einmal nicht beliebt, niemals und nirgends, so schien es wenigstens. Studeny ist ein tschechisches Wort und hieß auf deutsch ganz einfach »kalt«. Nur dass es bei Studenys in der Türkenstraße, ganz nahe am Siegestor und an der berühmten Kunstakademie, ganz und gar nicht »kalt« war, wenigstens nicht, wenn man das auf Herz und Gemüt bezieht.

Ich hatte nicht geahnt, dass ich in die riesige Wohnung einer berühmten Geigerin geraten war, in der außer ihr noch ihre Schwester Gretel, ihr Mann, ein Kunstmaler und ihre echt österreichisch-böhmische Mutter hausten. Schwester Gretel bemühte sich mit eisernem Fleiß wohl ihr Leben lang, es ihrer geigenden, berühmten Schwester auf dem Klavier gleich zu tun. Es gelang ihr nicht, sie hatte einfach nicht die gleiche, bedeutende Begabung und das kann aller Fleiß nicht ausgleichen. Von dem malenden Ehemann hörte, sah oder las ich nie etwas, außer einigen graphischen Entwürfen für Werbung. Die Mutter war klein und ich muss es gestehen, immer etwas schmuddelig, emsig, immer tätig, eine echte Maminka, wie sie im Buche steht. Die riesige Wohnung, die zwei musizierenden Schwestern, der Ehemann, der sicher keinen Finger rührte und dazu das ständige Kommen und Gehen von Schülern und Gästen, die Vorbereitungen und Aufregungen vor Konzerten, es war sicher zu viel für sie. Sie war aber immer fröhlich, gut gelaunt und stolz auf ihre berühmte Tochter. Nur manchmal entschlüpfte ihr ein Seufzer über ihren Schwiegersohn.

So war ich also in ein Haus geraten, das voller Musik war von früh bis spät. Von Herma Studeny wäre viel zu erzählen. Sie war die Tochter eines Arztes, der irgendwo in Österreich praktiziert hatte. Der Arzt-Vater von Herma hatte es sich in den Kopf gesetzt, aus seinen drei Kindern Musiker zu machen, so hatte mir Herma einmal erzählt. Sie bekam ihre erste Geige mit drei Jahren und ähnlich wie man es von Tänzerinnen hört, galt ihr Leben fortan der Geige. Sie habe eigentlich keine Kindheit und keine Jugend gehabt, erfuhr ich von ihr. Sie hat geübt, geübt und geübt. Sie durfte keinen Sport treiben, man hielt sie von aller Haus- und Küchenarbeit fern, die Hände, die Hände waren so unendlich wichtig, ihnen durfte nichts passieren! Sie studierte als junges Mädchen am Konservatorium in Prag, damals war

Dvorak Direktor! Später studierte sie noch in Paris. Mit 17 Jahren hatte sie Konzertreife, sie hat in vielen großen Städten konzertiert, auch in Amerika.

Sehr spät, sie war wohl schon 36 Jahre alt, erwartete sie ihr erstes Kind und freute sich sehr darauf. Sie war befreundet mit dem Chef der ersten Universitäts-Frauenklinik, Geheimrat Döderlein, mit dem sie zu musizieren pflegte. Sie war oft Gast in seinem Haus und natürlich hatte er sie während der Schwangerschaft betreut. Zur Entbindung wollte sie selbstverständlich in seine Klinik gehen. Als die Wehen einsetzten, rief sie nach ihrer Mutter: »Mammele, Mammele, mein Geigenkasten! Ich muss in die Klinik, ich glaube, das Kind kommt!« Keine Gedanke an Baby-Sachen, an die eigenen Toiletten-Gegenstände, nur die Geige war wichtig. Dazu muss man allerdings wissen, dass sie ein Konzert vorbereitete, sie sollte die sechs Solo-Sonaten für Geige von Bach spielen, ein Riesenprogramm selbst für eine große Könnerin, ein wahrer Prüfstein für jeden Meistergeiger. Als sie in der Klinik untersucht wurde, bedeutete man ihr, dass es noch eine Weile dauern würde und es besser wäre, sie würde noch ein wenig hin und her gehen, statt sich ins Bett zu legen. Das ließ sich Herma nicht zweimal sagen, sie nahm ihre Geige und übte im Gehen die Bach-Sonaten auf dem Flur der Frauenklinik! Die Patientinnen in den Zimmern staunten nicht wenig über das erlesene Konzert, dass sie da zu hören bekamen. Als die Presswehen kamen, musste Herma die Geige weglegen. Es ist tragisch, dass sie das Kind später verlor. Da sie Konzert-Verpflichtungen hatte, gab sie es vorübergehend in ein Säuglingsheim, dort bekam es eine Nabelinfektion und es starb daran. Man hatte noch keine Antibiotika, wie z.B. Penicillin. Herma hat sehr um dieses Kind getrauert, sie bekam keines mehr.

Im Hause Studeny wurde ich mit offenen Armen, mit großer Herzlichkeit aufgenommen. Hier wurde mir bewusst, wie viel ich versäumt hatte, in dem ich die Musik ganz hatte liegen lassen. Ich fing wieder an zu geigen und nahm bei Herma Unterricht. Es war aber zu spät, ich hatte keine ordentlichen Grundlagen und jetzt, in den klinischen Semestern viel zu wenig Zeit zum Üben. Ich sah ein, dass ich es zu nichts Rechtem mehr würde bringen können und so sagte ich abermals der »holden Kunst« ade, wenigstens was die Ausübung betraf.

Anders stand es mit dem Hören von Musik. Viele Jahre hindurch bedeuteten für mich wirkliche Vergnügungen ausschließlich Konzerte, vielmehr Musik in jeder Form. Vieles davon erlebte ich ganz selbstverständlich im Hause Studeny.

Es war eine herrliche Zeit, ich schwamm förmlich in Musik und freute mich von einem Konzert aufs andere. Dass ich wenig Geld hatte, störte mich überhaupt nicht, manchmal bekam ich Freikarten durch die Studenys. Was mir sonst fehlte, sparte ich am Essen, ich habe einen ganzen Winter lang abends von Brot und einem Eck Camembert für 20 Pfennige, abwechselnd mit einer kleinen Mettwurst für 20 Pfennige und einer Tasse Kakao gelebt. Um die bildende Kunst, die doch in München auch eine sehr große Rolle spielte, kümmerte ich mich, zu meiner Schande sei es gesagt, überhaupt nicht. Ich bin wohl mein Lebtag ein Ohrenmensch gewesen, viel mehr als mit den Augen lebte ich mit den Ohren und ich musste mich in der Medizin sehr mühsam und ernsthaft dazu erziehen, meine Augen annähernd ebenso zu gebrauchen wie meine Ohren. Auf diesem Gebiet braucht man wahrhaftig alle seine fünf Sinne und manchmal wünscht man sich, noch einige mehr zu haben.

Nun habe ich noch mit keinem Wort erwähnt, wie es um mein Studium stand. Dies war natürlich das Wichtigste überhaupt, neben all den vielen neuen Erlebnissen und Erfahrungen, die mir München brachte. Als Studentin war ich nun keine Anfängerin mehr, kein allseits belächeltes erstes Semester, das immer den Fehler machte viel zu viel zu belegen, zu viel hören zu wollen. Und doch bedeuteten die klinischen Semester in der Medizin wieder einen Neuanfang, etwas ganz und gar Neues im Vergleich zu allem was vorher war. Nun endlich ging es in die Krankenhäuser, in die berühmten Universitätskliniken, zu den Kranken – endlich!

Meine erste klinische Vorlesung hörte ich bei dem berühmten Internisten Friedrich von Müller, er war vom bayrischen König persönlich geadelt worden, so groß waren seine Verdienste offenbar. Friedrich von Müller war Augsburger, also bayrischer Schwabe. Man rühmte seine Einfachheit, dass er mit möglichst einfach Mitteln trachtete zu einer Diagnose und dann zu einer Therapie zu kommen. Alles wissenschaftliche Getue, alles Aufgeblasene war ihm verhasst und gelegentlich konnte er richtig grob werden.

All diese Eigenschaften führten wahrscheinlich dazu, dass er Innere Medizin für Anfänger las. So wanderte ich also eines Morgens mit vielen anderen in die Ziemssenstraße in die Universitätsklinik für Innere Medizin und wunderte mich ein wenig, wie schäbig doch das Gebäude aussah, wie nüchtern und gar nicht ansprechend die Flure, Vorräume usw. So ist der Zustand noch jahrelang geblieben, attraktiv ist es bis heute, 1984, nicht.

Der Geheimrat Friedrich von Müller war ein eher kleiner, untersetzter Mann mit einem großen, kahlen, gewölbten Schädel. Die Studenten nannten ihn »Friedrich den Großen« und damit ist eigentlich alles gesagt. Seine Vorlesungen waren hervorragend, einfach, klar, sehr eindrucksvoll, sie blieben im Gedächtnis haften.

Noch heute ist mir vieles gegenwärtig, was ich von ihm gehört habe. Es ist wirklich ein Glück, so einen Lehrer zu finden. Er trat in den Hörsaal in seinem weißen Mantel, die Kleidung der Ärzte, wegen der man sie später als »Halbgötter in Weiß« verspottet hat. Hinter ihm schoben die Pfleger ein Bett herein mit einem abgezehrten Mann von gelblicher Gesichtsfarbe, nicht mehr jung. Müller fing zu dozieren an, aber nicht lange, dabei sagte er grundsätzlich immer nur »meine Herren«. Von den Studentinnen nahm er in seinen Anreden niemals Notiz, obwohl er im Umgang mit uns nicht unfreundlich war. Bald kam der Patient zu Wort und er ließ ihn, durch geschickte Fragen geführt, über seine Beschwerden und seine Vorgeschichte berichten. Nicht allzu lange, denn man konnte sehen, dass dies den Kranken anstrengte. Müller gab ein Zeichen, man möge das Bett wieder hinausfahren. Vorher aber richtete sich der Kranke mühsam halb auf, sah Müller flehentlich an und sagte:

»Gelln's Herr Geheimrat, i wird' doch wieder gesund – ganz gesund?« »Aber natürlich«, versicherte Müller ganz beruhigend, »machen Sie sich nur keine Sorgen.« Friedrich der Große blieb eine Weile still. Er horchte, ob sich die erste Schiebetür zum Hörsaal schloss und ob die zweite geschlossen wurde. Dann wandte er sich dem Auditorium zu: »Der Mann ist natürlich hoffnungslos krank. Es handelt sich um ein weit fortgeschrittenes Carcinoma ventrikuli. An Operation und Heilung ist nicht mehr zu denken, dazu ist der Fall viel zu weit fortgeschritten. Guten Morgen, meine Herren!« Allgemeines Scharren, Aufstehen und Weggehen. Da stand ich nun vor der Klinik auf der Straße, halb betäubt von dem, was ich gehört, gesehen und erlebt hatte. Wie war so etwas möglich? Ein Kranker, dem man nicht helfen konnte! Musste man, die Ärzte, die Pfleger und vor allem die Angehörigen nun einfach zusehen, wie er langsam und sicher qualvoll starb? Konnte man ihm wirklich gar nicht mehr helfen? Und vor allem: Konnte, durfte, musste man ihn, der dem Ende seines Lebens entgegenging, so faustdick anlügen, wie Müller dies mit seinen abschließenden Worten getan hatte? Ein ganzes Bündel von den grundlegenden Problemen der Medizin stürzte auf mich auf einmal ein und ich brachte mich nur mühsam dazu, einigermaßen gefasst ins nächste Kolleg zu gehen. Erst in der darauf folgenden Vorlesung, die Müller für uns Anfänger hielt, ging er dann näher auf das Krankheitsbild, die Vorgeschichte, die Eigentümlichkeiten bösartiger Tumoren usw. ein. Diesmal stellte er keinen Kranken vor, hatte er uns in seinem ersten Kolleg einfach einen Schock versetzen wollen? Die Grenzen der Medizin aufzeigen wollen, uns klarmachen wollen, was auf Ärzte unter anderem wartete?

Schon im Laufe des ersten klinischen Semesters wurde Müller mir ein hochverehrter Lehrer. Immer wieder machte seine ausgeprägte Schlichtheit großen Eindruck auf mich. In seinem Kolleg machte er uns bekannt mit den am meisten vorkommenden Krankheitsbildern. Viel später erst sollte ich beim praktischen Arbeiten lernen, dass sie selten so »rein« vorkamen, wie sie uns im Kolleg oder in den Lehrbüchern gezeigt wurden. Wie unendlich häufiger Mischformen waren und mehrere Krankheitsbilder nebeneinander.

Übrigens Lehrbücher: Sie waren riesig, mehrbändig, schwer an Inhalt und Gewicht und überaus teuer. Taschenbücher gab es damals noch nicht und man musste sich, wenn man es genau nahm, durch diese dicken Wälzer hindurcharbeiten. Hunderte und Hunderte von Mark haben mir meine Eltern dafür zur Verfügung gestellt, niemals hätte mein Vater an Büchern gespart! Freilich wurde dies leichter durch die fortschreitende Inflation. In rasendem Tempo wurde die deutsche Mark weniger wert, die Tschechenkrone also mehr. Gruppen von Studenten taten sich zusammen. Einer ging am Vormittag auf die Börse und wechselte für die anderen zu einem möglichst günstigen Kurs. Der Preis einer Semmel stieg auf eine Million! Bekam man seinen Monatswechsel, so kaufte man so schnell ein, wie man nur konnte oder wechselte flink in eine andere Währung, damit einem das Geld nicht innerhalb weniger Tage zwischen den Händen zerrann. Am besten waren die Schweizer dran mit ihren soliden Fränkli. Diesen Tanz um das goldene Kalb musste man mitmachen, wollte man bestehen. Wie die einheimische Bevölkerung überlebte, ist mir heute noch ein Rätsel, ich steckte zu sehr in meinem Studium, um groß drauf Acht zu geben. Die Menschen in Deutschland wurden bitter arm, sie verloren noch das Wenige, das der Krieg ihnen gelassen hatte. Sie verkauften, was zu verkaufen war, um für den Erlös umgehend etwas anderes zu kaufen. Lebensmittel oder Kleidung, denn was heute 20 Mark kostete, kostete morgen vielleicht schon das Fünffache. Es war eine völlig verrückte Zeit, kein Wunder, dass die politische Unruhe wuchs und wuchs. Davon weiß die junge Generation von heute nichts mehr, sie erfährt in den Schulen viel zu wenig davon. Vorstellen kann sie sich die Verhältnisse von damals offenbar nicht und hier liegt eine der Wurzeln dafür, dass sich heute Jung und Alt in gewissen Dingen kaum mehr verstehen.

Müller hielt auch einen Anfängerkurs über die Grundlagen der Auskultation und Perkussion, also über das Abhorchen der Lungen und des Herzens, über das Abklopfen von Leber und Milz. Man darf nicht vergessen: Die Anwendung von Röntgenstrahlen in der Medizin stand damals noch in ihren Anfängen. Die alten Ärzte, zu denen man »Friedrich den Großen«

wohl noch im besten Sinne zählen muss, lehrten die Studenten vor allem, dass sie sich auf ihre fünf Sinne verlassen sollten, um zu einer richtigen Diagnose zu kommen. Das war ein alter Grundsatz der klassischen Medizin, von Müller oft betont, dass die Götter vor eine erfolgreiche Therapie die exakte Diagnose gesetzt hatten. Das war gewissermaßen die Muttermilch, die wir täglich zu trinken bekamen. Was sollte, so stellte man uns eindringlich vor, z.B. ein Doktor anfangen, der auf einen entlegenen Bauernhof zu einem Schwerkranken gerufen wird, wenn er nicht gelernt hatte zu sehen, zu hören, zu tasten und ja auch zu riechen? Wo war da der nächste Röntgenapparat, wo der Doktor, der sich auf ihn verstand?

Die Perkussion, das Abklopfen kennt man seit 1761, die Auskultation, das Abhorchen, seit 1810, es handelt sich also um recht alte Untersuchungsmethoden. Mit der Perkussion bestimmt man die Grenzen des Herzens, der Lungen, teilweise auch der Leber und der Milz, mit der Auskultation kann man die normalen Töne der Herztätigkeit und der Lungen hören und vor allem auch deren krankhafte Veränderungen. Zu beidem braucht man ein gutes Gehör und nun kam eine neue schmerzhafte Erfahrung im Studium für mich: Perkutieren und Auskultieren fiel mir merkwürdig schwer. Ich hörte einfach so manches nicht, was ich hätte hören sollen. Bei diesen Tätigkeiten kamen wir das erste Mal ans Krankenbett, in nahen Kontakt mit den Kranken. In der damaligen Inneren Klinik gab es noch große Krankensäle mit 10 und mehr Betten, dies erschwerte das Einüben von feinem Hören, denn ruhig war es natürlich nie in diesen großen Räumen. Die Kranken wurden natürlich vorher vom Professor als »Opfer« ausgesucht, schließlich mussten sich bei ihnen wirklich die krankhaften Veränderungen feststellen lassen, dafür sollten wir ja geschult werden. Es waren durchweg sogenannte »einfache Leute«, die in den großen Sälen lagen, Dritt-Klasse-Patienten, die bescheiden und gutwillig waren, mit denen man offenbar nicht viel Federlesens machte. Sie waren geduldig und nachsichtig gegen uns Anfänger-Studenten, das erkannten sie natürlich sofort und machten uns die Aufgaben so leicht wie möglich. Nur ausnahmsweise durften wir uns mit einem Schwerkranken befassen, wenn es dabei etwas Seltenes, ganz Besonderes zu sehen und zu hören gab. Sonst suchte man für uns die leichter Kranken aus, die Rekonvaleszenten, für die der Kurs auch eine Art Abwechslung und Unterhaltung war. Denn natürlich amüsierten sie sich über unsere Unsicherheit und fühlten sich andererseits geehrt, dass der hoch respektierte Professor eine Weile an ihrem Bett stand und sie der Mittelpunkt waren. Es waren noch gute Zeiten für die »Halbgötter in Weiß«!

Innere Medizin hörte und belegte ich alle fünf klinischen Semester hindurch. Es war klar, davon konnte man gar nicht genug lernen, sie war das Rückgrat der Medizin überhaupt. Ich besaß ein dickes mehrbändiges Lehrbuch, das ich an Wochenenden und abends, wenn ich nicht allzu müde war, eifrig wälzte. Außerdem hatte man natürlich seine Kollegheftе, was man so erhaschte und mitschrieb im Lauf der Vorlesung, die ja fast immer mit der Vorstellung von Kranken verbunden war. Es gab in München zwei Lehrstühle für Innere Medizin und damit zwei ordentliche Professoren und zwei Geheimräte für dieses Fach, neben Geheimrat v. Müller noch Geheimrat v. Romberg. Nun waren die beiden Gegensätze wie Feuer und Wasser. Die große Verschiedenheit der beiden Professoren zeigte sich schon darin: Müller untersuchte mit seinem kurzen hölzernen Hörrohr oder eben mit bloßem Ohr. Romberg untersuchte mit einem Stethoskop aus Elfenbein. Man erzählte sich, dies sei ein Geschenk eines dankbaren Patienten. Dabei muss man an den Spruch denken: »Praesente medico nihil nocet« , was wenn mich mein mangelhaftes Latein nicht trügt, korrekt übersetzt heißt: Die Gegenwart des Arztes schadet nicht. Es wird aber von übermütigen Jung-Medizinern übersetzt mit: »Präsente schaden dem Arzt nicht!«

Bei Romberg hörte man Innere Medizin für Fortgeschrittene, also Innere Medizin II. Er dozierte über schwierige »Fälle« (ich habe diesen Begriff nie gemocht) und stellte die entsprechenden Kranken dazu vor. Nicht nur sein Stethoskop unterschied ihn von Müller, auch in seinem ganzen Wesen war er dessen Gegenteil. Er war ein »Herr«, in jeder Beziehung. In jeder Lebenslage vollendet höflich, dabei, wo bei Müller ein deutliches, vielleicht auch grobes Wort gefallen wäre, von eisiger Kälte und Ironie, aber eben unerschütterlich höflich. Seine Chefvisiten waren gefürchtet. Seine Abteilung hatte sechs Stationen und auf jeder war jede Woche einmal Chefvisite, dadurch sah ihn jeder Kranke wenigstens einmal die Woche. Er ließ sich die Patienten von den Stationsärzten vorstellen und über sie berichten. Ehe er kam, liefen die geistlichen Schwestern mit fliegenden Hauben durch die Gänge und Säle der Station, um alle Fenster zu schließen. Der Herr Geheimrat war empfindlich gegen Zugluft, auch im wärmsten Sommer. Ihm folgte die Schar der Oberärzte und Assistenzärzte und mit diesem stattlichen Gefolge ging er von Bett zu Bett. War er mit einem Untersuchungsergebnis oder einer Diagnose nicht einverstanden, so war dann sein Ausspruch am Bett des Patienten gefürchtet: »Herr Doktor, über Ihrer Untersuchung hat ein merkwürdiger Unstern gewaltet.«

Er war und blieb unnahbar, man konnte nicht warm mit ihm werden. Man lernte jedoch viel bei ihm, er war ein vorzüglicher Lehrer. Vor allem lernte man bei ihm das systematische, gründliche Untersuchen. Man hatte bei den Pupillen anzufangen und beim großen Zeh (Babinski-Reflex) zu enden, ganz gleich, worüber der Patient klagte. Müller war weniger methodisch, ich möchte sagen, mehr genialisch. Er ging von dem aus, worüber der Patient klagte oder was man sah und fühlte oder vom ersten ärztlichen Eindruck. So war es denn kein Wunder, dass diese beiden Männer, die ja in einem Haus und in einer sorgsam geteilten Klinik wirkten, einander nicht grün waren. Das war natürlich kein Geheimnis! Sie waren auch, was die Therapie betraf, sehr oft gegenteiliger Meinung. Es gab z.B. Krankheitszustände im Bereich des Bauches, bei denen verordnete der eine Geheimrat Karlsbader Salz, also ein Abführmittel, bei dem anderen war das eine Todsünde und wehe, wenn man dies im Examen verwechselte! Und so lernten wir die Innere Medizin einmal auf Müllerisch und einmal Rombergisch.

Keiner von beiden jedoch mochte verheiratete Assistenten. Ein Assistenzarzt hatte ledig zu sein und möglichst Tag und Nacht, Sonn- und Feiertag zur Verfügung zu stehen. Eine Frau konnte ihn bei seiner Arbeit auf der Station und besonders bei wissenschaftlichen Arbeiten nur hemmen und stören. Berüchtigt war folgende kleine Geschichte: Ein couragierter Assistenzarzt wollte Romberg seine Verlobung anzeigen und ließ sich bei ihm melden. Es folgte ein kurzes Gespräch: »Gestatten Herr Geheimrat, dass ich Herrn Geheimrat meine Verlobung anzeige.« Rombergs Antwort: »Herr Doktor, das freut mich sehr für Sie. Aber es tut mir leid, dass Sie uns schon so bald verlassen wollen.«

Heute (1984) ist die Innere Medizin in viele Fächer aufgesplittert, das Wissen ist zu umfangreich geworden, einer allein kann das kaum noch beherrschen.

Auch für die klinischen Semester gab es einen festen Studienplan, bestimmte Vorlesungen und Kurse, die man belegen und besuchen musste, sonst wurde man nicht zum Staatsexamen zugelassen. Daneben gab es Vorlesungen, da stand es dem Studenten frei, sie zu besuchen, seinem Fleiß, seinem Eifer, seinen Interessen. Vorgeschrieben waren vier Semester in den großen Hauptfächern: Chirurgie, Innere, Frauenheilkunde und Geburtshilfe. Zwei Semester belegte man »auscultando«, d.h. nur zuhörend, zwei weitere »practicando« d.h. man wurde vom Dozenten aufgerufen und musste sich während der Vorlesung zu ihm und dem vorgestellten Kranken begeben und wurde dabei ausgefragt. Das wurde von den einzelnen Professoren ganz verschieden gehandhabt. Romberg ließ den Studenten einfach unbeachtet neben dem Krankenbett stehen und stellte keine Fragen.

Müller fragte und half gutmütig nach bei Wissenslücken und die waren natürlich bei einem Studenten vorhanden. Wir Mädchen fürchteten das Aufgerufenwerden. Denn die Möglichkeit etwas nicht zu wissen war, wie gesagt, groß und dann jubelte das ganze Auditorium und freute sich, dass sich die Weiblichkeit mal wieder blamiert hatte. Sonst, das will ich bei dieser Gelegenheit einmal sagen, war von Feindseligkeit gegen uns nichts zu spüren. Man duldete uns, wir waren ja schon die zweite studierende Frauengeneration, die erste hatte es sicher viel schwerer. Nur gelegentlich sagte ein Kriegsteilnehmer etwa: »Was wollt ihr Mädchen denn bei der Medizin, es ist für uns schon kaum mehr Platz. Geht doch heim an eure Kochtöpfe!« Das war aber eigentlich nicht böse gemeint.

Ein, zwei Semester vergingen, ohne dass ich einen richtigen Anschluss an andere Studenten gefunden hätte. Ich sprach gelegentlich mit einer Studentin. Gegen Männer hatte man zurückhaltend zu sein, das war für mich selbstverständlich, trotz meiner drei Jahre in einem Jungen-Internat. Ich kann mich nicht erinnern, dass ich je angesprochen worden wäre, weder in den Hörsälen noch auf der Straße, »angemacht«, wie man heute sagt. Ich habe aber auch niemals den Versuch gemacht, einem Mann zu gefallen. Das habe ich von Jugend an einfach verachtet. Mich etwa »schön« machen für Männer? Einfach grotesk! Es lag mir nichts daran zu gefallen, was für eine klägliche, jämmerliche Einstellung! Und so ging ich durchs Leben und durchs Studium »einfach, aber reinlich gekleidet«, wie man so sagt. Das war damals nicht einmal sonderlich auffallend. Es war noch Nachkriegszeit, viele Menschen waren arm, die ehemaligen Soldaten trugen ihre geänderten und abgetragenen alten Uniformen, die Rangabzeichen waren abgetrennt, das sah man.

Ich war auch viel zu sehr damit beschäftigt, die neuen Eindrücke zu verarbeiten, die am Anfang der klinischen Semester über mich förmlich hereinbrachen. Zum ersten Mal sah ich Kranke ganz in der Nähe, hörte von ihnen, erlebte die hoffnungslos Tumorkranken und die schwer Tuberkulösen, denen nicht mehr zu helfen war. Die Grenzen der Medizin waren 1922/23 viel enger als heute. Die Nähe des Todes, das Sterben der Armen im Krankenhaus, die verzweifelten Angehörigen auf den Fluren der Klinik, wenn es hinter einem einfachen Wandschirm mit einem der Ihren zu Ende ging. Manchmal konnte ich es fast nicht mehr ertragen. Dann aber riss ich mich zusammen, das musste ein Arzt ertragen können, er oder sie war dafür da, zu helfen und beizustehen bis zuletzt, wenn es sein musste.

So ist es rückschauend eigentlich gar nicht verwunderlich, dass ich gleichaltrige Bekannte oder Geselligkeit nicht vermisste. Mitunter nahm ich teil am Leben der Familie Studeny, Musik war mir ein echter Seelentrost. Und dann die Bücher – ein unerschöpfliches Arbeitsfeld! Weiß Gott, ich war ausgefüllt bis zum Rande, war auf meine Art glücklich, vermisste nichts. Das sollte sich nach einigen Semestern schlagartig ändern.

Aber vorher muss ich noch von einem erzählen, der damals, in den zwanziger Jahren in der medizinischen Fakultät herausragte über alle anderen: Ferdinand Sauerbruch. Er bedeutet heute noch ein Stück Medizingeschichte oder mindestens der Chirurgie, er ist Legende geworden. Es gibt zahllose Geschichten und Anekdoten über ihn. Oft weiß man nicht, was Dichtung, was Wahrheit ist. Deshalb will ich nur das berichten, was ich selbst erlebt und miterlebt habe. Sauerbruch war ein großer, schlanker Mann mit etwas schütterem, blonden Haar. Ich sah ihn nie in dem üblichen weißen, langen Klinikmantel, er trug immer weiße Hosen und ein kurzes weißes Jackett. Von geheimrätlicher Würde kein Spur! Er war rasch und abrupt in seinen Bewegungen und seiner Redeweise, das wirkte burschikos, jungenhaft, gar nicht professoral. Immer spürte man sein unglaubliches Temperament, sein Vorwärtsdrängen. Als Lehrer war er hinreißend, originell und geistreich, als Prüfer gefürchtet, weil er völlig unberechenbar gute und schlechte Tage hatte. Das haben auch sicher seine Assistenten und Oberärzte zur Genüge erlebt. Er operierte in einem unglaublichen Tempo und führte das Messer und andere Instrumente je nach Bedarf mit der linken Hand so gut wie mit der rechten. Diese Doppelhändigkeit soll ja ein Zeichen besonderer Begabung sein. Er ließ sich nicht, wie die meisten Operateure, die ich kenne, von einer Schwester die Instrumente zureichen, sondern er hatte einen eigenen Operationsdiener. Das war ein sehr vornehm wirkender, dunkelhaariger Herr mit goldener Brille, der von den zahlreichen Besuchern und Gruppen für einen Arzt oder Professor gehalten wurde, so würdevoll wirkte er und der dann immer berichtigen musste, wenn die anderen sich vorstellten: »Rode, ich bin der Operationsdiener vom Herrn Geheimrat.« Unerschütterlich ruhig und gelassen nahm er alle Temperamentsausbrüche von Sauerbruch hin, das pure Gegenteil seines Herrn und Meisters, anders wäre er wohl auch gar nicht durchgekommen. Jedenfalls machte er eine ausgesprochen gute Figur in all dem Trubel und Gequirl, das meist um Sauerbruch herrschte, er gehörte zu ihm wie sein Schatten.

Natürlich ist die Chirurgie ein hochinteressantes Fach, es gibt wohl keinen jungen Mediziner, der sich nicht dafür begeistert und viele, viele fassen den Vorsatz Chirurg zu werden. Nur sehr, sehr wenige erreichen das Ziel. Die Chirurgie erscheint der Jugend deshalb so wunderbar, weil man helfen kann wie in keinem anderen Fach. Wie ohnmächtig fühlt man sich manchmal in der Inneren Medizin. Wir Studentinnen konnten damals natürlich an die Chirurgie nicht einmal denken. Nie hätten wir eine Stelle an einer chirurgischen Klinik bekommen, nie hätten uns die Männer ans Operieren gelassen. Das schmälerte aber unsere Begeisterung für das wunderbare Fach, für den wunderbaren Lehrer Sauerbruch nicht.

Außer der vorgeschriebenen Morgen-Vorlesung hielt er noch ein kleineres Kolleg in den späten Nachmittagsstunden, nur zweimal in der Woche »Allgemeine Chirurgie«.

Da wurden keine Kranken vorgestellt, da sprach Sauerbruch über allgemeine Themata, über Entzündung und Wundheilung, über das Wesen von Infektion und Infektions-Abwehr, über die Probleme der Tumoren. Ich bin sicher, dass vieles davon seine persönliche Ansicht war, aber es war alles brillant und fesselnd. Mir gingen viele Lichter auf in dieser Vorlesung, ich versäumte keine. Unvergesslich ist mir ein Satz, als er über die Rätsel der Entstehung von Tumoren sprach: »Wir werden so lange nicht wissen, wie ein Krebs entsteht, solange wir nicht wissen, warum die gesunde Zelle nur bis hierher wächst und nicht weiter, die Epithel-Zelle, die Muskelzelle usw.« Das Rätselhafte, das Unbekannte, die ungelösten Probleme, er sprach immer und immer wieder davon in diesem kleinen Sonderkolleg. Es schien mir, als wollte er schon die Studenten vor allem Hochmut, vor jeder Hybris warnen und sie darauf vorbereiten, wie oft man schmerzhaft an die Grenzen der Medizin stößt. Dazwischen erzählte er oft originelle Geschichten. Er war z.B. der Ansicht, dass es verkehrt sei, wenn ein Verletzter sich bemüht, seine Schmerzen nicht zu zeigen, nicht zu stöhnen. Er hatte ja den Ersten Weltkrieg als Chirurg mitgemacht und berichtete, dass Wunden schneller heilten, wenn die Patienten vor Schmerzen schrien. »Ganz einfach«, sagte er, »wer schreit, der atmet tief und Sauerstoff begünstigt die Heilung. Wer tapfer sein will, der hält den Atem an und bekommt wenig Sauerstoff, das ist gar nicht gut!« Er erzählte auch, dass Begeisterung schmerzunempfindlich machen kann und berichtete von einem Kriegsfreiwilligen, einem jungen Leutnant, der an der Westfront eine vom Feind besetzte Anhöhe erstürmt hatte und dem dabei ein Arm abgeschossen worden war. Er kam zu Fuß auf den Verbandsplatz zu Sauerbruch, erzählte in glühender Begeisterung von seinem Kriegserlebnis und nahm gar keine Notiz davon, dass ihm ein Arm fehlte, er stark blutete und versorgt und verbunden wurde. Erstaunt und verblüfft ließ er sich in ein Bett bringen. Ja, das waren Vorlesungen, was brauchte man noch viel, wenn man solche Lehrer hatte!

Er war ein Mann der genialen Einfälle und der wissenschaftlichen Begabung, sie auch in die Tat umzusetzen. Berühmt ist der »Sauerbruch-

Arm«, eine Armprothese, deren Finger der Amputierte bewegen konnte. Sauerbruch war ja auch der Erste, der sich an Operationen im Brustraum wagte. Vor ihm schienen sie undurchführbar, weil ja bei Öffnung des Brustraumes sofort die Lunge zusammenfällt und der Patient damit in große Lebensgefahr gerät, wenn er nicht auf dem Operationstisch stirbt. Um dies zu verhindern und im Brustraum chirurgisch arbeiten zu können, erfand Sauerbruch zunächst die Unterdruckkammer. Seine Versuche in dieser Richtung schlugen fehl, eine Patientin starb und sein damaliger Chef Mikulicz verbot ihm weitere Versuche in dieser Richtung, Sauerbruch, sicher zunächst zutiefst entmutigt, gab aber nicht auf. Er erfand das Operieren im geöffneten Brustraum unter Überdruck (d.h. einem Druck, der höher war als der atmosphärische, überall verbreitete Luftdruck unserer Umwelt) und wurde damit zum Begründer der Brustchirurgie, über die er später ein dickes Lehrbuch verfasste. Ein Exemplar dieses Lehrbuches gewann ich bei einer Lotterie auf einem der berühmten Medizinerbälle im Deutschen Theater, für *eine* Mark! Freudestrahlend ging ich damit zu Sauerbruch, der mit vielen anderen Professoren auf dem Ball anwesend war und bat um seine Unterschrift. Ich bekam sie und hütete diesen dicken Band wie einen kostbaren Schatz. Später habe ich ihn verschenkt, meinem besten Lagerkameraden, dem Chirurgen H.

Wo Licht ist, ist auch Schatten und das galt auch für unser Idol Sauerbruch. Ich war schon eine Studentin in den höheren klinischen Semestern, hatte Chirurgie vorschriftsmäßig »auscultando« belegt und wurde, womit ich ja rechnen musste, eines Tages mit Namen aufgerufen und musste im Hörsaal zu Sauerbruch hinuntergehen. Er dozierte über eine Erkrankung im Bereich des Halses, stand neben dem Bett des Kranken und beachtete mich zunächst nicht. Ich hoffte schon im Stillen, sozusagen ungeschoren davonzukommen, aber da hatte ich mich geirrt. Mitten in seiner Rede stieß Sauerbruch förmlich ganz unvermittelt auf mich zu und fragte: »Und wie heißt der Muskel, der vom Zungengrund hinunter zum Kehlkopf zieht?«

Es war dies eine rein anatomische Frage, auf die ich natürlich überhaupt nicht gefasst war. Die gründlichen Anatomie-Kenntnisse des Physikums, die vielen Details, waren natürlich schon etwas verblasst und so sah ich Sauerbruch zunächst wohl ziemlich verblüfft und fassungslos an. Er stemmte seine Hände in die Hüften, bei ihm eine beliebte Haltung, musterte mich von oben bis unten und sagte: »Auch wenn Sie mich aus Ihren schönen dunklen Augen ansehen, das macht gar keinen Eindruck auf mich!« Ich wurde wütend, was für eine Unverschämtheit! Die Studenten jubelten und trampelten Beifall. Mir aber war glücklicherweise inzwischen der Name des

Muskels eingefallen und ich sagte: »Daran liegt mir auch gar nichts, Herr Geheimrat und übrigens weiß ich jetzt, wie der Muskel heißt: Muskulus pterigoideus.« Sauerbruch trat einen Schritt zurück. »Hui«, sagte er, »sind Sie aber unliebenswürdig!« und die Vorlesung ging weiter.

Seither genoss ich eine Art »Berühmtheit«, denn ich war die Studentin, die sich von Sauerbruch nichts hatte gefallen lassen. Übrigens hat mir diese kleine Geschichte keine Nachteile gebracht. Im Staatsexamen hat Sauerbruch mich sachlich und korrekt behandelt. Entweder hatte er den kleinen Zwischenfall vergessen oder er war zu gerecht, um sich an mir zu rächen.

Anderen Examenskandidaten ging es weniger gut. Man »stieg« in Gruppen zu viert ins Examen und trotz Notzeit und knappem Geld pflegten die Studenten den Cutaway zu tragen, schwarz-grau gestreifte Hosen und eine Art Jackett, das auf der Rückseite »Schwänze« hatte, wie die Fräcke. Sauerbruch hatte zu jener Zeit eine offenbar recht leidenschaftliche Affäre mit einer Dame der Münchner Gesellschaft, die am Ammersee ein Haus hatte. Natürlich wurde viel geklatscht über einen Mann wie Sauerbruch. Tatsache aber war während eines Sommers, dass er, sobald er nachmittags mit seiner Arbeit in der Klinik fertig war, seinen schweren Wagen kommen und sich an den Ammersee fahren ließ. Eines Tages hinderten ihn nur noch vier unglückliche Examenskandidaten, die sicherlich schon Stunden hatten warten müssen, denn der Tagesablauf eines Chirurgen ist schließlich unberechenbar, mal wieder seine Fahrt an den Ammersee anzutreten. Sauerbruch machte kurzen Prozess, er ließ die vier Kandidaten in seinen Wagen einsteigen und examinierte sie einfach während der Fahrt! Ab ging es in Richtung Ammersee! Entweder war das Examen bald beendet oder Sauerbruch war mit den sicherlich verstörten und verunsicherten Kandidaten nicht zufrieden, kurzum, er ließ auf freier Landstraße außerhalb Weilheims halten und setzte die vier Unglücklichen in ihrer feierlichen Examenskleidung einfach auf der Landstraße aus. Das war den Studenten doch zu viel. Sie gingen aufs Kultusministerium und beschwerten sich, eine für damalige Zeit ganz unerhörte Kühnheit. Die Studenten im Sauerbruch-Kolleg meuterten aus Solidarität, sobald er den Hörsaal betrat, vollführten sie mit Getrampel einen so höllischen und unaufhörlichen Lärm, dass Sauerbruch nicht sprechen konnte und schließlich den Hörsaal verließ. Vor musterhaft stillen Studenten hielt dann einer seiner Oberärzte das Kolleg, das praktizierten wir eine volle Woche! Auch ein großer Mann musste einmal einen Denkzettel bekommen, so fanden wir, wir konnten uns nicht einfach alles gefallen lassen.

In dieser Woche fragte mich Herma Studeny, bei der ich wohnte: »Sagen Sie, was haben Sie mit Sauerbruch gemacht? Er war gestern mit Döderlein zusammen, aber er war ganz verändert und saß trübselig in einer Ecke, statt wie sonst lebhaft an allem teilzunehmen. Als ich ihn fragte, was ihm fehle, sagte er ganz betrübt, meine Studenten lassen mich nicht mehr lesen. Mehr war nicht zu erfahren«. Unser Protest und unsere Ablehnung waren ihm also doch nahe gegangen! Ja, so war er, »Seine Virulenz, Ferdinand, der Tolle«, wie er angeblich in Zürich genannt worden war, wo er vor seiner Münchner Zeit die chirurgische Klinik geleitet hatte.

Noch ein besonderes Erlebnis, eine neue Erfahrung brachten mir die ersten klinischen Semester in München. In der Romberg-Klinik tauchte eines Tages ein älterer, etwas beleibter Herr auf, der offenbar ein Ausländer war und sichtlich nicht imstande, sich richtig mit dem ganzen Mediziner-Stab zu verständigen. Es stellte sich heraus, dass es ein amerikanischer Gast-Arzt war, Dr. Fontaine, der sich in deutschen Kliniken fortbilden wollte. Das war damals, in den zwanziger Jahren, recht neu und unbekannt. Es gab noch nicht den lebhaften Austausch zwischen Ländern, ja Kontinenten wie heute 1985 und noch hatte die deutsche Medizin Weltruf. Ich kam zufällig einmal auf dem Flur der Klinik an einer Ärztegruppe vorbei, die sich recht abmühte, sich mit dem Amerikaner zu verständigen, und bot mich vorsichtig, wohl etwas schüchtern, zur Hilfe an. Als er mich dolmetschen hörte, ließ er mich nicht mehr los. Ich müsse ihm auf jeden Fall Deutschunterricht geben, wie, wo, wann und um welchen Preis ich immer wolle.

Was mussten die Leute Geld haben! Frau Fontaine war reizend und liebenswürdig, sie half mir über meine Befangenheit hinweg und schon die erste Stunde ließ sich gut an, zumal ich mich an die Unterrichtsmethode meiner geliebten Englischlehrerin Miss Botchen in Bodenbach erinnerte. Als die Stunde zu Ende war, wollte mich Dr. Fontaine heimbegleiten: Ich könne doch unmöglich nachts bei Dunkelheit, es war gegen 10 Uhr, allein durch die Straßen gehen oder fahren? Es könnte mir doch irgendetwas passieren, ich könnte überfallen werden! (Ich muss bemerken, dass Dr. Fontaine aus den Südstaaten stammte). Überfallen, davon hatte ich noch nie gehört. Das gab es doch gar nicht! Es dauerte eine Weile, wir redeten hin und her, bis der gute Dr. Fontaine und vor allem seine Frau begriffen, dass man damals in den zwanziger Jahren in München nichts zu fürchten hatte. Heute ist dies leider, leider ganz anders geworden! Auf einem Taxi bestand aber Dr. Fontaine und so wurde ich mit einem mir ganz ungewohnten Komfort nach jeder Stunde nach Hause befördert. Das »Honorar«, das ich von Dr. Fontaine bekam, war mein erstes selbstverdientes Geld. Ich war recht stolz darauf und konnte es sehr gut gebrauchen.

Noch ein Erlebnis eigener Art bescherte mir die Verbindung zu Dr. Fontaine. Mit uns studierte ein Neger, damals eine Rarität. Er hatte am Wilhelms-Gymnasium sein Abitur gemacht und sprach fließend Deutsch, sogar leicht münchnerisch, süddeutsch gefärbt, so wie die Einheimischen. Wie es ihn hierher verschlagen hatte, kann ich nicht mehr sagen. Selbstverständlich wurde er von uns allen akzeptiert, er war ein Student wie jeder andere auch. Ich hatte in den Vorlesungen ein paar Mal neben ihm gesessen, wir waren ins Gespräch gekommen, er war mir also nicht ganz fremd. Dr. Fontaine und ich standen im Flur der Romberg-Klinik, da kam Olympio des Weges, kam höflich auf uns zu und wollte mich etwas fragen. Er und ich begrüßten uns mit Händeschütteln und er ging nach einem kurzen Gespräch weiter, bescheiden wie er war sah er, dass ich beschäftigt war. Erst jetzt merkte ich, wie aufgeregt Dr. Fontaine war, was war denn los? Wie ich denn dazukäme, einem Neger die Hand zu geben, wie ich denn mit ihm reden könnte wie mit einem Weißen? Das sei doch ganz unerhört! Es dauerte eine Weile, ehe wir beide begriffen, dass sich hier zwei Welten gegenüberstanden. Meine Miss Botchen, aus den Nordstaaten stammend und eine gebildete Frau, hatte mir beigebracht, dass man niemals von einem »negro« oder »nigger« sprechen dürfe, sondern höchsten von einem »coloured Gentleman« und dass man alles vermeiden müsse, um einen Farbigen zu kränken. Und nun dies! Schließlich hörten wir zu diskutieren auf. Dr. Fontaine begriff wohl, dass uns in Deutschland dieses Problem fremd war. Olympio hat später seine Facharzt-Ausbildung als Chirurg bei Sauerbruch absolviert und ging nach Afrika zurück. Wir hörten nichts mehr von ihm. – Viele Jahre später tauchten Zeitungsberichte auf: Er war Präsident eines der vielen afrikanischen Staaten geworden und besuchte München wieder und logierte in den vornehmen »Vier Jahreszeiten«. Die Reporter waren nicht wenig erstaunt über sein fehlerfreies Deutsch und wenn nötig, seinen einwandfreien bayrischen Dialekt. Er nahm ein tragisches Ende, er wurde in seiner Heimat ermordet.[4]

Ist es nicht entsetzlich, dass in diesem Erdteil und in dieser Rasse, die hoch qualifizierte Menschen so dringend braucht, ein solcher Mann mit ausgezeichneter Ausbildung sein Leben auf diese Weise lassen muss? Meine Erlebnisse und Erfahrungen mit Dr. Fontaine und Olympio brachte ich übrigens viele Jahre später zur Sprache, als mich nach 1945 die Amerikaner im Lager verhörten und mir den Rassenhass des NS-Regimes vorwerfen wollten.

6 Semesterferien Krankenhaus Tetschen

Bei den Medizinstudenten war es üblich, während der Semesterferien zu famulieren. Wer in München daheim war, dem gelang das an den Kliniken oder Krankenhäusern von großstädtischem Charakter. Wer in einer kleinen Stadt daheim war wie ich, der versuchte, im Krankenhaus der Heimat die Erlaubnis zu erhalten, zunächst einmal dabei sein zu dürfen und vielleicht nach und nach irgendwelche kleine Pflichten, denen man schon gewachsen war, übernehmen zu können.

Man fuhr also in den Ferien nach Hause. Das sparte Geld, man streckte die Füße unter den elterlichen Tisch, konnte sich herausfuttern, wenn man im Semester am Essen hatte sparen müssen. Kurz, man hatte es gut daheim, bekam seine Leibspeisen usw. Wenigstens war ich in dieser glücklichen Lage. Reisen zum Vergnügen war damals noch nicht Mode, das konnten sich nur reiche Leute leisten. Auch Werkstudententum im eigentlichen Sinne gab es kaum, dazu waren zu viele Menschen arbeitslos. Ich war in der glücklichen Lage, daheim mit offenen Armen erwartet zu werden, vom Vater, der Großmutter und vor allem von meiner Mutter.

Mit großer Freude stieg ich in den Zug nach Dresden und fuhr der Heimat entgegen, der geliebten Landschaft um Bodenbach, den Wäldern, der Elbe, den Freundinnen aus der Kinderzeit, von denen ich mich allerdings im Lauf der Jahre allmählich entfernte. Zu verschieden waren unsere Lebenswege – es war dies wohl unausbleiblich.

Kaum hatte ich das erste klinische Semester hinter mir, beschloss ich die Ferien zu nutzen, um in der Medizin weiterzukommen, also zu famulieren. Der Bezirk Tetschen-Bodenbach hatte damals ein einziges Krankenhaus. Es lag in Tetschen, etwas bergauf am Fuße des Quaderberges und war von der elterlichen Wohnung in Bodenbach nur zu Fuß erreichbar, in etwa 30-45 Minuten. Solche Wege waren uns selbstverständlich, niemand dachte sich etwas dabei. Der Chefarzt des Krankenhauses war der einzige Chirurg des Bezirks, Dr. Pils, ein großer, sehr kräftiger, dunkelhaariger stattlicher Mann mit dunklen Augen, der ein hohes Ansehen genoss und den man als Arzt sehr rühmte. Man hörte nichts von Fehldiagnosen oder Misserfolgen. Er hatte in Wien studiert, war bei berühmten Chirurgen ausgebildet worden und hatte den Ersten Weltkrieg als Chirurg mitgemacht, vorwiegend bei der österreichischen Marine, die damals ja noch die Adria und ich glaube, auch das Mittelmeer befuhr.

Ich war entschlossen bei ihm vorzusprechen und ihn zu bitten, mich zunächst im Krankenhaus einmal zusehen zu lassen. Die Sache hatte jedoch einen Haken: Dr. Pils war bekannt als entschiedener Gegner des Frauenstudiums. Er war der Ansicht, dass Frauen ins Haus gehörten und Kinder zu kriegen hätten – basta! Als ich mit meinen Freundinnen meinen Plan besprach, waren sie entsetzt. »Er wird dich hinauswerfen«, sagten sie, denn Dr. Pils konnte, das war bekannt, auch grob werden.

Überhaupt waren die guten Ärzte jener Zeit nicht selten bis zu einem gewissen Grad Grobiane, das schadete ihrem Ansehen keineswegs. Sie hatten es nicht nötig, um die Gunst der Patienten zu werben, wem es nicht passte, der brauchte nicht wiederzukommen, so einfach war das.

Ich machte mich also eines Tages auf den Weg nach Tetschen in die Sprechstunde von Dr. Pils. Er hielt sie im Anschluss an seine operative Arbeit im Krankenhaus, die am frühen Morgen begann, von 11-12 Uhr in seiner privaten Praxis. Mit seiner kinderreichen Familie wohnte er in einer kleinen Villa. Es waren schon einige Patienten da, als ich kam und es kamen noch mehr. Dr. Pils hatte keine Sprechstundenhilfe, das war damals, glaube ich, noch gar nicht üblich. Er öffnete die Türe und forderte mich auf ins Sprechzimmer zu kommen. »Ich möchte warten bis zuletzt, Herr Primarius«, sagte ich. Er sah mich etwas erstaunt an, ging aber zum nächsten Patienten über. Schließlich waren alle gegangen und er rief mich ins Sprechzimmer. Ich stellte mich vor als Medizinstudentin im 6. Semester und trug meine Bitte vor, ins Krankenhaus zu kommen und ihm bei seiner Arbeit zusehen zu dürfen. Er sah mich erstaunt an und musterte mich von oben bis unten. »So, Sie studieren also Medizin«, sagte er nachdenklich. Plötzlich fasste er in seine Tasche, zog sein Zigaretten-Etui heraus und bot mir eine Zigarette an. »Danke, Herr Primarius, ich rauche nicht«, war meine Antwort und ich wusste nicht, dass ich damit einen Pluspunkt gewonnen hatte. Denn so sind sie nun einmal, die Herren der Schöpfung, oder waren sie damals, sie selbst rauchen, aber rauchende Frauen sind ihnen ein Gräuel. Er fragte mich ein wenig aus über die Zustände an der Münchner Fakultät, besonders über Sauerbruch und sagte dann ziemlich unvermittelt: »Gut, Sie können ins Krankenhaus kommen. Ich erwarte, dass Sie früh um 6 oben sind. Wir fangen zwischen 6 und 7 Uhr zu operieren an.«

Wenn er damit gerechnet hatte, dass mich diese frühen Morgenstunden abschrecken würden, hatte er sich geirrt, ich war wie meine Mutter eine unverbesserliche Frühaufsteherin. Etwa um 5 Uhr 15 machte ich mich auf den Weg ins Tetschener Krankenhaus und traf dort pünktlich um 6

Uhr ein. Dr. Pils und seine zwei Mitarbeiter waren schon im Vorraum des OP, es war eigentlich mehr ein OP-Zimmer damals in dem bescheidenen Tetschener Krankenhaus. Ich wurde mit Dr. Sch. dem 1. Assistenzarzt bekannt gemacht und mit Dr. K., dem zweiten. Eine Schwester hielt mir einen weißen Kittel hin und ich bekam die Anweisung, mich zu waschen, d.h. die Hände nach Vorschrift zu reinigen, wie ein Operateur. Was würde da auf mich zukommen?

Angst wollte in mir hochsteigen, wollte man mich an eine Aufgabe stellen, der ich nicht gewachsen war? Wollte man mich irgendwie hereinlegen, mich, das unwillkommene Wesen, das sich anmaßte, in diese Welt der Männerchirurgie einzudringen? Ich riss mich zusammen und beschloss, all meine Kraft zusammenzunehmen, um mich und das weibliche Geschlecht nicht zu blamieren.

Endlich fing Dr. Pils zu reden an: »Wir müssen heute einen Arm amputieren. Der fünfzehnjährige Junge, der Trottel, ist auf einen Mast geklettert, hat eine Hochspannungsleitung berührt und sich dabei natürlich eine schwere Verbrennung des rechten Armes zugezogen. Wir müssen amputieren, es bleibt nichts anderes übrig, Sie werden gleich sehen.« Mit dem Händewaschen waren wir fertig und damit ging es in den OP. Der Patient lag schon in Narkose und dass er lang und entsetzlich dünn war, sah man sogar unter den weißen Tüchern. Ein furchtbarer Geruch schlug uns entgegen, man muss schon sagen, Gestank. Nun ging alles sehr schnell. »Halten Sie den Arm!« wurde mir befohlen und eine Schwester entfernte die Tücher. Der Arm des Jungen war bis weit über den Ellenbogen eine einzige eiternde, faulig stinkende Masse. Ich hatte so etwas noch nie gesehen! Daher kam also dieser entsetzliche Gestank. Dr. Pils setzte das Messer an und dann die Knochensäge und trennte im gesunden Gewebe das kranke ab. Die beiden anderen Ärzte waren mit der Blutstillung beschäftigt und sehr bald halfen sie beim Nähen des Armstumpfes. Meine Arbeit war getan, der völlig zerfallene, kranke Rest des Armes verschwand in einem großen Eimer und wurde unverzüglich aus dem OP geschafft. Ich konnte zusehen, wie die Ärzte die Wunde versorgten, wie verbunden wurde. Die Narkose war schon vorher abgebrochen worden auf Befehl von Dr. Pils, aber der arme Junge lag Gott sei Dank noch im Tiefschlaf, als er auf eine Trage gehoben und hinausgefahren wurde. »Nun, Kollegin«, sprach mich Dr. Pils an, »haben Sie noch irgendeine Frage?« »Ja, Herr Primarius«, war meine Antwort, »warum haben Sie nicht früher operiert, warum hat man es mit dem Arm soweit kommen lassen?« »Gar nicht so dumm gefragt, hochgeschätzte Kollegin«, dies natürlich ironisch. »Erstens haben die Leute den Jungen sehr spät zu uns gebracht, draußen in den Dörfern sind sie ja so entsetzlich blöd! Zweitens mussten wir abwarten, bis wir deutlich die Demarkation sehen konnten. Wissen Sie, was Demarkation ist?« Gott sei Dank, ich wusste es, die deutliche Absetzung des gesunden vom kranken Gewebe, das hatte ich bei Sauerbruch gelernt. »Denn wenn wir nicht abgewartet hätten, dann hätten wir den armen Kerl womöglich zweimal operieren müssen und Sie haben ja wohl unter den Tüchern erkennen können, in was für einem jämmerlichen Zustand er ist. Aber na, er wird sich schon erholen, jetzt, wo das Dreckszeug weg ist. Wir sind fertig für heute, Sie können gehen und wenn Sie wollen morgen früh um 6 Uhr wiederkommen.« Ich kann nicht beschreiben, wie glücklich ich in diesem Moment war. Dr. Pils hatte mich nicht hinausgeworfen, ich durfte wiederkommen und ich würde viel, viel lernen, ganz andere Dinge als auf der Universität. Die bösen Prophezeiungen meiner Freundinnen hatten sich nicht erfüllt. Während ich den weißen Kittel auszog, aus den großen Gummischuhen, die im OP über den Straßenschuhen getragen wurden, herausschlüpfte und meinen Mantel im Vorraum auszog, hörte ich Dr. Pils halb ärgerlich zu seinen Assistenten sagen: »Haben Sie das gesehen? Nicht einmal ihre roten Backen hat sie verloren.« Er hatte mich also doch hereinlegen, mir Schwäche und Unfähigkeit beweisen wollen und es war ihm nicht gelungen! Diese verflixten Weiber, so mochte er in seiner Sprache wohl denken. Es war nicht so leicht, mit ihm fertig zu werden.

Von da an verbrachte ich während der Ferien jeden Morgen und Vormittag im Tetschener Krankenhaus, mit Ausnahme der wenigen Tage, an denen nicht operiert wurde. Gewöhnlich kamen nach den Operationen Patienten zum Verbinden oder sie wurden in ihren Betten verbunden. Dr. Pils machte Visite mit seinen beiden Ärzten und ich durfte mitgehen. Er arbeitete ja nicht nur als Chirurg, sondern auch als Frauenarzt und Geburtshelfer. Diese beiden Spezialfächer waren damals noch nicht streng von der Chirurgie getrennt und die Ärzte der »alten Schule« beherrschten beides. Die Arbeit im Tetschener Krankenhaus füllte mich völlig aus und wie es auch klingen mag, ich war restlos glücklich. Es dauerte nicht lange, da fühlte ich, dass die Ärzte und auch die geistlichen Schwestern mich akzeptiert hatten. Bald war ich über das bloße Zusehen hinaus und lernte das Verbinden. Ich hatte mit Wunden zu tun, kleinen wie großen, solchen die durch Unfälle verursacht waren und solchen nach Operationen. Abschrecken tat mich nichts, dazu war mein Wissensdurst zu groß und ja, der Wunsch den Kranken zu helfen.

Eines Tages waren wir um 11 Uhr mit unserer Vormittagsarbeit fertig und Dr. Pils war schon in die Stadt hinuntergegangen, um seine Sprechstunde abzuhalten. Da wurde ein Mann auf einer Bahre hereingetragen, wir waren noch beim Verbinden, der blutete stark. Erklärung: Er hatte eine Pistole in der Hosentasche getragen, weil sein Weg durch ein einsames Waldstück führte – schließlich waren unruhige Zeiten! Die Pistole war aus Versehen ungesichert und geladen, ein Schuss war losgegangen und hatte seinen Oberschenkel durchbohrt. Er blutete fürchterlich und natürlich war keine Zeit zu verlieren. Wohl wurde sofort nach Dr. Pils telefoniert, aber inzwischen ergriff Dr. Sch. die Initiative. »Schwester, schnell das Hosenbein aufschneiden und die Hosen runter!« Aber der Patient sah mich an und wollte sich wehren: »Ich lass' mir nicht die Hosen ausziehen vor einer Frau!« Geistliche Schwestern zählten offenbar nicht als Frauen. »Machen Sie keine Geschichten!« fuhr Dr. Sch. ihn an, »wollen Sie verbluten? Das Fräulein ist Ärztin genauso wie wir, vor der brauchen Sie sich nicht zu genieren.« »Sind Sie wirklich Ärztin?« fragte der Mann ungläubig. »Ich will es werden, ich studiere noch.« »Dann müssen Sie aber eine Saunatur haben!« sagte der Mann und gab seinen Widerstand auf. Die »Saunatur« hat mir in der Erinnerung noch viel Vergnügen bereitet. Wahr ist es schon cum grano salis.

Im Bezirk Tetschen-Bodenbach gab es viele große Fabriken. Die Industrie spielte eine große Rolle in Nordböhmen. Die Schutzbestimmungen für Arbeiter waren damals in den zwanziger Jahren sicherlich lange nicht so gut wie heute, 1984, in Deutschland, wo es ja ein eigenes Fach »Arbeitsmedizin« gibt. Ins Tetschener Krankenhaus kamen Arbeiter mit schwereren Verletzungen, mit denen die Ärzte draußen nicht mehr fertig wurden, um die sich ein Chirurg kümmern musste – also Dr. Pils mit seinen Assistenzärzten. Eines Tages wurde ein Mann gebracht, der mit seiner Hand in eine Walzmaschine geraten war. Er war blass vor Schmerzen und Blutverlust. Dr. Pils wickelte den ersten Notverband ab und was zum Vorschein kam, sah einer Hand nicht mehr ähnlich, es war eine schwärzlich-ölige blutende Masse. Ich hatte Mühe, mein Entsetzen nicht merken zu lassen. Dr. Pils besah sich kurz die zertrümmerte Hand. »Nähen«, befahl er kurz und ergriff die Nadel im Nadelhalter, eingefädelt war schon. Schnell legte er ein, zwei, drei Nähte an, die die Hand notdürftig zusammenzuhalten schienen. »Verbinden!« ,dann wurde der Mann ins Bett gebracht. Dr. Pils muss mir mein Erstaunen über diese Therapie angemerkt haben, denn er fing zu dozieren an. Das tat er überhaupt gerne, wenn er dazu aufgelegt war und die Zeit nicht drängte. Von dieser Neigung gewann ich sehr viel, ich lernte dabei oft mehr als auf der Universität und ich war immer begeistert, wenn er ins Reden geriet. Diesmal erklärte er mir: »Sie sind wohl erstaunt, dass ich gar nicht desinfiziert habe? Diese Wunden, die mit Maschinenöl und Metallstaub verschmiert sind, die sind praktisch steril und heilen erstaunlich gut. Wenn man viel darin herumwerkelt, schadet man eher, als dass man nützt. Deshalb habe ich nur schnell ein paar Situationsnähte angelegt und wenn wir Glück haben, wird wieder eine brauchbare Hand daraus.« Er behielt recht, die Hand heilte erstaunlich gut und der Mann konnte sie wieder gebrauchen, wenn man auch die Spuren der schweren Verletzung noch sah. Erfahrung war oft mehr wert als alle Theorie, denn nach den Regeln der Schulmedizin hätte man die Hand wohl anders behandeln müssen.

Eines Tages wies mich Dr. Pils an, am Händewaschen und Desinfizieren vor der Operation teilzunehmen, wie die anderen auch. Ich durfte während der Operation die Haken halten, so ein Glück, ich durfte mittun! Nach der Operation zeigte mir Dr. Pils daran die verschiedenen Arten von Knoten, die man beim Unterbinden von Gefäßen braucht. Weil man als weibliches Wesen an Handarbeiten gewöhnt ist, begriff ich sehr schnell. Dann beteiligte ich mich beim Operieren auch daran. Es gehört zur Aufgabe der Assistenten, das Operationsfeld möglichst blutfrei zu halten, einmal um dem Patienten Blutverluste möglichst zu ersparen, dann auch um dem Operateur freie Sicht zu ermöglichen. Eines Morgens, ich war etwa im 8. Semester, hatten wir uns zu einer Blinddarmoperation bei einem halbwüchsigen Jungen gruppiert, da streckte mir Dr. Pils völlig überraschend das Messer entgegen und fuhr mich förmlich an: »Heute operieren Sie! Na, Sie werden doch wohl einen einfach Blinddarm fertig bringen, los, anfangen!« Ich griff nach dem Skalpell, blitzschnell machte ich mir klar, dass mir nichts passieren konnte – Dr. Pils stand mir gegenüber und hätte sofort eingegriffen, wenn ich etwas falsch gemacht hätte. Denn meine ständige Angst, dem Kranken etwa zu schaden, musste ich oft und oft niederkämpfen. Alles ging gut und ich war unbeschreiblich glücklich, als ich zunähen konnte, erst das Bauchfell, dann die Muskulatur, dann die Haut. So nähte man damals! Heute geht dies alles in einem Gang und ist viel einfacher geworden. Als ich nach den Ferien wieder in München war und mit meinen Bekannten Ferienerlebnisse austauschte, staunten sie nicht wenig! Achtes Semester und ich hatte operieren dürfen, von solchen »Taten« konnte kein anderer berichten.

Die Innere Medizin, auf der Universität eigentlich das allererste Hauptfach, spielte im Krankenhaus meiner Heimat keine Rolle. Der leitende Arzt war Chirurg und Frauenarzt, basta! Schwere innere Erkrankungen kamen damals noch nicht ins Krankenhaus, die Herzkranken, die Diabetiker, die

Patienten mit schweren Schlaganfällen starben offenbar zuhause. Nur hie und da wurden Schwerkranke mit ungeklärten Befunden eingewiesen. Dabei erlebte ich die ganz undogmatischen und originellen Diagnostik-Methoden von Dr. Pils mit, von denen ich auf der Universität nie etwas erfahren hätte. Ich lernte z.B., dass ein Arzt seine Nase zu Hilfe nehmen musste. In Nordböhmen flackerte immer wieder der Typhus auf, eine damals sehr gefährliche, kaum bekämpfbare Infektionskrankheit mit hoher Sterblichkeit. Typhus war natürlich gefürchtet, nur nicht von meiner Mutter, wie ich schon berichtet habe. Im Krankenhaus in T. gab es noch Krankensäle mit etwa 8 Betten. Die Ärzte machten Visite, ich immer hinterdrein. Dr. Pils hielt plötzlich an der Tür inne und ging nicht weiter. »Ihr habt hier einen Typhus im Saal«, sagte er leise zu seinen beiden Assistenzärzten. Die protestierten entsetzt: »Aber Herr Primarius, wir werden hier doch keinen Typhus…«. »Halt's Maul«, war die Antwort von Dr. Pils. Dann gingen wir weiter, angeführt von ihm, in den Krankensaal hinein, von Bett zu Bett. Er sprach wie üblich wenige Worte mit den Kranken und ich merkte, wie er dabei auf merkwürdige Weise schnupperte, an jedem Bett. Plötzlich, bei einem älteren Mann sagte er ganz leise zu seinem Assistenten: »Das ist der Typhus, sofort raus!«

Im Park des Krankenhauses gab es noch einen zweiten, größeren Pavillon. Ich war neugierig auf das, was sich dort tat, sah Schwestern ein- und ausgehen, fragte und bekam ausweichende Antworten und durfte eines Tages doch mitgehen, als die Ärzte dort Visite machten. Ein schrecklicher Geruch, man muss schon sagen Gestank, schlug uns entgegen. Die Nase von Menschen, die im Beruf mit Kranken zu tun haben, muss oft viel aushalten. Es stellte sich heraus, dass in den Zimmern mit mehreren Betten Schwerkranke lagen, manche ganz deutlich schon dem Tode nahe. Es waren unheilbar Kranke, meist Krebskranke im letzten Stadium und vorwiegend Frauen. Es wurde mir klar, dass ich mich hier in einer Art Sterbehaus befand. Um unheilbar Kranke im Endstadium kümmerten sich die Ärzte wenig. Es war ja doch nichts mehr zu machen, als die stärksten Schmerz- und Beruhigungsmittel zu verordnen, damals vor allem Morphium. Zur Pflege eingesetzt waren alte und wenig taugliche Schwestern, auch sie erlebten hier offenbar eine Art End-Station. Unter den Kranken waren überwiegend Frauen mit Krebs an den weiblichen Organen. In der Zeit, die ich im Krankenhaus T. verbrachte, erlebte ich, dass sie eigentlich alle zu spät zum Arzt gekommen waren. Die Ursache dafür war das ausgeprägte Schamgefühl der Frauen dieser Zeit, das sie von einer rechtzeitigen Untersuchung des Unterleibs zurückhielt.

Die Furcht vor dem gynäkologischen Stuhl, die Angst vor dem Rat sich operieren zu lassen. Zu spät – immer wieder zu spät, so lautete das Urteil von Dr. Pils in diesen Fällen. Natürlich sagte er das den Kranken nicht. Eine Aufklärungspflicht wie heute (1984) kannte man nicht. Den Angehörigen machte er zunächst nur vorsichtige Andeutungen über die Erkrankung.

Bei solchen Erkrankungen steht der Chirurg oft vor der schwierigen Gewissensfrage: Soll er noch operieren, hat es noch Sinn oder nicht? Über diese Problem hielt mir Dr. Pils einmal eine kleine Vorlesung: »Wenn Sie vor dieser Entscheidung stehen, dann fragen Sie sich: Was würdest du tun, wenn das deine Frau, dein Mann, Vater, Mutter, Bruder oder Schwester wäre? Wenn Sie sich so fragen, kommen Sie schon zu einer Entscheidung.«

Mich ließen die Eindrücke im Sterbepavillon nicht los, so nannte ich ihn bei mir, das entsetzliche Ende krebskranker Frauen, die oft genug zum Schluss auch noch von ihren Angehörigen gemieden wurden, wahrscheinlich wegen des Geruches und der scheinbaren Kälte und Gleichgültigkeit der Ärzte. Ich beschloss diese Kranken zu besuchen, so oft es nur ging und bat um die Erlaubnis dazu. Dr. Pils und Dr. Sch. lächelten ein wenig amüsiert und spöttisch. Es war klar, dass sie diese Bitte für die Marotte einer Anfängerin, die Sentimentalität eines weiblichen Wesens hielten. Das würde sich schon geben, mochten sie wohl denken. Ich ließ mich dadurch nicht beirren und ging nach der Arbeit zu den Schwerkranken, so oft ich konnte. Helfen konnte ich natürlich nicht, auch nicht anordnen, den Schwestern Weisungen geben, stand mir keineswegs zu. Aber dass ein Mensch im weißen Mantel kam, mit ihnen sprach, sich von ihnen etwas erzählen ließ über ihre Sorgen, ihre Familien, der einfach Anteil nahm, schien Trost zu bedeuten.

Heute wird viel geredet und geschrieben von den Pflichten, die man Sterbenden gegenüber hat, damals war das kein Thema. Auch als ich, Jahre später, schon Assistenzärztin war und im Sanatorium Harlaching, dem Tbc-Krankenhaus der Stadt München todkranke Patienten zu betreuen hatte, verlangte ich von den mir nun unterstellten Schwestern, dass sie mich riefen, wenn es mit einem Kranken zu Ende ging. Es war schwer, dies durchzusetzen, denn nach Meinung geistlicher Schwestern gehört zum Sterbenden der Geistliche und nicht der Arzt. Gegen diesen Standpunkt war nicht leicht anzukommen.

7 Nicht mehr allein: Hellmut Weese

Die Zeit verging mir mit nahezu unaufhörlicher Arbeit, vom Semester in München nach Hause, nach Bodenbach und dort vor allem ins Krankenhaus Tetschen – das war mein Rhythmus. Er wurde unterbrochen, als ich am schwarzen Brett neben dem Eingang der Klinik einen Aushang sah. Prof. Markus hält in der Anatomie einen dreiwöchigen Ferienkurs über die Anatomie des Gehirns mit Übungen. Ein Sektionskurs, Anatomie des Gehirns, das hätte mir gut getan! Ich schrieb nach Hause, der Kurs kostete natürlich nicht wenig, aber meine Eltern, die Großmut selbst, willigten sofort ein. Sie konnten nicht ahnen, welche Folgen dies haben würde.

In diesem Kurs fand sich ein kleiner Kreis zusammen, Prof. Markus stand immer mitten unter uns. Eines Tages sollte ein menschliches Gehirn genau in der Mitte gespalten werden, so dass der dort gelegene, mit Flüssigkeit gefüllte Hohlraum exakt getroffen würde. Prof. M. reichte mir das Gehirn und ein großes, ganz flaches Messer mit sehr breitem Blatt: »So, Kollegin, bitte schneiden Sie, aber geben Sie gut acht, dass Sie Ihre Hand nicht dabei verletzen!« Dabei hatte er mir das Gehirn in die flache linke Hand gelegt und gab mir das Messer in die Rechte. Um Gottes Willen, durchfuhr es mich, ich bin doch überhaupt nicht geschickt mit meinen Händen, ich habe schon lange nicht mehr präpariert, ich werde mich jetzt bis auf die Knochen blamieren. Es half nichts, die Studenten standen dicht um mich herum, waren sichtlich gespannt und auch etwas amüsiert, ausgerechnet eines von den Mädchen … Ich nahm mich zusammen, setzte das Messer an und führte den Schnitt vorsichtig durch und ich hatte Glück, das Gehirn war in der Mitte getroffen, der Ventrikel lag beiderseits bloß. Neben mir stand ein Student, kleiner als ich mit sehr hellblonden Haaren und strahlend blauen Augen. »Donnerwetter«, sagte er, »das ist das erste Mal, dass ich Angst vor der weiblichen Konkurrenz kriege!« Als die Kursstunde zu Ende war, sprach er mich an, so unbekümmert und fröhlich wie dies sonst bei uns nicht üblich war, ohne alle Förmlichkeit: »Wollen wir zusammen Mittag essen gehen? Ich schlage vor ins Mathildenstift.« Das war eine Art Restaurant, das von einer evangelischen Organisation betrieben wurde, man aß dort recht preiswert, leidlich gut und konnte gemütlich sitzen. Ich war ein wenig befangen und befremdet, ich wurde kaum jemals angesprochen. Er nannte seinen Namen Hellmut Weese und ich natürlich den meinen. Er war älter als ich, das merkte ich und im Studium viel weiter, er stand kurz vor dem Staatsexamen. Bei diesem ersten Beisammensein war ich wohl ein wenig steif und befangen. Er jedoch kümmerte sich nicht darum, es schien ihn überhaupt nicht zu stören und wir gerieten in eine lebhafte Unterhaltung. Er erzählte, dass er gerade Uexküll las (ein Biologe, der sich schon damals mit der Umwelt und dem Lebensraum der Tiere beschäftigte), dass er gerne mit dem Mikroskop arbeite und sich sehr für Plankton interessiere. Wir kamen auf Nietzsche, auf Kant, hier konnte ich eher mithalten als bei den Themen vorher. Von Kant hatte ich die »Kleinen Schriften« gelesen, zur »Kritik der reinen Vernunft« langte es bei mir natürlich nicht. Er zitierte eine Stelle aus der kleinen Schrift »Über die Macht des Gemüts«. Viel später erfuhr ich, dass respektlose Tübinger Studenten diesen Titel umwandelten, ins Schwäbische natürlich »Wie macht mer's Gemüs'?« Hellmut Weese zitierte ein wenig falsch und ich beschloss ihn zu necken und sagte: »Wenn Sie schon Kant zitieren, sollten Sie's richtig tun!« »War es denn falsch?« »Ja, es heißt richtig – es ist überall nichts auf der Welt, ja auch außerhalb derselben, was ohne Einschränkung könnte für gut gehalten werden, denn allein der gute Wille.« So lauteten nämlich die ersten Zeilen. »Donnerwetter«, sagte er zum zweiten Mal an diesem Tag und sah mich nachdenklich an. Ich schämte mich, so eine blöde Besserwisserei! Na, er würde genug von mir haben, mich für einen Blaustrumpf halten und mir aus dem Weg gehen. Das Gegenteil trat ein, Hellmut suchte meine Gesellschaft und ließ nicht locker.

Seine Grundstimmung war heiter, fröhlich, unbekümmert, zuversichtlich, dabei aber keineswegs oberflächlich. Er war ein begeisterter Alpinist und Kletterer. Es kränkte ihn, dass er nicht gerade groß war und erzählte mir, dass er mit siebzehn Jahren am Matterhorn eine extreme Klettertour mitgemacht hatte und seither nicht mehr gewachsen war. Er hatte sich dabei schwer überanstrengt und führte seine relativ kleine Körpergröße darauf zurück. Nach und nach erfuhr ich, dass die Verhältnisse in seiner Familie keineswegs gut waren. Die Ehe seiner Eltern war ausgesprochen unglücklich, sie hatten in Bern zwar das Leben einer typischen Professorenfamilie geführt, mit eigenem Haus, Haushälterin und sonstigem Personal. Mit den entsprechenden Gastlichkeiten, doch der Vater war ein ausgesprochen untreuer Ehemann und seine Mutter litt schwer darunter. Sie hat sich im Alter von sechzig Jahren und langen Jahren unglücklicher Ehe noch von ihm getrennt und sich scheiden lassen. Sein Vater hat dann eine seiner ehemaligen Studentinnen geheiratet, die eine Stelle an einem Züricher Museum innehatte. Er pendelte deshalb zwischen Bern und Zürich hin und her.

Hellmut hatte eine Schwester, die einige Jahre jünger war als er, ein hübsches Mädchen mit reichem aschblondem Haar, schönen Augen und einem vollen Mund. Sie lebte damals mit ihrer Mutter in München, in einer Pension. Ich weiß nachträglich eigentlich nicht zu sagen, weshalb diese »Restfamilie W.« zu dieser Zeit so wenig Geld hatte. Das ursprünglich große ererbte Vermögen der Mutter war wohl durch die Kriegsanleihe und die deutsche Inflation verloren gegangen, so dass alle drei auf die Zahlungen des Vaters angewiesen waren und die flossen anscheinend spärlich. Irgendwann einmal wurde ich der Mutter und der Schwester vorgestellt. Die Mutter war das, was ich im Stillen eine »preußische Dame« nenne, groß, hager, immer sehr aufrecht in ihrer Haltung, von kühler Freundlichkeit, unnahbar. Ein wenig konnte ich Vater Weese verstehen, dass er untreu geworden war. Ob sie wohl immer so gewesen oder erst in der unglücklichen Ehe so geworden war?

Die Schwester wirkte auf mich verwöhnt, sie wusste nichts Rechtes mit sich anzufangen. Beide Damen, Mutter und Tochter, denn sie waren Damen, sahen mit Hochmut auf mich herab, die Tochter eines kleinen Kaufmanns aus Böhmen, aus einer »Papeterie« stammend, wie man in der Schweiz eine Papierhandlung nannte. Das begriff ich aber erst ganz langsam im Lauf der Zeit. Bisher hatte mich niemand schief angesehen wegen meiner einfachen Herkunft. Ich wurde nach meiner Leistung beurteilt, etwas anderes kannte ich gar nicht.

Später, als wir schon verheiratet waren, wollte mir seine Mutter gute Lehren erteilen darüber, dass ich mich zu schonen hätte wegen der berühmten »Tage« der Frauen und Mädchen, denn ihre Tochter machte alle vier Wochen eine Staatsaktion daraus. Undiplomatisch, wie ich war, ahnungslos und unerfahren im Umgang mit empfindlichen älteren Damen, wehrte einfach lachend ab. Derlei gab es für mich nicht, ich ignorierte dieses Naturereignis so weit es irgend ging. Das hat die beiden Damen sehr verschnupft, das merkte ich erst sehr viel später. Jahrzehnte später habe ich es mit den berüchtigten Wechseljahren ebenso gehalten. Ich bin davon überzeugt, dass der weitaus größte Anteil von Beschwerden dieser Zeit daher rührt, dass die Frauen wie gebannt auf diesen Lebensabschnitt starren und Beschwerden erwarten. Die Umwelt, die Männer unterstützen sie dabei, denn das festigt die Theorie vom »schwachen Geschlecht«. Natürlich gibt es hie und da Beschwerden, natürlich müssen z.B. unregelmäßige Blutungen sorgfältig beachtet werden. Bei einem guten Teil der Beschwerden jedoch kann man einfach zur Tagesordnung übergehen, sie zu beachten ist verkehrt.

Damals studierten viele Ausländer in Deutschland, denn z.B. für Schweizer Fränkli war Leben und Studium in München geradezu geschenkt, damals währen der Inflation. Was alles ich in meinen Münchner klinischen

Semestern und vor allem durch die Bindung an Hellmut Weese erlebt habe, ist ein solche Fülle von Menschen und Ereignissen, dass ich nur wie ein Kaleidoskop, sprunghaft, vom Hundertsten ins Tausendste, darüber berichten kann, der geneigte Leser möge mir verzeihen, aber anders geht es nicht. Hoffentlich klingt durch all diese Seiten durch, wie sehr sich mein Leben gewandelt hatte und für den Zustand, in dem ich mich zu der Zeit befand, gibt es leider nur sehr abgegriffene Worte und Wendungen: Lieben und geliebt zu werden, man müsste wohl ein großer Dichter sein, um da noch neue, andere zu finden. Die Welt war schön, das Leben farbig, kurzum – ich war glücklich!

Dabei bestanden bei mir aber noch große Mängel, Defizite, die es zu beheben galt, z.B. konnte ich nicht Radfahren, ich besaß nicht einmal eines. »Wie ist das möglich«, fragte Hellmut konsterniert. Das musste anders werden und meine Eltern, großzügig wie immer, genehmigten mir sofort ein Rad. Ich hatte große Mühe, das Gleichgewicht darauf überhaupt zu halten. Was bin ich beim Üben im Englischen Garten vom Rad gestürzt, bis es endlich klappte! Schließlich kam die Phase, in der man, krampfhaft an die Lenkstange geklammert, magisch auf die Hindernisse zufuhr, die man eigentlich vermeiden wollte. Unvergesslich ist mir ein Morgen, an dem ich auf einen stattlichen Baum losfuhr und mir nicht anders zu helfen wusste, als ihn zu umarmen.

Wenig später war Pfingsten und der Freundeskreis beschloss, an diesen freien Tagen an den Chiemsee zu fahren, natürlich mit dem Rad. Ich war gerade ein wenig sattelfest geworden und nun setzte zum ersten Mal einer jener Irrtümer ein, die sich später so oft wiederholten und die, wie ich glaube, für unsere Beziehung verhängnisvoll wurden. Hellmut überschätzte meine körperliche Leistungsfähigkeit und irrte sich in dieser Richtung gründlich. Ich war zu stolz und töricht, das zuzugeben und einzugestehen, dass ich im Grunde nicht mithalten konnte. Gewiss, ich war 178 cm groß und wirkte kräftig, aber ich war später im Leben in vielen Situationen körperlich längst nicht so leistungsfähig, wie meine Umwelt immer von mir annahm. Ich hatte oft das Gefühl, dass mein Herz in seiner Leistung nicht meiner Körpergröße entsprach. Von meinen wackeligen Knöcheln und der Neigung zu stürzen ganz zu schweigen, es fehlte mir vor allem an Training. Denke ich zurück, so hat mich jede körperliche Tätigkeit über Gebühr angestrengt, auch die Hausarbeit daheim, der Dauerlauf im Landschulheim, die langen Wanderungen, das Bergsteigen, der Wintersport, das lange Radfahren, nur die eine nicht – das Schwimmen, das konnte ich kilometerweit. Da ich mit Hellmut Studium wie Freizeit so weit wie möglich teilte und in geistigen Dingen mit ihm Schritt hielt, nahm er dies wahrscheinlich als selbstverständlich auch für körperliche Anstrengungen an. Die Fahrt an den Chiemsee betrug ungefähr 80 km und führte auf Landstraßen bergauf und bergab. Ich kann nicht beschreiben, wie maßlos mich diese Fahrt angestrengt hat, welche Angst ich ausstand, wenn es in sausender Fahrt mal wieder bergab ging, denn ich war noch keineswegs richtig mit Rücktritt- und Vorderradbremse vertraut. Doch schließlich ging alles gut, ich war nicht gestürzt und ich hatte die Feuerprobe bestanden. Von da an fuhren wir gemeinsam auf den Rädern in die Kliniken.

Im Jahr 1923 hatte die Inflation ihren Höhepunkt erreicht. Die Deutschen waren nach dem verlorenen Krieg in unvorstellbarer Weise verarmt, von den Siegermächten ausgebeutet, von Schiebertum und Schwarzmarkt zerrüttet.

Es war dies nämlich eine Zeit, die sich die mittlere und junge Generation heute überhaupt nicht mehr vorstellen kann. Ich erwähne das deshalb, weil sich mit Einführung der Rentenmark die Finanzlage unseres studentischen Kreises schlagartig änderte. Schweizer Fränkli oder Tschechenkronen, mit denen wir bis jetzt recht sorglos gelebt hatten, verloren über Nacht ihre Wunderwirkung. Wir alle hatten auf einmal kaum mehr Geld, jedenfalls nicht für überflüssige Dinge. Von Kriegszeiten her waren wir an ein knappes Leben gewöhnt und vieles, was heute für unentbehrlich gilt, gab es damals ja noch gar nicht – das Auto als selbstverständlicher Gebrauchsgegenstand konnten sich nur die Reichen leisten, Radio, Plattenspieler, Fernseher spielten überhaupt noch keine Rolle. Es hat uns allen erstaunlich wenig ausgemacht, niemand kümmerte sich darum, wie wir durchkamen und dadurch waren wir frei. Unsere Fahrten ins Gebirge, z.B. nach Garmisch waren unerschwinglich geworden, aber wir hatten ja unsere Räder. Das Gute lag so nahe, so fuhren wir am Sonntag in die Garchinger Heide, suchten uns eine schöne Lichtung und ließen uns dort nieder. Einer der Freunde hatte eine Gitarre dabei, es wurde gesungen, Hellmut setzte seinen Spirituskocher in Gang und es wurde Schokoladenpudding gekocht, das machte den Männern besonders Spaß. Sie machten jedes Mal eine Staatsaktion daraus, wenn sie ihn dann zum Abkühlen in einen Bach stellten, dass nur ja kein Wasser hineinschwappte! Wir streiften in der näheren Umgebung umher, damals gab es noch viele seltene Vogelarten in der Garchinger Heide. Hellmut wusste in den Naturwissenschaften recht gut Bescheid, er kannte Pflanzen und Tiere besser als wir anderen und er gab viele Anregungen bei unseren bescheidenen Entdeckungen. Vergnügt, glücklich und zufrieden fuhren wir abends heim und der Sonntag hatte uns keine Rentenmark gekostet.

Die Beziehung zu Hellmut führte dazu, dass ich in einen großen Kreis von Menschen geriet, den ich ohne ihn sicher nicht kennengelernt hätte. Er selbst war ja Professorensohn und Enkel eines berühmten Mediziners. Sich in der »guten Gesellschaft« zu bewegen, in Kreisen von Wissenschaft und Kultur, war ihm von klein auf vertraut. Für mich war ein Universitätsprofessor eine Art Halbgott, während er in diesen Menschen nichts Ungewöhnliches sah, war er doch selbst entschlossen, die Hochschullaufbahn einzuschlagen. Ich wurde also von ihm und später auch von seiner Mutter mitgenommen und ihren Bekannten und Freunden vorgestellt. Eines Tages eröffnete er mir, dass wir zusammen ins Haus von Ricarda Huch eingeladen seien, zu einem kleinen Fest mit jungen Leuten. Ricarda Huch hatte eine Tochter aus ihrer Ehe mit dem italienischen Zahnarzt Ceconi, die etwa in unserem Alter war. Busi wurde sie genannt, der Name war möglichst weich auszusprechen, was zu ihrer ganzen Persönlichkeit passte. Sie war kein modernes Mädchen, wollte es auch gar nicht sein. Sie hatte nicht den Ehrgeiz viel zu lernen, sich für irgendeinen Beruf auszubilden und selbst etwas zu werden. Sie war es zufrieden, bei ihrer berühmten Mutter zu leben, diese zu betreuen, für sie zu sorgen und mit Hilfe eines Hausmädchens den Haushalt zu führen, sodass Ricarda ungestört arbeiten konnte. Busi war also eine Haustochter, damals in München unter uns eine Art Anachronismus.

Ich hatte noch nie einen Menschen kennengelernt, der ein Buch geschrieben hatte und machte mir von Dichtern und Schriftstellern auch keinerlei konkrete Vorstellungen. Sie mussten ganz und gar ungewöhnliche Leute sein, dachte ich. In Heidelberg hatte mir Eberhard einmal von weitem Stefan George gezeigt, der nahe beim Schloss mit Gundolf spazieren ging. Jedermann ging den beiden ehrfurchtsvoll aus dem Weg. Es war bekannt, wie sehr George die Menschen scheute, und dass die Bekanntschaft mit ihm nur Wenigen, Auserlesenen vorbehalten war. So war also ein Dichter nach meiner Ansicht. Natürlich hatte ich Bücher von Ricarda Huch gelesen, mit Begeisterung und Verehrung für so eine große, bedeutende Frau: Die Geschichte des Dreißigjährigen Krieges, die beiden Bände über die Romantik, den Roman über das Leben Ludolf Ursleu des Jüngeren, die Geschichten aus der Triumphgasse, das amüsante kleine Bändchen über den Fall Deruga, die einzige Kriminalgeschichte, die sie geschrieben hat. Und nun sollte ich sie kennen lernen, in ihr Haus kommen können! Hellmut Weese konnte nicht recht verstehen, was das für mich bedeutete; Ricarda – was war denn da weiter dabei? Sie hatte mit ihrer Tochter eine Zeitlang in Bern gelebt und dabei im Haus seiner Eltern verkehrt. Natürlich, sie hatte Bücher geschrieben. Es war bekannt, dass ihre Romane eng zusammenhingen mit ihrem Leben, ihren Ehen. Hellmut machte sich ein wenig lustig über ihre Liebesgedichte. Ich kannte sie nicht, er fand sie »brünstig« und meinte, sie stünden in völligem Widerspruch zu der Frau, wie er sie kannte. Ich würde ja sehen – und natürlich müsse ich mitkommen zu Ricarda, ich sei schließlich mit eingeladen. Busi hatte verlangt, dass er junge Leute mitbringe.

Den 60. Geburtstag von Ricarda Huch habe ich miterlebt. Natürlich kam eine Fülle von Ehrungen auf sie zu, von der Stadt München, sicher auch vom Kultusministerium und vielen Vereinigungen. Ihre Bücher waren ja in den zwanziger Jahren außerordentlich bekannt und hoch geschätzt. Wir, der jugendliche Freundeskreis und Busi, beschlossen, unsere Glückwünsche ganz früh vorzutragen, denn der Tag würde ausgefüllt sein von offiziellen Veranstaltungen und dem Besuch aller möglichen illustren Gäste.

Wir hatten die Idee gehabt, die »Kindersymphonie« von Haydn aufzuführen, ein drolliges, humorvolles Musikstück, wirklich für Kinder komponiert, mit einer Kindertrommel, Klingeln, Rasseln usw. Die Aufführung gelang wirklich gut, Ricarda saß auf dem Sofa und freute sich! Auch ich hatte Gelegenheit ihr zu gratulieren und mit ihr zu sprechen. »Sehen Sie nur, Hanni«, sagte sie zu mir, »da hat mir Busis Freundin Elsbeth so ein schönes Gedicht zum Geburtstag gemacht! Und was glauben Sie, sie kann viel besser dichten als ich!« Solche Aussprüche meinte Ricarda ernst, sie war unendlich bescheiden. Was für ein Kontrast zu dem Hochmut der Damen Weese, dachte ich oft.

Zu den Freunden der Familie Weese gehörte auch der berühmte Schulmann und Pädagoge Kerschensteiner. Als ich ihn kennen lernte, war er bereits in vorgeschrittenem Alter, weißhaarig mit einem weißen Spitzbart. Seine Frau Marie war jünger als er und leider recht schwer herzleidend. Kerschensteiners wohnten in einem kleinen altmodischen Haus in Bogenhausen, damals ein ruhiges Wohnviertel. Bei Kerschensteiners ging es bayrisch gemütlich zu und ähnlich wie bei Ricarda Huch hätte man dort jahrelang verkehren können, ohne zu erfahren, dass der Herr des Hauses Schulrat der Stadt München war, außerdem Professor für Pädagogik an der Universität München und Verfasser von weltbekannten und grundlegenden Büchern über Schulwesen und Pädagogik. Er vertrat ähnlich wie Lietz die Idee der Arbeitsschule. Die jungen Menschen sollten nicht nur einseitig mit dem Kopf lernen, sondern eine Beziehung zur Handarbeit bekommen, zum Handwerk. Kerschensteiner war der Begründer der Berufsschulen. Für die Lehrlinge im Handel und im Handwerk, überhaupt für alle Jugendlichen, deren Schulpflicht nach acht Jahren Volksschule endete, bestand nach Kerschensteiners Plan die Pflicht, neben ihrer beruflichen Arbeit die

Berufsschule zu besuchen. Ich glaube, dass er wusste, wie schwer es war, sich aus einfachen Verhältnissen empor zu arbeiten, wie bitter das war, »unten« bleiben zu müssen. Er wusste das aus eigener Erfahrung und dabei war er freundlich süddeutsch-jovial.

Die Zeit verging, ein Semester folgte aufs andere. Hellmut bestand sein Staatsexamen und promovierte, nun fing er an zu drängen, wir sollten heiraten!

Seine Mutter und auch sein Vater in der Schweiz erhoben keine Einwände, wenigstens bekam ich sie nicht zu hören, und meine Eltern hatten auch nichts gegen unsere Heirat. Für sie war es am wichtigsten, dass ich so kurz vor dem Abschluss nicht etwa mein Studium abbrach. So gab es also im Sommer 1924 eine kleine, ganz einfache Hochzeit. Wir ließen uns nur standesamtlich trauen, von der Kirche hielten wir beide nicht allzu viel. Die Hochzeitsreise ging nicht sehr weit: an den Walchensee, die Tage dort waren traumhaft schön, damals war es noch so still dort oben. Glücklich kehrten wir zurück nach München, in unsere zwei möblierten Zimmer mit Küchenbenutzung, zurück zu unserer Arbeit. Ich war Studentin im neunten Semester, als ich heiratete und im zehnten stieg ich programmgemäß ins Staatsexamen, das ich mit der Note »Eins« bestand und darauf bin ich heute noch stolz. So leidenschaftlich ich meinen Mann liebte und so glücklich das Leben zu zweit mich machte, die Arbeit und das Studium haben nicht darunter gelitten, meinen Doktor habe ich kurz darauf auch geschafft.

Nun spielte dabei sicher auch eine Rolle, dass mein Mann ein sehr ernsthafter Arbeiter war. Sein Ziel war die Universitätslaufbahn, und zwar wollte er Chirurg werden. Es hätte ihn auch die Gynäkologie gelockt, aber er sagte immer, er habe die Frauen zu gerne, als dass er Frauenarzt werden wolle. Natürlich faszinierte auch ihn damals die glänzende Persönlichkeit von Sauerbruch. Hemmungen kannte er keine und so ging er eines Tages zu dem großen Mann und bewarb sich um eine Assistentenstelle. Natürlich hatte er ein gutes Examen vorzuweisen und die Verbindung über seine Eltern mag auch eine Rolle gespielt haben. Kurzum, Sauerbruch war bereit ihn als Assistenzarzt einzustellen, aber unter einer Bedingung: Er sollte vorher ein Jahr bei Geheimrat Straub im pharmakologischen Institut arbeiten, denn so sagte Sauerbruch: »Ich brauche jemanden, der von Pharmakologie etwas versteht.« So bekam Hellmut durch die Vermittlung von Sauerbruch eine halbe Assistentenstelle bei Straub. Eine halbe Stelle! Zum ersten Mal selbst verdientes Geld, 180 Rentenmark! Das war damals eine unerhörte Sache, zu einer Zeit, da wir jungen Mediziner es nur gewohnt waren, volle Arbeit ohne jede Bezahlung und ohne jede Vergünstigung zu leisten.

Noch einmal muss ich darauf zu sprechen kommen, wie anspruchslos wir damals gelebt haben. Es mag ja manchen aus der Sicht der heutigen Studentengeneration ähnlich gehen, aber die Dinge liegen heute doch anders. Als junges Medizinerehepaar mit wenig Geld waren wir bei den Wirtinnen nicht sonderlich beliebt. Besonders die Küchenbenutzung war nicht beliebt, nur ungern ließ mich die jeweilige Hausfrau in ihrer Küche hantieren. So kam es, dass ich immer so wenig wie möglich kochte, um so schnell wie möglich aus der Küche wieder herauszukommen.

Jetzt muss ich ein Geständnis ablegen: Ich bin keine sonderlich gute Köchin. Ich selbst hatte kein Interesse am Kochen, mich beschäftigten andere Dinge. Meine Mutter und meine Großmutter hatten wohl auch eine merkwürdige Ansicht übers Kochen: Das *konnte* man einfach, das musste man doch nicht eigens lernen. Darüber wurde auch nie geredet, alles was damit zusammenhing war selbstverständlich. Mithelfen musste ich allenfalls, wenn ein feiner Kuchen eine geschlagene Stunde gerührt werden musste, denn es gab noch keine Elektrogeräte.

Hellmut erwartete keine großen Kochkünste von mir, er aß leidenschaftlich gerne Reis und von ihm habe ich gelernt, wie man ihn kocht. Unser Lieblingsessen war Risotto, in allen Variationen, mit Tomaten, Pilzen, was die Jahreszeit eben hergab. Als Abwechslung gab es ab und zu eine gute Suppe aus Rindfleisch und Knochen, als Einlage Nudeln. Es waren natürlich gekaufte Nudeln. Ich hätte nie gewagt, in der Küche unserer Wirtin, in der mir ja nur Küchenbenutzung zustand, selbst Nudeln zu machen, wie ich es von zu Hause gewohnt war. Mittags aßen wir in bescheidenen »Auskoch-Geschäften«. Unsere ganze Lebensführung war so einfach, wie man sie sich heute gar nicht mehr vorstellen kann. Wir waren aber glücklich dabei, vergnügt und ausgelassen auch bei unseren Ausflügen in die Garchinger Heide. Abends saßen Hellmut und ich über unseren Büchern. Als er dann später mit seiner wissenschaftlichen Arbeit bei Straub begonnen hatte und viel wichtige wissenschaftliche englische Literatur lesen musste, hatte ich immer das englische Buch vor mir und las es ihm deutsch vor, denn er war ins humanistische Gymnasium gegangen und konnte zu seinem großen Leidwesen kein Englisch. Wie froh war ich, dass mir das Englische so geläufig und vertraut war, dass ich mühelos übersetzen konnte.

Wohl in jeder Ehe, und mag sie noch so glücklich anfangen, stellt sich allmählich heraus, dass die beiden Menschen, die sich da zusammengetan hatten, eben doch nicht gleich sind. So war es auch bei uns. So konnte z.B. Hellmut meine große Leidenschaft fürs Wasser, für das Leben an Stränden und Buchten nicht teilen, weil er eine ungewöhnlich empfindliche Haut hatte, eben die Haut der sehr Hellblonden. In den Bergen aber, denen Hellmuts ganze Leidenschaft galt, stellte sich mehr und mehr *meine* Unzulänglichkeit heraus. Eines Tages fand Hellmut, dass ich klettern lernen sollte und zwar auf der Dreitorspitze bei Garmisch. Für mich war das vielstündige Aufsteigen auf steinigen Wegen eine außerordentliche Anstrengung und ich biss die Zähne zusammen, um mitzuhalten. Dann sollte es mit dem Klettern losgehen, aber nach kurzer Zeit stellte sich heraus, dass ich das einfach nicht konnte! Es war mir einfach unmöglich, mich im Fels festzukrallen, mit Händen und Füssen an winzigen Vorsprüngen Halt zu finden und kraft meiner Arme und Beine weiterzukommen. Ich hatte mich aufs Schlimmste blamiert, hatte völlig versagt auf einem Gebiet, das Hellmut so außerordentlich wichtig war. Er fand dann eine andere Lösung dafür, wie wir beide ins Gebirge fahren konnten: Ich ging mit bis zur Hütte, das schaffte ich gerade noch, dort verbrachte ich den Tag, während er kletterte.

So manches Mal bin ich auf der Hütte am Stripsenjoch im Wilden Kaiser gesessen und habe ihn am Seil hängen sehen, zwischen Himmel und Erde, in der Wand am Totenkirchl, Steinernen Meer und wie oft habe ich gefürchtet, dass er abstürzt. So tat ich also mit, so weit und so gut ich das konnte, bis auf ein endgültig letztes Mal.

Die Touren im Stubai würden ganz gemütlich werden, da gab es keine Felsen, nichts zum Klettern, wir würden nur über Gletscher gehen, zunächst auf den Gipfel des Wilden Freiger, der war nur wenig über 3000 m hoch, keine große Sache! Am ersten Tag würden wir ja *nur* auf die Nürnberger Hütte gehen, aber da musste mir Hellmut schließlich den Rucksack abnehmen, weil ich einfach nicht mehr konnte, wieder einmal mit meinen Kräften völlig am Ende war. Am nächsten Morgen hieß es früh aufstehen, um 3 Uhr wollten wir aufbrechen ehe die Sonne aufging und das Eis auf den Gletschern weich wurde. Mit einer Flasche Tee und etwas Mundvorrat gingen wir los, vor uns lag eine weite weiße Fläche. Ich solle nur langsam und gemütlich am Seil mit den anderen immer vorwärts gehen, es sei wirklich nicht schwierig. Schweigend gingen wir bergauf, vor uns noch im Mondlicht sahen wir den Gipfel des Wilden Freigers. Woher kam es nur, dass mir so übel wurde, so leer im Kopf, so schwindlig? Die Beine wollten mich nicht tragen, obwohl ich gar keinen Rucksack trug. Ich spannte alle meine Kräfte an, aber da waren plötzlich gar keine Reserven mehr, überhaupt keine mehr und ich musste sagen, dass ich nicht mehr weiter konnte. Ich merkte noch, wie ich zusammenklappte, im Schnee lag. Ich musste erbrechen, mir wurde schwarz vor Augen. Ich spürte Hellmut neben mir: »Du bist bergkrank, du verträgst die Höhe nicht, du musst umkehren und hinuntergehen! Ruh' dich auf der Hütte aus, am Abend kommen wir zurück, das ist alles gar nicht so schlimm.« Er hatte Recht, mit jedem Schritt abwärts ging es mir besser, aber für eine Weile fühlte ich mich grenzenlos verlassen, am frühen Morgen allein auf diesem Gletscher. Dieses elende, körperliche Versagen, ich fing mich an zu hassen, mich und die Berge. Warum konnte ich das alles nicht, woher kam diese Schwäche? Ich schämte mich zutiefst und fühlte mich als jämmerliche Versagerin.

Nach dem Abenteuer waren meine Niederlagen trotzdem nicht zu Ende. Es kam der Winter, und zum Münchner Winter gehören natürlich die Skier. Ich war schon früher im Landerziehungsheim auf Skiern gestanden, aber meine kümmerlichen Erfahrungen hatten seitdem viele Jahre geruht. Für Hellmut war das Skilaufen so selbstverständlich wie für mich das Schwimmen und er nahm ganz selbstverständlich an, dass ich würde mithalten können. Es war dumm und kindisch von mir, ihm nicht zu gestehen, dass ich eigentlich gar nicht skilaufen konnte, dass ich eine blutige Anfängerin war und so waren meiner neuerlichen Niederlagen vorprogrammiert. Meist war das Sudelfeld oberhalb von Bayrischzell unser Ziel. Der erste Zug dahin fuhr gegen vier Uhr in der Frühe ab, er hielt auf jeder kleinen Station und so dauerte es eine ganze Zeit, bis wir in B. ankamen. Dann fing der Aufstieg auf den Obervogelsang an. Entweder trugen wir die Ski auf der Schulter, solange es durch meist vereiste Ziehwege ging, oder wir schnallten Seehundsfelle unter die Ski und stiegen auf diese Weise auf. Es gab nur wenige Spuren, meist musste einer von uns die erste Spur ziehen. Bis wir oben am Gipfel angelangt waren, war ich schon immer mit meinen Kräften ziemlich am Ende. Jetzt ging es aber die steilen Hänge von oben hinunter. Mühsam, mit vielen Stürzen habe ich sie hinter mich gebracht. War ich erst mal unten am Sudelfeld, dann war die Sache nicht mehr so schlimm. Es gab harmlose, kleine Hänge und Hügel, auf denen ich herumrutschen konnte, indes Hellmut erneut möglichst hoch hinaufstieg und auf elegante Weise mit Telemark-Schwüngen heruntersauste.

Ich habe noch den großen Wandel des Skilaufs miterlebt, durch den Methode und System in diesen Sport kam. In den Kinos tauchten Filme auf, in denen die Berge, der Winter und der Skilauf im Mittelpunkt des Geschehens standen. Hannes Schneider aus St. Anton in Tirol wurde berühmt, die ersten Ski-Kurse wurden eingerichtet. Hellmut muss sich wohl im Stillen gedacht haben, dass das ein Weg wäre, aus mir eine passable Läuferin zu machen.

So fuhren wir in einem Winter nach St. Anton und ich schrieb mich für einen Skikurs ein. Die Sonne, die Luft waren herrlich. Der Aufstieg von unserer Unterkunft zum Skigelände war kurz und nicht anstrengend. Jeden

Morgen traten wir vor dem Skilehrer an, einem jungen, sonnengebräunten Mannsbild. Systematisch lernten wir das Umkehren, das Pflugfahren. Das schaffte ich gerade noch, ohne allzuviel auf dem flachen Gelände hinzufallen. Dann kam der Stemmbogen und das war dann auch schon die Grenze für mich, ich schaffte ihn nur nach einer Seite, für beide Seiten reichten meine Künste nicht. Dann sollten wir den Christiana-Schwung lernen. Das sei ganz einfach, wurde uns gesagt, wir müssten nur so tun, als ob wir uns neben den Skiern auf einen Stuhl setzen würden. Wir würden staunen, wie einfach das wäre! Allerdings, da saß ich auch schon im Schnee, es war einfach nichts zu machen mit mir, es war Hopfen und Malz verloren. Meine elenden Knöchel knickten einfach um und wie immer hatte ich das Gefühl, dass meine schlanken Beine einfach zu schwach für meinen Körper waren, sie taugten einfach nicht für Sportarten, wo Kraft vonnöten war. Was für eine Enttäuschung muss es für Hellmut gewesen sein, dass seine Frau nicht mittun konnte bei den Dingen, an denen sein Herz hing. Er hat es mich nicht fühlen lassen und gesprochen hat er darüber nie. Unserer Ehe hat es aber sicher nicht gut getan, vielleicht kamen daher die ersten feinen Risse. Dabei liebten wir uns aufrichtig und leidenschaftlich und waren in vielen entscheidenden Dingen ein Herz und eine Seele.

Aber auch das glücklichste Paar, es sind und bleiben *zwei* Menschen. Das wusste ich nicht so recht, ich war zu dumm, zu unreif dazu. Da war niemand, der hätte Hilfestellung leisten können. Ich weiß auch nicht, ob ich das überhaupt angenommen hätte, bei meinem ausgeprägten und sicher oft verhängnisvollen Hang, alles immer *selbst* und *allein* zu können.

8 Ende des Studiums

Das Studium fesselte mich genau so wie am ersten Tag. Gegen Ende kamen ja auch immer mehr hochinteressante Fächer hinzu: die Kinderheilkunde, die uns damals von Geheimrat Pfaundler, einem Südtiroler beigebracht wurde. Oft kam er mit einem Kind auf dem Arm in den Hörsaal. Er setzte es dann auf den Untersuchungstisch, neben den er sich dozierend stellte und ich habe oft bewundert, wie ruhig selbst recht kleine Kinder sich in seiner Nähe verhielten. Freilich, er legte den Arm um sie, er streichelte sie, während er sprach und trotzdem er voll und ganz mit seiner Vorlesung beschäftigt war, schienen die Kinder doch zu merken, dass sie in seiner Obhut waren. Er hatte einfach eine genial-selbstverständliche Art mit Kindern umzugehen. Einmal aber kam es anders, er kam herein mit einem Baby im Arm, das jämmerlich schrie. Es hatte einen Ausschlag, Milchschorf im Gesicht, der es offenbar recht quälte. Pfaundler ließ das Kind herumreichen, von einem Studenten zum anderen, damit jeder die krankhafte Veränderung der Haut aus der Nähe sehen konnte. Das Kind schrie weiter und allmählich schien dies Pfaundler doch zu irritieren. Plötzlich aber war das Baby ruhig. Eine Studentin hatte es im Arm, Martha S., sie hatte in ihrem ersten Semester in Heidelberg einen Assistenten der Anatomie geheiratet, der inzwischen zur Chirurgie übergewechselt war. Sie selbst hatte damals schon mehrere Kinder und das schreiende Baby musste wohl instinktiv den geübten mütterlichen Griff gespürt haben, mit dem Martha S. es hielt. »Kollegin, behalten Sie das Kind«, rief Pfaundler hinauf, »es ist so schön ruhig bei Ihnen!« Martha tat natürlich wie ihr geheißen war und Pfaundler konnte in Ruhe weiterdozieren. Am Schluss der Vorlesung rief er noch einmal: »Geben Sie Acht auf die Kollegin, dass sie das Kind nicht behält!« Gelächter im Hörsaal. Dann kam Marthas vergnügte Antwort: »Dankeschön, Herr Geheimrat, aber ich hab meine eigenen zuhause!«

Frauenheilkunde und Geburtshilfe waren ein Hauptfach, man hörte ein Semester »auscultando«, also nur zuhörend, das nächste Semester »practicando«, d.h. man wurde nach einer Liste aufgerufen, musste während der Vorlesung hinunter zum Professor, damit seine Anwesenheit beweisen und seine Fragen beantworten. Nun gehörte damals das sogenannte »Touchieren« zur wichtigsten Untersuchungsmethode. Es gab ja noch keinen Ultraschall und noch nicht die verschiedenen Methoden der Spiegelungen, der Blutabnahme beim Ungeborenen, der Endoskopien. Beim Touchieren führt der Arzt zwei Finger der rechten Hand in die Scheide der Patientin ein, mit der linken Hand tastet er durch die Bauchdecken hindurch nach der Gebärmutter, den Eierstöcken und eventuell nach krankhaften Veränderungen im Bereich des kleinen Beckens. Die Patientin muss sich zu diesem Zweck auf den gynäkologischen Untersuchungsstuhl legen. Es ist dies ein Möbel, welches das Schamgefühl einer Frau, geschweige denn eines jungen Mädchens, aufs gröblichste verletzt. Weibliche Wesen waren von jeher gewohnt, die Oberschenkel aneinandergelegt, geschlossen zu halten. Heute, 1985, ist dies anders, ungeniert, mit Hosen bekleidet, sitzen die jüngeren Frauen mit gespreizten Beinen, ganz wie die Männer. Auf Modebildern tun das die superelleganten, schlanken Mannequins auch in Röcken. Hier ist ein Wandel eingetreten, der sicher kein Zufall ist und über den ein Psychologe wahrscheinlich manches zu sagen wüsste. Damals aber war es ein Schock für mich, als ich mitten in einer Gruppe von Studenten vor einer Frau stand, die auf dem gynäkologischen Stuhl lag und wir das Touchieren lernen sollten. Irgendwie lag ich selbst mit auf diesem Stuhl und dass der Oberkörper der Frau, ihr Kopf mit einem Tuch bedeckt waren und man also nicht sehen konnte, wer das war, war nur ein schwacher Trost. Wiederum, wie so manches Mal, galt es sich zu überwinden, kühl und sachlich zu bleiben und sich ins Unvermeidliche zu fügen. Touchieren muss man eben lernen, es ist ein Kunst, die ein guter Frauenarzt meisterhaft beherrscht. Im Touchier-Kurs, er gehörte zur vorgeschriebenen Ausbildung, wurde uns beigebracht: »Qui fait mal, touche mal« – dies der Ausspruch eines französischen Frauenarztes und er besagt: Wer Schmerzen bereitet, touchiert schlecht. Das Touchieren war schwierig, wenn die Patientin dick war und am Bauch ein Fettpolster hatte, oder wenn sich die Patientin ängstigte und ihre Bauchmuskeln krampfhaft anspannte. Manchmal durfte man touchieren, wenn die Patientin in Narkose lag, vor einer Operation, sie also von nichts wusste. Dies war sicher kein einwandfreies Verfahren und es wird heute wohl nicht mehr geduldet. Allein, wie sollten die angehenden Ärzte das Untersuchen lernen? Denn lernen muss man nun einmal alles in der Medizin, es fällt kein Meister vom Himmel. Das machen sich die Patienten, auch die nicht betroffenen Laien, auch heute noch viel zu wenig klar.

Eines Tages war ich zum »Praktizieren« dran, wir wurden mit Namen zu Döderlein hinunter gerufen. Man forderte mich auf, in den Vorraum des Hörsaals zu gehen und dort eine Patientin zu untersuchen und nachher über den Befund zu berichten. Indessen dozierte Döderlein im Hörsaal.

»Meine« Patientin lag in Narkose, es war also ein Eingriff geplant und es musste sich um irgendeinen abweichenden Befund handeln. Man reichte mir Gummihandschuhe und ich untersuchte, so gut ich konnte.

Es war nicht allzu schwer, denn die Patientin war natürlich völlig entspannt. Ich fühlte das feste, runde Hinterhaupt und ganz deutlich die Haare des Babys, das da ans Licht, ins Leben wollte. Der Oberarzt forderte mich eindringlich auf genau zu untersuchen, aber ich war meiner Sache sicher und ging in den Hörsaal zurück. Von Döderlein befragt, berichtete ich kurz von meinem Untersuchungsbefund. Der Erfolg war ein mitleidiges Lächeln des berühmten Mannes: »Die Kollegin hat sich geirrt, nicht das Hinterhaupt ist der vorliegende Teil des Kindes, sondern es handelt sich, wie ich Ihnen schon berichtete, um eine Steißlage und wir werden Ihnen gleich zeigen, wie man mit dieser Situation fertig wird. Kollegin, gehen Sie nochmals hinaus und untersuchen Sie nochmals, Sie sollten lernen, wie sich der Befund bei einer Steißlage anfühlt, er kommt schließlich nicht alle Tage vor.« Gedämpftes Gelächter unter den allzeit spottbereiten Studenten im Hörsaal! Natürlich, wieder einmal ein Mädchen.

Ich tat so, wie mir geheißen wurde, untersuchte nochmals, aber ich konnte nicht anders, es war der gleiche Befund! Hinterhaupt und Haare, ich fühlte nichts anderes.

Jetzt half nichts als ein wenig Mut gegen den allmächtigen Döderlein, vor dem ich nun erneut stand: »Herr Geheimrat, es tut mir leid, ich kann nichts anderes fühlen als das harte Hinterhaupt und Haare.« Döderlein kam nicht dazu mir zu antworten. Bleich und entsetzt kam der Oberarzt in den Hörsaal gerannt, flüsterte seinem hohen Chef etwas zu und verschwand sogleich wieder. Döderlein verlor natürlich seine Ruhe nicht: »Meine Damen und Herren, wir müssen uns korrigieren! Es handelte sich nicht um eine Steißlage. Die Kollegin, sie hat in ihrem unbefangenen Verstand sich nicht beirren lassen und hat richtig touchiert, es war eine Hinterhauptslage und das Kind ist soeben spontan geboren worden.« Tosender Beifall im Hörsaal! Ich schlich an meinen Platz zurück, die Studenten hielten mich auf und gratulierten mir.

In den letzten Semestern hörte ich Psychiatrie. Der Lehrstuhl war einige Semester lang verwaist gewesen, bis sich ein Nachfolger nach dem berühmten Prof. Kraepelin fand. Von ihm stammte die damals anerkannte Einteilung der Geisteskrankheiten und die deutliche Trennung des manisch-depressiven Irreseins von dem weitgesteckten und vielfältigen Kreis der schizophrenen Krankheitsbilder. Die Psychiatrie ist gewissermaßen das eine

Extrem der Medizin, die Chirurgie das andere. Ein boshafter Studentenwitz sagte damals: »Die Chirurgen wissen nichts und können alles, die Psychiater wissen alles und können nichts.« Und wirklich, so hochinteressant und fesselnd die Psychiatrie als Gebiet war, so völlig unbefriedigend waren die Möglichkeiten, diesen Kranken zu helfen oder sie gar zu heilen. Die alte Regel, die uns Friedrich von Müller so oft in der »Inneren« eingeschärft hatte, nämlich dass man einer Krankheit erst dann wirklich zu Leibe rücken konnte, wenn man ihre Ursachen kannte, in der Psychiatrie erlebte man das besonders deutlich. Wissen wir doch bis heute, in der Zeit der Psychopharmaka, die den grausamen Elektroschock abgelöst haben, nichts wirklich Sicheres über die Ursache und Entstehung der echten Geisteskrankheiten. Nur dass bestimmte unter ihnen erblich sind, das wissen wir.

Das Kolleg von Geheimrat Bumke, der auf Kraepelin folgte, war immer überfüllt, keiner wollte auch nur eine Vorlesung versäumen. Trotz der ernsten Materie gab es heitere Erlebnisse. So als einmal Bumke eine Trinkerin vorstellte, das war damals eine Rarität. Frauen tranken nicht, waren keine Alkoholikerinnen, das blieb den Männern vorbehalten. Die Patientin saß auf einem Stuhl vor dem Professor, der ihr väterlich eine Hand auf die Schulter legte und er dozierte über die Gefahren der Trunksucht, ihre Spätstadien, das delirium tremens, wegen dem die alte Frau in die Klinik eingewiesen worden war. Abschließend wandte er sich an die Kranke und sagte gütig: »Aber Mutterl, jetzt dürfen Sie wirklich nicht mehr so viel trinken, hören Sie? Überhaupt kein Bier mehr, keinen Wein und schon gar keinen Schnaps!« Die Patientin sah ihn vorwurfsvoll an und meinte gekränkt: »Herr Geheimrat, was denken's denn … a Isarwasser ko i do net sauf'n!« Sie hatte die Lacher auf ihrer Seite!

Berichten möchte ich noch von einem kleinen Erlebnis in der Vorlesung von Bumke: Er dozierte eines Tages über Hypnose, einem außenseiterischen, immer etwas umstrittenen Verfahren, mit dem vor allem Nicht-Ärzte, aber auch einzelne Ärzte versuchten, Kranken zu helfen, Krankheitszustände zu heilen. Bumke war streng schulmedizinisch eingestellt, so würde man heute sagen. Über Therapien oder Therapieversuche wie die Hypnose, aber auch Psychoanalyse, die übrigens in jenen Jahren in München Hochkonjunktur hatte und immer von Ärzten angewendet wurde, sprach er nur am Rande, immer mit viel Kritik und leiser Ironie. Diese Richtungen nahm er nicht ernst. Freud war ja auch ursprünglich von der Hypnose zur Psychoanalyse gekommen. Bumke sprach also über Hypnose und er rief in den Hörsaal hinauf, ob nicht einer von uns zu ihm hinunter kommen und sich einem kleinen Experiment unterziehen wolle. Ich war neugierig, fasste mir ein Herz und meldete mich unter dem gedämpften Beifall und Gelächter der Studenten. Unten bei Bumke angekommen, ersuchte er mich, mich auf das flache Untersuchungsbett zu legen und forderte mich auf, mich möglichst zu entspannen. Dann legte er seine Hand auf meine Stirn und strich mit den Fingern ziemlich fest über die Gegend über den Augenbrauen, ganz regelmäßig. Dabei erklärte er mit ruhiger Stimme, dass ich jetzt meinen rechten Arm ausstrecken sollte, was ich befolgte. Dann fuhr er fort zu sprechen und wiederholte immer: »Ihr Arm wird jetzt ganz steif, immer steifer ... So und jetzt versuchen Sie den Arm zu beugen, Sie *können* es nicht!« Bei dieser ganzen Prozedur war ich hellwach, ich dachte absolut kritisch nach und dachte: Da kannst du lange reden, ich beuge jetzt einen Arm. Jetzt werde ich dich blamieren! Aber siehe da, der Arm blieb stocksteif, ich strengte mich an so viel ich konnte, aber beugen konnte ich den Arm nicht. So lange nicht, bis Bumke sagte: »So, jetzt können Sie den Arm wieder beugen.« Im Hörsaal war es recht still, als ich auf meinen Platz zurückging, die Studenten waren nachdenklich geworden.

Später habe ich selbst hypnotisiert. Wir mussten damals nach dem Staatsexamen ein unbezahltes praktisches Jahr ableisten, davon einige Monate in einer Klinik für Innere Medizin und ich arbeitete im Schwabinger Krankenhaus. Wir hatten auf der Station eine junge Frau mit schwerstem Asthma bronchiale, die wir mit all unseren Medikamenten und Spritzen nicht von ihren Anfällen befreien konnten. Ganz abgesehen von den Qualen der Kranken war es auch eine Qual, ohnmächtig zusehen zu müssen. Schließlich kam mir der verwegene Einfall, es mit Hypnose zu versuchen, so wie ich es bei Bumke erlebt hatte. Ich setzte mich neben die Kranke, konzentrierte mich ganz und gar und suggerierte ihr, dass die Anfälle aufhören würden. Nach mehreren »Sitzungen« zeigten sich Erfolge, die Anfälle wurden seltener und viel leichter. Nach einiger Zeit konnte die Patienten entlassen werden. Ich wunderte mich selbst über dieses Ergebnis, hatte ich doch gar nichts Besonderes getan.

Noch ein zweites Mal hatte ich Erfolg: Wir lebten noch in der Inflation, jedermann hatte zu tun und war froh, wenn er genug zu essen hatte. In dieser Zeit ging es natürlich den Künstlern besonders schlecht. Auf unsere Station kam eines Tages eine Malerin, nicht mehr jung, die sich ihren Lebensunterhalt mit dem Kopieren alter Meister verdiente und meist in der alten Pinakothek arbeitete. Sie hatte von einem Amerikaner den Auftrag bekommen, ein kleineres Gemälde von Rubens zu kopieren und der Mann wollte eine anständige Summe in Dollar bezahlen, damals ein unerhörter

Glücksfall. Aber sonderbar: auf einmal, sozusagen aus heiterem Himmel, stellte sich eine schwere Lähmung des rechten Armes ein! Die Künstlerin konnte keinen Pinsel mehr halten, an Malen war überhaupt nicht zu denken, der kostbare Auftrag stand auf dem Spiel. Natürlich untersuchten wir zunächst gewissenhaft, wie es unsere Pflicht und unsere Gewohnheit war, die Reflexe, die Sensibilität, das ganze Nervensystem von oben bis unten, ganz besonders den Bereich des rechten Armes. Es fand sich – nichts! Keine krankhaften Ausfälle, kein irgendwie bedenklicher Befund, organisch alles in Ordnung, wie es in der Mediziner-Sprache heißt. Ja, aber das nützte der Patientin wenig, sie konnte einfach nicht malen, der Arm hing schlaff herab. Da kam mir der Gedanke an Hypnose. Es gelang mir ein stilles Kämmerlein ausfindig zu machen und ich fing mit den sicher sehr primitiven »Sitzungen« an. Siehe da – ein überraschender Erfolg nach wenigen Sitzungen. Eines Tages verlangte die Malerin selbst nach Pinsel und Leinwand und fing zu malen an. Wir konnten sie bald »arbeitsfähig« entlassen. Sie bat mich noch mehrmals in ihre Wohnung zu kommen, um den Erfolg zu festigen und das tat ich natürlich gerne, ohne jede Bezahlung. Es gelang ihr, den Auftrag mit dem Rubensbild auszuführen, es war damals eine Existenzfrage für sie. Dann, so fand ich, brauchte sie mich nicht mehr und ich habe nichts weiter von ihr gehört.

Gegen Ende des Studiums pflegte man zu überlegen, in welchem Fach man promovieren und wen man sich als Doktorvater aussuchen wollte. Ich war von der Psychiatrie, von Bumkes Persönlichkeit und seiner umfassenden Allgemeinbildung, die man übrigens bei den meisten Psychiatern findet, so begeistert, dass ich mich bei ihm melden und mir ein Thema für eine Doktorarbeit geben ließ. Er war freundlich und entgegenkommend und schlug mir eine Arbeit vor, bei der ich mich mit dem Spät-Schicksal von Schizophrenen und ihren Familien befassen sollte. Vorher, das machte er zur Bedingung, sollte ich einige Monate auf der geschlossenen, d.h. schweren Abteilung der Psychiatrischen Klinik in der Nußbaumstraße arbeiten, um mit den verschiedenen Krankheitsbildern der Schizophrenie vertraut zu werden. Hier habe ich zum ersten Mal im Lauf meines Studiums versagt: Ich konnte das Zusammensein mit den schwer Geisteskranken nicht ertragen, mit den Katatonen, die völlig starr und unbeweglich in ihren Betten lagen, mit den Erregten, die ihre krausen Wahnideen hervorsprudelten, mit den Armen, die von ihren Verfolgungsideen geplagt waren und unruhig umher rannten in der geschlossenen Abteilung, in der nur die Wärter und Ärzte die Türen mit ihren Schlüsseln öffnen konnten. Es gab damals natürlich noch keine Psychopharmaka und man war gegen diese Erkrankung weitgehend machtlos. Den Umgang mit diesen schwer gestörten Menschen habe ich nicht ausgehalten – das Einzige in der Medizin, dem ich nicht gewachsen war Damals ereignete sich auch ein schrecklicher Unfall, eines jener tragischen Ereignisse, die man offenbar nie ganz verhüten kann: Ein katatoner Patient, der lange Zeit völlig starr und unbeweglich in seinem Bett gelegen hatte und auf nichts reagiert hatte, war plötzlich aufgestanden, hatte einen schweren Bohner ergriffen, der beim Saubermachen völlig unvorschriftsmäßig an sein Bett gelehnt stehen gelassen worden war und hatte damit seinen Bettnachbarn erschlagen. Nein, dies alles, die Kranken, das ganze Milieu, das konnte ich nicht verkraften. Schweren Herzens bat ich Prof. Bumke, meine Arbeit zurückgeben zu dürfen. Er war väterlich liebenswürdig und nahm dies offenbar nicht übel. Ich war erleichtert, als ich diese schwere Aufgabe los war, aber eine Niederlage war und blieb es. Schließlich muss ein Arzt alles ertragen können!

Nachdem ich mit dem Versuch, eine Doktorarbeit anzufangen, in der Psychiatrie Schiffbruch erlitten hatte, beschloss ich es in einem Fach zu versuchen, in dem ich nicht mit Patienten zu tun hatte, sondern »nur« mit Leichen. Also galt es, sich in der Pathologischen Anatomie nach einem Doktorvater umzusehen. Die Pathologische Anatomie gilt für die klinischen Semester als die Grundlage schlechthin. Jeder junge Mediziner, der auf eine ordentliche Ausbildung aus ist, trachtet in diesem Fach so viel wie möglich zu lernen. In dem großen Sektionssaal der Münchner Pathologischen Anatomie stand, natürlich in lateinischer Sprache, der Satz: »Die Toten lehren die Lebenden.«

Die pathologische Anatomie hat die Aufgabe, Todesursachen zu ergründen und die krankhaften Veränderungen der Organe zu studieren. In der Pathologische Anatomie handelt es sich um soeben Verstorbene, hier erst kommt der Student mit Leichen, mit dem Tod, in Berührung. Die mit chemischen Mitteln konservierten Leichen in der Anatomie, mit denen die Studenten in den vorklinischen Semestern arbeiten, haben mit verstorbenen Menschen nur noch wenig Ähnlichkeit. Einen regelrechten Schock bedeutete es für mich, wenn wir z.B. nach der Arbeit auf einer Krankenstation in die Pathologische Anatomie bestellt wurden, weil einer der Patienten verstorben war und wir der Sektion beiwohnen sollten, natürlich um zu lernen. Zu lernen, ob die Diagnose stimmte, oder ob sich weitere krankhafte Befunde herausstellten, die bei der klinischen Untersuchung nicht erkannt oder nicht gefunden worden waren. Auf diese Weise lehrten wirklich die Toten die Lebenden.

Die Arbeitstechnik in der Pathologische Anatomie unterscheidet sich von der in der Anatomie grundlegend. Es wird mit größeren Messern und viel schneller gearbeitet. Man sucht gezielt nach Krankheiten und nach der Todesursache. In rascher Folge werden die einzelnen Organe aus dem Körper herausgenommen. Von jedem Organ wird ein kleines Stück zur mikroskopischen Untersuchung entnommen und in ein kleines Schälchen mit konservierender Flüssigkeit gelegt. Dem Arzt, der die Sektion ausführt, wird von Dienern geholfen. Der Schädel wird mit einer elektrischen Säge kreisrund aufgesägt, damit man das Gehirn frei bekommt. Brutal – man möge mir das Wort verzeihen – mutete mich immer die Eröffnung des Brustkorbes an, mit einem großen Messer wurden links und rechts vom Brustbein die knorpeligen Teile der Rippen durchtrennt. Dadurch entstand eine schildförmige Platte. Sie wurde herausgehoben und das Herz, das Zwerchfell und Teile der Lunge lagen bloß. Zimperlich durfte man da nicht sein. Zum ersten Mal bekam ich in voller Stärke den Leichengeruch zu spüren. Man musste ihn natürlich aushalten, ohne jedes Zeichen von Schwäche. Aber es kam nicht selten vor, dass bei diesen Sektionen jemand umkippte, d.h. ohnmächtig wurde und plötzlich am Boden lag. Wiederum muss ich berichten, dass ich dies nie bei einer Studentin erlebt habe, es waren immer nur Männer, die »schlapp machten«, wie es dann völlig herzlos hieß. Der Umgangston in der pathologischen Anatomie war überhaupt etwas rau, ja sogar nicht selten zynisch. Wahrscheinlich war man anders dieser Art von Arbeit gar nicht gewachsen. Als Studentin hatte man sich dem anzupassen, mindestens aber zu schweigen. Zoten oder zweifelhafte Witze habe ich nie gehört, das möchte ich immer wieder betonen. Die Mediziner sind besser als ihr Ruf!

Die Ausbildung in der Pathologischen Anatomie verlief in drei Stufen: Zwei Semester lang hörte man Vorlesungen, damals von Geheimrat Borst. Er war ein vorzüglicher Lehrer, dozierte sehr anregend und interessant und galt als eine besondere Kapazität auf dem Gebiet der Geschwulst-Forschung. Während eines Sommersemesters, als man aus naheliegenden Gründen Sektionen auf das unbedingt nötige Maß einschränkte, besuchte man pflichtgemäß den mikroskopischen Kurs. Da galt es, zu erkennen, welches Organ man im Mikroskop hatte und welche krankhaften Veränderungen daran zu erkennen waren. Das war nicht ganz einfach! Wir wussten, dass wir im Staatsexamen auf diesem Gebiet geprüft werden würden und hatten ein wenig »Dampf« davor, wie man das studentisch nannte. Der dritte Teil der Ausbildung bestand darin, dass man allein und selbstständig eine Sektion durchführen musste. Man musste also den Sektionskurs belegen und mit einem Schein nachweisen, dass man daran teilgenommen hatte. Vor diesem Kurs hatte ich etwas Lampenfieber, das war nicht ganz einfach. Ich wurde ins Schwabinger Krankenhaus beordert, in die Prosektur zu Prof. Oberndorfer, das war schon ein bisschen Glück.

Die Prosektur war modern, kein so uralter Bau wie das Institut im Klinikviertel, die Räume groß und hell, Prof. Oberndorfer bekannt für seine Höflichkeit und dafür, wie anständig er die Studenten behandelte. Mir wurde eine männliche Leiche zugeteilt, ein Mann in mittleren Jahren, der an einem Darmkrebs gestorben war. Es galt vor allem, den Darm in seiner ganzen Länge, rund 7 m, »lege artis«, also nach allen Regeln der Kunst, aus der Leiche heraus zu präparieren, ihn in seiner ganzen Länge aufzuschneiden und auszuwaschen. Zu diesem Zweck gab es große Steintröge mit fließendem Wasser an der Wand des Sektionssaales. Ich machte mich an die Arbeit. Um mich herum standen Assistenten, Studenten und natürlich Prof. Oberndorfer. Es ging alles ganz gut, das Herausnehmen des Darmes gelang und ich ging zu einem der Tröge, um ihn aufzuschneiden und vom Inhalt zu reinigen. Dabei erlitt ich im Laufe meines Studiums die zweite Schlappe: Mir wurde totübel und ich übergab mich. Glücklicherweise rauschte der dicke Wasserstrahl sehr laut. Ich beugte mich weit über den Trog und leerte meinen Magen gründlich aus. Es gelang mir die Arbeit zu beenden und mit dem nun sauber präparierten Darm zum Sektionstisch zurückzugehen. »Sie sehen so blass aus, Kollegin …« meinte Prof. Oberndorfer aufrichtig besorgt, »fühlen Sie sich nicht wohl? Sie können die Sektion abbrechen, ich gebe Ihnen demnächst einen anderen Fall.« Aber ich hatte mich wieder in der Gewalt. »Vielen Dank, Herr Professor, mir fehlt gar nichts, ich möchte weitermachen«, und ich brachte die Sektion vorschriftsmäßig zu Ende und hatte damit meinen Schein.

Die Fürsorge und das Entgegenkommen von Prof. Oberndorfer war so aufrichtig und hatte mir so wohl getan, dass ich beschloss, ihn um eine Doktorarbeit zu bitten. Er nahm mich an und gab mir eine Arbeit über seltene Blutungen zwischen knöchernem Schädel und der harten Hirnhaut. Ich konnte sie in Schwabing, in seinem Institut in wenigen Wochen bewältigen. Mit Dankbarkeit denke ich heute noch an sein Entgegenkommen zurück. Er half mir, wo er nur konnte und gab mir die Note »cum laude« d.h. eine Zwei und so war auch diese Hürde genommen.

Das Staatsexamen dauert insgesamt ungefähr zehn Wochen oder auch zwölf. Zwischen den einzelnen Fächern gibt es immer wieder Pausen. Das ist eine Wohltat, man kann inzwischen noch lernen, denn der gesamte

Wissensstoff ist wirklich sehr umfangreich. Unsere Vierer-Examensgruppe passte ganz gut zusammen, es mangelte nicht an Originalität. Da war der Kollege Sch., gescheit, gut vorbereitet, sehr gut aussehend. Ich fürchte, er hatte eine Schwäche für mich, das war natürlich ganz einseitig, ich war ja schließlich verheiratet und nahm das außerordentlich ernst. Wir lernten eines Tages miteinander und gingen abends durch den Englischen Garten heim bei sommerlichen Wetter, in der Dunkelheit. Ich wusste, dass Sch. sich sehr für Psychoanalyse interessierte. Plötzlich wollte er mir um den Hals fallen und mich küssen. Es war nicht schwer, dies abzuwehren. »Bitte, Herr Sch., lassen Sie das! Sie versuchen das ohnehin nur, weil Sie in Ihrem Studium der Analyse glauben, sich das schuldig zu sein, abends mit einer Frau im Englischen Garten.«

Mein anderer Examenskollege B. war ebenfalls ein gescheiter Mensch. Er neigte in vieler Hinsicht zu lebensreformerischen Ideen, unter anderem dazu, alle Leute zu duzen. Nun war das damals auch unter jungen Leuten keineswegs so allgemein üblich wie heute und als er mich das erste Mal mit »Du« anredete, glaubte ich mich verhört zu haben. Ich lehnte ja jede Vertraulichkeit streng ab, ich weiß eigentlich nicht warum, es lag mir einfach nicht. »Herr B., ich kann mich nicht erinnern, mit Ihnen Bruderschaft getrunken zu haben«, sagte ich. Der vierte in unserer Runde R., war recht farblos und eben leider nicht sehr gescheit und keineswegs gut vorbereitet. Er fiel mit Glanz und Gloria durch und musste das ganze Examen wiederholen. Ich habe ihn noch mal getroffen, als er alles hinter sich hatte und war froh für ihn.

»Lege artis«, kunstgerecht, brachten wir unser Examen hinter uns. Die letzte Station war Psychiatrie bei Geheimrat Bumke, der mich ja schon persönlich kannte von meinem vergeblichen Versuch bei ihm zu promovieren. Er war ein geschickter und gerechter Prüfer und alles ging gut. An einem schönen Mittag standen wir vor der Nervenklinik in der Nußbaumstraße, nun war alles überstanden, alles hatten wir hinter uns. Öfter hatten wir uns das ausgemalt, wie wir das feiern würden, das bestandene Staatsexamen, das Ende des ewigen Lernens, Paukens, Lampenfiebers.

Merkwürdig, jetzt war uns gar nicht zum Feiern zumute! Ich selbst fühlte mich sonderbar leer, plötzlich ohne Zweck und Ziel, müde, nur mit dem Wunsch nach Hause, zu Hellmut. So ganz formlos wollten wir aber auch nicht auseinandergehen und so tranken wir schließlich in der Nähe einen Kaffee. Dann kam noch das Telegramm nach Hause: »Staatsexamen mit eins bestanden.« Jetzt war das so lange erkämpfte und schwer erarbeitete Ziel erreicht!

Nach jedem bestandenen Examen, nach jeder Hürde, die genommen war, telegrafierte ich nach Hause, damit meine Eltern sich mit mir freuen konnten. Als ich den Doktor »gemacht« hatte, erschien im kleinen Lokalblättchen »Tetschen-Bodenbacher Zeitung« folgender Abschnitt:

»Nachdem die Tochter des Kaufmanns Herrn Alois Barsch und seiner Frau Anna, das medizinische Staatsexamen an der Ludwigs-Maximilians-Universität in München mit der Note ›Sehr gut‹ bestanden hatte, wurde sie am …. zum Doktor der Medizin promoviert.«

Diese Notiz hat meinen kleinen Vater sicherlich mit großem Stolz und viel Genugtuung erfüllt! Hatte er sich doch viel anhören müssen in Bodenbach während der langen Jahre meiner Ausbildung, viel Spott und Frotzeleien von Bekannten und anderen Geschäftsleuten, etwa des Inhalts: Was wollen Sie denn mit einer studierten Tochter, das ist hinausgeworfenes Geld, sie heiratet ja doch, was sollen die studierten Weiber. Es kamen die Jahre nach dem Ersten Weltkrieg, in denen es die Menschen wieder zu Wohlstand brachten und viele Kaufleute kauften damals in Bodenbach Häuser als Kapitalanlage und Alterssicherung. Dann wurde mein Vater gefrotzelt: »Herr Barsch, wo haben Sie denn Ihr Haus?« Die Leute wussten sehr wohl, wie kostspielig meine Ausbildung war und dass meine Eltern schwerlich außerdem für sich etwas beiseite legen konnten. Mein Vater hatte aber eine Antwort parat: »Mein dreistöckiges Haus steht in München.« Ich war nun einmal sein ganzer Stolz und seine ganze Freude, ich hatte das erreicht, was ihm das Leben vorenthalten hatte. Viele Jahre später hat sich sein Ausspruch über das Haus in München wirklich bewahrheitet. Als 1945 nach dem verlorenen Krieg die dreieinhalb Millionen Sudetendeutschen aus ihrer Heimat vertrieben wurden, da mussten sie all ihre Habe zurücklassen, die Häuser waren verloren. Meine Eltern aber waren seit 1935 gut aufgehoben bei mir, sie gehörten zu meiner Familie und hatten bei mir ihr Zuhause. Wenn ich es ihnen auch während der Kriegs- und der bitteren Nachkriegsjahre nicht so schön machen konnte, wie ich es mir vorgenommen hatte, so blieb ihnen doch das Elend der Vertreibung und die Entwurzelung erspart.

Auch in den zwanziger Jahren, sie die goldenen zu nennen, ist einfach lächerlich, gab es einen gewaltigen Überschuss an Ärzten, ganz ähnlich wie jetzt in den achtziger Jahren. Die Kriegsteilnehmer aus dem Ersten Weltkrieg waren zurückgekehrt, sie drängten an die Universitäten und in die Berufe. Wie oft haben wir Mädchen hören müssen: »Was wollt ihr denn an der Universität, geht heim an eure Kochtöpfe, es ist ja schon für uns Männer kein Platz!« Wir brauchten Kraft, uns nicht abschrecken zu lassen, unseren Weg weiterzugehen mit der Hoffnung: Mir wird es doch irgendwie gelingen Ärztin zu werden, als Ärztin zu arbeiten. Ein wenig lichteten sich ja auch die weiblichen Reihen während des Studiums. Die eine oder andere sprang ab und horribile dictu – heiratete! Wie konnte man nur, wie war das möglich, dachte ich, bis ich selbst heiratete, aber ich gab das Studium nicht auf, davon war niemals die Rede. Aber andere gaben auf, vor oder nach dem Physikum, kurz vor dem Staatsexamen. Es waren dies vorwiegend Mädchen aus vermögenden Familien, damals war Medizin bis zu einem gewissen Grad Mode-Studium, so wie es später Kunstgeschichte wurde, noch später Betriebswirtschaft. Diese Mädchen strichen die Segel, sobald es galt, eine schwierige Hürde zu nehmen, z.B. den Sektionskurs in der Pathologie oder die schwierigen Vorlesungen in Pharmakologie. Oder sie wichen einfach dem schwierigen Staatsexamen aus und nahmen einen Heiratsantrag an. Die Kommilitonen sparten nicht mit bissig-ironischen Bemerkungen: »Da sieht man's mal wieder! Die Mädchen! Wer hätte das gedacht, ausgerechnet die schöne, gescheite Bettina, aber Frauen sind eben unberechenbar!«

Hier hatte man es mit einem Phänomen zu tun, das mir immer wieder begegnete und mich mein Lebtag geärgert hat: Wenn ein Student sein Studium aufgibt oder umsattelt, was ja auch des Öfteren vorkam, dann lautete das Urteil immer: Der XY hat aufgegeben, hat umgesattelt. Wenn ein Mädchen dies tat, dann hieß es regelmäßig: Die Frauen sind eben so und so, es ist kein Verlass auf sie. Wenn dem Dr. Maier ein Fehler passiert, dann sagen die Leute, er ist kein tüchtiger Arzt, man geht besser nicht zu ihm, oder man verzeiht ihm seinen Lapsus und sagt: Jeder macht mal einen Fehler. Passiert aber Frau Dr. X ein Fehler, dann heißt es: *Die* Ärztinnen taugen eben doch nicht viel, wir gehen zu keiner Frau mehr, nur noch zu einem Arzt. Mag sein, dass sich das zwischen den zwanziger und achtziger Jahren abgeschwächt hat, ganz verschwunden ist diese Einstellung aber nicht.

Doch zurück zur beruflichen Laufbahn, die wohl kein Mann ernster nehmen konnte als ich, so eingebildet bin ich schon! Das Staatsexamen war bestanden, die meisten der Kollegen hatten bereits promoviert, aber Ärzte waren wir immer noch nicht! Vor uns stand das »praktische Jahr«. Wir waren Medizinalpraktikanten, d.h. wir hatten ein Jahr Dienst an einem Krankenhaus zu tun. Dabei waren vorgeschrieben drei Monate Innere Medizin, sechs Wochen Chirurgie, eine bestimmte Zeit Gynäkologie, die übrigen Monate konnte man nach Wahl verbringen. Bezahlung: Null! Wir durften kein Rezept unterschreiben, natürlich auf den Krankenstationen keine Weisungen geben, wir waren praktisch rechtlos – nur arbeiten, das durften wir. Man stelle sich dies heute 1985 vor, wir waren froh darüber, wenn wir einen Platz in einem Krankenhaus, einer Klinik fanden, wenn wir mitlaufen konnten, hintendrein bei der Visite, wenn wir überhaupt *dabei* sein durften. Ich habe einen Teil meiner Medizinalpraktikanten-Zeit im Schwabinger Krankenhaus auf der »Inneren« unter Geheimrat Kerschensteiner abgeleistet und dort manchmal bis nachts um 12 Uhr im Labor gearbeitet. Damals kam das Insulin auf. Die Bestimmung des Blutzuckers war unerlässlich, um die gefährliche Überdosierung zu vermeiden. Sie war am Anfang sehr umständlich und dauerte viele Stunden. Hierfür waren eben die Medizinalpraktikanten gut! Niemals wäre einem eingefallen, zu murren oder nicht mitzutun.

Einmal kam nachts Geheimrat Kerschensteiner unversehens ins Labor, in dem ich noch Blutzucker bestimmte. Sein Wohnzimmer lag gegenüber und er hatte das Licht im Labor gesehen. Kopfschüttelnd stand er in der Tür: »Was machen'S denn noch hier, so spät in der Nacht?« »Ich bestimme Blutzucker, Herr Geheimrat, wir haben doch diese schwere Diabetikerin auf der Station.« Er schüttelte den Kopf: »Was ihr jungen Leut' nur alles habt. Wir haben doch auch den Diabetes behandelt, aber so was haben mir net kennt.« Damit verschwand er. Am nächsten Tag schickte er mir eine Schachtel Pralinen. Sonst aber herrschten im »Schwabinger« strenge Bräuche für uns Medizinalpraktikanten. Wir mussten unsere weißen Mäntel selbst mitbringen, auf unsere Kosten außerhalb des Krankenhauses waschen lassen und wenn wir Hunger hatten und eine Brotzeit brauchten, z.B. ich ein Glas Milch und eine Brezel, dann mussten wir das bezahlen, 15 Pfennige! Nein, das Krankenhaus schenkte uns nichts, warum waren wir so dumm gewesen, Medizin zu studieren? Halt, ich darf nicht ungerecht sein. Einen Vorzug hatten wir: Die Stadt München oder der Staat, ich weiß es nicht mehr genau, war so gnädig und gewährte uns ganz billige Opernkarten. Die Rücksitze im 1. Rang der herrlichen Oper waren zwar unbequeme, harte Bänke, aber was macht das aus in der Jugend? Man sah und hörte dort herrlich, das habe ich weidlich ausgenützt und mir damals Opern angehört, soviel ich nur konnte.

Wieder einmal habe ich das Pferd vom Schwanz aufgezäumt, von B geschrieben, ehe ich A erwähnt habe! Ehe ich im »Schwabinger« arbeitete, begann ich in der 2. Medizinischen Universitätsklinik in der Ziemsenstraße meine Zeit in der »Inneren« abzuleisten. Es war mir gelungen, zum eisigkorrekten, unnahbaren Chef Geheimrat von Rombach vorzudringen und eine der heiß begehrten Medizinalpraktikantenstellen zu erobern. Die Chefs von jener Zeit waren fast alle unnahbar, sie waren nicht nur Halbgötter in Weiß, sondern fast schon richtige Götter. Selbstverständlich richtete man seine schüchternen Worte an sie nur in der dritten Person Pluralis: Haben der Herr Geheimrat…Sind der Herr Geheimrat so freundlich gewesen… so ging das damals zu! Mit einer Ausnahme, der Chef meines Mannes Geheimrat Straub, der verbat sich das energisch und seinen Geheimrat-Titel liebte er überhaupt nicht. Er hatte ihn mit sage und schreibe 32 Jahren – eine Seltenheit – für irgendeine grundlegende Entdeckung erhalten und behauptete immer, dieser Titel hätte ihn um seine Jugend gebracht.

Die »Innere« in der Ziemsenstraße, nahe am Sendlingertorplatz, also im Herzen Münchens, war ein altes Gemäuer. Lange, breite Flure mit Linoleum ausgelegt, große, völlig freudlose Krankensäle mit 10-12 Betten, dicht aneinandergereiht, nüchterne Stahlbetten waren es, daneben blecherne, weiß gestrichene Nachtkästchen, spärliche Waschtische, das war alles, was den Patienten zur Verfügung stand. Kleine Zimmer habe ich in der Ziemsenstraße nie gesehen, sie waren wohl in einem ganz anderen Bereich auf den Privatstationen der Chefs untergebracht. Die Pflegerinnen waren ausschließlich geistliche Schwestern, hier die Schwestern vom Orden des heiligen Vinzenz, die sogenannten barmherzigen Schwestern. Auf den Männerstationen arbeiteten weltliche Krankenpfleger, denn eine geistliche Schwester hatte damals den Saal zu verlassen, sobald ein Mann bis zu den Knien entblößt wurde. Die Arbeitszeit der Schwestern war lang, ich hörte einmal von 1 Uhr mittags bis 1 Uhr nachts, also 12 Stunden, nur unterbrochen von Kirchgängen. Es ging das Wort um: Setze eine geistliche Schwester auf einen Stuhl und sie schläft ein. Das war ein Zeichen dafür, wie groß die Übermüdung dieser Frauen war, die ja nur um Gottes Lohn arbeiteten. Von Ärztinnen hielten sie wenig, das bekam man sehr bald zu spüren. Autorität hatte für sie nur ein Mann, bei der Hierarchie in der katholischen Kirche ist das begreiflich. Der Anfang des praktischen Jahres in der Ziemsenstraße brachte einschneidende Erlebnisse. Endlich kam man in engen Kontakt mit den Kranken, bei mir schon vorbereitet durch meine Zeit am Krankenhaus Tetschen, endlich hatte man Einsicht in den Betrieb einer Universitätsklinik, nicht nur in Vorlesungen und Kursen. Wie erschüttert war ich, als ich in dem Saal, dem ich zugeteilt war, zum ersten Mal mit einem jungen Mädchen bekannt wurde, das an einer schweren Multiplen Sklerose litt. Sie stammte vom Land, war durch die Krankenkost und ihre Unbeweglichkeit unmäßig dick und wusste, dass sie unheilbar krank war. Dann die alten, ausgemergelten Weiblein, die ihr Leben lang nur geschuftet hatten und deren Herzen nun am Ende ihrer Kraft waren. Hier konnte man noch ein wenig helfen, sie mit Digitalis ein wenig hochpäppeln, rührend dankbar waren sie alle, völlig unkritisch, sie fragten kaum etwas, ließen alles mit sich geschehen.

Ich erlebte den Unterschied zwischen Theorie und Praxis: Beim Untersuchen machte mir das Auskultieren unerwartete Schwierigkeiten, weniger das Perkutieren, d.h. das Abklopfen und Abhorchen der Lungen- und Herzgrenzen und Töne. Natürlich hatte ich es im Studium gelernt, ich hatte die entsprechenden Kurse für Anfänger und Fortgeschrittene eifrig besucht. Jetzt stand ich aber allzu oft am Bett einer Kranken in dem großen Saal, auskultierte und konnte mir nicht klar werden: Waren das feine Rasselgeräusche oder war das Reiben, wie es vom Rippenfell kommt? Waren die Rasselgeräusche, kurz RG genannt, feucht oder trocken? Musste man sie schon als grob bezeichnen oder waren sie mehr fein? Wie hörte man eine tuberkulöse Kaverne? War das Atmen amphorisch, d.h. wie wenn man über ein Trinkglas hinwegbläst? All dies machte mir viel Sorge, ich begriff meine Schwierigkeiten nicht recht. Ich hatte doch gute Ohren, hatte in der Musik ein gutes Gehör, jeder falsche Ton tat mir weh und jetzt schienen meine Ohren zu versagen. Anvertrauen konnte ich mich niemandem, ich hatte doch alles studiert, hatte es doch zu können! Wie viel Übung man in der Medizin braucht, davon ahnte ich damals noch nichts.

Was mich befremdete, war oftmals der Umgangston der Ärzte mit den Kranken oder auch das Reden über sie. Die Kranke mit der Multiplen Sklerose war nicht die Maria B. aus dem Allgäu, sondern die »MS im Bett 8«. Es mag ja wirklich nur an der etwas burschikosen Redeart gelegen haben, aber die Patienten schienen keine kranken Menschen mehr zu sein, sondern »Fälle«. Da eine Medizinalpraktikantin praktisch nur wenig tun konnte, wir hatten Krankengeschichten zu schreiben, durften untersuchen, was dann überprüft wurde, machten Laborarbeit, damals in sehr bescheidenen Grenzen verglichen mit heute 1985, wir lernten intravenös spritzen, was nur die Ärzte, nicht die Schwestern durften und so machte ich mir zur Aufgabe, mich neben all diesen wenig angesehenen Tätigkeiten menschlich mit den Patienten zu befassen. Mit ihnen zu reden, sie von ihrem Schicksal erzählen zu lassen, ihre Klagen anzuhören. Wie schon in Tetschen wurde dies von den Ärzten als Sentimentalität eines Anfängers, ganz besonders eines weiblichen belächelt. Das kannte ich schon und ich bin bis heute davon überzeugt, dass es die Aufgabe der Ärztinnen ist, die Medizin menschlich zu machen, so weit wie möglich.

Arzt-Zimmer gab es in der Ziemsenstraße nicht, es gab ein Stationszimmer für Ärzte und Schwestern. Auf den Fluren, in den Fensternischen standen kleine Tische und je zwei gegenüberstehende Stühle, dort schrieben wir unsere Krankengeschichten, zeichneten wir die Kurven, auf die in einer Klinik größter Wert gelegt wird.

An so einem kleinen Tisch saß ich eines Tages einem Kollegen gegenüber, den ich für wesentlich älter hielt als mich, schon deutlich grauhaarig, mit einer Brille, einem sehr ernsten Gesicht und einer ziemlich hohen Stirn, es war Otto Haarer. Wir stellten einander vor. Er arbeitete im benachbarten Krankensaal, auf der Tuberkulose-Station. Von Statur war er kleiner als ich, ich schätzte 10 cm, ich war ja für eine Frau damals recht groß mit meinen 178 cm. Medizinalpraktikant konnte er nicht gut sein, dazu schien er mir zu alt, obwohl sich herausstellte, dass er nur ein Jahr älter war als ich. Er war Volontär, d.h. auf deutsch ein völlig unbezahlter und rechtloser Arbeiter, aber schon Arzt mit Approbation, also der staatlichen Anerkennung. Das war ein häufiger Zustand zu jener Zeit. Die jungen Mediziner waren fertig mit ihrem Studium, sie waren approbiert, nachdem sie das unbezahlte praktische Jahr hinter sich hatten, aber sie fanden keine Anstellung, keinen Verdienst. Einige wenige, soll man sie mutig nennen? – ließen sich ohne weitere Ausbildung als praktische Ärzte nieder. Die meisten fühlten aber doch, dass sie noch an Kliniken und Krankenhäusern als Assistenzärzte Erfahrungen sammeln müssten, ehe sie, wie Nicht-Ärzte immer wieder so schön sagen, »auf die Menschheit losgelassen würden«. Manch einer wollte sich auch in einem bestimmten Fach spezialisieren, seinen Facharzt machen. Dazu gehörte eine mehrjährige Tätigkeit an einer zur Ausbildung zugelassenen Klinik. Nur, wie zu einer Stellung kommen? Wie dazu kommen, endlich einmal zu verdienen? Das waren wirklich keine kleinen Probleme.

Otto Haarer schien ein verschlossener Mensch zu sein, aber so nach und nach erfuhr ich doch so einiges von ihm. Er stammte aus Württemberg, aber das hörte man seiner Sprache kaum an. Er schwäbelte nicht und sagte einmal beiläufig, der schwäbische Dialekt sei kein Exportartikel. Sein Vater war Pfarrer in der Nähe von Stuttgart, er hatte zwei Schwestern. Studiert hatte er fast ganz in Tübingen, der nächstgelegenen Universität. Nur ein Semester hatte er in Kiel zugebracht, dort hatte er offenbar das Meer, die Ostsee lieben gelernt und auch das Segeln. Nach dem Kieler Semester war er mit dem Rad durch ganz Deutschland zurück nach Württemberg gefahren, er war offenbar auch ein begeisterter Radfahrer. Begeistert – ob das Wort auf Otto Haarer passte? Ich habe ihn eigentlich nie begeistert gesehen, dazu war er zu kritisch, zu ruhig und abwägend. In Gesprächen ergab sich, dass er gern Psychiater geworden wäre und ich glaube, er wäre ein guter geworden. Er hatte eine Zeit lang in der Tübinger Psychiatrischen Klinik unter Kretzschmer gearbeitet, der damals dort Chef war und ein aufsehenerregendes Buch geschrieben hatte:« Körperbau und Charakter«. Er hatte dort eine Doktorarbeit angefangen und wollte die Auswirkungen von Schizophrenie auf die Handschrift untersuchen. Er verstand viel von Graphologie, hielt seine Kenntnisse aber sehr zurück und fand er, er verstehe zu wenig davon. Mit seiner Doktorarbeit kam er zu keinem Abschluss, das Thema war wohl zu umfangreich, fast uferlos. So hatte er also keinen Titel, keinen »Dr. med.«, trotz Approbation als fertiger Arzt. Der »Dr.« war ja nicht unentbehrlich, man konnte ruhig ohne ihn als Arzt arbeiten. Nur war dieser Zustand ein wenig peinlich, denn selbstverständlich redeten einen die Patienten, die Schwestern, das gesamte Personal als Doktor an. Ich glaube, dass dies Otto Haarer herzlich gleichgültig war. Sein Wunsch, Psychiater zu werden, hat sich nicht erfüllt. Er bekam keine bezahlte Assistentenstelle an der Tübinger Klinik, er wollte endlich auch verdienen. Da bot sich ihm eine Stelle an einer Lungenheilstätte im Schwarzwald. Die Tuberkulose war damals die Todesursache Nr. 2 nach Herz- und Kreislaufkrankheiten. Heute steht sie an 7.-8. Stelle und die jungen Ärzte kennen sie kaum mehr. Assistentenstellen an Lungenheilstätten waren wenig begehrt, sie galten als eine Art totes Gleis. Außerdem war natürlich die Gefahr sehr groß, sich dort selbst eine Tbc zu holen. Otto Haarer blieb auch nicht lange dort. Er wollte außerdem heraus aus Württemberg, er sehnte sich nach einer Großstadt und wollte nach München und hoffte, vielleicht hier eine bezahlte Stelle zu finden. Die Stadt hat ihn festgehalten, so wie mich auch.

Das alles erfuhr ich ganz allmählich, je besser wir miteinander bekannt wurden. Ab und zu gingen wir nachmittags Kaffee trinken oder wir gingen abends nach dem Dienst ein Stück gemeinsam durch die Straßen. Dabei stellte sich heraus, dass wir uns in vielen Dingen gut verstanden, nicht nur ärztlich. Es war eine gute Kameradschaft und da es nun so war, fasste ich mir eines Tages ein Herz und gestand ihm, dass mir das Perkutieren, vor allem das Auskultieren der Lungen immer noch erhebliche Schwierigkeiten machte. Er sah mich nachdenklich durch seine Brille an und meinte:« Das ist auch gar nicht so leicht, wie die meisten glauben. Ich habe es auch erst richtig in der Lungenheilstätte gelernt. Es ist Übungssache, aber warten Sie, ich bringe es Ihnen bei.« Er nahm mich in seinen Tbc-Krankensaal mit und ließ mich geduldig Patienten abhorchen und erklärte mir die Einzelheiten.

Von ihm habe ich das Auskultieren und Perkutieren dann endlich gelernt.

Ich führte eine Art Doppelleben: einerseits mein Leben mit meinem Mann H.W., den ich leidenschaftlich und ausschließlich liebte, so sehr, wie ich mir früher nie zugetraut hätte. Auf der anderen Seite die Arbeitskameradschaft mit Otto Haarer, mit dem ich mich ausgezeichnet verstand, wir hatten so vieles gemeinsam. Wiederholt regte mein Mann an, doch in engeren Kontakt mit O.H .zu treten, ihn in unseren Kreis zu ziehen.

Ich hatte jedoch Hemmungen, ich war überzeugt davon, dass ihm daran nichts lag. Einige schüchterne Versuche von meiner Seite hatten zu Absagen geführt, er wollte offenbar nicht. Eines Tages erwähnte er, dass er wohl bald von München weggehen müsse. Es sei aussichtslos, hier eine bezahlte Stelle zu bekommen und er müsse nun einfach Geld verdienen. Er studierte die spärlichen Anzeigen von freien Assistentenstellen in den medizinischen Zeitschriften, er überlegte, ob er sich in Chemnitz oder Zwickau bewerben solle. Da entdeckte ich eines Tages eine Anzeige: Das Städtische Tuberkulose-Krankenhaus Harlaching suchte während der Urlaubszeit für drei Monate einen Assistenzarzt. Ich zeigte Otto Haarer die Anzeige: »Bewerben Sie sich, dann können Sie noch drei Monate in München bleiben – los, setzen Sie sich hin und schreiben Sie.« Er schüttelte resigniert den Kopf: »Diese Stelle bekomme ich ja doch nicht. Ich bin kein Bayer, sondern Schwabe und bin evangelisch. Meine Erfahrungen in der Heilstätte im Schwarzwald werden mir da nichts nützen.« Ich regte mich auf: »Wie kann man nur so pessimistisch sein! Sie sollten sich unbedingt bewerben, es wäre doch ein Anfang.« Dann sprachen wir nicht weiter darüber.

Eines Tages hatte ich in »meinem« Krankensaal, in dem ich arbeitete, ein Erlebnis, das mich sehr erschütterte. Die angestellten Assistenzärzte und vor allem die Oberärzte, zu denen wir Anfänger ehrfurchtsvoll aufschauten, experimentierten offenbar an den Kranken. Sie hatten den Ehrgeiz, wissenschaftlich zu arbeiten oder sich gar zu habilitieren, d.h. die Universitätslaufbahn einzuschlagen und Professor zu werden. Ich merkte schon einige Zeit hindurch, dass sie Medikamente verordneten oder spritzten, die den Kranken gar nicht gut bekamen. Ich musste dabei Hilfe leisten, z.B. die Armvenen stauen. Sonst erfuhr ich wenig, es gab keinen Anlass, mich zu belehren. Eines Tages wurde einer älteren Frau eine intravenöse Spritze gegeben und sie wäre uns fast unter den Händen gestorben. Es war eindeutig ein Versuch am Menschen, an einem Kranken noch dazu, der natürlich völlig ahnungslos war und glauben musste, die Spritze hätte zu seiner Heilung beitragen sollen. Es gab keine geringe Aufregung, bis das Herz wieder ordentlich schlug, die Atmung wieder da war, die Kranke erträglich aussah. Ich merkte gut, dass diese Sache vertuscht wurde, soweit das möglich war, aber ich war zutiefst empört und erschüttert und fest entschlossen, mich zu solchen Dingen und sei es nur durch Handreichungen, nicht mehr herzugeben. Ich besprach das Vorkommnis erst mit Otto Haarer, dann zuhause mit Hellmut. Achselzucken, das wüsste ich nicht? Das sei doch nichts Besonderes an einer Universitätsklinik, es gäbe eben ehrgeizige Leute, die so leicht vor nichts halt machten. Man musste sich damit abfinden. Ich ließ mich keinesfalls beschwichtigen, von keinem der beiden Männer und beschloss, aus der Ziemsenstraße wegzugehen, zu trachten ans Schwabinger Krankenhaus zu kommen. Das war keine Universitätsklinik, dort wurde wohl kaum oder wenig geforscht, dort würde ich vor derartigen Erlebnissen sicher sein. Ich schickte meine Bewerbung los, es dauerte ja immer eine geraume Zeit, bis man Antwort bekam.

Eines Abends klingelte es an unserer Wohnungstüre. Draußen stand Otto Haarer mit einem großen Blumenstrauß und einem strahlenden Gesicht – so wie ich ihn noch nie gesehen hatte. »Was ist passiert?« fragte ich, »schön, dass Sie uns besuchen kommen, aber Geburtstag hat hier eigentlich niemand«, und ich führte ihn in unser Wohnzimmer zu Hellmut. Es stellte sich heraus, dass er sich doch beworben hatte und die Stelle bekommen hatte, mit dem fürstlichen Gehalt von 360.--Mark. Das war damals ein großes Glück. Freilich hatte ich ihn als Arbeitskamerad nun verloren. Kurz darauf bekam ich eine Zusage vom Schwabinger Krankenhaus, konnte die Ziemsenstraße nun verlassen und meine »Innere«dort fortsetzen. Von Otto Haarer hörte ich zunächst nichts mehr, unsere Wege hatten sich getrennt.

Einige Wochen vergingen, da klingelte es abermals an unsrer Wohnungstüre und wieder stand Otto Haarer draußen mit einem noch größeren Blumenstrauß. Ich musste lachen: »Was ist denn nun passiert?« Es stellte sich heraus, dass einer der Harlachinger Ärzte als Chefarzt an eine neue Lungenheilstätte bei Regensburg berufen worden war und dass er seine Stelle mit einem normalen Dienstvertrag bekommen hatte. Wir verbrachten einen vergnügten Abend. »Na also«, meinte Hellmut, »sogar Chefarzt können Sie von Harlaching aus werden, ich gratuliere.« Dabei blieb es im Wesentlichen, hie und da hatten Otto Haarer und ich dienstlichen Kontakt, wenn nämlich im Schwabinger unerwartet eine Tbc entdeckt und nach Harlaching überwiesen wurde, da telefonierten wir dann von Krankenhaus zu Krankenhaus. Das war aber auch alles.

Meine chirurgische Pflichtzeit im Medizinalpraktikantenjahr verbrachte ich in der chirurgischen Poliklinik in der Pettenkoferstraße. Hier lernte man die sogenannte »Kleine Chirurgie«, wie der praktische Arzt sie braucht und hier fühlte ich mich recht sicher aufgrund der vielen Wochen, die ich schon als Studentin im Krankenhaus Tetschen zugebracht hatte. Wir hielten vormittags und nachmittags Sprechstunden. Es war ein lebhaftes Kommen und Gehen und es herrschte ein etwas burschikoser, fideler Umgangston unter Professor von Redwitz, einem Bayern. Mir wurden viele alte »Mutterln« zugeteilt und dabei musste ich die spezifisch münchnerische Anatomie lernen. »Wo tut's denn weh?« »Am Fuass, Freilein Doktor, am Fuass« und sie zeigte etwa in die Höhe der Hüfte. Viele dieser alten Frauen litten seit Jahren an Unterschenkel Geschwüren, sehr böse Beine bekam ich da zu sehen. »Warum sind Sie denn nicht eher gekommen?« »Ja, wissen'S, Freilein Doktor, i hab immer g'meint, die schlecht'n Säft' müass'n raus, es is net gut, wenn des zuheilt.« Ein alter Volksglaube, der kaum zu bekämpfen war! Die Frauen hielten diese Ulcera cruris einfach für einen Ersatz der ausgebliebenen Menstruation. Wir salbten und verbanden und gaben uns Mühe, bis so ein großes Geschwür endlich wieder zuheilte, sich mit dünner neuer Haut bedeckte, aber nach kurzer Zeit waren die Frauen wieder da. Sie schonten sich einfach nicht, wie wir ihnen immer wieder dringend ans Herz gelegt hatten. Sie werkelten weiter,wie sie es ihr ganzes Leben gewohnt waren,und das Spiel begann von neuem. »Haben Sie denn keinen Mann daheim, der Ihnen ein bisserl helfen kann?« fragte ich einmal. »Jo, scho. I hab scho a Mo, aber (etwas verächtlich) der is scho alt.« »Wie alt ist er denn?« »78«. »Und Sie, wie alt sind Sie?«. »I bin erscht 76«, kam es stolz zurück. So tat man Einblicke ins Volksleben, daran fehlte es wirklich nicht und das ist für einen jungen Arzt ebenso wichtig wie die ganze Schulweisheit. Auch die Erfahrung, wie vergeblich manche ärztlichen Bemühungen sein können, wie oft alle Mühe nichts nützt.

Von Hellmut Weese war bisher viel zu wenig die Rede und doch war er ein Mensch von Bedeutung und entscheidend für mein Leben und mein Schicksal. Zunächst etwas über seinen beruflichen Weg. Hellmut wollte Chirurg werden und strebte eine Assistentenstelle bei Sauerbruch an. Dieser verlangte von ihm, er solle zunächst ein halbes Jahr pharmakologisch arbeiten. Er bekam in dem viel zu kleinen, veralteten pharmakologischen Institut an der Nußbaumstraße ein winziges Labor zugeteilt und eine Aufgabe gestellt: Er solle mitarbeiten an dem Versuch Digitalis zu standardisieren. Das konnte man damals noch nicht. Digitalis war *das* Mittel bei ungenügender Kraft des Herzens, aber es gab noch nicht die vielen fertigen Digitalis-Präparate wie heute, 1985, sondern wir lernten z.B. bei Romberg in der »Inneren«, Digitalis in wässriger Lösung als »Infusum Digitalis« zu verschreiben und das wurde vom Apotheker für jeden Fall frisch angefertigt. Je nach Schwere seiner Krankheit wurde dies dem Patienten esslöffelweise verordnet. Der Infus wurde aus den Blättern des Fingerhut hergestellt. Der Haken an der Sache war nur, dass man nie genau wusste, wie viel Digitalis (bekanntlich ein Gift, wie so viele Heilmittel) in den Blättern war. Das wechselte von Jahrgang zu Jahrgang, wohl auch von Standort zu Standort, kurzum man arbeitete mit einer gewissen Unsicherheit. Deshalb war das Ziel der Internisten und vor allem der Pharmakologen, eine Methode zu finden, mit der man Digitalis messen, also standardisieren konnte, um in der Therapie der Herzkranken nicht länger im Dunkeln zu tappen.

In dieser Richtung fing also Hellmut zu arbeiten an. Ein großer Teil der wissenschaftlichen Literatur, denn man beschäftigte sich weltweit mit diesem Thema, kam aus England und Amerika. So saßen wir abends beieinander und ich las ihm die englischen Texte auf deutsch vor, da Hellmut als Humanist kein Englisch konnte. Es waren friedliche und schöne Abende, ich genoss sie, die Gemeinsamkeit an einer hochinteressanten und hochwichtigen Sache. Wir waren ein Herz und eine Seele, anders kann ich diesen Zustand nicht beschreiben.

Als Hellmut sich mit dem Problem der Digitalis-Standardisierung näher beschäftigte, wurde ihm bald klar, dass dies ohne Versuche an größeren Säugetieren nicht zu lösen war. Nun aber war Geheimrat Straub ein erklärter Gegner von Tierversuchen, das war bekannt, obwohl sich damals die heute so scharfe Kritik an Tierversuchen noch gar nicht regte. Er aber erklärte in seiner drastischen Art, es sei keine Kunst Tiere zu schinden, die Herren Pharmakologen sollten gefälligst Selbstversuche machen, jeder anständige Pharmakologe habe im Jahr 1-2 mal zu verrecken! Wie ernst es ihm damit war, erlebte ich eines Tages mit Schrecken. Ich wurde im Krankenhaus angerufen, ich möge doch meinen Mann im Pharmakologischen Institut abholen und ihn nach Hause bringen, er könne dies heute nicht alleine und der Anrufer hängte ein. Ich machte mich aufs tiefste beunruhigt auf den Weg. Was mochte passiert sein? Ein Unfall? Eine Explosion? Eine plötzliche schwere Erkrankung? Im Institut empfing mich der Chef, sichtlich unbekümmert, ja eher heiter. »Machen Sie sich keine Sorgen, Frau Weese, Ihrem Mann fehlt nichts Ernsthaftes. Kommen Sie mit!« Er führte mich zu Hellmut, der auf einem Untersuchungsbett lag. Das Gesicht war gerötet, die Augen offen, er schien kreuzvergnügt zu sein und redete wie ein Wasserfall. Der Geheimrat zog Stühle heran und wir setzten uns zu ihm. Hellmut schwatzte, wie ich ihn nie gehört hatte: »Also, weißt du Chef, ich habe dich ja immer für einen gescheiten Mann gehalten, aber manchmal bist du wirklich saudumm.« Ich erschrak nicht wenig, um Gottes Willen, wie sprach denn mein Mann mit seinem verehrten Chef, was war da los? Straub hörte dem Geschwätz kreuzvergnügt zu, das noch eine ganze Weile dauerte. Es drehte sich um Probleme ihrer Arbeiten, um solche des Instituts, der Organisation, schließlich wurde Hellmut müde und schien einschlafen zu wollen. »Frau Weese, machen Sie sich keine Sorgen, Ihr Mann ist in ein paar Stunden wieder völlig in Ordnung, wir haben nur einen Versuch mit einem neuen Narkotikum gemacht und das können wir nur an einem Menschen ausprobieren. Ein Vieh kann ja nicht reden und was Ihr Mann da so erzählt hat, na, das war doch hochinteressant, finden Sie nicht auch?« Er lachte. »Ich lasse Ihnen jetzt ein Taxi kommen, das wird Sie beide nach Hause fahren. Ihr Mann wird ein paar Stunden schlafen und dann ist wieder alles in Ordnung.« Ich war entsetzt und auch empört, aber sprechen konnte ich nicht, ich war viel zu aufgeregt. Hellmut als Versuchskaninchen, aber so war Straub! Tierversuche duldete er allenfalls an Fröschen und da auch nur ungern, an Warmblütern aber nicht!

Nun aber wollte Hellmut mit Versuchen an Hunden anfangen! Die Kollegen warnten ihn. »Wenn der Chef dahinterkommt, wirft er Sie raus, Sie verlieren Ihre Stellung. Er versteht da keinen Spaß!« Er kam aber auf einen Ausweg, er arbeitete einfach nachts, wenn der Chef und die anderen das Institut verlassen hatten. Der Institutsdiener würde ihn schon nicht verraten. Natürlich ging das nicht ohne Hindernisse. Die Tiere mussten beschafft werden, die Geheimhaltung war nicht einfach, aber Hellmut setzte seinen Kopf durch. Ich saß abends sorgenvoll zu Hause, wie lange würde das gut gehen? Spät nachts, oft erst gegen Morgen kam er aus dem Institut heim. Er fuhr mit dem Rad, die Trambahn verkehrte längst nicht mehr. Er war übernächtigt, übermüdet, aber er ließ nicht locker und eines Nachts weckte er mich aufgeregt und strahlend: »Du, ich hab's! Ich kann Digitalis standardisieren. Ich habe den Kreislauf von zwei Hunden aneinander geschaltet und damit ging es, ich hab's!« Ich muss ihn wohl ziemlich ungläubig angesehen haben. »Irrst du dich nicht? Du weißt doch aus der Literatur, wie lange und wie viel an dem Problem gearbeitet worden ist und du willst das in der kurzen Zeit gelöst haben?« »Ja, ich hab's und morgen gehe ich zum Chef!« Der Chef reagierte anders, als Hellmut erwartet hatte. Er sagte ihm eine voll bezahlte Assistentenstelle zu, bot ihm an, dauernd bei ihm zu bleiben und sich zu habilitieren. Der Traum vieler junger Mediziner, die erste Stufe zur Universitätslaufbahn und Hellmut brauchte nur »Ja« zu sagen!

Diese Glück verheißende Situation stürzte Hellmut in schwere innere Kämpfe, diese Arbeit bedeutete den völligen Verzicht auf ärztliche Tätigkeit, war reine Wissenschaft und damals noch ohne Kontakt zu den Kranken. Pharmakologe zu werden, das hieß damals Abschied nehmen vom ärztlichen Beruf, an dem Hellmut ebenso hing wie ich, das war das starke Band, das uns zusammengeführt hatte. Schließlich entschied er sich schweren Herzens für die Pharmakologie.

Nun musste er Sauerbruch absagen, musste ihm mitteilen, dass er endgültig bei Geheimrat Straub bleiben wolle und dass Sauerbruch ihn von der Assistenten-Warteliste streichen könne. Jetzt folgt ein Erlebnis, von dem Feministinnen heute sagen würden: »Typisch Mann!« Hellmut bekam es nämlich selbst nicht fertig, zu Sauerbruch zu gehen und dort sein Sprüchlein zu sagen. Er, der Verwegene, Mutige, dem keine Felswand zu steil, kein Schneeberg zu gefährlich war und der sehr leichtsinnig sein konnte, nein, das konnte er nicht und wozu hat ein Mann eine Frau? Damit sie für ihn die Kastanien aus dem Feuer holt! So zog ich mein gutes, böhmisches Kostüm an, ließ mich bei Sauerbruch melden und wartete mit klopfendem Herzen, bis ich an die Reihe kam. Er empfing mich stehend,, die Hände in die Hüften gestemmt. Ich fasste mich so kurz wie möglich, da ich wusste, dass Sauerbruch, wie so viele Chirurgen, überflüssige Worte hasste. Seine Antwort war kurz: »So, Ihr Mann will bei Straub bleiben. Ich kann das verstehen und sagen Sie ihm, ich gratuliere zum Ordinariat!« Damit war ich entlassen und ich wusste sehr wohl, was der letzte Satz bedeutete.

Hellmut bekam neue Aufgaben, sein Arbeitseifer nahm zu, man konnte fast von Arbeitswut sprechen. Er hatte das Präparat »Evipan« entdeckt, das zu Kurznarkosen verwendet wurde und heute noch in Gebrauch ist und ein Mittel zum künstlichen Blutersatz, das »Periston«. Es wird zwar heute nicht mehr angewendet, wohl weil das System der Bluttransfusion viel besser ausgebaut ist als damals, aber es soll im Zweiten Weltkrieg Tausenden von Soldaten das Leben gerettet haben.

Hellmut bekam nun endlich eine voll bezahlte Assistentenstelle mit 360 Mark im Monat, damit ließ sich schon leben, wenn auch sparsam. Ich arbeitete damals völlig unbezahlt als Volontärin im Schwabinger Krankenhaus unter den Bedingungen, die ich früher schon geschildert habe. Da kam eines Tages ein Anruf für mich aus dem Tbc-Sanatorium Harlaching und zwar von Otto Haarer. »Frau Weese, wir brauchen einen Assistenten für drei Monate zur Vertretung während der Urlaubszeit, wäre das etwas für Sie?« »Glauben Sie denn, dass ich der Arbeit gewachsen bin?« »Aber sicher, ich arbeite Sie ein.« Erst musste ich aber Geheimrat Kerschensteiner fragen, ob er mich freigibt und mich danach wieder ins »Schwabinger« zurücknimmt, sonst wäre ich auf der Straße gestanden. Kerschensteiner war durchaus nicht dagegen, dass ich drei Monate nach Harlaching ging. »Machen Sie das nur, Leute, die etwas Erfahrung mit der Tbc haben, kann ich immer brauchen. Wenn Sie dann zurückkommen, bekommen Sie die erste freie Assistentenstelle bei mir.«

Das war ein Wort! Eine bezahlte Assistentenstelle in einer großen Abteilung für Innere Medizin und das in München und für eine Frau! Endlich eigenes Geld verdienen, endlich den Eltern von der Tasche kommen, die ich rund zehn Jahre in Anspruch genommen hatte und wie! Freilich, Fachärztin für Frauenheilkunde und Geburtshilfe, wie ich es mir immer erträumt hatte, konnte ich bei Kerschensteiner nicht werden. Das würde immer ein Traum bleiben, so wie für Hellmut die Chirurgie. Also trat ich meine Aushilfs-Assistentenstelle in Harlaching an. Hellmut und ich wohnten damals in zwei möblierten Zimmern mit Küchenbenutzung in der Biedersteinerstraße in Schwabing, direkt gegenüber dem Sylvesterkirchlein. Rad fahren kam jetzt nicht mehr in Frage, das war zu weit. Die Trambahn war damals noch unbeheizt und mir ist noch der lange, eiskalte Winter 1928/29 in besonderer Erinnerung, in dem ich jämmerlich durchfroren in Harlaching ankam. Zunächst galt es aber anzufangen und davor war mir nicht wenig bange! Aus dem Dasein einer Volontärin, die keine Verantwortung hatte und die wie ein folgsames Hündchen bei den Visiten hinterher trabte, musste über Nacht eine Stationsärztin werden mit drei Stationen: Tbc-Verdachtsfälle, Rekonvaleszenten, mittelschwere, geschlossene d.h. nicht ansteckende Tuberkulose und schwere bis sterbende Tuberkulöse, insgesamt 110 Patienten. Dabei würde ich nicht mehr, wie im Schwabinger, die Patienten zum Röntgen in die Röntgenabteilung schicken, nein, ich musste selbst durchleuchten, was ich noch nie getan hatte, selbst Kehlköpfe spiegeln, was ich schlecht konnte und bei all dem den Schwestern und den Patienten gegenüber mit der gebotenen Sicherheit und Ruhe auftreten. Keine kleine Aufgabe! Aber einmal muss jeder junge Mediziner so einen Sprung wagen. Hellmut sprach mir Mut zu und Otto Haarer hatte zugesagt, zu helfen.

Über meine Zeit und Arbeit in Harlaching will und muss ich noch ausführlich berichten, aber dieses Kapitel sollte ja Hellmut Weese gewidmet sein und also will ich jetzt nur sagen, dass ich die drei Monate in Harlaching gut hinter mich brachte und dann in mein unbezahltes Volontariat nach Schwabing zurückkehrte. Inzwischen hatte ich mein Medizinalpraktikantenjahr abgeleistet und hatte die Approbation. Mein Staatsexamen hatte ich mit »Eins« bestanden und nun machte ich mir aufgrund der Worte von Geheimrat Kerschensteiner, mit denen er mich für drei Monate beurlaubt hatte, doch ernsthafte Hoffnungen auf eine bezahlte, volle Assistentenstelle und auf die selbstständige Arbeit auf einer eigenen Station. Noch war ich ahnungslos, was die Intrigen und Querelen in einer Klinik anbetrifft, das unsichtbare Netz von Beziehungen in dieser und jener Richtung. Ich dachte, Kerschensteiner würde mir sicher für den Anfang die Tbc-Station geben, dahin kamen für gewöhnlich die Anfänger unter den Assistenten. Sie war am undankbarsten, ich werde noch über die Eigenarten der Tbc zu jener Zeit berichten, 1928 etwa, und natürlich ausgesprochen gefährlich. Nicht wenige Ärzte holten sich selbst eine Tbc, sie ist schließlich unter Umständen eine hoch ansteckende Krankheit. Es dauerte nicht lange, da wurde mir klar, dass meine Hoffnungen vergeblich waren und Kerschensteiner sein Wort nicht halten würde. Eine planmäßige Assistentenstelle wurde frei, aber die bekam eine Kollegin, die, wie ich um einige Ecken erfuhr, Beziehungen zum Stadtrat hatte und außerdem Münchnerin war. Ich war bitter enttäuscht und empört. Hellmut tröstete mich, schließlich verdiente er jetzt so viel, dass wir durchkamen und irgendwie würde es schon gehen. Otto Haarer ließ die Verbindung mit mir jetzt doch nicht mehr ganz abreißen. Ab und zu verbrachte er einen Abend mit mir und Hellmut, oder auch mit mir allein, wenn Hellmut bis spät nachts im Institut blieb. Ausgehen, Lokale besuchen, wie dies die jungen Leute heute tun, das war damals nicht üblich. Wir hatten zu wenig Geld dafür und es war einfach nicht Sitte.

Trotz seiner Erfolge in der Pharmakologie und des guten Ansehens, das er bei Straub genoss, konnte es Hellmut doch nicht ganz verwinden, dass er nicht mehr mit Kranken zu tun hatte, er nicht mehr ärztlich tätig war. Es ergab sich eine Beziehung zu einem Praktischen Arzt in Wolfratshausen, den er ab und zu einmal übers Wochenende und einmal länger während dessen und seines eigenen Urlaubs vertrat. Dann war ich natürlich allein und wohl vermisste ich meinen Mann, aber sonst machte mir das nicht viel aus. Ich arbeitete den ganzen Tag bis in den Abend hinein, dann war ich herzhaft müde, las und ging bald zu Bett. Als Hellmut wieder einmal aus Wolfratshausen zurückkehrte, erzählte er lebhaft, wie es seine Art war, von den Patienten und den Bergen, die man dort gut sehen konnte und nebenbei erwähnte er, dass er von einem bildhübschen jungen Dienstmädchen versorgt werde. Ich sagte, aber wirklich nur im Scherz: »Hoffentlich bandelst du mit der nicht an!« Worauf mir Hellmut lachend und ohne eine Spur von Verlegenheit gestand, dass er mit ihr ins Bett gegangen war. Ich kann nur schwer beschreiben, wie mir dabei zumute war. Die Wendung »eine Welt zusammengebrochen« passt wohl am besten. Ich muss nun berichten, dass Hellmut ein ausgesprochen untreuer Mann war. Der Seitensprung mit dem Dienstmädchen war vielleicht nicht der erste, der letzte blieb er keineswegs.

Dabei kann ich nicht sagen, dass mich Hellmut jemals *betrogen* hätte, nein, er erzählte ganz freimütig oder schwieg nur. Es kam eine Zeit, da lag seine abgegriffene Studentenmappe offen auf seinem Schreibtisch, vollgestopft mit Liebesbriefen seiner verschiedenen G´schpusis, wie man in München sagt. Er machte niemals den Versuch irgendetwas zu verheimlichen, er hatte dabei offenbar das beste Gewissen der Welt. Einmal fuhr er während seines Urlaubs nach Schlesien, in die Heimat seiner Eltern, wo er Verwandte hatte und eingeladen war. Dort verliebte sich eine siebzehnjährige Kusine in ihn, ein hübsches, rothaariges Mädchen. Bei seiner Rückkehr erzählte er amüsiert, wie er sie verführt hatte.

Was sollte eine Frau in dieser Lage tun? Von all dem tief betroffen, bemühte ich mich ruhig zu überlegen. Ich erkannte, dass dies alles bei ihm eine tief sitzende Veranlagung war, die er offensichtlich von seinem Vater geerbt hatte. Aus diesem Grund war ja auch die Ehe der Eltern nach so vielen Jahren in die Brüche gegangen. Ich versuchte mit ihm zu reden und fragte ihn, was er denn bei seinen Freundinnen fände, offenbar doch etwas, das ich ihm nicht biete konnte? Seine Antwort war: »Aber verstehst du denn nicht? Das hat mit uns beiden *gar* nichts zu tun, das ist doch etwas ganz anderes. Ach, weißt du, es ist halt so schön, immer wieder *anzufangen*!« Er riet mir und bat mich, mich doch an die Worte der Marschallin im »Rosenkavalier« zu halten:

›Heute oder morgen oder den übernächsten Tag.
Nicht quälen will ich Dich, mein Schatz.
Ich sag was wahr ist, sag's zu mir, so gut wie zu Dir.
Leicht will ich's machen, Dir und mir.
Leicht muss man sein,
Mit leichtem Herzen und leichten Händen,
Halten und nehmen, halten und lassen.
Die nicht so sind, die straft das Leben
Und Gott erbarmt sich ihrer nicht.‹

Leicht gesagt, die Marschallin war eine reife Frau, fast an der Schwelle zum Alter, in glänzender, sozialer Stellung, sie lebte in einer Standesehe. Man lese und höre nur einmal nach, wie sie frisch aus der Klosterschule in ihre Ehe mit einem Fürsten hineingezwungen wurde. Ihr Liebhaber Quin-Quin, dem die Verse oben galten, war 17 Jahre alt! Das alles war doch mit unserer Ehe nicht zu vergleichen, er konnte von mir nicht wirklich die Haltung einer Marschallin erwarten! Ich versuchte und bemühte mich, dies alles zu ertragen. Ich bat meinen Mann um Treue und als ich sah, oder mir klar wurde, dass er das nicht *konnte*, bot ich ihm die Scheidung an. Er sah mich entgeistert an: »Scheiden? Wo denkst du hin? Warum denn? Du musst doch begreifen, dass das alles mit dir überhaupt nichts zu tun hat. Ich liebe dich doch! Wie soll ich denn ohne dich leben? Ich brauche dich doch.« Und so ging es fort. Ich gab nur resigniert zur Antwort: »Im Orient wärst du ein ausgezeichneter Ehemann.« Diese ganze Situation zermürbte mich, mir war zumute, als würde ich von innen ausgehöhlt.

Wieder einmal wurde ich für drei Monate vertretungsweise nach Harlaching geholt und wieder ließ mich Kerschensteiner gehen. Diesmal war natürlich alles leichter als beim ersten Mal. Das Haus, die Schwestern, die Arbeit waren mir vertraut. Gemeinsam mit Otto Haarer pflegte ich zu Mittag zu essen und nach unserer Mittagspause Kaffee zu trinken. Er sah mich manchmal prüfend und nachdenklich an, er merkte wohl, dass ich verändert war und dass ich Kummer hatte. Er war jedoch viel zu diskret und taktvoll, um zu fragen. Nur einmal wollte er wissen, ob ich mich gesund fühlte, ob ich irgendwelche Beschwerden hätte. Natürlich sagte ich nein, mir fehlte nichts, nichts als der Kummer, die Untreue und die Leichtlebigkeit meines Mannes. Und darüber sprach ich nicht, das behielt ich für mich. War das alles nicht ein Armutszeugnis für mich? Es musste doch etwas geben, was ich meinem Mann nicht bieten konnte, nur wusste ich um alles in der Welt nicht was. Natürlich fehlte es für einen Mann wie Hellmut nicht an Versuchungen, da war zunächst der Münchner Fasching. Er war früher international bekannt. Nun behauptet fast jede Epoche, dass der Fasching viel schöner und ganz etwas anders war als eben jetzt, aber in jeder Zeit wird er genossen. So auch Hellmut und ich. Hellmut war wie für den Münchner Fasching geboren, zum Anbandeln, zu einer Liebelei, zu Jux und Späßen. Ich tat mich da nicht ganz so leicht, ich war ja erst spät, mit über 20 Jahren zum Tanzen gekommen. Jetzt tanzte ich leidenschaftlich gerne. Darin stimmten wir beide überein, wir tanzten, wie man in München sagt, wie der Lump am Stecken und gingen erst heim in den frühen Morgenstunden, wenn die Musiker ihre Instrumente einpackten. Wir besuchten natürlich nicht die großen, glanzvollen und teuren Bälle der Münchner Gesellschaft, das hätten wir uns gar nicht leisten können. Es gab in jedem Fasching zwei Mediziner-Bälle, der von der Fachschaft wurde im Hackerbräu an der Theresienwiese gefeiert. Das war der Ball für die jungen Studenten und es ging dort höchst fidel zu. Dann gab es den Ball der Fakultät im Deutschen Theater. Der war eher anspruchsvoll, es kamen die meisten Professoren mit und ohne Frauen.

Sie saßen in den Logen, mischten sich aber auch gelegentlich unters »Volk«. Es gab eine Tombola, das Los zu einer Mark. Damals hatte ich einmal das Glück, das berühmte Lehrbuch von Sauerbruch über Thoraxchirurgie zu gewinnen. Ich ging sicherlich strahlend zu Sauerbruch in die Loge und er schrieb mir freundlich eine Widmung hinein.

Zum richtigen Fasching gehört, dass man nichts allzu ernst nimmt und dass nichts länger dauert, als eben diese eine Nacht. Freilich wurde dieser Grundsatz manchmal überschritten, für mich auf eine verhängnisvolle Weise, wie ich später erleben sollte. Auf einem dieser Faschingsfeste bandelte Hellmut mit einem hübschen rothaarigen Mädchen an, er hatte offenbar eine Schwäche für Rothaarige und da beschränkte sich die Sache nicht auf eine durchtanzte Nacht. Ich wusste, dass er sie öfter sah. Sie führte in Schleißheim zwei ältlichen Tierärzten den Haushalt und stand offenbar ziemlich allein auf der Welt. Nennen wir sie Elisabeth in diesen Berichten. Die Sache fing an, mir Kummer zu machen, aber ich war im wahrsten Sinne des Wortes Kummer gewohnt.

Ich hatte inzwischen in Harlaching eine feste Anstellung mit einem ordentlichen Dienstvertrag bekommen. Die Stadt München hatte die Zahl der Ärzte um einen vermehrt. Otto Haarer war Oberarzt geworden und Stellvertreter des Chefs mit einem zehnjährigen Dienstvertrag, und ein neuer Assistenzarzt hielt Einzug. Eine Zeitlang war dies meine Studienkollegin Gerda, mit der ich befreundet war. Diese Freundschaft war nie sehr innig, sie ging nie sehr tief, aber sie bestand und lebte später nach vielen Jahren, in denen wir nichts mehr voneinander gehört hatten, wieder auf. Gerda schien eine recht kühle Natur zu sein, wie es in Wirklichkeit in ihr aussah, wusste man nie so recht. Aber sie war immer eine gute Kameradin, eine gute Kollegin und wir drei, Otto Haarer, sie und ich, sind gut miteinander ausgekommen. Unser Chef trat wenig in Erscheinung. Er war froh, »wenn der Laden lief«, burschikos ausgedrückt, und davon konnte er unter Otto Haarers Führung sicher sein.

Da sollte sich plötzlich, wie mit einem Donnerschlag, unser Münchner Leben von Grund auf ändern. Hellmut kam eines Abends heim und berichtete: Leitende Herren des mächtigen Konzerns I.G. Farben waren zu Straub ins Pharmakologische Institut gekommen. Straub hatte sicher intensive Verbindungen mit dem Konzern, er hatte dort einige Patente für von ihm entdeckte neue Medikamente, z.B. für das Narkophin, einem Bestandteil des Opium, das er isoliert hatte, das aber heute, 1985, nicht mehr im Gebrauch und nicht mehr bekannt ist. Die I.G. Farben unterhielten in Elberfeld ein großes pharmakologisches wissenschaftliches Institut und dafür brauchten sie einen neuen Leiter. Straub hatte Hellmut vorgeschlagen, trotz seiner Jugend und trotzdem er ja noch recht unbekannt war in der wissenschaftlichen Welt. Anfangsgehalt eintausendfünfhundert Mark! Ein unvorstellbarer Reichtum für uns. Aber – es gab viele Abers! Weg von München, weg von den geliebten Bergen, vom Skilauf im Winter und vor allem, weg von der Universität! Nach Elberfeld1 Ja, konnte man denn dort überhaupt *leben*, oben im Industriegebiet! Aber Straub redete zu. Es sei für Hellmut eine einmalige Chance, er hätte dort viel mehr Entfaltungsmöglichkeiten als an der Universität, 46 akademische Mitarbeiter, darunter Chemiker und Physiker und natürlich alles andere Personal, das er brauchen würde. Man würde ihn an die Universität zurückholen, d.h. berufen, dessen könne man sicher sein.

Dieses Angebot und Straubs Zureden stürzte Hellmut in einen ähnlich schweren Kampf, wie damals sein Verzicht auf die Chirurgie. Schließlich rang er sich dazu durch, nach Elberfeld zu gehen. Er sah eine geradezu riesenhafte Arbeit vor sich. Er war dann dafür verantwortlich, dass das Institut etwas hervorbrachte, dass etwas geleistet wurde. Der Gedanke daran hatte etwas Bedrückendes. Natürlich würde ich mitgehen, würde meine Arbeit in Harlaching oder im Schwabinger Krankenhaus aufgeben. Ich würde zunächst Hausfrau werden, wir würden eine richtige Wohnung, einen richtigen Hausstand haben, nicht mehr zwei möblierte Zimmer mit Küchenbenutzung! Im Stillen dachte ich, dass sich für mich schon auch eine ärztliche Tätigkeit finden würde. Vielleicht konnte ich Lungenfachärzte vertreten, schließlich hatte ich mittlerweile Erfahrungen und Können genug, um mir das zuzutrauen. Dass wir zusammenbleiben, uns gemeinsam in Elberfeld einrichten würden, stand ohne jede Frage fest. Und ich hoffte im Stillen, dass Hellmuts Flatterhaftigkeit, seine Untreue sich legen würde, dass Elberfeld in dieser Hinsicht besser sein würde als München. Vor allem würden wir Kinder haben können! Endlich. Ich hatte bittere Tränen vergossen, als Hellmut mir vor unserer Heirat klar gemacht hatte, dass wir damit noch warten müssten. *Er* hatte dafür gesorgt, dass keine kamen, es gab ja damals weder die Pille noch die Spirale. Das würde jetzt, in Elberfeld unnötig sein. Eine ganz neue Zukunft lag vor uns.

Eines Tages reichte ich bei meinem Chef, Sanitätsrat Sartorius in Harlaching, meine Kündigung schriftlich ein. Er ließ mich zu sich kommen und fragte ungläubig: »Sie wollen gehen? Passt Ihnen etwas nicht? Sie sind doch bald Facharzt für Lungenkrankheiten, wenn Sie noch länger bei uns bleiben, und haben dann gute Aussichten im Beruf! Wollen Sie das alles fahren lassen? Ich habe immer geglaubt, Sie wären gerne bei uns!« Ich versicherte ihm, dass auch so wäre, und klärte ihn über die Gründe meiner Kündigung auf. Schließlich war es so weit. Hellmut war bereits in Elberfeld. Er hatte dort eine größere Wohnung gefunden, wir würden »dort oben« Möbel kaufen und uns einrichten. Geld hatten wir ja jetzt dazu! Ich bewältigte den Umzug von München, viel umzuziehen gab es ja nicht: ein paar alte vollgestopfte Koffer, eine Kiste mit Büchern. Wir besaßen nicht viel, ein Vorteil in dieser Situation. Und so fand ich mich eines Tages in Elberfeld, in einer fast leeren Wohnung, aus der die Maler eben abgezogen waren, in einer fremden Stadt, in der ich keinen Menschen kannte. Hellmut ging frühmorgens fort und kam ganz unregelmäßig abends oft sehr spät nach Hause. Er hatte nichts im Kopf als seine neue Arbeit und war manchmal kaum ansprechbar, so sehr nahm ihn diese in Anspruch. Ich verstand das und bemühte mich, ihm nicht auf die Nerven zu fallen. Hie und da wechselte ich im Flur des Hauses ein paar Worte mit der Hausbesitzerin, einer Frau in mittleren Jahren, gut bürgerlich, die sich gewundert haben mag über das junge Paar, das bei ihr einzog und kaum über Hausrat verfügte.

Nicht nur Hellmut, auch ich hatte alle Hände voll zu tun, freilich auf eine ganz andere Weise als er. Zunächst musste die Wohnung gründlich geputzt werden. Auf den Gedanken mir eine Hilfskraft zu nehmen, kam ich gar nicht. Ich war von daheim an alle Hausarbeit gewohnt und Zeit hatte ich ja. Also zog ich die Parkettböden mit Stahlwolle ab, wie dies damals allgemein üblich war. Das ist keine leichte Arbeit und ich war ja nun jahrelang solche Arbeiten nicht mehr gewohnt. Ab und zu musste ich eine Pause einlegen. Dabei fiel mir ein Brief auf, der achtlos, ohne Umschlag irgendwo herumlag und ich konnte es mir nicht versagen, ihn aufzunehmen und zu lesen. Nun muss ich dazwischen schieben, dass Hellmut mir gesagt hatte, er würde demnächst über ein Wochenende nach Wiesbaden zu einem Internistenkongress fahren müssen. Überhaupt würde er viel reisen müssen, um auf allen großen Kongressen die I.G. Farben zu vertreten. Der Brief stammte von »Elisabeth«, offenbar jener rothaarigen Faschingsbekanntschaft, die schon in München eine Rolle gespielt hatte, über den Fasching hinaus. Es war ein zärtlicher Liebesbrief, in dem Elisabeth versicherte, dass sie ganz bestimmt nach Wiesbaden kommen würde und er schloss mit den Worten: »Väterchen, wir kommen, wir kommen!« Abermals fällt es mir schwer zu schreiben, in welchen Zustand mich diese Worte versetzten. Sie konnten doch nur bedeuten, dass Elisabeth ein Kind erwartete und dass sie sich heimlich mit Hellmut treffen wollte. Der Umzug nach Elberfeld hatte also offenbar nichts geändert an seiner Untreue. Was sollte ich tun? Es schien mir unvermeidlich, ihn nun doch einmal zur Rede zu stellen und ihn zu fragen, wie denn nun alles weitergehen solle. Ich nahm meine Arbeit wieder auf. Dasitzen und grübeln hatte ja auch keinen Sinn. Und als ich so in dem leeren Zimmer lag und das Parkett mit Stahlwolle bearbeitete, da erlebte ich zum ersten Mal einen schweren Magenkrampf. Ich wartete, bis Hellmut heimkam und zeigte ihm zunächst ruhig den verhängnisvollen Brief. Wie es seine Art war, leugnete er nichts. Ja, Elisabeth war schwanger, er wusste dies auch erst seit kurzer Zeit. Er selbst war bei dieser Unterredung mit mir ein anderer als sonst, verschlossen, irgendwie fremd. Diesmal bagatellisierte er nicht, es kam keine Versicherung, dass er mich liebe, dass dies alles ja mit uns nichts zu tun habe. Ein fremder Mann schien vor mir zu sitzen. Ich spürte, da war etwas völlig anderes, Neues entstanden. Ob er wohl bei Elisabeth nicht dafür gesorgt hatte, dass »nichts passierte«, wie bei mir? Und da kam eine Äußerung, die mich aufs Tiefste traf: Er habe den Verdacht, dass ich überhaupt keine Kinder bekommen würde, denn *so sehr* achtgegeben habe er ja nicht immer und im Lauf der vier Jahre, die wir ja nun verheiratet waren, hätte doch einmal etwas »passieren« müssen. Diese ganze verworrene Situation versuchte ich zu klären und ich fragte Hellmut: »Du wirst Elisabeth wohl heiraten wollen?« Er sah mich entgeistert an: »*Heiraten*? Was sollte ich denn mit ihr? Ich kann doch mit ihr über nichts reden, sie versteht mich doch in vielem überhaupt nicht! Heiraten, nein, daran denke ich nicht!« Und ganz verzagt: »Wer soll mir denn die englischen Texte vorlesen, die ich doch immer so nötig brauche?« Ich zuckte die Achseln: »Du wirst schon jemanden finden, hier in Elberfeld können das sicher viele Leute!« Mir war klar, dass ich verloren hatte und ich fragte nur, wie es weitergehen sollte. Hellmut zuckte die Achseln: »Elisabeth will das Kind unbedingt haben, sie ist glücklich darüber, dass sie schwanger ist, das arme Kind, sie weiß ja nicht, was ihr blüht, eine uneheliche Mutter mit einem unehelichen Kind. Sie hat ja niemanden auf der Welt als mich. Es bleibt ja gar nichts anderes übrig, als dass sie hier zu uns kommt und hier in unserer Wohnung das Kind bekommt.«

Ob es Hellmut wohl klar war, welche Ungeheuerlichkeit er mir damit zumutete? Es schien nicht so. Wieder einmal hatte er ja nicht gelogen, er hatte mich nicht betrogen, es war Zufall, dass ich den Brief gefunden hatte. Wir schwiegen beide und auch am kommenden Morgen, als er aus dem Hause ging. Aber mir war während der Nacht klar geworden, dass ich gehen musste, dass ich meine Gesundheit einbüßen würde, wenn ich mich diesen Zumutungen fügen würde. Ja, aber wohin? In München waren alle Zelte abgebrochen. Meine gut bezahlte Stellung in Harlaching aufgegeben, ich *wollte* auch gar nicht nach München zurück, wie hätte das ausgesehen, nach einer solchen Niederlage? Nach Bodenbach gehen, zu meinen Eltern? Was sollt ich dort? Ich durfte in der Tschechoslowakei nicht arbeiten, mit meinen deutschen Examina und meiner deutschen Approbation. Nur der Doktortitel war international, alles andere nicht. Wie würde ich meine Eltern blamieren, was würden sie sich anhören müssen, wenn ich als geschiedene Frau in die Heimat zurückkehrte. Oh, ich konnte die lieben Bodenbacher Bekannten hören: »Da sieht man's mal wieder, diese studierten Frauen, wir haben ja gleich gewusst und immer gesagt, dass das nicht gut geht.« Nein, das konnte ich meinen ganz ahnungslosen Eltern nicht antun, nach allem, was sie für mich getan hatten.

Wem sollte ich mich anvertrauen? In Elberfeld kannte ich keine Menschenseele. Ich hatte keine mir wirklich nahestehende Freundin, hatte seit meiner Kinderzeit eigentlich nie eine gehabt, weil ich ja immer unter Männern lebte. Aber Otto Haarer, er stand auf einmal vor mir als der Mensch, der mir wenn auch nicht helfen, so doch Verständnis und Teilnahme entgegenbringen konnte. Und ich ließ das Putzen sein und schrieb ihm einen langen, langen Brief. Dabei überlegte ich nicht und es war mir keineswegs klar, was ich von diesem Brief erwartete und erwarten konnte, es war nur eine große Erleichterung, mir einmal alles von der Seele zu schreiben. Wenige Tage vergingen. Abends und früh schwiegen Hellmut und ich uns an. Da klingelte es eines Vormittags an der Wohnungstüre und meine kleinen, alten Eltern standen vor mir! Wie war das zu erklären? Otto Haarer hatte ihnen einfach meinen Brief an ihn geschickt, ohne einen langen Kommentar und die Guten hatten sich am nächsten Tag in den Zug gesetzt und waren zu mir nach Elberfeld gefahren, keine ganz kleine Reise für damalige Begriffe. Ich fiel meiner Mutter um den Hals und habe zum ersten Mal richtig ausgiebig geweint. Dann nahm mein Vater das Heft in die Hand: »Hier bleibst du auf keinen Fall! Du fährst zunächst mit uns nach Bodenbach, aber noch vorher, von hier aus in Elberfeld, leiten wir die Scheidung ein. Für heute Nachmittag sind wir zu einem Anwalt bestellt.«

Ich war völlig am Ende meiner Kräfte und so erlöst darüber, dass meine Eltern da waren und schon alles wussten, sodass ich mich meinem Vater einfach fügte, ohne weiter nachzudenken. Meine Eltern vermieden es nach Möglichkeit, Hellmut zu treffen. Wenn es doch nicht anders ging, behandelten sie ihn sachlich und kühl, machten ihm keine Vorwürfe, sprachen überhaupt nicht viel und sagten nur: »Wir nehmen Hanni zunächst mit uns nach Hause.« Hellmut seinerseits sagte auch nichts dazu, er nahm mich nur einmal in einem unbewachten Augenblick beiseite und flüsterte mir rasch zu: »Ich bitte dich um alles, keine Scheidung! Überstürze nichts! Warte ab!«

Aber die Dinge nahmen ihren Lauf. Am Nachmittag ging's zum Rechtsanwalt, einem alten weißbärtigen Herren. Jetzt bekam ich zum ersten Mal Belehrungen, ja überhaupt eine Einsicht ins deutsche Scheidungsrecht. Der Anwalt machte mir klar, dass ich mich sofort von meinem Mann trennen müsse. Jedes Verbleiben in der Ehe, vor allem im gemeinsamen Schlafzimmer wurde als »Verzeihen« ausgelegt und hob alle früheren Scheidungsgründe, zu denen natürlich vor allem die Untreue gehörte, auf. Dann wurde erörtert, welche finanziellen Ansprüche ich an Hellmut haben würde. An so etwas hatte ich im Traum nicht gedacht. Wieder der Anwalt: Als selbstständige Frau, die in der Ehe verdient hätte, hatte ich keinen Anspruch auf Versorgung. Abgesehen davon, dass ich das nie angestrebt hätte (ich war immer stolz darauf gewesen, dass für *mich* einmal kein Mann würde sorgen müssen), so hörte ich mit Verwirrung und Staunen, dass bei einer Scheidung das Geld eine Rolle spielte. Es wurde vor- und zusammengerechnet, was alles *ich* während unserer Ehe für die Interessen meines Mannes getan hatte: Jahrelang hatte ich mehr verdient als er und hatte ihm dadurch seine Karriere ermöglicht und dies hatte ich getan unter Einsatz meiner Gesundheit auf schwer infektiösen Krankenstationen, bei meinem Weggang aus München hatte ich 7.000.-- Mark erspartes Geld. Wir hatten nämlich in Harlaching zeitweise erhebliche Nebeneinnahmen durch Gutachten und Pneumothorax-Behandlungen, die hatte ich beiseite gelegt. Davon hatten wir uns in Elberfeld eingerichtet. Dieses Geld wiederzubekommen, darum sollte ich mich bemühen, riet der Anwalt. Ich muss gestehen, dass ich nicht recht folgen konnte. Mein Kopf schien sich zu drehen, Geld, Geld, was hatte das zu tun mit dem vernichtenden Schmerz, Hellmut zu verlieren, was sollte mir das alles. Aber mein Vater passte gut auf. Er bezahlte den Anwalt, wir gingen und fuhren am anderen Morgen früh nach Bodenbach ab.

In Bodenbach schlief ich mich erstmal aus. Die Magenbeschwerden hörten auf, mein Appetit, der von klein auf immer glänzend war, regte sich wieder. Es fiel nicht weiter auf, wenn ich in der Stadt Bekannte traf, schließlich hatte ich oft Ferien oder Urlaub zu Hause verbracht. Aber nach wenigen Tagen tauchten quälende Fragen auf: Was sollte werden? Wo würde ich Arbeit finden und Verdienst? Meine Eltern meinten, ich solle mich doch in Bodenbach als Ärztin niederlassen. Sie waren überzeugt, dass ich eine gute Praxis bekommen würde, es gab noch keine Ärztin in der kleinen Stadt. Aber das war unmöglich, ich hatte ja die deutsche Approbation und alle Examina in Deutschland abgelegt, das erkannte die Tschechoslowakei nicht an. Ich hätte in Prag ich weiß nicht was alles nachholen, neu ablegen müssen, das war doch ausgeschlossen! Und überhaupt, ich wollte in Deutschland bleiben, so sehr ich auch an meiner Heimat hing. Heimat, ja, aber nicht das Land, der Staat, so wie er zu dieser Zeit war. Nicht umsonst hatte mir mein Vater von Jugend an eingeschärft: »Deine Heimat ist Deutschland.«

Wie ein Mühlrad gingen die Gedanken in meinem Kopf herum. Dabei waren meine Gefühle immer wieder bei Hellmut. Eine andere würde seine Frau werden, würde sein Kind zur Welt bringen und ich stand mit leeren Händen allein da. Das bohrte und fraß in mir. Irgendetwas musste ich unternehmen, so sehr mir auch, im Gegensatz zu meiner eigentlichen Natur, jede Initiative fehlte. Ich war wie gelähmt. Schließlich kam mir die Anzeige einer Tbc-Heilstätte in die Hände, nahe bei Dresden, sie suchten einen Assistenzarzt. Hier wollte ich mich bewerben. Wenn ich Erfolg haben sollte, war ich nahe an daheim, in zwei Zugstunden bei meinen Eltern.

Noch ehe ich diesen Vorsatz ausführen konnte, kam ein Brief aus München. Mein früherer Chef in Harlaching hatte von meinem Weggang aus Elberfeld gehört. Er war mit meinem Nachfolger, der probeweise eingestellt war, gar nicht zufrieden und er bot mir an, zurückzukommen und meine alte Stelle wieder anzutreten. Zurück nach München! Ich wollte eigentlich alles andere als das. Alles, aber auch alles würde mich an Hellmut erinnern, an die glückliche Zeit mit ihm. Ich würde doppelt unglücklich sein in dieser Stadt. Andererseits, so elend und am Ende, wie ich mich fühlte, würde es mir gelingen, mich in einen ganz neuen Wirkungskreis, in eine neue Umgebung einzuleben? Ich schrieb zögernd zurück, dass ich Bedenken hätte: Würden die geistlichen Schwestern einer geschiedenen Frau gehorchen? Sartorius ließ nicht locker. Das mit den geistlichen Schwestern sollte ich nur seine Sorge sein lassen, ich solle doch kommen, so bald als möglich. Ich raffte mich zu einem Entschluss auf und sagte zu. Arbeiten, wieder arbeiten, alles war besser als Nichtstun und Unentschiedenheit. Immer noch war es ja keineswegs leicht für eine Frau, eine bezahlte Stelle als Ärztin zu finden und nun, für eine demnächst geschiedene Frau, erst recht nicht. Also stieg ich wieder einmal in Dresden um in den Nachtzug nach München und kam am frühen Morgen am Hauptbahnhof an. Nun war ich also wieder in München! Mutlos, verzweifelt, ich fühlte mich grenzenlos allein. Mir war bange vor dem neuen Anfang in Harlaching. Wie würde man mich behandeln, wie einschätzen als verlassene, getrennt lebende, bald geschiedene Frau? Mit diesen Gedanken ging ich den langen Bahnsteig entlang. Da sah ich Otto Haarer in der Menschenmenge auf mich zukommen. Er hatte einen großen Strauß roter Rosen in der Hand, den streckte er mir entgegen und nahm mir meinen Koffer ab. »Willkommen in München, Frau Weese«, war alles was er sagte und dann fuhren wir beide zusammen nach Harlaching ins Krankenhaus. Denn ich würde ja nun ebenso wie er im Krankenhaus wohnen, Tür an Tür mit ihm, wie sich herausstellte. Ich brauche wohl nicht zu beschreiben, was dieser Empfang damals für mich bedeutete. Auch der Chef empfing mich sehr freundlich: »Ich bin froh, dass Sie wieder da sind, mit Ihrem Nachfolger hat es gar nicht geklappt.«

Ehe ich weiter berichte von dieser zweiten »Ära Harlaching«, will ich noch die Geschichte meiner Scheidung zu Ende bringen und damit das Kapitel Hellmut Weese schließen. Ich musste mir nun in München einen Anwalt für die Scheidung suchen, ich ging zu einer Anwältin, damals noch eine Rarität. Der »Fall« war einfach, es war alles ganz klar. Damals wurde noch nach dem Schuldprinzip geschieden. Es gingen noch einige Briefe hin und her zwischen mir und Hellmut. Er machte keine Schwierigkeiten, es wäre auch sinnlos gewesen. Trotzdem versuchte er mich immer wieder umzustimmen, den Antrag auf die Scheidung zurückzuziehen. So sehr ich ihn auch liebte und immer noch an ihm hing, ich wusste, es wäre sinnlos gewesen. Noch in seinem letzten Brief, den ich unbeantwortet ließ, schrieb er wörtlich: »Wenn Du unbedingt willst, sollst Du es haben.« Dann brachen die Brücken ab. Zu Gericht musste ich nicht gehen, das besorgte die Anwältin für mich. Eines Tages hielt ich das Scheidungsurteil in Händen: »Schuldlos geschieden«, das war das Ende.

9 Wieder in Harlaching, wieder in München

Damals fürchtete ich mich vor etwas Neuem, ich zweifelte an meiner Kraft, mit einer neuen Umgebung, fremden Menschen fertig zu werden, so elend und ausgehöhlt ich innerlich war, so zerbrochen durch das Gefühl, verlassen und verschmäht worden zu sein einer anderen wegen. Ich versuchte mich zu trösten: Gott sei Dank war ich eine selbstständige Frau. Ich hatte etwas gelernt, ich hatte einen vollwertigen Beruf und stand auf eigenen Füßen. Durch die Arbeit an den Kranken würde ich mich wiederfinden. Schließlich hatte ich lange genug gekämpft und gearbeitet, um da zu stehen, wo ich jetzt stand. Das würde mir doch helfen, den Kummer zu überwinden ... so und ähnlich redete ich mir zu in mancher schlaflosen Stunde. Ich muss gestehen, dass ich oft lange weinte in der Nacht, bei Tag konnte ich mir das ja nicht leisten.

Und ich machte eine wahrhaft entsetzliche Entdeckung: *Der Beruf, die Arbeit trösteten mich überhaupt nicht!* Nie hätte ich mir nach meinem ganzen Werdegang träumen lassen, dass ich in einem solchen Maße abhängen würde von der Zuneigung und dem Zusammenleben mit einem Mann, dass es mir einfach nicht gelingen wollte, dieses unaussprechliche Tief in meinem Leben zu überwinden. Harlaching, der Dienst, die Arbeit an den Kranken, meine Wohnung dort, das völlige Aufgehobensein in der Klinik mit Verpflegung und allem, der gute Verdienst, es war alles nur wie ein Korsett, das mich aufrecht hielt die Tage über. Aber es war ein völliger innerer Zusammenbruch, das konnte ich vor mir selbst nicht leugnen.

Aber es war ja etwas völlig Neues in mein Leben getreten: Ich hatte zum ersten Mal freie Zeit! Harlaching war jetzt mit Ärzten besser besetzt als früher. Es gab zwei Assistenzärzte, einer davon war ich. Gerufen wurden wir außerhalb der Arbeitszeiten selten, nachts fast nie. Ab und zu kam ein Kreislaufkollaps vor, der die Schwestern ängstigte und dann gab es natürlich bedrohliche Blutstürze bei den schwer Tbc-Kranken.

Ein gewisser Kontakt, eine Art Geselligkeit ergab sich durch die gemeinsamen Mahlzeiten von uns Ärzten. Das Frühstück bekam jeder auf sein Zimmer gebracht von der überaus schwatzhaften Kathi, einem ältlichen Hausmädchen von großer Frömmigkeit. Wenn ich so zurückdenke, war sie eigentlich ein richtig bayrischer Frauentyp vom alten bayrischen Schlag, so wie O.M. Graf und andere bayrische Dichter sie beschreiben. Wie entsetzt wäre sie gewesen, wenn man sie »Frau« genannt hätte! Sie war natürlich

Jungfrau, darauf legte sie größten Wert. Mittags aßen wir gemeinsam. Den Nachmittagskaffee bekamen wir meist im Wohnzimmer von Otto Haarer, dort war es gemütlicher als unserem kleinen, kahlen Essraum zu ebener Erde. Das Abendessen konnte jeder selbst bestimmen und sich von der Küche wünschen, was er gern hatte, ein großes Entgegenkommen! Die Küchenschwester machte delikate, ganz leichte Pfannkuchen, das Lieblingsessen von Otto Haarer, dem ich mich gerne anschloss. Auch am Abend aß jeder auf seinem Zimmer, wir waren auch nur selten alle da. Man fuhr »in die Stadt«. Die Tram hielt nicht weit vom Sanatorium. Man ging ins Theater, machte Einkäufe, traf sich mit Bekannten. Nur für mich galt dies alles kaum.

Die vielen dienstfreien Nachmittage und Abende lagen vor mir. Ich bewohnte zwei schöne geräumige Zimmer. Sie waren nach damaliger Krankenhausart etwas trostlos, aber vollkommen eingerichtet: ein großer Schreibtisch im Wohnzimmer neben dem üblichen Mobiliar, im Schlafzimmer ein schöner Waschtisch und ein wirklich gutes Bett, gegenüber ein Badezimmer, das wir beliebig benutzen konnten, fließendes warmes Wasser und das Ganze kostete samt Verpflegung und Telefon am Flur und Heizung 120.-- Mark im Monat. Das war auch für damals sehr billig. So viel musste man allein für ein möbliertes Zimmer in München zahlen. Ich lebte also, vom Geld her gesehen, sehr vorteilhaft und fing natürlich, so wie das meine Art ist, sofort zu sparen an.

Aber die freie Zeit! Über die konnte mir niemand hinweghelfen. Den unaufhörlichen Zwang zum Lernen, die Anregung durch Hellmuts Arbeit, Haushaltspflichten, das Einkaufen und Überlegen, wie ich meinem Mann in wenig Zeit und mit wenig Geld doch etwas Ordentliches zum Abendessen bieten konnte, all das gab es nicht mehr. Ziellos in der Stadt herumzulaufen lag mir nicht. Wenn ich doch ab und zu hineinfuhr, traf ich höchstens irgendeinen Bekannten und machte dann weitere niederdrückende Erfahrungen: Nicht wenige zeigten mir einfach die kalte Schulter, um es burschikos auszudrücken.

Als geschiedene Frau war ich offenbar so gut wie gestorben. Straubs, Huchs, Kerschensteiners, niemand nahm mehr Notiz von mir. Ich wurde nirgendwo mehr eingeladen, diese Häuser, die mir so viel Anregung und glückliche Stunden gegeben hatten, waren mir nun verschlossen. So kam zu meiner tiefen Niedergeschlagenheit noch eine völlige, sagen wir gesellschaftliche Isolierung hinzu. Außer den Kollegen in Harlaching hatte ich keine Kontakte mehr. Gerda v. B. sagte einmal leichthin, als ich diesen Umstand erwähnte: »Eine Scheidung muss man tragen wie ein elegantes Kleid!« Der Ausspruch blieb mir unvergesslich, aber fertig brachte ich das nicht. Es ging einfach alles zu tief bei mir, daran konnte ich nichts ändern. Ich kam mir vor wie eine Aussätzige.

Immer noch schrieb mir Hellmut ab und zu, immer noch versuchte er in Verbindung zu bleiben. Er wollte und konnte offenbar nicht einsehen, weshalb wir nicht Freunde bleiben konnten. Das aber wäre mir ganz unmöglich gewesen. Für mich gab es nur das Entweder-Oder. Er bat mich um Wiedersehen, um Treffen, um Zusammenkünfte und Aussprachen. Aber ich wusste nur zu gut, dass dann in kurzer Zeit das alte Spiel in irgendeiner Form von neuem angefangen hätte. Die Ehe seiner Eltern stand wie eine Warnung vor mir. Nein, lieber jetzt durch Kummer und Einsamkeit hindurch und einmal frei werden von dieser Quälerei.

Hellmut Weese machte eine glänzende Karriere, wurde Professor an der Medizinischen Akademie von Düsseldorf, behielt aber natürlich seine Stellung bei den I. G. Farben bei. Im zweiten Krieg hatte er eine hohe Stellung inne als Berater seines Fachs. Das Periston, den künstlichen Blutersatz, den er erfunden hat und der so vielen Soldaten das Leben gerettet hat, habe ich schon erwähnt. Er hat sicher noch viel anderes geleistet. Er hat sehr früh und auf eine absonderliche Weise aus dem Leben gehen müssen: Mit 57 Jahren stürzte er von einer Leiter in seiner Bibliothek und er, der verwegene Kletterer und Alpinist, brach sich dabei so unglücklich das Genick, dass er sofort tot war. Dies erfuhr ich durch einen Nachruf in einer ärztlichen Wochenschrift. Sie war verfasst von einem früheren gemeinsamen Freund, der ausdrücklich seinen »männlichen Charme« erwähnte.[5]

Was konnte ich tun mit meiner freien Zeit? Gerda v. B. war eine große Anregerin, was Nähen und Handarbeiten betraf. Sie legte ja, ganz im Gegensatz zu mir, großen Wert auf Kleidung und Frisur, auf Eleganz und Mode. Von ihrem Mann bekam sie im Monat 50 Mark »Kleidergeld« und sie versuchte so viel wie möglich daraus zu machen. Freilich verfügte ich nicht über ihre Talente in dieser Richtung, keineswegs. Der liebe Gott hat mich sicher nicht zur Schneiderin geschaffen und mit Gerda konnte ich mich niemals messen. Sie nähte sich ja z.B. für die Adelsbälle im Bayrischen Hof aus den teuersten Seidenstoffen die Abendkleider selbst! Dabei hatte sie Nähen nie gelernt. Ich auch nicht und so stoppelte ich mühsam herum mit Hilfe der Ullstein-Schnitte, die damals aufkamen und für Nähidiotinnen berechnet waren. Was ich da fabrizierte, dafür nur kurz zwei Beispiele. Ich brauchte ein leichtes Kleid für den Dienst, unter den weißen Mantel. Nun, was man unter diesem trug, war ja wirklich einerlei. Ich ging also in das bekannteste Stoff-Geschäft »Eichengrün«, das in mehreren Stockwerken Stoffe feilbot in einer Auswahl wie sonst in München nirgendwo. Dort kaufte ich mir dunkelblauen Kattun mit weißen Blümchen, der Meter zu 35 Pfennigen, dazu als besonderen Luxus ein weißes Krägelchen bei Beck, auch für ein paar Pfennige. Daraus nähte ich mir ein Kleid! Ich war stolz darauf und fand, es genüge vollkommen. Es hat im Ganzen, glaube ich, 4,50 Mark gekostet. Die Kollegen schauten mich am Mittagstisch etwas erstaunt an und haben sicher gedacht: Na, wie kommt denn *die* wieder einmal daher. Aber so etwas störte mich nicht. Dann brauchte ich eines Tages einen Rock. Ich ging wieder zu »Eichengrün«, kaufte Stoff, nähte oben einen Saum, in den ich meiner Taille entsprechend ein breites Gummiband zog und nähte den Stoff zusammen. Fertig war der Rock, ich hatte nicht einmal einen Schnitt gebraucht! Als ich mit diesem Prachtstück in Bodenbach auftauchte, erklärte meine kleine energische Mutter: »Mit *diesem* Rock gehst du mir hier nicht auf die Straße, siehst du denn nicht, dass das ganz unmöglich ist?« Nein, ich sah es nicht, ging aber gehorsam mit ihr zum besten böhmischen Schneider und ließ mir einen Rock anmessen. Schließlich sagte Otto Haarer eines Tages, vorsichtig anregend, beim Kaffeetrinken: »Sagen Sie, wollen Sie nicht einmal ein wirklich schönes Kleid kaufen? Es gibt in der Stadt doch so hübsche Sachen, jetzt im Frühjahr!« An so etwas dachte ich nie. Aber warum schließlich nicht? Ich kaufte mir in der Neuhauserstraße in einem teuren Geschäft ein wirklich schickes Seidenkleid, weiß-gelb gestreift, mit tiefer Taille, wie es Mode war und dazu gehörte eine gelbe seidene Jacke. Achtzig Mark legte ich auf den Ladentisch. Aber das Kleid freute mich und ich habe es lange und viel getragen. Besonders von der gelben Seidenjacke habe ich mich erst nach Jahren getrennt.

Gerda v. B. war auch eine wahre Künstlerin im Handarbeiten. Darin war ich nicht unbewandert, aber in entsetzlicher Erinnerung hatte ich meine böse Handarbeitslehrerin aus der Bodenbacher Volksschule und die z.B. riesenhaften, scheußlichen Frauenstrümpfe aus brauner Baumwolle, die wir damals hatten stricken müssen, als ungeduldige Kinder, die viel lieber draußen gespielt hätten. Aber inzwischen war Stricken ganz anders geworden. Gestrickte Pullover, ja gestrickte Kleider (auch gehäkelte) waren modern und Gerda kaufte regelmäßig bei Palm ein französisches Handarbeitsheft »Jardin des modes«, nach dessen Muster sie sich die schicksten Sachen arbeitete. Das probierte ich auch. Mein erster Pulli aus seidenglänzender türkisfarbener Wolle, in einem Spitzenmuster, gelang mir vorzüglich. Ich habe dann in meinem Leben sehr, sehr viel gestrickt und war jahrelang ohne Strickzeug gar nicht denkbar. Schließlich kam es so weit, dass ich ein Strickbuch herausgab, »but this is another story«, um Kipling zu zitieren.

Damals aber, in meinem tiefen Kummer über den Verlust von Hellmut und alle Umstände, die damit zusammenhingen, konnte mich auch die Arbeit mit den Händen nicht trösten, der Kummer blieb und hat mich, wenn ich es recht bedenke, Jahre meines Lebens gekostet. Ich hätte die schwere Niederlage, als die ich meine Scheidung empfand, vielleicht schneller überwunden, wenn ich in einem anderen Fach der Medizin gearbeitet hätte., nicht gerade im Tuberkulosefach. Und jetzt muss ich ein gutes Stück abschweifen und ausholen, sonst kann man vieles, was in diesen Blättern festgehalten ist, nicht gut begreifen.

Mein großer Lehrer in der Inneren Medizin, Friedrich von Müller, hatte uns gelehrt: Man kann eine Krankheit nur dann erfolgreich bekämpfen, wenn man ihre Ursache kennt. Die Ursache der Tuberkulose kannte man seit 1887, seit Robert Koch den Tuberkelbazillus entdeckt hat. Es ist ein Stück Medizingeschichte, in welcher Hochstimmung sich die Forscher damals befanden, als die Impfung gegen Tbc entdeckt wurde und wie man sicher war, dieser Volkskrankheit Herr zu werden. Denn die Tbc wütete besonders unter der Jugend (wie viele Künstler und bedeutende Menschen sind ihr zum Opfer gefallen!) und da wieder unter den ärmeren Schichten, obwohl sie auch die Reichen nicht verschonte, siehe Thomas Manns »Zauberberg«. Aber im Fall Tuberkulose ließ sich das Gesetz von Ursache und Wirkung bei Krankheiten *nicht* umkehren! Wir kannten die Ursache der Tbc seit Jahrzehnten, wir lernten im Lauf der Zeit die Bedeutung der sozialen Umstände kennen, Hunger, Not, Überanstrengung, Erschöpfung, wie sie damals im Proletariat (das es heute in dieser Form und in diesem Umfang nicht mehr gibt) üblich waren. Aber gegen den eigentlichen Verursacher der Krankheit, den Tuberkelbazillus, waren wir machtlos. Die ärztliche Arbeit in Tbc-Heilstätten, Krankenhäusern oder Stationen war zutiefst entmutigend. Sie brachte keine rechten Erfolgserlebnisse und daher war sie wenig angesehen, sie galt nicht viel.

Und doch war sie notwendig! Was konnten wir für die Kranken tun? Zunächst sie herausnehmen aus der Arbeit und Anstrengung und ihnen Schonung und Ruhe verschaffen, ebenso eine gute, reichliche Ernährung. Man hatte die Erfahrung gemacht, dass gute, reine Luft die kranken Lungen besserte. Daher wurden Heilstätten gebaut in waldreichen Gegenden, fern vom Staub und Dunst der Städte. Wegen dieses Glaubens an die Wirkung der guten, reinen Luft wurden den Kranken Liegekuren verordnet. In dem geregelten Tagesablauf der Heilstätten hatten sie jeden Tag viele Stunden, wohl eingepackt in Decken, in regen- und windgeschützten Liegehallen zu verbringen, heraus aus der Stubenluft, so lange bis die Außentemperatur unter minus 5 Grad sank. Kranke mit Fieber durften nicht in die Liegehallen. Leicht Kranke machten regelmäßig Spaziergänge.

Harlaching hatte einen großen, umzäunten Park, der unmittelbar überging in einen ausgedehnten Forst und selbst auch viele Nadelbäume hatte. Hatten wir Ärzte »Jour«, d.h. wir durften das Sanatorium nicht verlassen, so konnten wir die freie Zeit doch im Park verbringen, gehend oder auf einer der Bänke. Brauchte man uns, so wurden wir durch ein Klingelsignal ins Haus zurückgerufen. Ein »Jour« war also keine schwere Pflicht, man durfte nur nicht fortgehen. Was konnten wir sonst noch für die Tbc-Kranken tun? Nicht viel in damaliger Zeit.

Natürlich musste der ewige Husten gelindert werden, aber auch nur in Grenzen, denn das kranke Material, das die Lungen und Bronchien absonderten, sollte ja herausbefördert werden, nicht im Körper bleiben. Otto Haarer stand zudem auf dem Standpunkt, dass Husten zur Gewohnheit werde und sich durch gewisse Anleitung, durch eine Art Erziehung bekämpfen ließe. »In einer gut geführten Heilstätte wird nicht viel gehustet«, pflegte er zu sagen, »und bei gut erzogenen Kranken ist die Ansteckungsgefahr gar nicht groß.« Wir beide blieben ja auch nach jahrelanger Arbeit an Tbc-Kranken frei von der gefürchteten Krankheit. Anders erging es leider unserem Kollegen O. Wir saßen eines Tages zu dritt im Labor an den Mikroskopen und suchten im Auswurf von Patienten nach Tbc-Bakterien, die nach unserer Ansicht »offen«, d.h. ansteckend sein mussten, wo aber die gute Schwester Capistrana die gefürchteten Stäbchen nicht hatte finden können. Das kam ab und zu vor. Plötzlich sagte er im Labor, und dabei sächselte er ein wenig, wie immer: »Jetzt will'ch doch ooch mal meine eigene Spucke untersuchen!« Sprach's und fand Tbc-Bakterien. Wir waren zunächst wie gelähmt und sahen uns entgeistert an. Dann gingen wir sofort mit ihm ins benachbarte Röntgenzimmer und machten eine Aufnahme. Ergebnis: eine markstückgroße Kaverne unterhalb des Schlüsselbeins!

O., unser O., hatte eine offene Tbc! Wieder einmal bewies die Tbc als Krankheit ihre Heimtücke: Man spürt so lange nichts davon! Sie tut nicht weh! Wer denkt auch gleich an sie bei »ein bisschen Husten«? Oder wenn man sich mal nicht so ganz wohl fühlt.

Wer misst schon gleich Temperatur (Fieber, ein wichtiges Symptom der Tbc, aber auch nicht immer vorhanden). Und nun dies! Otto Haarer und ich waren tief betroffen. O. jedoch blieb gelassen, er fluchte leise vor sich hin. Natürlich musste die Sache sofort dem Chef gemeldet werden. O. musste sofort mit dem Dienst aufhören und wurde umgehend »in Kur«

geschickt. Er kam nicht wieder nach München zurück. Seine Tbc heilte glücklicherweise aus und er wurde später Chefarzt einer Heilstätte im Harz.

O. musste in den Zweiten Weltkrieg. Er war durchaus kein Anhänger des NS-Regimes, musste aber in seiner Eigenschaft als Chefarzt in die Partei eintreten. Heimgekehrt nach dem Krieg wurde er abgesetzt und von den Russen in einem Lager an der Elbe interniert. Ich glaube, es war Mühlberg. Aber Dr. O. kam eines Tages zurück. Die Machthaber der Ostzone, wie es damals hieß, konnten ihn gut brauchen, er war ein erstklassiger Facharzt und die Tbc wütete »drüben« nicht weniger als bei uns. Er hat dort noch viel gearbeitet und sicher viel geleistet und wurde so anerkannt, dass er es sogar zu einem eigenen kleinen Haus brachte, eine Rarität »drüben«, glaube ich. Erwähnen muss ich noch, dass Dr. O. in der DDR zum »verdienten Arzt des Volkes« ernannt wurde, eine Auszeichnung, über die er sich bei Besuchen hier in München auf seine schnoddrig-sächsische Art nicht wenig lustig machte.

Man kann leicht verstehen, dass die Machtlosigkeit der medizinischen Wissenschaft der Tbc gegenüber die Ärzte und Forscher auf der ganzen Welt herausforderte. Es gab wohl keinen Stoff, kein Medikament mehr, das nicht als Mittel gegen die Tbc versucht worden wäre, vom Gold in kolloidaler Lösung bis zur Zimtsäure, wie Otto Haarer es ausdrückte. Es war alles vergeblich. Wer Erfahrung mit Tbc hatte, der wusste, es gab Kranke, deren Organismus mit der Krankheit fertig wurde, wenn sie leidlich vernünftig waren und alles unterließen, was ihnen gesundheitlich schaden konnte. Und es gab Kranke, die sich nach den damaligen Ratschlägen der Ärzte musterhaft verhielten und mit denen es trotzdem unaufhaltsam abwärts ging, ja es gab Familien, wo die Tbc ein Mitglied nach dem andern befiel.

Relativ gut, aber nur relativ!, waren die Kranken dran, deren Tbc rein einseitig war, d.h. sich auf die rechte oder linke Lunge beschränkte. Hier wurde zunächst versucht, ihr mit dem Pneumothorax beizukommen. Ein krankes Organ stellt der Arzt nach Möglichkeit ruhig, damit es gesund werde kann. Ein gebrochenes Bein z.B. wird eingegipst. Die Lungen kann man aber nicht ruhigstellen, sie bewegen sich bei jeden Atemzug und man kann das Atmen nicht unterbinden! Aber Probleme sind dazu da, gelöst zu werden. Ein italienischer Arzt kam auf die Idee, in den schmalen, spaltförmigen Raum zwischen Brustkorb und Lunge, der ja vom Rippenfell ausgekleidet ist, Luft einzublasen und auf diese Weise die Druckverhältnisse so zu ändern, dass die Lunge zusammenfallen (kollabieren), d.h. zum Teil ruhiggestellt werden, schrumpfen und heilen konnte. Mit diesem Verfahren, dem künstlichen Pneumothorax, ist vielen Tbc-Kranken geholfen worden.

Aber der Pneumothorax hatte auch seine Schwächen. Ein großer Nachteil des Verfahrens war unter anderem die Tatsache, dass die Luft im Brustraum allmählich weniger wurde und nach einiger Zeit ergänzt, »nachgefüllt« werden musste. Das bedeutete für die Patienten eine lang andauernde Abhängigkeit vom Arzt und jedes mal einen schmerzhaften Einstich in den Brustkorb. Pneumothorax füllen und vor allem ihn erstmals anlegen, war eine kleine Kunst. Man musste ein feines Gefühl dafür haben, in welcher Gewebsschicht man mit der Nadel war. Wenn der feine Spalt zwischen Lunge und Brustkorb erreicht war (und den galt es zu finden), dann gab es einen ganz kleinen feinen Ruck und den musste man erkennen. Wie vieles in der Medizin war dies Übungssache und in Harlaching bekamen wir natürlich große Übung darin. Viele Patienten kamen auch nach der Entlassung aus der Heilstätte regelmäßig zu uns zum Nachfüllen, sie kannten uns und hatten eben Vertrauen. Das ist so unendlich wichtig in der oft jahrelangen Beziehung zwischen dem Tbc-Kranken und seinem Arzt.

Es würde zu weit führen, wenn ich alle Verfahren beschreiben würde, die sonst noch versucht wurden, um der Tbc Herr zu werden: die Entfernung ganzer Lungenteile (Resektion), die Füllung des Brustkorbs statt mit Luft mit künstlichen Substanzen (Plomben), die eine Nachfüllung überflüssig machten usw. usf. Sie alle setzten voraus, dass der Patient sich *noch* in einem Allgemeinzustand befand, der ihn all dies aushalten ließ und dass er vor allem die Notwendigkeit solcher Eingriffe *einsah* und den Mut hatte, das Risiko auf sich zu nehmen und sich ihnen zu unterziehen.

Und da, so könnte man banal sagen, lag der Hund begraben! Nur zu oft sahen ja auch die Kranken, dass auch längere Kuren nichts nützten. Begründet oder nicht, man konnte krasse Beispiele von Unvernunft erleben. Ich hatte eine Patientin mit schwer offener, cavernöser Tbc, die daheim sieben Kinder hatte. Ich beschwor sie zu bleiben, schon um ihre Kinder nicht zu gefährden. Die Antwort, verbittert: »Wann i d' Schwindsucht hab, dann sollen's die Kinder aa kriag'n.« Wir waren machtlos in solchen Fällen und mussten die Kranken gehen lassen. Erst im vielgeschmähten Dritten Reich wurde das anders. Da durfte dann *ein* unvernünftiger Einzelner nicht mehr die Allgemeinheit schädigen.

Über der Pforte des Schwabinger Krankenhauses steht ein Spruch: »Zeit eilt, teilt, heilt.« Wie oft habe ich ihn in meiner Volontärzeit dort gelesen, wenn ich durch die Pforte ging! Langsam, ganz langsam, erlebte ich seine Gültigkeit. Ich habe berichtet von der völligen Isolierung, dem förmlichen Ausgestoßensein aus meinem ganzen früheren Bekanntenkreis nach meiner

Scheidung. Aber das Leben geht weiter und trotzdem ich mit meinen nun 29 Jahren keine Zukunft mehr vor mir sah als die berufliche, gab es doch ganz unmerklich neue Erlebnisse.

Die Menschen in München hatten einen ausgesprochenen Zug nach dem Süden, nach Italien. Venedig, Florenz, Rom, davon wurde immer wieder erzählt und geschwärmt. Ich wusste damals noch wenig von der Geschichte Bayerns, Münchens und der Wittelsbacher, mit denen diese Italienliebe ja eng zusammenhängt und hielt sie im Stillen für ein wenig snobistisch. Warum nicht in Deutschland bleiben? Deutschland war doch wunderschön, es gab so unendlich viel zu sehen und zu erleben, wenn ich nur an meine bescheidenen Wanderungen im Odenwald, im Neckartal, in der Rhön und an der Nordseeküste dachte! Aber natürlich das Wetter! Die Sonne, die Wärme, das Meer! Wenn ich auch recht abgehärtet war und eine Wassertemperatur von 13-14 Grad für mich durchaus erträglich war, es musste doch etwas dran sein an dem Süden, nach dem alle strebten. Ja, aber die Sprache! Ich konnte doch kein Wort Italienisch, wie wollte ich dort allein zurechtkommen? Und so wendete ich meine Pläne und Gedanken hin und her und kam schließlich auf einen Ausweg. Es gab ja die Adriaküste im Osten, in Jugoslawien. Dort sprach man slawische Sprachen, dort würde ich irgendwie durchkommen. Und ich erinnerte mich an das alte k. u. k. Wort: »Mit ein bissl Böhmisch (Tschechisch) kommt man durch die ganze Welt.« Ich fuhr also in die Stadt und wollte ins jugoslawische Reisebüro, dort würde man mir weiterhelfen. Zunächst stand ich vor dem Schaufenster und sah mir die verlockenden Plakate an mit Meer und Sonne, romantischen Küsten und ebensolchen alten Städtchen. Da sprach mich von rückwärts eine Stimme an: »Guten Tag, Frau Weese, was machen Sie denn hier?« Es war Hellmuts früherer Chef, Geheimrat Straub, er gehörte also nicht zu den vielen, die so taten, als kennten sie mich nicht mehr. Zunächst war ich verblüfft und verlegen, ich war überhaupt immer sehr schnell verlegen und unsicher in jener Zeit.

Dann aber erklärte ich, was ich vorhatte. Straub widersprach: »Was wollen Sie denn in Jugoslawien? Dort ist doch Steilküste, da finden Sie keinen richtigen Strand! Und wenn Sie viel und weit schwimmen wollen, wissen Sie, dass es in der Adria Haifische gibt? Kein schöner Tod, das kann ich Ihnen sagen! Nein, wenn Sie ins Meer wollen, dann gehen Sie nach Viareggio ans Mittelmeer. Das hat den schönsten Sandstrand nach Miami Beach in Florida.« Er kannte ja sehr viel von der Welt. »Ja, Herr Geheimrat, aber die Sprache, ich kann nicht Italienisch!« »Lieber Gott«, meinte er, »wer kann das schon! Sie kommen schon irgendwie durch! Kehrt, marsch ins italienische Reisebüro. Ich wünsche einen guten Urlaub und viel Vergnügen und nachher müssen Sie mir berichten!« Weg war er. Da stand ich nun wieder einmal auf dem Münchner Pflaster verblüfft, ratlos, aber nicht lange. Straub war ein erzgescheiter und weitgereister Mann. Wahrscheinlich war es richtig auf ihn zu hören. Ich ging also ins italienische Reisebüro, buchte für die Zeit meines Urlaubs im Juni (drei Wochen) in einer kleinen Pension in Viareggio und kaufte meine Fahrkarte.

Die Würfel waren gefallen!

Otto Haarer war bass erstaunt über meinen Entschluss. »Sie wollen nach Italien fahren, so ganz allein? Wie wollen Sie da durchkommen?« Durchkommen, warum denn nicht? Schließlich war ich lange Eisenbahnfahrten, Umsteigen, Übernachten in Hotels seit meiner Schulzeit gewöhnt.

Mit dem Zug zunächst nach Bologna, dort musste ich umsteigen nach Viareggio. Die Fahrt war wunderbar, über den Brenner, vorbei an Franzensfeste, durch Südtirol. In Viareggio angekommen fiel mir zunächst auf, wie leer es überall war. Ich lernte, dass der Juni für die Italiener noch längst kein Monat war, den man am Meer verbrachte. Es war Vorsaison! Kein Italiener, geschweige denn Italienerinnen, ging ins Wasser, so lange es nicht wenigstens zwanzig Grad warm war. Zwanzig Grad! Das war für mich eine Temperatur, in der fast schon die Erfrischung aufhörte. In meiner kleinen Pension, die direkt an der breiten Strandpromenade lag, bekam ich ein schönes Zimmer, mit Balkon und Blick aufs Meer, darüber war ich sehr froh. Das Meer, Wasser ohne Ende! Ich kann nicht beschreiben, was das für mich bedeutete.

Am ersten Morgen ging ich nach dem Frühstück gleich zum Strand, das bedeutete nur wenige Schritte über die Strandpromenade und mietete mir von den überaus dienstfertigen Männern, die an den Türen der Badekabinen lehnten, einen Liegestuhl und einen Sonnenschirm. Natürlich wollte ich sofort ins Wasser gehen, deshalb war ich schließlich nach Viareggio gekommen! Es störte mich nicht, dass weit und breit niemand zu sehen war, der schwimmen wollte. Ich tat's eben, schwamm in der ruhigen See zwischen den sanften Wellen weit, weit hinaus und gewöhnte mich dabei an das Schwimmen im Salzwasser, das viel müheloser war als das im heimischen Süßwasser. Schließlich machte ich kehrt und als ich näher am Strand war, sah ich mit Erstaunen, dass mein Liegestuhl und mein Schirm keineswegs mehr einsam und allein dastand! Eine ganze Gruppe männlicher Wesen stand und saß darum herum und sie stürzten sich förmlich auf mich und zwar mit großer Beredsamkeit! Jetzt war guter Rat teuer! Was hatte dies denn zu bedeuten? Sie lachten alle und ich musste auch lachen und musste zu meinem kümmerlichen »Sono tedesca, non parlo italiano!« Zuflucht nehmen. Jetzt erscholl ein Sprachengewirr. Ich versuchte ihnen begreiflich zu machen, dass wir uns auf englisch verständigen könnten. Damit war es bei ihnen aber nicht weit her. Französisch, ja? Aber da musste ich wiederum gestehen, wie wenig ich das konnte. Das alles schadete aber offenbar gar nichts, es tat dem Frohsinn keinen Abbruch. Es erhob sich ein munteres Geschnatter in allen vier Sprachen, irgendwie verständigten wir uns schon. Es waren junge, offenbar gut erzogene Männer. Später kam ein älterer Herr dazu. Die Herren stammten aus Florenz, wo, wie mir gesagt wurde, man das beste Italienisch sprach und ich merkte bald, dass sie kultivierte Leute aus guten Familien waren. Was sie so früh im Jahr ans Meer geführt hatte, konnte ich nicht ergründen, ins Wasser gingen sie jedenfalls nicht. Arbeit spielte offenbar keine Rolle in ihrem Leben. Sie schienen auf irgendetwas in Viareggio zu warten und bald zeigte sich, dass Militär in der Nähe stationiert wurde und eine Truppenparade geplant war. Noch aber war es nicht so weit. *Allein* war ich jedenfalls in Viareggio nicht mehr! Den Boden meines Koffers hatte ich gefüllt mit Büchern, die ich in meinem »Urlaub allein« lesen wollte. Ich habe kaum eines geöffnet, muss ich gestehen. Die muntere italienische Gesellschaft ließ mir keine Zeit dazu. Zunächst einmal wurde ich gehörig bewundert, weil ich so eifrig ins Wasser ging, morgens wie nachmittags. Und dass es mir nicht zu kalt war, es war doch »molto freddo!« Lachend ging es hin und her, im lustigen Kauderwelsch der verschiedenen Sprachen, aber allmählich verstand ich mehr und mehr vom Italienischen und ich war fasziniert von der Schönheit und Musikalität der Sprache. Als ich nebenbei einmal zuhörte, wie der eine der jungen Herren dem anderen von einem Mädchen erzählte und dabei die Bemerkung fiel »tu lo sa questa piccola bionda« (Du weißt, die kleine Blonde), da beschloss ich Italienisch zu lernen, so bald ich wieder in München war. Sprachen haben mich immer interessiert und ich kam dahinter, wenn ich mich bemühte, mich verständlich zu machen, wenn ich nach irgendetwas fragte und mit dem lateinischen Wort nicht weiterkam, dass dann der Genitiv half. So suchte ich einmal eine Brücke und fragte auf der Straße nach »il pons«. Hilfloses Achselzucken. Da wagte ich es mit »pontis«. »Ah«, kam es zurück »il ponte« und schon sagte man mir Bescheid. Der ältere Herr unserer kleinen Gesellschaft war Signor Andrei aus Florenz. Er fragte mich einmal: »Vous connaissez deja Madame Andrei?« Ich verneinte etwas betroffen in meinem schlechten Französisch. Er führte mich ein paar Meter weiter. Dort stand ein wunderbarer Wagen. »Voila, Madame Andrei«, sagte er lachend und fuhr mich lange in der

Umgebung von Viareggio spazieren. Zu nahe getreten, wie man landläufig sagt, ist mir nie einer von den italienischen Männern. Der Papagallo-Typ, der der jungen Weiblichkeit in späteren Jahren so überaus lästig werden konnte, den gab es offenbar damals noch nicht, wenigstens in der Vorsaison in Viareggio. Und vielleicht war ich eine Art Sonderfall. Jedenfalls hörte ich einmal, wie zwei sich über mich unterhielten in der Annahme, ich würde nichts verstehen und wie sie über mich urteilten : »… molto sympatica, ma troppo seriosa…« Das hat mich sehr amüsiert, der Ausspruch blieb mir unvergesslich und ich habe mir mit ihm manches im späteren Leben erklärt, was mir zustieß oder auch nicht.

Nie in meinem Leben, vorher und nachher, habe ich mich so völlig unbeschwert amüsiert und mich dabei natürlich erholt wie in den Wochen in Viareggio. Jeden Tag, nachmittags oder abends, war irgend etwas los. Signor Andrei erschien mit den jüngeren Herren, um mich irgendwohin abzuholen. Großes Erstaunen und anfangs hartnäckige Kämpfe wegen meines Prinzips, immer selbst für mich zu zahlen. Dies schien ganz unerhört. Aber von der »dottoressa tedesca« musste man eben einiges hinnehmen, was bei italienischen Damen offenbar undenkbar war. Ja, diese Deutschen! Unter Scherzen und Lachen, in mehreren Sprachen, verglichen wir die Nationaleigenschaften, oder was wir dafür hielten. Ich kann kaum beschreiben, wie unbeschreiblich wohl mir diese ganze Atmosphäre tat. Vieles fiel von mir ab, der Kummer um Hellmut Weese, die damit verbundenen Kränkungen, das Alleinsein. Das Leben sah mit einem Mal anders aus und schien keineswegs am Endpunkt angelangt zu sein. Freilich war mir klar, dass dies einfach Urlaubsstimmung war, dass der Alltag in München auf mich wartete. Aber die unbeschwerten Tage in Viareggio konnte mir niemand mehr nehmen und sie hatten wirklich eine dauerhafte, lösende Wirkung. Der Rat von Geheimrat Straub war wirklich ausgezeichnet gewesen, wenn ich nur die Gelegenheit fände, ihm das einmal zu sagen! Sie kam schneller, als ich gedacht hatte.

Eines Tages wurde ich am Telefon verlangt. »Straub«, meldete sich kurz der Sprecher am anderen Ende der Leitung, und ich musste mich erst einen Augenblick besinnen, ob dies tatsächlich Geheimrat Prof. Straub war, der frühere Chef meines geschiedenen Mannes. »Na, wie war es in Viareggio? Tatsächlich, Sie waren dort? Das müssen Sie mir erzählen! Hören Sie, ich habe mir ein Auto gekauft und habe fahren gelernt und jetzt muss ich üben, üben, üben. Haben Sie Lust mitzukommen und einfach durch die Gegend zu fahren? Ja? Großartig!« Und wir vereinbarten Tag und Stunde an einem neutralen Treffpunkt. Denn schließlich mussten weder das pharmakologische Institut noch die neugierigen Leute in Harlaching gleich sehen, was wir, ein sehr ungleiches Zweigespann, von Paar will ich gar nicht reden!, da unternahmen. Auf was hatte ich mich da eingelassen? Hatte es Sinn, sich mit dem früheren Chef meines Mannes, der es nicht mehr war, zu treffen und was sollte bei dieser sonderbaren Verabredung herauskommen? Aber schließlich musste ich ihm dankbar sein, dass er mir den Tipp mit Viareggio gegeben hatte und warum eigentlich nicht? Ich war mein eigener Herr, d.h. Frau und konnte tun und lassen, was ich wollte.

Straub hatte sich einen Mercedes gekauft. Nur wirklich reiche Leute konnten sich das damals leisten. Zunächst ließ er mich von meinem Aufenthalt in Viareggio erzählen und er war sichtlich befriedigt und amüsiert über meine harmlosen Erlebnisse. Er fuhr zum Chiemsee. Damals gab es noch keine Autobahnen und die Höchstgeschwindigkeit war, wenn ich mich recht erinnere, 80 km. Ironisch erzählte er mir von seinem Fahrkurs und wie schwer es ihm gefallen war, mit dem Wagen umzugehen. Einmal wäre er fast in den Nymphenburger Kanal gefahren und sein Fahrlehrer hatte gesagt: »Herrgott Herr Geheimrat, wie kann man nur so saudumm daher fahren.« Irgendwo am Chiemsee haben wir dann zu Abend gegessen, natürlich in einem erstklassigen Lokal. Hier war von selbst zahlen nicht die Rede. Gegen Straub hätte ich mich niemals durchgesetzt. Er war ganz einfach und natürlich der Tonangebende, der »Chef«, in jeder Beziehung souverän, in jeder Situation, ein Mann, der gewohnt war, dass jeder auf ihn hörte, sich nach ihm richtete. Er war ja auch viel älter als ich, er hätte fast mein Vater sein können.

Wenn er erzählte, so war es immer leicht ironisch, auch selbstironisch, mit einem Anflug von Zynismus.

An jenem ersten Abend am Chiemsee, und ich war überzeugt, es würde der einzige bleiben, erwähnte ich meine Liebe zum Wasser, zum Schwimmen. »So«, sagte er kurz, »dann nehmen Sie das nächste Mal Ihr Badezeug mit. Mir wäre der Chiemsee zu kalt, aber bitte!« »Das nächste Mal?« dachte ich erstaunt. Es soll ein nächstes Mal geben? Was in aller Welt kann er an mir finden, einer kleinen Assistenzärztin in einem unbedeutenden Fach, geschieden und damit kämpfend, mit ihrem Alleinsein fertig zu werden. Ich fühlte, dass er mich schnell durchschaut hatte, überragend klug wie er war. Wollte er mir helfen? Er machte keinen sonderlich menschenfreundlichen Eindruck. Aber vielleicht brauchte er irgendeine Gesellschaft bei seinen Übungsfahrten. Mit diesem Gedanken schloss ich das Grübeln über das Warum und Wozu.

Und nun kam ein sonderbarer Sommer, es war 1930, ein Jahr nach meiner Scheidung. In unregelmäßigen Abständen, gar nicht so selten, kamen seine Anrufe, die Frage nach meinem freien Nachmittag, die Verabredungen zum Rendezvous (man muss es wohl so nennen), die Fahrt an einen See, damit ich schwimmen konnte. Ich merkte kaum, wie oft er mich fotografierte, er war ein begeisterter Leica-Fotograf und einige Abzüge hat er mir geschenkt. Niemals kam irgendeine Indiskretion vor, irgendein Bruch dessen was man gutes Benehmen nennt, niemals der Versuch irgendeiner Annäherung. Wir sprachen nicht viel. Er erzählte mit Vorliebe komische Dinge aus der Welt der Professoren, meiner Halbgötter in Weiß (aber der Begriff war damals noch lange nicht erfunden). Er mokierte sich über die Titelsucht, besonders bei den Damen. Ich durfte ihn weder mit Professor noch gar mit Geheimrat anreden, er behauptete, diese Titel hätten ihm seine Jugend gestohlen, denn er wurde mit 32 Jahren schon Professor. Als ich ihn fragte, wie ich ihn denn anreden sollte, erklärte er mir, dass er seinen Vornamen Walter hasse und ich sollte mir gefälligst einen neuen für ihn ausdenken, der besser zu ihm passe, wozu nähme er mich denn sonst eigentlich immer mit? Ja, das fragte ich mich auch, erwiderte ich lachend, denn solche Gespräche wurden immer im Scherz geführt. Und so nannte ich ihn aufs Geratewohl Alexander, was ihm zu gefallen schien. Diese Sommernachmittage mit dem anschließenden Abendessen waren halb unwirklich, episodenhaft, ich kann es nicht richtig beschreiben. Von Hellmut Weese, von meiner Scheidung, von meinen persönlichen Schwierigkeiten sprachen wir nie. Ich hätte niemals davon angefangen und er vermied dieses Thema auch. Nur einmal, so ganz nebenbei erwähnte er: Wenn ich es wünschte, wenn mir daran läge, es wäre für ihn ein Leichtes, Hellmuts Karriere zu zerstören. Er würde es tun, wenn es mir Erleichterung brächte. Er hatte also meine Stimmung und Lage völlig durchschaut, ganz ohne Erklärungen oder Gespräche. Ich war verblüfft und lehnte entsetzt ab. Damit war das Thema ein für allemal erledigt.

Eines Nachmittags stellte Straub fest, dass ich Salzburg noch nicht kannte. Salzburg nicht kennen, wie war so etwas möglich! Dem musste schleunigst abgeholfen werden. Ich hätte wirklich noch nie bei Tomaselli in Salzburg Kaffee getrunken? Das musste nachgeholt werden. Die Fahrt im Auto war ein wenig weit, es gab, wie gesagt, die Autobahn noch nicht. Also wollten wir einfach fliegen, das ging schnell. Fliegen zum Kaffeetrinken nach Salzburg, jawohl. Das war so einer von seinen Einfällen. Ob ich Angst hätte davor, ob ich schon einmal geflogen wäre? Nein, natürlich nicht, geflogen war ich noch nie und Angst hatte ich nicht. Also gut, dann an einem bestimmten

Tag am frühen Nachmittag am Bayrischen Hof, dort fuhr der Bus ab zum Oberwiesenfeld, von wo aus damals die Flugzeuge starteten. Nun muss man bedenken, dass damals der Luftverkehr ja noch in den Kinderschuhen steckte. Noch lange nicht reiste man wie selbstverständlich von einer Stadt zur anderen. Fliegen war noch etwas Besonderes, was es wohl kosten musste, zum Kaffeetrinken nach Salzburg zu fliegen? In Straub lernte ich den ersten Menschen kennen, für den Geld keine Rolle zu spielen schien. In seiner Gesellschaft habe ich erlebt, wie man in vornehmen Hotels die Zeche bezahlt. Auf einem Teller, unter einer Serviette wird die Rechnung präsentiert und auf die gleiche Weise wird bezahlt, man sieht also weder Geld noch Rechnung. So hatte ich niemals eine Vorstellung davon, was unsere opulenten Abendessen wohl gekostet haben. Wenig war es sicher nicht.

Straub war ein Genießer und ein Kenner, von Speisen wie Getränken. In seiner Gesellschaft habe ich das erste Mal Sekt getrunken. Es machte ihm offenbar Spaß, mir, wie einem »Mädchen vom Lande« alles mögliche zum ersten Mal zu zeigen. Dahinter stand, so meinte ich zu merken, immer die Genugtuung, dass ich seinen Rat, nach Viareggio zu gehen, befolgt hatte. Er hielt mich offenbar für bildungsfähig, was das »savoir vivre« betraf.

Auf dem Oberwiesenfeld stand eine kleine Maschine. Sie hatte Platz für vier Passagiere und es warteten also zwei Herren, außer uns. Es war ein ziemlich stürmischer Tag und der Pilot fragte uns, ob wir fliegen wollten. Wir könnten zurücktreten, aber er könne versichern, uns sicher nach Salzburg zu bringen. Keiner wollte aufgeben, die beiden Herren nicht und Str. und ich auch nicht und so kam es zu meinem ersten Flug. Am Anfang schwankte das kleine Flugzeug recht unruhig hin und her und ich bekam Angst vor meinem alten Übel, der Seekrankheit. Aber der Pilot stieg bis auf eine Höhe von 1200 Metern und dann war es ruhiger. Es war wunderbar, die Erde von oben zu sehen. Am schönsten war der Flug über den Chiemsee, den zu sehen für mich immer Glück bedeutet. Das Wasser um die Inseln war wunderbar violett von hoch oben, so hatte ich es aus der Nähe noch nie gesehen. In einer halben Stunde waren wir in Salzburg und kurz darauf saßen wir in der Sonne vor dem berühmten Cafe Tomaselli und genossen die österreichischen Spezialitäten und den ausgezeichneten Kaffee. Dann zeigte mir Str. Salzburg, teils mit dem Taxi, teils zu Fuß: den Domplatz, den Mirabellengarten, den Blick von der Brücke auf die Salzach, die Mozartgasse. Es gab damals noch nicht die unausstehlichen Touristenströme, die einem heute vieles verleiden. Ein herrlicher Nachmittag! Nach einem wie immer ausgezeichneten Abendessen fuhren wir mit einem Schnellzug nach

München zurück. Am Hauptbahnhof bezahlte Str. die Taxe nach Harlaching für mich. Da war Widerrede zwecklos. Also so, in diesem Stil konnte man auch leben und seine freie Zeit verbringen, dachte ich.

Für mich waren diese Fahrten mit Str. ein Blick in eine andere Welt, in der es großzügiger und viel freier zuging, als ich es je erlebt hatte, in der erreicht worden war, was zu erreichen war: Amt, Titel, Würden, Geld, ein internationaler Ruf. Und doch schien Straub nicht glücklich zu sein, er war offenbar auf der Suche nach irgendetwas. Ich hätte nicht sagen können, was er wohl suchte, vielleicht wusste er es selbst nicht. Und da war nun zufällig ich ihm über den Weg gelaufen. Das schien wenigstens eine Abwechslung für ihn zu sein. Mir war von Anfang an klar, dass das nicht lange dauern würde.

Der Herbst und der Winter brachten für unsere Fahrten ein natürliches Ende. Die Tage wurden kurz und grau, die Straßen schlecht. Im Freien konnte man sich nicht mehr aufhalten. An Schwimmen war längst nicht mehr zu denken. Die Anrufe und Verabredungen hörten auf. Natürlich ergriff ich niemals die Initiative.

Im Winter traf ich einmal in einem Geschäft die Geheimrätin Straub, bei der ich früher oft zu Gast gewesen war. Sie dankte eisig für meinen Gruß und wandte sich ab, offenbar um ein Gespräch, ja selbst ein paar Worte zu vermeiden. Nun, das kannte ich ja, eine geschiedene Frau! Vielleicht hatte sie auch von den gemeinsamen Fahrten gehört und stellte sich darunter Dinge vor, die ganz und gar nicht zutrafen, ich weiß es nicht.

In Harlaching ging der Alltag weiter. Tägliche Pflichten sind wie ein heilsames Korsett. Poetisch ausgedrückt: Die Wunden darunter fangen an zu heilen. Langsam, ganz langsam ging es auch bei mir so. Ich fand meinen guten Schlaf von früher wieder, ich weinte nachts nicht mehr so viel wie kurz nach der Trennung von Hellmut. Und tagsüber war ich wenig allein. Am Morgen ging ich die wenigen Schritte von dem Nebengebäude, in dem der Chef, die Schwestern und wir Ärzte wohnten, ins Haupthaus in die Arbeit. Aber es war so vieles vergeblich an unserer Arbeit und manchmal gestand ich mir ein, dass ich mir den Arztberuf anders vorgestellt hatte. Helfen hatte ich wollen, dies vor allem und nun war ich in einem Fach gelandet, in dem man damals so bitter wenig tun konnte. Der Zufall spielte eben ein große Rolle dabei, wo man hängenblieb. Schließlich musste man froh sein, überhaupt eine Stelle zu haben und endlich auf eigenen Füßen zu stehen. Das Assistentengehalt von 360.-- Mark nach den knappen Studentenjahren erschien geradezu fürstlich. Als weibliches Wesen in München, als Ärztin ein Auskommen zu haben, das war viel!

Und wie die Zeit so dahinging, wurde mir O.H. immer vertrauter, kam ich ihm immer näher. Der bittere Schmerz um Hellmut Weese nahm ab, verblasste. Darüber, was ich wohl Otto Haarer bedeutete, dachte ich gar nicht nach. Viel später hat er mir dann gestanden, wie lange er mich schon geliebt hatte, schon als ich fest verheiratet war und keine Aussicht zu bestehen schien, mir jemals näher zu kommen. Mir jedenfalls war das völlig verborgen geblieben, er hat davon nie etwas merken lassen und das war charakteristisch für seine verschlossene Natur. Heute würde man sagen, er war introvertiert, er wirkte immer ernst, besonnen, dabei von Grund aus gütig, wohlwollend, aber dabei reserviert. Kaum jemals habe ich ihn heiter gesehen. Wenn irgendwelche Schwächen oder komische Züge an anderen hätten doch zum Lachen hätten reizen müssen, dann war seine Reaktion meist nur recht milde und von gescheiter Ironie, ein wenig Spott, ein wenig Parodie. Durch seine Art wirkte er älter, als er eigentlich war – er war nur ein Jahr älter als ich, aber er wurde später oft zehn Jahre älter geschätzt als ich. Hinzu kam, dass er sehr früh graue Haare bekam und immer eine starke Brille tragen musste. Ein Oberarzt, wie er im Buche stand – das konnte man wohl sagen.

Wann und wo wir uns darüber klar wurden, dass wir zusammengehörten und heiraten wollten – das weiß ich, so merkwürdig das klingt, gar nicht mehr. Ich kann beim besten Willen nicht darüber berichten, wenn das auch vielleicht meine Kinder besonders interessieren könnte. Mir wurde mit der Zeit klar, dass ich eine tiefe Zuneigung zu Otto Haarer empfand. Zugleich war mir bewusst, dass es für ein gebranntes Kind, für eine geschiedene und schwer enttäuschte Frau, die ich nun einmal war, gefährlich war, sich nochmals zu binden. War es vielleicht nur die Flucht vor dem Alleinsein, die mich in eine neue Bindung trieb? Der Wunsch, das vernichtende und bittere Erlebnis des Verschmähtwerdens wettzumachen, mir zu beweisen, dass ich als Frau doch noch begehrenswert war, dass mich noch jemand mochte? Sein Leben mit mir verbringen mochte?

Über all diesen Fragen aber tauchte der allmählich übermächtige Wunsch auf, Kinder zu haben. Sonderbar, ich hatte mich nie sehr für Kinder interessiert, jetzt aber, da ich über 30 war, stieg er förmlich aus der Tiefe auf, der Entschluss, der Wunsch, nicht ohne Kinder alt zu werden. War das bisher nur zurückgedrängt worden durch das Studium und den Beruf? Ich kann es nicht sagen, ich hatte bisher Kinder nicht vermisst, außer dass ich traurig darüber gewesen war, dass Hellmut Weese diese Entscheidung immer hinausgeschoben hatte. Bei dem Zusammenbruch unserer Ehe war ich jedoch froh darüber, keine Kinder gehabt zu haben.

In meine zweite Ehe ging ich also nicht so verliebt und unbekümmert hinein, wie in meine erste. Von einer gewissen Blindheit, die ja zur Liebe gehört, war ich trotzdem nicht frei. Natürlich hatte Otto auch seine Fehler, wie jeder Mensch, wie auch ich. War er nicht gar zu still für mich, mein Oberarzt? Fehlte es nicht ein wenig an Initiative in den praktischen Dingen des Lebens, an dem Wunsch, vorwärts zu kommen, heraus aus diesem recht unbefriedigenden Fach und dieser Stellung, die vertragsmäßig nach zehn Jahren endete? Eine gewisse Passivität in seinem Wesen war unverkennbar. Ich hoffte jedoch, das würde sich in der Ehe geben, vor allem, wenn Kinder da waren, da war ich mir sicher. Nur eine Angst quälte mich die ganze Zeit vor der Heirat: Wenn ich nun am Ende gar keine Kinder bekäme?

Zum ersten Mal heiratete ich 1924, geschieden wurde ich 1929 und meine zweite Heirat fiel in das Jahr 1932. In meiner neuen Ehe erhoffte ich mir vor allem Treue und vor Untreue glaubte ich bei Otto Haarer sicher zu sein. Hinzu kam der Gedanke, nicht allein alt werden zu wollen. Außer meinen Eltern hatte ich keine Verwandtschaft, jedenfalls niemand der mir nahestand. Zu den entfernteren Verwandten hatte ich keine Verbindung mehr, das war alles so ferne gerückt. Den nahen Verwandtschaftskontakt habe ich eigentlich erst richtig in Deutschland kennen gelernt und das gleich im Extrem, nämlich in den Begriffen eines evangelischen, schwäbischen Pfarrhauses. In der ersten Zeit meiner Ehe mit Otto Haarer erschrak ich nicht wenig, wenn plötzlich irgendein männliches Wesen – meist klein und unscheinbar – auftauchte, das ein kleines, altmodisches Reisetäschchen mit sich führte und sich strahlend als Vetter so und so, aus einem x-beliebigen schwäbischen Örtchen zu erkennen gab, von dem ich nie gehört hatte. Otto war dann immer hocherfreut und je länger der Gast blieb, desto lieber war es ihm. Ich gab mir Mühe, diese Freude zu teilen oder aber, zu meiner Schande muss ich es gestehen, wenigstens so zu tun, als ob.

Zunächst aber waren wir verlobt und ich schrieb an meine Eltern, dass ich meinen Otto Haarer heiraten würde. Die Reaktion darauf war verblüffend. Meine kleine Mutter war empört, entrüstet! Sie nahm den nächsten Zug nach Dresden, setzte sich in den Schnellzug nach München und tauchte völlig unerwartet bei mir in Harlaching auf. Dann erlebte ich eine der gründlichsten Kopfwäschen, die sie mir je verpasst hatte. Ob ich den meinen Verstand verloren habe, ich dumme Gans? Noch einmal heiraten, nach den Erfahrungen der ersten Ehe? Ob ich das nötig habe – ich, eine selbstständige Frau in einem angesehenen Beruf, für den ich jahrelang gearbeitet hatte? Was sollte dieser Unsinn? Was in aller Welt fehlte mir? Wofür hatte ich studiert? In dieser Tonart ging es weiter und ich ließ sie ausreden, nachdem meine erste Bestürzung sich einigermaßen gelegt hatte. Ich hatte immer noch den Kinder-Respekt vor ihr in den Knochen, denn sie war eine sehr starke Persönlichkeit.

Jetzt brachte ich meine Einwände vor: Ob sie wohl überlegt hätte, dass ich ganz allein sein würde, wenn sie und der Vater einmal nicht mehr da sein werden? Ob sie nicht verstehen könne, dass ich Kinder haben wolle? Und, vor allem, ob sie nicht erst mal Otto Haarer kennen lernen wolle? Sie sagte zögernd ja. Sie war zu gerecht, um einen Menschen abzulehnen, den sie gar nicht kannte. Bei dem ersten Zusammentreffen war Otto Haarer die Ruhe selbst, wie nicht anders zu erwarten und meine Mutter versicherte ihm, dass sie gar nichts gegen ihn habe – aber ich hätte doch eine neuerliche Heirat nicht nötig. Ich merkte aber, dass sie ihren Widerstand allmählich aufgab und sie hat sich zeitlebens gut mit Otto vertragen.

Die Mutter von Otto Haarer reagierte ganz anders. Ich erfuhr, dass sie zunächst bitterlich weinte und sich in ihrem Zimmer einschloss. Ihr Sohn wollte eine studierte und noch dazu geschiedene Frau heiraten, das war arg für eine Pfarrfrau vom alten Schlag! Die beiden Schwestern von Otto dachten da offenbar anders, von ihnen habe ich nur Herzlichkeit und eine bereitwillige Aufnahme in die Familie erfahren.

Otto Haarer und ich waren also nun verlobt. Mutter Haarer hatte wohl ihren anfänglichen Kummer über unsere Verbindung einigermaßen überwunden. Vielleicht war diese geschiedene, studierte Frau aus dem fernen Böhmen, Shakespeare spricht ja von Böhmens finsteren Wüsteneien, doch nicht gar so schlimm. Ihr Sohn war ja schließlich nicht blind, aber was würde sie für eine Hausfrau sein?

Eines Tages kam die Einladung zu einer Verwandtenreise ins Württembergische, um mich vorzustellen, natürlich zuerst in Oberesslingen, im kleinen Haus von Ottos Mutter und den zwei Schwestern, dann auch bei den anderen Verwandten, in Urach, Pleidelsheim, Neuhütten. Die Verwandtschaft in Württemberg war zahlreich und so überaus wichtig! Daran musste ich mich erst gewöhnen, derlei war bei uns in Böhmen nicht üblich.

Das kleine Haus in Esslingen hatten Ottos Mutter und Schwestern gebaut, nach dem Tod des Vaters im Jahre 1927. Pfarrer Friedrich Haarer war an einer Lungen-Rippenfell-Entzündung gestorben, mit erst 68 Jahren. Es schien mir immer typisch für die Familie Haarer, dass Otto, Facharzt für Lungenkrankheiten, erst von der Krankheit seines Vaters verständigt wurde, als es zu spät war. Vielleicht hätte er durch eine einfache Punktion gerettet werden können! Jedoch das Vertrauen in Gott und irgendeinen guten, alten Landarzt war sicher groß und so kam es, dass ich meinen Schwiegervater nie kennen lernte. Wir besitzen nur ein gutes Bild von ihm, ein feiner, alter Herr mit einem abgeklärten Gesicht, angezogen für den Kirchgang mit schwarzen Büchern unterm Arm. Otto pflegte mit einem etwas verlegenen Lächeln von ihm zu sagen, er sei wohl ein guter Beamter Jesu Christi gewesen. Otto hat sich in späteren Jahren oft gewundert, wie wenig Geld zuhause immer war, wie sehr gespart werden musste, auch an seiner Kleidung, auf die er später, sicher deswegen, so großen Wert legte. Nach des Vaters Tod hat sich dieses Rätsel gelöst, er machte eifrig Besuche bei Armen und Kranken und ließ dabei Geld zurück, davon hielt er mehr als von Predigten und Kirchgang. Daher die Ebbe in der Kasse zuhause. Otto hätte Pfarrer werden sollen, das war so Brauch in den schwäbischen Pfarrersfamilien. Aus diesem Grund wurde er auch in die Internate Maulbronn und Blaubeuren geschickt, die der württembergischen Landeskirche gehörten und den theologischen Nachwuchs heranbildeten. Otto hatte keinerlei Neigung zum Beruf seines Vaters. Es fehlte ihm der Glaube, er hielt im Grunde nichts von den Lehren der Kirche, noch nicht einmal von Christus. Wir sprachen nur selten von derlei Fragen, dazu war Otto zu verschlossen. Nur als ich einmal sagte, Christus sei in meinen Augen einer der größten Menschen gewesen, er hätte die Liebe in die Welt gebracht, da wandte er, der gründliche Humanist ein, das stimme nicht! Schon die alten Griechen hätten neben dem Eros die Agape gekannt, die Liebe zu den Mitmenschen, ohne Erotik. Als dann im Dritten Reich auch die evangelische Kirche von Verfolgungen nicht verschont blieb, konnte er sagen: »Das geschieht denen ganz recht, warum reden sie dauernd über etwas, das doch kein Mensch mehr glauben kann«. Aber als auch ich daran dachte, auszutreten, da lehnte er seinen eigenen Austritt ab mit der Bemerkung: »Mich hat die württembergische Landeskirche großgezogen, dafür bin ich dankbar und deswegen trete ich nicht aus.«

Sein Vater nahm seinen Entschluss, Arzt zu werden, ganz ruhig auf und machte ihm keinerlei Schwierigkeiten. Die Mutter trauerte wohl ein wenig bei dem Gedanken, ihren einzigen Sohn niemals von einer Kanzel predigen zu hören.

In dem kleinen Haus in Oberesslingen ging es ebenso bescheiden zu, wie bei uns daheim in Bodenbach. Es bestand also kein Grund, befangen zu sein. Schwester Lore hatte am Stuttgarter Konservatorium Klavier studiert und war als private Klavierlehrerin tätig. Es standen zwei Klaviere im Wohnzimmer, ein Piano und ein altes Tafelklavier. Zu meinem Erstaunen spielte aber die Musik keine große Rolle im Haus und ich konnte nie begreifen, dass Lore gerade die Musik als Beruf gewählt hatte. Lehrerin wäre mir viel passender erschienen, denn der Drang zu belehren war sehr stark bei ihr.

Ihr Klavierspiel war für mich keineswegs ein Genuss, so sehr ich Musik liebe. Ich kenne keinen Menschen, der mit einer derartigen Härte und so ohne Gefühl in die Tasten griff. Die Schwaben sind ja auch kein musischer Volksstamm, es gibt keinen großen, schwäbischen Komponisten, allerdings rühmen sie sich vieler Dichter und Denker. Daher der beliebte Vers: »Der Schelling und der Hegel, der Uhland und der Hauff, das ist bei uns die Regel, das fällt uns gar nicht auf.« Das sei ihnen alles herzlich gern zugestanden, aber geborene Musiker sind sie offenbar nicht.

Otto hatte noch eine Schwester, Anne Haarer. Sie war die älteste der drei Geschwister, sie war außergewöhnlich still und zurückhaltend, dabei immer freundlich, sie wirkte warmherzig. Sie hatte in Stuttgart eine künstlerische Ausbildung gehabt, ich weiß nicht, ob an der Kunstakademie oder sonst einer Fachhochschule. Ihre Stärke war das Zeichnen und Malen und außerdem war sie geschickt im Dichten, Verse zu reimen zu allen möglichen Gelegenheiten. Mir schien sie hervorragend begabt, Kinderbücher zu schreiben und zu illustrieren. Ich habe ihr das oft gesagt und versucht, sie dazu zu bringen, besonders als ich selber Erfolg mit meiner Schriftstellerei hatte und am Rande miterlebte, wie unglücklich sie in manchen ihrer Stellungen war. Sie arbeitete bei der bekannten Firma »Esslinger Wolle« und gestaltete das bekannte Markenzeichen: die beiden Biedermeiermädchen, die Wolle aufwickeln. In ihrer Freizeit, im Urlaub malte sie Landschaftsaquarelle, die sehr schön waren und Atmosphäre hatten. Sicherlich hätte sie es künstlerisch weiter bringen können, aber soviel wir ihr auch zuredeten, es fehlte der Antrieb. Es war so ähnlich wie bei ihrem Bruder, Anlagen waren da, sicher über dem Durchschnitt, vieles hätte sich draus machen lassen, aber es war, als wäre kein Motor vorhanden, nichts was antrieb weiter zu kommen. So lebte Anne dahin in ihrer Arbeit, hielt sich heraus aus allen Auseinandersetzungen zwischen Lore und ihrer Mutter, die offenbar gar nicht selten und keineswegs friedlicher Natur waren. In ihrem Zimmer hing ein kleines, halb verblichenes Foto von einem jungen Mann in Uniform, darüber ein paar vertrocknete Blumen, Annes Jugendliebe. Ich glaube, es war ein junger Theologe, der im Krieg gefallen war. Danach kam nichts mehr, wie überhaupt Otto gelegentlich laut darüber nachdachte, dass seine Schwestern offenbar keinerlei Beziehungen zum anderen Geschlecht erstrebten, Heiraten gar nicht in Frage kam, im Lebensplan offenbar gar nicht vorgesehen war. Auch nach dem Tod der Mutter, 1933, blieben die Schwestern zusammen, bis zu Annes Tod einige Jahrzehnte später. Anne hatte wohl einige Freundinnen, zu denen sie ab und zu fuhr, zumeist Pfarrersfrauen mit vielen Kindern.

Im Zuge dieser schwäbischen Verwandtenreise, als Studenten nannten wir so etwas Vetternreise und damit verband sich die Vorstellung, es sich auf Kosten anderer gut gehen zu lassen, sollte ich die Orte und Gegenden kennenlernen, in denen Otto groß geworden war. Wir wanderten auf bequemen Wegen durch schönen Hochwald, an den Wegrändern sah ich auffallend viele essbare Pilze, unter anderem Steinpilze in allen Größen. Im Geburtsort von Otto, Neuhütten, bekamen wir im Wirtshaus ein vorzügliches Pilzomelette vorgesetzt. Der Wirt und Koch, ein Spiel-und Schulkamerad von Otto, hatte allerdings außerhalb von Schwaben seine Kunst erlernt.

Im Meinhardter Wald verstreut waren kleine Dörfer, recht weltabgeschieden und schwer zu erreichen. Eines davon war das Dorf Wüstenrot, in dem, soviel ich weiß, die Idee der Bausparkassen nach dem verheerenden wirtschaftlichen Zusammenbruch des Ersten Weltkrieges geboren wurde.

Das Dorf Neuhütten, in dem Otto 1899 geboren wurde, schien mir klein verglichen mit den großen, weiträumigen böhmischen Dörfern. Das Kleine war aber zugleich heimelig, übersichtlich, man fühlte sich geborgen.

Neuhütten war Pfarrdorf. Otto erzählte mir, dass sein Vater gerne auf dem Lande gelebt und gearbeitet habe. Er wäre nicht vom Land weggegangen, wenn er es nicht wegen der Ausbildung der Töchter gemusst hätte. Otto kam ja, wie schon einmal erwähnt, mit 10 Jahren in die Internate Blaubeuren und Maulbronn, die der Württembergischen Landeskirche gehörte. Pfarrer Friedrich Haarer hätte sich nach Stuttgart versetzen lassen können, aber er wollte nicht in die Großstadt. Er ließ sich später nach Köngen versetzen, einem kleinen Ort nahe bei Stuttgart, von wo aus die Töchter zur Ausbildung dorthin fahren konnten.

Gegenüber dem Neuhüttener Pfarrhaus, das wir aber auf unserer Schwabenreise nicht betraten, lag die Dorfschmiede. Otto erzählte mir von seiner großen Kinderfreundschaft mit einem der Schmied-Söhne und wie herrlich schmutzig sie sich immer in der rußigen Schmiede gemacht hatten. Der Schmutz aus Ruß und wohl auch Eisenstaub saß so fest am Hals, dass er mit Waschen allein gar nicht wegging. Immer wieder berichtete Otto, wie ihn seine Mutter mit Schweineschmalz eingerieben und damit den Schmutz abgerieben hatte, um ihn überhaupt sauber zu bekommen.

So tolerant wie die Mutter Haarer in diesem Punkt war, so tolerant war der Vater. Die Schmied-Leute gehörten nämlich einer Sekte an, sie waren Methodisten und gingen nie in die Neuhüttener Kirche. Daran aber nahm der Pfarrer Haarer gar keinen Anstoß, er ließ die Schmied-Leute und sicher auch andere nach ihrer Facon selig werden und legte der Freundschaft der Kinder nichts in den Weg. Überhaupt blühte in Schwaben das Sektenwesen und von den biederen Württembergern waren keineswegs alle mit ihrer Landeskirche zufrieden, nicht wenige suchten ihr Seelenheil auf anderen Wegen. Dies gehört wohl zum schwäbischen Volkscharakter.

Wir blieben einige Tage in Neuhütten und wanderten durch die schönen Wälder. Oft gab es auf der Dorfstraße ein freudiges und überraschtes Wiedersehen mit Ottos alten Bekanntschaften und ich wurde dabei eingehend gemustert. Was hatte Otto H., der inzwischen Arzt geworden war, sich da ausgesucht? Nichts Schwäbisches jedenfalls – schon meine Größe war dort ungewöhnlich, ich war immerhin 10 cm größer als Otto.

Von Pleidelsheim ging es weiter in ein kleines Dorf, dessen Namen ich leider vergessen habe. Es war die Heimat der drei Schwestern Haarer, also Ottos Mutter Anna, seiner Tanten Julie und Elise. Alle drei waren nicht groß, ganz besonders klein aber war die Tante Elise, ich glaube sie maß nur 154 cm und hieß in der Familie »die kla Fra«, was soviel heißt wie »die kleine Frau«. Ihr Leben verlief nicht ohne Tragik. Sie wurde dazu ausersehen, sich um eine weitere Schwester zu kümmern, die durch einen Scharlach in der Kindheit schwer geschädigt war und ein Pflegefall geworden war. Um Tante Elise rankte sich ein Familiengeheimnis: Sie soll ein uneheliches Kind gehabt haben, eine in damaliger Zeit und in der protestantisch-puritanischen Gesellschaft unvorstellbare Schande. Die Angelegenheit wurde vertuscht, das Kind kam zu entfernten Verwandten in die Schweiz und ist dort angeblich früh gestorben. Diese Geschichte erfuhr ich erst sehr viel später und sie war in der Familie Haarer das, was die Engländer »a skeleton in the cupboard« nennen, also eine Leiche im Keller der Familie.

Als wir uns nach Monaten über das Datum unserer Hochzeit klar geworden waren und darüber, dass ich aus dem Beruf ausscheiden musste – Beruf und Ehe und Kinder, wie ich doch hoffte, waren damals üblicherweise nicht zu vereinbaren –, war unser Chef höchst erstaunt, als ich meine Kündigung schriftlich einreichte. Er zitierte mich zu sich und fragte: »Warum wollen Sie gehen? Was passt Ihnen nicht? Haben Sie etwas Besseres gefunden, als wir Ihnen hier in Harlaching bieten können?« Er war natürlich recht erstaunt, als ich antwortete, dass ich heiraten würde und noch erstaunter, als ich auf seine weitere Frage, wen denn wohl, Ottos Namen nannte. Es war uns also gelungen, unsere Verlobung geheim zu halten, und oft musste ich an das mittelalterliche Lied denken:

»Willst du Dein Herz mir schenken, so fang es heimlich an,
dass unser beider Denken niemand erraten kann.
Die Liebe muss bei beiden allzeit verschwiegen sein,
drum schließ die größten Freuden still in Dein Herze ein!«

Ob das heute wohl noch jemand versteht? Und weiter:

»Begehre keine Blicke von meiner Liebe nicht.
Der Neid hat viele Tücken auf unsren Bund gericht.
Du musst die Brust verschließen, halt Dein Geheimnis ein.
Die Lust, die wir genießen, muss ein Geheimnis sein.«

10 Verhaftet und gefangen

Vorbemerkung d. Hrsg.: Johanna Haarer wurde am 25. Mai 1945 von der amerikanischen Besatzungsmacht verhaftet und nach wenigen Tagen in ein Internierungslager verbracht, am 13. Oktober freigelassen, am 10. Dezember 1945 erneut verhaftet und bis zum 14. September 1946 interniert. Der folgende Text wurde zeitnah nach ihrer Entlassung abgefasst.

Die folgenden Blätter erhalten nichts anderes als einen Bericht über Tatsachen.

Das Ende des Krieges 1939-1945 brachte es mit sich, dass Deutsche und Amerikaner in großer Zahl miteinander in Berührung kamen.

Ich schildere, wie wir die Amerikaner erlebten und was wir als ihre Gefangenen unter ihrem Kommando erlebten, denn wir waren der Teil des deutschen Volkes, der von ihnen in Haft gesetzt wurde.

Das Erlebnis der Gefangenschaft war den meisten von uns völlig neu. Die Internierung in einem Lager hat uns eine Fülle von neuen Erfahrungen, Eindrücken und Erlebnissen vermittelt. Wie dies ja selbstverständlich ist, haben wir erfahren, dass es auf beiden Seiten gute und schlechte Menschen gibt, auf beiden Seiten Licht und Schatten. Ich will nur berichten – sine ira et studio.

Allen von uns, die wir im April, Mai oder Juli des Jahres 1945 von den Amerikanern verhaftet wurden, ist es wohl gleich ergangen. Wie wir gingen und standen, in Straßenkleidung, im Arbeitsanzug, im Nachthemd, so wurden wir auf die Polizei in irgendein improvisiertes Büro vorgeladen. »Nur zu einem kurzen Verhör…« und durften nicht mehr nach Hause zurückkehren. Nur in einzelnen Fällen, so bei mir erklärte man mir »für zwei bis drei Tage in die headquarters zum Verhör« und ich hatte eine Viertelstunde Zeit, um kleines Gepäck mitzunehmen. So trat ich meine Haft an und ich sollte feststellen, dass es für mich ausgeschlossen war, mit daheim oder der Außenwelt in Verbindung zu treten bis etwa Weihnachten 1945.[6]

Wahrscheinlich wandten die Amerikaner bei uns Frauen diese Art der Verhaftung an, um Szenen zu vermeiden, Tränen und Auftritte, bei den Männern fürchteten sie vielleicht Widerstand.

Vor dem Lager aber stand das Gefängnis und der Verlust von Freiheit ist wohl für jeden Menschen ein schwerer Schlag. Einige von uns wurden mit Verbrecherinnen oder Straßendirnen eingesperrt, einige kamen in

Einzelhaft, alles schien völlig willkürlich zu sein. Die Männer haben sich, glaube ich, mit der Situation im Gefängnis leichter abgefunden. Viele kamen aus dem Krieg und waren schon einmal in Gefangenschaft gewesen. Uns Frauen hat dies alles schwer getroffen.

Damals in den Maitagen 1945 wussten wir überhaupt nichts über unser Schicksal und wenn die Zellentür aufging und mir die Wärterin den Essnapf herein schob, stand neben ihr ein amerikanischer Soldat, die Maschinenpistole schussbereit im Arm, Finger am Abzug. Konnte es nicht sein, dass sie uns eines Tages hinausführen, an die Wand stellen und erschießen würden? Ich hielt das durchaus für möglich. Hier, in der Zelle des Gefängnisses fing der Kampf an, das Bemühen um Haltung, Mut, Tapferkeit und Stärke im Ausharren.

Eines Abends hieß es: »Morgen früh um halb sechs ist Abtransport, da müssen Sie fertig sein!« Man erfuhr nicht wohin, aber irgendwie wussten wir, dass wir in ein Lager kommen würden. Am nächsten Morgen waren die Flure voller Männer, darunter nur sehr wenige Frauen.

Dann fuhren wir zusammengepfercht auf einem amerikanischen Lastwagen durch das sommerliche Land, durch die Städte und Dörfer, durch den Ort, in dem wir evakuiert waren, vorbei an dem Haus, vor dem meine Kinder spielten. Wir haben die amerikanischen Transportmittel kennen gelernt, die Riesenschritte in die Wagen hinauf, die Sprünge, um wieder abzusteigen. Wir sind auch in Viehwagen befördert worden und waren einmal nach der Auflösung eines Lagers und der Verlegung in ein anderes 24 Stunden unterwegs auf einer Strecke, die man normalerweise in 6 Stunden zurücklegt. Die Lastwagenfahrten dauerten verschieden lang. Manche legten nur wenige Kilometer vom Gefängnis zum Lager zurück, andere Hunderte von Kilometern. Das erste Mal fuhren wir etwa 10 Stunden stehend bei Staub und Hitze, ohne Essen und Trinken und natürlich, wie auch in den Viehwagen, ohne Möglichkeit seine Notdurft zu verrichten. Erschöpft, übermüdet und ausgehungert kamen wir im Lager an. Bei unserer Ankunft mussten wir in Reih und Glied mit den Männern antreten, das war uns Frauen völlig neu. Das haben uns die Amerikaner nicht glauben wollen, sie waren der festen Überzeugung, dass alle Frauen in Deutschland eine vollwertige militärische Ausbildung genossen hatten. Sie konnten nicht begreifen, dass wir niemals strammgestanden hatten und mit Schusswaffen nicht umgehen konnten. Vor Schusswaffen habe ich mich immer gefürchtet, ich musste immer an den Kinderspruch denken: »Spiele nie mit Schießgewehr, denn es könnt' geladen sein.«

Wir mussten also mit den Männern antreten und die amerikanischen

Soldaten rannten herum und schrien wie wild, dieses Wildwestgehabe beunruhigte mich sehr. Nachdem sich dieser Auftritt als harmlos herausgestellt hatte, wurden wir in öde, schmutzige Wellblechbaracken geführt, dort mussten wir unsere Habseligkeiten auf eine Decke werfen. Alles wurde durchsucht, Wertsachen und Ausweise wurden uns abgenommen, Fotos, auf denen Uniformen zu sehen waren, auch. Sie nahmen mir mein Strickzeug weg, warfen es auf den Haufen zu den anderen Dingen. Ich bat flehentlich um mein Strickzeug, stricken ist solch ein Trost in Gefangenschaft! Die amerikanischen Soldaten sahen sich zögernd an und beschlossen dann, sie darf es wieder haben. Vorher aber rissen sie die Stricknadeln heraus und warfen sie auf den Haufen. Wieder bat ich: »Oh no«, war die Antwort, »you may commit suicide with them!« Ich sah sie fassungslos an, ich Selbstmord? Niemals, niemals war mir dies eingefallen und ich sagte empört: »Me? Suicide? I don't even think of it, my conscience is far too good!« Sie gaben mir die Nadeln wieder.

Dann kam die Leibesvisitation. Ein amerikanischer Soldat tastete einen am ganzen Leib ab, ob man nicht vielleicht etwas versteckt am Leibe trug. Als eine hochschwangere Frau abgetastet wurde, sagte ich nur: »Be careful, she is going to have her baby very soon«, worauf sie doch ein wenig erschraken und von ihr abließen.

Später wurde ich zur Mitarbeit bei der Aufnahme der Frauen herangezogen, hatte bei der Leibesvisitation dabei zu sein und anschließend die Frauen zu entlausen. Captain F., von dem noch die Rede sein wird, machte es sich später zur Angewohnheit, in den Aufnahmebaracken zu sein, wenn neue Frauen kamen und so verhielten sich die Soldaten einwandfrei.

Mich haben damals deutsche Ärzte entlaust, man musste sich ausziehen bis aufs Hemd, dann wurden die behaarten Körperstellen mit einem amerikanischen Insektenpulver eingestäubt. Auf diese Weise habe ich wochen-, ja monatelang den Zug der Gefangenen ins Lager strömen sehen. Zu Hunderten, Tausenden, bis die Zahl Zehntausend überschritten war.

Natürlich gingen mich die Frauen besonders an. Ich habe sie ankommen sehen, die unerschrockene Jugend, die Schwestern des Roten Kreuzes kriegserprobt, gerade vom Feld heimgekommen, die älteren Frauen schwer mitgenommen von der Tatsache der Verhaftung, Frauen vom Lande fassungslos schluchzend. Es kamen stillende Mütter, Hochschwangere, Kranke und Schwerkranke, Amputierte und völlig Gelähmte, die auf Bahren gebracht wurden. Es kamen elegante, anspruchsvolle und kapriziöse Frauen, die störrisch die Entlausung verweigerten.

Es war unendlich bezeichnend, wie jeder Einzelne sich bei der Ankunft im Lager verhielt. Die Verhaftung ist für jeden Menschen ein Schock, aber diesen überwindet man, der eine schneller, der andere langsamer und schließlich findet man sich selbst wieder. Wer sich gar nicht mehr finden konnte, mit dem stimmte etwas nicht, der war in schwerwiegende Dinge, in ernsthafte Prozesse verwickelt, diese Erfahrung machten wir im Laufe der Zeit.

Lagermilieu

Die meisten unserer Männer hatten den Krieg mitgemacht, wenn nicht diesen, dann den Ersten Weltkrieg 1914-1918. Die meisten von uns Frauen kamen aus geordneten Haushalten, freilich gab es auch Flüchtlinge, Ausgebombte und Frauen, die bei den großen Katastrophen der Luftangriffe tatkräftig mitgearbeitet hatten.

Baracken aber waren uns neu und unsere erste im Frauenlager war innen recht düster. Jede von uns bekam einen Strohsack, was ein großes Plus war. Die allermeisten Männer lagen im Sommer 1945 und weit in den Herbst hinein auf den blanken Brettern.

Im Lager St[ephanskirchen] in das ich nach meiner zweiten Verhaftung im Winter 1945 kam, waren wir besser untergebracht. Es war eine ehemalige Flakstellung der deutschen Luftwaffe und lag mitten in einem Wald, der uns Brennmaterial lieferte. In den Stuben gab es Tische, Schränke und Betten und es gab nur vereinzelte Wanzen, auf die mit vernichtender Energie Jagd gemacht wurde. Dagegen die Wanzen in M.[oosburg]! In einem Zimmer des Lazaretts, wo es nun wirklich sauber und hygienisch hätte sein sollen, erlegte ich mit einer Schwester eines Nachts 86 Stück! Im Sommer 1945 haben wir im Kampf gegen die Wanzen große Erfahrungen gesammelt und die Amerikaner haben uns tatkräftig dabei unterstützt. Wir bekamen von unserem Sergeanten Schrubber, Bürsten und kübelweise Schmierseife! Das war eine Kostbarkeit zu dieser Zeit. Wir haben wahre Putzorgien gefeiert, während die Strohsäcke draußen in der Sonne lüfteten. Anschließend »flitteten« wir alles mit dem amerikanischen Insektenpulver ein, auf diese Weise wurden wir der Wanzen Herr.

Als die Zahl der Frauen anstieg, mussten wir übersiedeln. Sergeant L., auch von ihm wird noch die Rede sein, hatte uns die besten Baracken auf einem schönen, großen Platz reserviert. Hier war es innen heller und die Baracken waren in kleine Stuben unterteilt. Im Herbst übersiedelten wir dann noch einmal in fest gebaute, heizbare Steinbaracken. Im Mai/ Juni 1946 übersiedelten wohl alle gefangenen Frauen der amerikanischen

Zone in das Lager nach L[udwigsburg] Das Zusammengepferchtsein mit vielen anderen Menschen, deren Gesellschaft man sich ja nun nicht selbst ausgesucht hat, ist eine besondere Belastung und ein ziemliches Problem in der Gefangenschaft. Im Sommer ist das leichter zu ertragen, weil man sich besser ausweichen kann, als im Winter.

Als wir im Mai 1946 ins Frauenlager L. abtransportiert wurden, gab es für 3000 Frauen 500 Strohsäcke, die die Alten und Kranken bekamen.

Es gab keinerlei Mobiliar und wir sahen, wie vor dem Lager Schränke, Betten, Tische und Stühle verbrannt wurden. Ich fragte Captain F., ihn konnte man so etwas fragen, ob wir denn nicht diese Möbel für unsere Baracke haben könnten? Ich bekam zur Antwort: »Ausgeschlossen, hoffnungslos verwanzt!«

Das Frauenlager in L. war in großen Kasernen untergebracht, diese waren sicher einmal gut eingerichtet gewesen, waren aber zu Kriegsende ausgeraubt worden. In einer Stube, in der vorher 9 Soldaten lebten, wir sahen dies anhand der Gewehrständer auf den Fluren, hausten jetzt 14 Frauen. In den Zimmern, auf den Fluren, in den Waschräumen – überall wimmelte es von Frauen. Das Terrain um die Kasernen war verhältnismäßig klein. Wir hatten alle schon eine monatelange, manche schon ein Jahr Haft hinter uns und die vielen Menschen überall gingen einem auf die Nerven. Selbst in den Speichern und Pferdeställen wohnten die Frauen, der Platz reichte einfach nicht aus. Bis zum Herbst 1946 wurden aber so viele entlassen, dass alle in Stuben wohnen konnten.

Ein Problem waren die Waschgelegenheiten, es gab nur außen an den Baracken Wasserhähne, dort konnte man sich im Freien unter den interessierten Blicken des angrenzenden Männerlagers und der Wachposten auf ihren Türmen waschen. Also machten wir Jagd auf Waschgefäße, es gab einige wenige aus Ton und welche aus Blech, die man sich gegenseitig stahl. Es gab aber auch große Konservenbüchsen, die man benutzen konnte.

Beim Eintritt ins Lager bekam jede Frau vier Schlafdecken, am Anfang waren es die wunderbar weichen amerikanischen Heeresdecken, später dünne, harte, deutsche Kriegsdecken, mit diesen Decken konnten wir uns Waschecken abteilen. Eines Tages aber erschienen die Amerikaner und legten ein Zapfstelle mit vielen Wasserhähnen an und spannten ein Zelt darüber, so hatten wir ein Waschzelt.

Ein weiteres höchst problematisches Kapitel war das Wäschewaschen. Es gab zwar keine Bett- oder Tischwäsche, aber die Leibwäsche musste doch gewaschen werden. Wieder behalfen wir uns mit Konservendosen und leeren Kanistern aller Art. Die Männer hatten es da schwerer, der Kontakt mit ihnen war von Lager zu Lager sehr verschieden, aber wo es ging, halfen die Frauen mit der Wäsche und dem Flicken.

Das Lagermilieu war vor allem gekennzeichnet durch den Stacheldraht, Stacheldraht wohin man blickte, überall, um die Baracken kahle Plätze, glühend heiß in diesem Sommer 1945. Hinter dem Stacheldraht die roh gezimmerten Wachtürme, auf dem die Posten mit den Maschinengewehren saßen. Doppelter Stacheldraht, dreifacher Stacheldraht, dazwischen ein Streifen üppig blühender Mohn, sodass das Lager wie mit einem blutroten Streifen eingesäumt war. Von einem Teil der Baracken aus und vom großen Platz, wir nannten ihn »höhere Beamtenlaufbahn«, sah man die Kette der oberbayrischen Berge, vom Wendelstein bis zur Kampenwand.

Die Umgebung des Lagers in L. dagegen war ein wenig kahl, man sah über Felder, Schrebergärten und in der Ferne die Türme von L. Stieg man allerdings auf die Speicher der Kasernen und schaute durch die Dachluken, dann konnte man die liebliche württembergische Landschaft sehen, den Assberg, viele Hügel und Dörfer.

Mit der Zeit fand man sich mit dem Stacheldraht ab. Ich hatte später so viel Arbeit und so viele Pflichten, dass ich ihn schließlich kaum mehr wahrnahm. Nur ab und zu überkam es einen plötzlich, man meinte, nun *könne* man es nicht mehr ertragen, man *müsse* hinaus! Dann hatte man Lagerkoller. Das ging alles immer vorüber, der Stacheldraht blieb.

Das ungewisse Schicksal

Mit den Härten des Lagerlebens fand man sich ab, womit wir uns aber viel, viel schwerer abfanden, war die völlige Ungewissheit, in der wir lebten. Was hatte man mit uns vor, was würde mit uns geschehen, wie lange würde diese Internierung dauern? Wie es wohl unseren Kindern ging? Ich selbst ließ fünf Kinder zurück zwischen drei und dreizehn Jahren unter den schwierigen Bedingungen der Nachkriegszeit, in der Evakuierung.

Bis etwa Weihnachten 1945[7] waren wir hermetisch von der Außenwelt abgeschnitten, wir konnten nicht schreiben, unsere Angehörigen wussten nicht, wo wir waren, ob wir noch lebten. Nachts lagen wir schlaflos auf unseren Pritschen, Gedanken und Sorgen jagten einander, es gab keinen Ausweg, keine Antworten auf die immer gleichen, quälenden Fragen.

Ganz allmählich wurden die Bestimmungen gelockert, nach Weihnachten 45 konnte eine regelmäßige Verbindung mit daheim aufgenommen werden. Die draußen durften schreiben, soviel sie wollten, wir im Lager durften erst einmal im Monat eine kleine Kriegsgefangenenpostkarte schreiben, später dann einen Brief mit 18, dann mit 25 Zeilen. Es kamen Päckchen, ich bekam ein erstes Päckchen mit Gebäck, die Adresse hatte meine Mutter geschrieben, den Absender mein Vater, beide in bemerkenswert fester und ruhiger Handschrift. Dem konnte ich entnehmen, dass sie trotz ihres hohen Alters noch lebten und rüstig waren. Die ungeheure seelische Entspannung und Entlastung, die diese Pakete ins Lager brachten, lässt sich kaum beschreiben.

Im Laufe der Zeit entstand ein beachtliches illegales Nachrichtenwesen, und als bereits Internierte entlassen wurden, nahmen diese Briefe mit hinaus. Einzelne Arbeitskommandos wurden mit Trucks zu ihren Arbeitsstellen transportiert, die warfen den Passanten auf der Straße auf gut Glück Briefe zu. Natürlich durfte man sich nicht erwischen lassen, dann gab es Strafen und für kurze Zeit wurden die Zügel wieder straffer angezogen, aber das dauerte nie lange.

Wir konnten nicht verstehen, warum man uns so rigoros von daheim abzusperren suchte. Die Ungewissheit über das eigene Schicksal blieb und wenn wir einen zugänglichen Sergeanten oder Offizier der Wachmannschaft fragten, bekamen wir zur Antwort: »Wenn Sie nichts Unrechtes getan haben, haben Sie nichts zu befürchten.«

Das Lager war und blieb hermetisch abgeschlossen und es geschah nichts! Erst im September begannen die Verhöre, im Mai interniert und im September das erste Mal verhört! Erfahren haben wir dadurch gar nichts, auch nichts über die Dauer der Haft. Später bei meiner zweiten Verhaftung wusste ich, dass ich irgendwann einmal wieder entlassen werden würde und das war viel weniger schwer als beim ersten Mal.

GIs und Sergeants

Die meisten von uns hatten die erste Bekanntschaft mit amerikanischen GIs schon beim Einzug der amerikanischen Truppen gemacht, im Lager lernten wir sie besser kennen. Was uns zunächst auffiel, war das völlige Fehlen dessen, was wir Deutschen unter soldatischem Wesen und militärischer Disziplin verstanden. Die Haltung des amerikanischen Soldaten ist schlaksig und ausgesprochen schlecht. Je länger ich ihnen aber zusah, desto mehr wurde mir klar, dass dies eine außerordentliche Kraftersparnis sein muss. Ich hatte unter meinen Patienten einen Juristen aus einer preußischen Beamtenfamilie. Dieser Mann war das krasse Gegenteil der amerikanischen Soldaten, er stand gewissermaßen dauernd »still«, innerlich wie äußerlich.

Er war lungenkrank und ich hatte die größte Mühe, mir ein Urteil über seine Erkrankung zu bilden, da er so verkrampft war, dass er gar nicht richtig durchatmen konnte.

Ich kam mit den GIs vor allem in den heißen Mittagsstunden zusammen, in den Durchschleusungsbaracken, wenn wir auf Neuankömmlinge warteten. Sie langweilten sich dann schrecklich, lagen auf den Tischen, streckten ihre Beine in die Luft und dudelten ihre Schlager vor sich hin. Ab und zu ging ein Offizier durch die Baracke, das störte sie überhaupt nicht, sie lagen auf den Tischen und dudelten weiter. Erst wenn ein im Rang Höherer kam, erhoben sie sich allmählich und taten so als ob. Wir Deutschen konnten darüber nur staunen.

Sie hatten etwas Kindliches, waren wie große, übermütige, ein wenig unerzogene Kinder. In geistiger Hinsicht schienen sie mir ziemlich gleichgültig und uninteressiert. Die Soldaten, die vom College kamen, hatten ein anderes Niveau, sie waren aufgeweckt und wissbegierig.

Während ich auf die Frauen wartete, war immer ein sehr netter, älterer, gutmütiger Sergeant mit mir, der mich zu trösten versuchte. »Was ist der Unterschied zwischen mir und Ihnen, doctor? Sie sitzen auf der einen Seite vom Stacheldraht, ich auf der anderen. Ich habe mehr zu essen, ja, das ist wahr, aber ich habe meine Frau seit drei Jahren nicht mehr gesehen. Wenn ich mal nach X. gehen will, brauche ich eine Erlaubnis. Finden Sie, dass der Unterschied zwischen uns sehr groß ist?«

Wir kannten uns schon wochenlang, als er einmal vertraulich näher rückte und mich leise fragte: »Nun, sagen Sie mir, doctor, wie viele Menschen haben Sie im Konzentrationslager getötet?« Ich sah ihn fassungslos an: »Ich? Ich habe ein KZ niemals auch nur von außen gesehen, ich kenne außer Dachau nicht einmal ihre Namen!« Er sah mich grenzenlos erstaunt an: »Aber warum sind Sie dann hier?« »Das möchte ich auch mal wissen!«, gab ich ihm zur Antwort.

Sergeant Joe

Er war der erste amerikanische Sergeant, den ich im Lager kennenlernte. Wir hatten eine zehnstündige Lastwagenfahrt auf staubigen Straßen, in glühender Hitze hinter uns und kamen um fünf Uhr nachmittags im Lager an. Den ganzen Tag hatten wir nichts gegessen, die Kost im Gefängnis war sehr dürftig gewesen, der Rock schlotterte mir am Leibe und ich war müde und elend vor Hunger. Ich begriff nicht recht, wo ich war. Verrosteter Stacheldraht überall, verlassene, unwirtliche Holzbaracken, es war trostlos und öde, wohin man sah. Wir mussten also mit den Männern in Reih und Glied antreten, was würde kommen, würde man uns einfach an die Wand stellen und erschießen? Der Ort war so gottverlassen, dass man auf solche Gedanken kommen konnte. Plötzlich merkte ich, dass ich nicht mehr stehen konnte, dass ich gleich ohnmächtig werden würde und ich wollte hier vor all den Soldaten nicht umkippen. Ich ging einfach auf den nächstbesten Soldaten zu, besann mich auf mein Englisch und fragte, ob ich mich ein wenig hinsetzen könnte, mir wäre übel und ich könne nicht mehr stehen. Ich hatte den Sergeanten Joe angesprochen, er war klein, hatte dunkle wellige Haare und dunkle Augen. Er schien aus den Südstaaten zu kommen, hatte einen mexikanischen Einschlag. Er nahm mir sofort mein Köfferchen ab, führte mich an die Barackenwand und hieß mich niedersetzen. Dann sprach er mir tröstlich zu: »Now you are going soon to the barracks, there you will get some good food, you will have a rest and tomorrow you will be alright again, are you still sick?« Es sprach echte Besorgnis aus ihm und ich konnte ihm versichern, dass ich nicht krank sei, nur furchtbar müde. »Take it easy…«, das sollte ich noch oft von ihm hören, »take it easy.« Wir sahen uns sehr oft, da er wie ich bei der Neuaufnahme und Durchschleusung zu tun hatte. Ich hatte die Frauen zu entlausen mit dem berühmten amerikanischen Insektenpulver, eine Prozedur, über die jede von uns fassungslos erstaunt war, hatten doch die meisten von uns niemals eine Laus noch eine Wanze gesehen.

Sergeant Joe konnte keine Frau weinen sehen, er flehte mich dann geradezu an: »Tell her that we shall do her no harm, she is absolutely safe her, she needn't cry so terribly!« Ich hatte nach beiden Seiten zu trösten, die Frauen und Sergeant Joe.

Sergeant L.

Die Kameradinnen erzählten mir, da sei ein jüngerer Soldat, der fürs Frauenlager zu sorgen habe, sie nannten ihn »Bubi«. Plötzlich hieß es: »Achtung, Bubi kommt!« Die Stacheldrahttüre wurde aufgeschlossen, die Schlüssel rasselten, eine Kette klirrte, Sergeant L. betrat das Frauenlager. Mittelgroß, gebückt und gebeugt, offenbar ermüdet bis zur Erschöpfung. Er setzte sich auf die Stufen einer Baracke, nahm den Helm ab und über sein Gesicht rann der Schweiß. Ich wurde als Dolmetscherin vorgeschickt und es stellte sich heraus, dass er für unsere Verpflegung zuständig war. Wir erlebten bald, dass er seine ganze Kraft dafür einsetzte und herbeischleppte, was er nur konnte. Er beschwatzte die Köche, ging dem allmächtigen

Supply-Officer um den Bart, fuhr herum, feilschte und handelte mit allen möglichen Instanzen, nur um noch irgendeine fabelhafte Kiste Kekse für »sein« Frauenlager aufzutreiben. Nie war ihm etwas zu viel.

Sergeant L. war einer der gütigsten Menschen, die ich kennen gelernt habe. Eine seltene Tugend bei einem Mann, der so jung war, er war 28 Jahre alt. Er trug nicht umsonst den Namen »Engel von M.« und ich sagte einmal zu ihm: »Sergeant, it's a pity that you are wearing the uniform of the American Army without two little white wings!« Er lachte dazu und tat alles, um unser Los zu erleichtern. Er hat uns sogar vor den Leuten aus unseren eigenen Reihen gewarnt: »Don't trust her, doctor, take care! She is a bad girl.« Er stammte aus einer Quäkerfamilie und er hatte eine merkwürdige Physiognomie, er erinnerte uns an Eskimos. Er liebte es zu diskutieren, das überließ ich gerne den Jüngeren, Eifrigen unter uns und es gab heiße Redeschlachten.

Eines Tages fand ich ihn auf den Stufen meiner Baracke und sah, dass er Tränen in den Augen hatte. Als ich ihn bestürzt fragte, was denn passiert wäre, gestand er mir, dass er heute Geburtstag habe und schreckliches Heimweh. Ich versuchte ihn zu trösten und nach einer Zeit rückte er mit der Frage heraus, ob ich ihm nicht einen Kuchen backen könnte? Ich sagte: »Sure I will bake a cake for you, if you bring me the items?« Nach einiger Zeit erschien er mit einer Schachtel voller Köstlichkeiten, Mehl, Butter, Zucker, Eier, wie lange hatten wir das nicht mehr gesehen. Er fragte mich noch mal eindringlich, ob ich das auch wirklich könne, einen Kuchen backen? Ich beruhigte ihn und er wollte, dass ich zwei gleich große Kuchen backen solle.

Also gut, nach meinem Dienst ging ich hinüber in die Lazarettküche. Die Köche waren wichtige Persönlichkeiten im Lager, wichtiger als Ärzte, man musste sich ihnen mit Vorsicht und diplomatischem Geschick nähern. Ich bat also um eine Rührschüssel, Schneebesen, Kochlöffel und zwei Kuchenformen. Die Köche verließen ihre Kessel und kamen an die Theke der Lazarettküche. »Kuchenformen, Rührschüssel, Sie, Frau Doktor? Wollen Sie anfangen zu backen und zu kochen?« Ich versuchte die Situation zu erklären, die Köche waren beleidigt, sie waren sozusagen in ihrer Berufsehre gekränkt. Warum kam Sergeant L., der auch bei ihnen sehr geschätzt und beliebt war, nicht zu ihnen, wenn er einen Kuchen wollte? Ging er etwa in die Küche, wenn er krank war? Nein, da ginge er doch wohl zum Arzt! Koch Heini, der jahrelang auf großen Ozeandampfern gearbeitet hatte, hätte ihm doch eine Torte gebacken, ihm ein wahres Kunstwerk mit Buttercreme aufgespritzt, gezaubert. Nicht dass sie mir zu nahe treten wollten, aber warum gerade ich? Ich hatte meine liebe Not, sie zu beruhigen und schließlich gaben sie mir das Gewünschte. Ich rührte einen wunderbaren Kuchenteig und die Kuchen gelangen perfekt. Gegen Abend erschien Sergeant L.: »Are the cakes ready, doctor?« Ich baute sie vor ihm auf und er strahlte, er konnte sich freuen und lachen wie ein Kind. Dann erzählte er, dass er und seine Kameraden gewettet hätten, ob ich imstande sein würde, einen Kuchen zu backen. Er hatte nun gewonnen und den zweiten Kuchen schenkte er uns.

Ich werde Sergeant L. nicht vergessen. Bevor er mit seiner Einheit nach Amerika abkommandiert wurde, ein Abschied, der uns allen sehr schwer fiel, suchte er meine Eltern auf, sagte ihnen, dass ich lebe, dass es mir gut gehe und ich in meinem Beruf arbeiten könne.

Die gutmütigen Sergeanten überwogen, natürlich gab es auch grimmige. Da war zum Beispiel der alte grauhaarige Staff-Sergeant in der Durchschleusungsbaracke des Lagers X., an dessen Schreibtisch ich täglich vorüberging. Ich war für ihn der »woman-doctor«. Sein rauer Ruf: »Where is the woman-doctor? I want the woman-doctor, get me the woman-doctor!« wurde berühmt im Lager. Er gehörte zu den Hunden, die bellen, aber nicht beißen, ein goldener Kern in einer sehr rauen Schale.

Parolen und Gerüchte

Der Gefangene lebt von der Hoffnung, von der Hoffnung eines Tages wieder frei zu sein und natürlich hofften auch wir unablässig. Von der Hoffnung vieler tausend Menschen lebt das Gerücht.

Anfang des Sommers 1945 hieß es: Es kommt eine Amnestie, der 4. Juli ist in Amerika Nationalfeiertag, dann dürfen wir heim. Das Datum verstrich – aber wir blieben im Lager. Die Verhaftung hatte viele von uns vor Weihnachten ereilt und ein Weihnachten nicht zu Hause war für viele Mütter undenkbar. Das würde man uns doch nicht antun!

In vielen Gesprächen war der letzte Schluss: Wir haben doch nichts Unrechtes getan, wir haben einem Staat und einer Staatsidee gedient, die in aller Welt anerkannt waren und dass man während eines schweren Krieges alles tut, um dem Vaterland zu nützen, ist doch wohl allen kriegsführenden Nationen gemein.

Es gab keine Amnestie, es geschah nichts, wir verbrachten Weihnachten im Lager, ähnlich war es zu Ostern, nur da war unsere Hoffnung schon nicht mehr so groß gewesen. Die Gerüchte aber blühten und gediehen nach wie vor üppig. Die Amerikaner hätten es satt, die Lager in Betrieb zu halten, sie würden aufgelöst, es wurden Daten genannt, wann wir entlassen werden würden. Die Gerüchte nahmen unsinnige Formen an: »Habt ihr schon gehört? Jetzt kommen wir bald heraus. Am Bahnhof X. hängen schon Tafeln ›Abfahrt in Richtung so und so‹ und es sind Zelte errichtet worden, in denen wir notfalls übernachten können, wenn die Züge sich verspäten. Diesmal ist es wirklich wahr …« An jenem Tag verband ich per Zufall einen Mann, Fahrer eines deutschen Lastwagens, der von draußen kam und ich fragte ihn wegen der Züge und Zelte. Er schaute mich an, als ob er an meiner geistigen Gesundheit zweifeln wollte, kein Wort war wahr.

Ich hatte als Lungenfachärztin die Tuberkulösen zu betreuen und die Träger eines künstlichen Pneumothorax regelmäßig nachzufüllen und zu behandeln. Die Männer wurden in den entsprechenden Abständen bestellt und vorgemerkt. Eines Tages standen sie alle im Flur der chirurgischen Baracke und warteten auf mich, alle zwölf. Nachdem wir uns, wie immer, herzlich begrüßt hatten, fragte ich: »Was wollen Sie heute alle auf einmal hier bei mir?«

»Aber Frau Doktor, Sie werden doch morgen entlassen, da möchten wir allen von Ihnen noch einmal nachgefüllt werden!« Einen kurzen Augenblick schoss mir die Freude durch die Glieder und ich klammerte mich an einen Hoffnungsschimmer. »Ich, wieso denn ich?« »Ja, haben Sie denn nicht gehört? Morgen werden 4-5.000 entlassen, da sind Sie doch sicher dabei!«

Der nächste Tag verging und nichts geschah und ich beschloss zu versuchen, den Leuten klarzumachen, dass es unsinnig war, solchen Gerüchten Glauben zu schenken. Das dauernde Auf und Nieder von Hoffnung und Stimmung konnte besonders für Kranke geradezu schädlich sein. Sie saßen in der milden Septembersonne an der Barackenwand und ich versuchte vorsichtig mit ihnen zu reden. Es war merkwürdig, sie wussten von nichts mehr, waren nicht deprimiert über die zerstobenen Hoffnungen, nichts, sie hatten vergessen wie die Kinder! Sie waren nicht zu fassen und schienen schon nach dem nächsten Gerücht Ausschau zu halten.

Dann geschahen wieder Dinge, die zu Hoffnung Anlass gaben. Es gingen Listen herum, in die sich Mütter mehrerer Kinder eintragen sollten. Was haben wir gehofft! Man kann uns ja befehlen, uns täglich bei der Polizei zu melden, wir würden doch nicht weglaufen, wir würden doch bei unseren Kindern bleiben. Es geschah nichts.

Die Alten, die hoffnungslos Kranken wurden auf Listen gesetzt, man wird diese Menschen doch frei lassen! Es geschah nichts. Die Bauern und Gärtner kamen schier um vor Verzweiflung bei dem Gedanken an Feld, Vieh und Gärten und daheim waren keine Arbeitskräfte. Man würde sie doch heim lassen, schon im Interesse der Ernährung. Wieder geschah nichts.

Im Lager Y. im Jahr 46 schwirrte das Lager vor Gerüchten. Schreibmaschinen waren angekommen, Schreibkräfte wurden gebraucht, da musste sich doch etwas tun! Entlassungsscheine! Entlassungsscheine wurden ausgefüllt und wir waren natürlich der festen Überzeugung, dass das Ausfüllen und Unterschreiben eines solchen Scheines die Entlassung bedeutet. Bei den Appellen wurden die aufgerufen, die unterschreiben sollten und die Frauen fielen einander jubelnd in die Arme, Entlassung nach Hause! In tiefer Niedergeschlagenheit standen die dabei, die nicht aufgerufen worden waren, man munkelte von Sonderfällen, Sonderlagern, die ihnen bevorstünden …

Die ganze Nacht war Schreibbetrieb, Boten und Begleiter holten die Menschen nachts aus den Baracken zur Unterschrift, Release – Antrag, Entlassungsantrag.

Wirklich, die Entlassungen begannen allmählich, aber es stellte sich heraus, dass viel weniger entlassen wurden, als unterschrieben hatten. Die Unterschriften von damals hatte mit den jetzigen Entlassungen gar nichts zu tun.

Ich war durch meine zweite Inhaftierung vorsichtig geworden und sagte zu einer Kameradin: »Wenn das nicht nur ein Manöver ist, um uns abzulenken!« »Ablenken? Ja, wovon denn?« »Davon, dass wir weniger zu essen bekommen.« Ein Sturm der Entrüstung erhob sich über solch eine Denkungsweise, aber gleichzeitig war die Abendsuppe gestrichen worden.

Die Gerüchte und Parolen, im Frauenlager L. nannte man sie den »Munkel«, waren eine Art geistiger Lagerkrankheit, gegen die derjenige am besten ankam, der arbeiten konnte. Ich hatte dieses Glück und wurde immun gegen den Munkel.

Es gab jedoch langlebige Gerüchte, die eines Tages wahr wurden: »Habt ihr schon gehört? Das Lager wird aufgelöst, wir kommen ins Lager L.« Wir fragten einen jungen Leutnant, der uns zur Antwort gab: »Are you crazy?« Am nächsten Tag kam der Befehl zum Packen, wir mussten unsere Kameraden und das heimelige kleine Waldlager verlassen und die großen Kasernen von L. beziehen. Einmal war der Munkel wahr geworden!

Vom Hungern und vom Essen

Es kam immer anders, als man dachte, die Amerikaner waren unberechenbar. Als ich Anfang Juli in das Frauenlager in M. kam, gab es eine herrliche Verpflegung. »Es gibt Sachen zu essen«, erzählte mir eine Österreicherin, »einfach herrlich, wie in einem Sanatorium!« Es war tatsächlich so, unser »Engel von M.«, der Sergeant L., versorgte uns mit Genüssen, die wir seit Jahren nur mehr vom Hörensagen kannten. Kekse, wunderbare Marmeladen, Ölsardinen, Corned Beef, Tee, Bohnenkaffee und die köstlichen dicken Suppen aus den amerikanischen Heeresbeständen. Wir schwelgten und dachten sehnsüchtig an unsere Kinder daheim, die das alles nicht hatten. Eine besondere Köstlichkeit ist mir noch in Erinnerung, das war eine Art Kekse mit der Aufschrift: »Meat and wheat«, eine Art Kraftnahrung. Nach wenigen kleinen Stücken war man wunderbar satt und blieb das auch für einige Stunden. Es schien alles reichlich vorhanden zu sein, so verschwenderisch wurde ausgeteilt und wir konnten uns wieder einmal richtig satt essen. Wie es im Männerlager ernährungsmäßig zuging, weiß ich nicht.

Der Segen dauerte nur kurze Zeit, im gleichen Maß wie die Zahl der Internierten stieg, wurde die Verpflegung spärlicher. Die amerikanischen Köstlichkeiten verschwanden sehr rasch ganz, die Zeit der Ölsardinen war vorbei und langsam, ganz allmählich erhob sich das Gespenst des Hungers über dem Lager.

An Ernährung blieb Folgendes übrig: in der Früh ein Siebtel deutsches Kommissbrot, dazu schwarzer Kaffee ohne Zucker, nachmittags um halb fünf ein Schlag Suppe, das war alles.

Im Frauenlager gab es die ganze Zeit über eine Mahlzeit mehr, unser Sergeant L. führte uns alle als »workers«, um uns die Zulage zu sichern. »If the officers are coming, keep busy, all of you!«, so instruierte er uns. Er hat uns dadurch vor schwerstem Hunger bewahrt.

Den Hungersommer in M. werde ich nie vergessen, die ausgehungerten, ausgemergelten Männer hinter Stacheldraht. Die verschlissenen Uniformen, deren Abzeichen alle abgerissen worden waren, schlotterten ihnen am Leibe. Sie gingen langsam am Zaun entlang, hin und her, hin und her, wie gefangene Tiere. In den Augen der Hunger, die Gesichtsfarbe fahl unter der Sonnenbräune, schweigsam und müde. Sie kamen fast alle aus dem Krieg und viele von ihnen aus Freiluft-Hungerlagern, wo sie oft tagelang nichts zu essen bekamen, wochenlang schwer gehungert hatten.

Der Hunger ist eine ungeheure Macht. Anfangs ist es nur das bohrende, nagende Gefühl im Magen, das immer da ist und einen stört. Immerzu denkt man ans Essen und läuft man Gefahr, zu viel davon zu sprechen. Man wartet zu sehr darauf, man wird gereizt, mürrisch, unzufrieden, wenn man nach einer Mahlzeit hungrig wieder aufsteht. Man läuft Gefahr, einem anderen seine Ration zu stehlen.

Später wird der Kopf so eigentümlich leicht, das Gedächtnis lässt nach. Soll man geistig noch etwas leisten, z.B. als Arzt, muss man sich gewaltig zusammenreißen. Später beginnen die Welt und die Dinge zu schwanken, es ist ein Gefühl wie auf einem Schiff. Dieses Gefühl bin ich viele Wochen nicht losgeworden. Stehen konnte ich nur längere Zeit, wenn ich mich anlehnen konnte. Schließlich versagten eines Tages die Kräfte wirklich. Ich stand am Vormittag am Operationstisch und assistierte dem Chirurgen G. bei einer größeren Bauchoperation. Mir wurde allmählich übel, der OP-Saal drehte sich, ich versuchte mich zusammenzunehmen, aber ich konnte wirklich nicht mehr. Ich konnte noch sagen: »Herr G., es tut mir leid, ich kann nicht mehr« und zum Sanitäter O.: »Bitte einen Stuhl, rasch …« Als letztes sah ich noch die erstaunten Augen von G. aus der Gesichtsmaske schauen, dann wurde alles schwarz um mich. Ich bin am gleichen Tag noch zweimal ohnmächtig geworden und das wohlgemerkt bei der besseren Lagerkost. Wie mögen also die Männer gehungert haben!

Wie haben die anderen den Hunger ertragen? Die älteren Frauen lagen vielfach auf ihren Strohsäcken apathisch und verdämmerten die Tage, die Jugend schimpfte, wollte revoltieren und versuchte sich irgendwie Tabak zu verschaffen.

Wir Ärzte sahen natürlich noch anderes von der Macht des Hungers, die Hungerödeme kamen ins Lazarett. Internierte mit krankhaften Wasseransammlungen im Körper. Eines Tages wurde ein Patient tot im Bett gefunden und man konnte bei der Sektion keine andere Diagnose stellen als: Inanition – Tod durch Verhungern.

Die Männer irrten im Gelände umher und suchten nach Gras zum rauchen, aber vielleicht aßen sie es auch. Manchmal kam es vor, dass sie die vorgeschriebene Dreimetergrenze vom Zaun nicht einhielten und die Posten schossen, einige kamen so zu Tode oder wurden verletzt.

Endlich, als die Not schier unerträglich war, wir deutschen Ärzte bei den Amerikanern nicht nachließen vorstellig zu werden und vor allem auf die Gefahr einer großen, drohenden Epidemie hinzuweisen, wendeten sich die Dinge. Es war zu der Zeit, als ich mit Cpt.R. zum Röntgen fuhr und er mir versprach, dass die Verpflegung besser werden würde.

Sie wurde besser und wir lernten sie kennen, die K-rations der amerikanischen Armee. Die kleinen Konservendosen mit »noodles, pork, chicken« und wie die Köstlichkeiten alle hießen, die Blechdosen mit der Aufschrift »breakfast« oder »supper«, die den köstlichen Nescaffee, Zucker, Kekse, Kakao oder »cereals«, ja sogar Bonbons enthielten. Das Menu hatte sich grundlegend geändert und der Gaumen schwelgte in Genüssen, die er lange hatte entbehren müssen.

Wieder dauerte die Herrlichkeit nicht lange, Schritt für Schritt verschwanden die Herrlichkeiten und der Hunger kam wieder, wenn auch nicht mehr so arg. Wir erlebten, dass den Amerikanern das Einteilen, Sparen,

Disponieren auf lange Sicht völlig fremd war. Waren Vorräte da, wurden sie sehr großzügig ausgegeben, waren sie zu Ende, kam der Hunger wieder. Planvoll verteilt, hätte man unseren Männern den ärgsten Hunger ersparen können.

Im zweiten Lager war es ähnlich, anfangs gab es soviel Bohnenkaffee, dass man ihn kaum austrinken konnte. Schließlich war der Kaffee verbraucht und es gab gar keinen mehr. Unseren Köchen und Vorratsmeistern war es strengstens untersagt Vorräte anzulegen. Was ausgegeben wurde, musste verbraucht werden.

Nur im großen Frauenlager in L. durften wir selber wirtschaften und das war sicher der Grund dafür, dass es dort diesen schweren Hunger nicht gab. Was immer blieb und alle Schwankungen überdauerte, das war die Lagersuppe, einmal dick und einmal dünn. Die Grundlage war meistens eine Hülsenfrucht, es gab Leute, denen schon übel wurde, wenn sie sie rochen. Ich aß sie jeden Tag mit gutem Appetit. Was auch immer blieb, zu einer Kostbarkeit wurde, war das Brot.

Wer kocht besser, Männer oder Frauen? Immer hört man, dass die Männer die besseren Köche sind, wir haben es im Lager ausprobiert. Die Köchinnen haben immer mit viel Liebe aus dem Vorhandenen etwas gezaubert, aber uns allen fehlte Frischkost, immer nur konservierte Nahrungsmittel schmecken auf die Dauer nicht. Im Lager X. durfte der holländische Gartenbaufachmann T. noch im Spätsommer 45 die ersten Beete anlegen und wir waren froh, wenigstens für die Patienten ab und zu etwas Frisches zu haben. Im Winterlager Y. sammelten wir im Frühjahr Wildkräuter und die Männer vom Holzkommando, die außerhalb des Zaunes arbeiteten, brachten auch Kräuter ins Lager und eines Tages luden die Amerikaner einen Truck voll Mädchen und fuhren sie an die Wiesen, um den ersten Löwenzahn zu sammeln.

Im Winter 45/46 erging die Verfügung, dass man einmal im Monat ein Paket erhalten durfte, so wurde der Zustand erträglicher.

Der schwere Hunger, der im Sommer 45 im Lager herrschte, hat die Menschen nicht davon abgehalten, große Mengen wertvollster Nahrungsmittel zu vernichten. Bei der Aufnahme wurde den Gefangenen alles Essbare abgenommen, auf einen Haufen geworfen und vor dem Lager verbrannt. Große Stücke Butter, köstlicher geräucherter Speck, Brote, Kuchen und andere Kostbarkeiten sah ich verbrennen, während die Männer bitteren Hunger litten. Als ich einmal vorsichtig zu fragen wagte, ob dies denn unbedingt sein müsse, wurde mir geantwortet: »Ja, zur Vermeidung von Epidemien!«

So bekamen wir einen Begriff davon, was die Amerikaner alles wegwarfen und nicht aßen, Weißbrotkrusten, halbe Büchsen voller Fleisch und vieles andere mehr. Der eine lebt im Überfluss und vernichtet kostbare Nahrungsmittel, der andere hungert neben ihm, wann wird dieser Wahnsinn aus der Welt verschwinden?

Amerikanische Offiziere

Unsere Erfahrungen mit den amerikanischen Offizieren waren umso besser, je höher sie im Rang waren. Die höheren Offiziere jedoch, die Colonels oder wer sonst so durchs Lager ging, waren für uns fast unerreichbar. Es waren Männer um die 40 oder älter, in ihrem Äußeren sehr schlicht und einfach, das hat uns angenehm berührt. Sie trugen die gleiche Uniform wie der normale Soldat und man musste sehr genau auf die kleinen Spangen, Sterne oder sonstige Zeichen achten, die seinen Rang kennzeichneten. Amerikanische Offiziere sind außerordentlich wortkarg, scheinen überflüssige Worte zu hassen und sind sehr schweigsam. Ich gab mir Mühe, mich dem anzupassen, hatte gelernt nur dann zu reden, wenn man gefragt wird und nur das zu sagen, worum man gefragt wird. Ähnlich wie ein gut und streng erzogenes Kind.

Irgendwelche Übergriffe auf Frauen im Lager von Seiten der Amerikaner gab es meines Wissens niemals, ich jedenfalls fühlte mich völlig sicher.

Captain F. und Captain V.

Diese ersten beiden Kommandanten des großen Internierungslagers kamen in den ersten Tagen häufig ins Frauenlager, offenbar um es zu besichtigen. Sie sahen sich in den kahlen Baracken um, wanderten um die Baracken herum, sprachen leise miteinander und schienen ein Problem zu haben, mit dem sie nicht recht fertig zu werden schienen. Wir konnten uns bald des Eindrucks nicht erwehren, dass sie zu uns kamen, um uns ein wenig kennenzulernen. Sie wollten wohl ergründen, was für eine Sorte Mensch, Frau wir waren.

Wir hatten in unserem Frauenlager keine Wasserstelle, sondern mussten im Männerlager Wasser holen. Dafür bekamen wir einen fahrbaren Wassertank. Die Wache kam und schloss die Stacheldrahttür zum Männerlager auf, die Männer mussten sich währenddessen in den Baracken aufhalten. Es dauerte 20 Minuten, bis der Tank an der Zapfstelle voll lief und Cpt. F., der uns eine Zeitlang regelmäßig begleitete, unterhielt sich mit mir.

Er wollte wissen, welche Ideen wir hatten, wie unsere Arbeit gewesen war, was wir gearbeitet hatten, zu welchem Zweck, mit welchem Ziel. Am meisten schüttelte er den Kopf darüber, dass so viele von uns ohne jeden Lohn, ehrenamtlich, der Sache wegen gearbeitet hatten, zum Teil unter großen persönlichen Opfern. Später wurde uns beigebracht, dass wir »ehrenamtlich« nicht mehr sagen durften, das Wort »Ehre« war in der Internierung gestrichen. Einmal sagte er am Ende einer solchen Unterhaltung: »Aber dann brauchen Sie ja gar nichts zu befürchten!« Ich sah ihn erstaunt an: »Wir fürchten uns auch nicht, aber vergessen Sie nicht, wir waren Nazi. Jede von uns!« Er machte eine leichte Handbewegung und sagte: »Just forget it!«

Unsere beiden Captains gehörten zu jener Einheit, die unsere erste Bewachungsmannschaft bildete, bei ihnen hatten wir es am besten. Eines Tages kamen sie in die chirurgische Abteilung, die nun in vollem Betrieb war, sprachen ein paar Worte mit mir und sagten dann nebenbei: »We are going to leave …« Längst war es schon gerüchteweise, dann als Gewissheit durchs Lager gegangen: Die Truppe geht weg, es kommt eine neue. Ich sagte: »We have heard so and we all are very sorry.« Sie sahen sich erstaunt an und Cpt. F. sagte leise zu Cpt. V.: »Have you heard? They are *sorry*«, so als könnte er seinen Ohren nicht trauen.

Zweimal bin ich von amerikanischen Offizieren barsch angefahren worden. Das erste Mal war noch vor meiner Verhaftung, in den stürmischen Maitagen, als die Amerikaner in den kleinen Ort einzogen, in dem ich mit meinen Kindern evakuiert war. Die eine Einheit zog ab und bevor die andere kam, begannen die Soldaten damit, der Hausfrau im Nebenhaus mit Messern die Federbetten aufzuschlitzen. Die Frau bat mich weinend um Hilfe, weil sie kein Englisch konnte. Ein Offizier stand vor dem Haus und ich näherte mich ihm vorsichtig und bat ihn, doch das sinnlose Treiben zu unterbinden. Die nachfolgenden amerikanischen Soldaten würden ja keine Federbetten mehr haben. »Don't you bother!« fuhr er mich an und ich trat den Rückzug an. Später, offensichtlich milder geworden, verwickelte er mich in ein Gespräch.

Das zweite Mal fuhr mich ein Offizier in Begleitung unserer beiden Cpt.'s an, offensichtlich ein allmächtiger Supply-Offizier nach seinen Abzeichen. Er war ein großer, finster blickender Mann, mit einer lauten, drohenden Stimme und er fragte uns, ob uns irgendetwas fehle. In jenen Tagen herrschte eine große Hitze und sehr viele der Frauen litten an Durchfällen. Wir glaubten, dass daran unser Trinkwasser schuld sei und ich hatte die Frauen ermahnt, nicht davon zu trinken. Der Durst war aber so groß, dass das nicht viel nützte. Ich fragte, ob wir nicht nachmittags ein Getränk bekommen könnten. »Warum trinken Sie kein Wasser?« wurde ich gefragt und ich schilderte die Lage. Der Supply-Offizier fuhr mich an: »Was soll an dem Wasser schlecht sein? Dieses Lager war ein deutsches Kriegsgefangenenlager und es waren die Deutschen, die die Wasserleitung gebaut haben. Das Wasser ist untersucht worden, es ist in Ordnung! Wir trinken es, also können auch Sie es trinken!« Ich erschrak über diesen groben Ton, ließ mir aber nichts anmerken und antwortete, dass wir selbstverständlich das Wasser trinken würden.

Eine Stunde später erschienen zwei Soldaten, sie trugen eine große Blechdose mit echtem Tee! Seit Jahren einmal wieder echter Tee, es müssen Pfunde gewesen sein. Der andere schleppte Ziegelsteine, einen Rost und Holz herbei und zeigte uns, wie man eine primitive Feuerstelle baute. Nun konnten wir uns Tee zubereiten, die beste Medizin bei Verdauungsproblemen. Das alles hatte uns der Supply-Offizier geschickt, der vorher so grob gewesen war!

Captain R.

Er war die markanteste Erscheinung unter allen, groß, blond, blauäugig, durchmaß er oft mit weit ausholenden Schritten das Lager. Ich war jetzt im 2. Lager, in drei Baracken waren wir untergebracht, hatten viel Raum um die Baracken zum Draußensein. Es war uns verboten, Offiziere anzusprechen, erst waren wir vor den Kopf gestoßen, dann machten wir uns klar, dass das bei 11.000 Internierten auch nicht anders ging. Sie wären bei all den Fragen, Nöten und Kümmernissen keinen Schritt weit gekommen.

Nun hatte ich zu der Zeit aber einen besonderen Kummer, ich hatte einen lungenkranken Patienten, einen französischen Journalisten zu betreuen. Ich musste ihn dringend röntgen, er war aus dem Krankenhaus heraus verhaftet worden und es sollte ihm ein Pneumothorax gelegt werden. Dazu musste ich aber wissen, ob die andere Lunge gesund war und unsere Röntgenröhre war kaputt. Ich hatte schon oft die Erfahrung gemacht, dass man auf dem offiziellen Dienstweg nicht weiterkam, man musste versuchen, sich durch Eigeninitiative zu helfen.

Ich hatte nicht nur Tuberkulöse zu betreuen, ich war auch die Ärztin des Frauenlagers und hielt dort täglich Sprechstunde ab. Gerade in diesen Tagen besichtigte Cpt. R. das Frauenlager , jetzt – dachte ich und fasste mir ein Herz, schilderte ihm die Lage und erklärte ihm, dass das eine Sache von Leben oder Tod sei. Er hörte mir aufmerksam zu und sagte knapp, dass er sich um die Angelegenheit kümmern werde.

Nach zwei Tagen kam der Befehl: sofort in die Verwaltung des Hospitals kommen! Dort fand ich Cpt. R. vor, der mir sagte: »Morgen früh um 10 fahren Sie mit dem Kranken ins Krankenhaus von X., dort können Sie ihn röntgen.« Sprach's, drehte sich um und ging.

Meine Freude ist schwer zu beschreiben, wir würden mit der Behandlung des Patienten weiterkommen und nebenbei durfte ich nach Monaten einmal aus dem Lager heraus, wenn auch natürlich unter strenger Bewachung!

Am anderen Tag fuhren wir ab und zu meinem Erstaunen kam Cpt. R. mit. Endlich wieder in einem Röntgenraum, vor dem Schirm, die schwere Bleischürze auf den Schultern, die großen Handschuhe an den Händen. Es war, wie ich gehofft hatte, die eine Lunge war befallen, die andere gesund, die geplante Behandlung war also möglich. Der Patient hatte Chancen, wieder gesund zu werden. Erst später wurde mir klar, dass mich Cpt. R. die ganze Zeit bei der Arbeit sehr genau beobachtet hatte. Er trat beim Durchleuchten hinter mich und ließ sich alles erklären: »Doctor, you are going to be released today. I have arranged everything for you. Go and get your things packed already.« Es war gut, dass ich mich an der Wand anlehnen konnte, denn die Beine versagten mir den Dienst. Ich wollte ihm danken, aber er war schon gegangen.

Eine Stunde später, nach dem Abschied von meinen Patienten und Kameraden, saß ich Cpt. R. in seinem Büro gegenüber in einem bequemen Clubsessel. Er stellte mir nun die gleichen Fragen wie früher Cpt. F., welches unsere Ideen gewesen wären, was wir gewollt, gearbeitet hatten und ich nahm meine Gedanken zusammen und versuchte ihm klarzumachen, was wir erstrebt hatten. Er hörte mir aufmerksam und nachdenklich zu und dann sagte er: »We know perfectly well, that there are thousands of innocent people in this camp. We think it is enough for you now, you ought to go home to your children and we have always appreciated your work.«

Das habe ich nie vergessen.

Arbeit

Für die Arbeit im Lager galt das Wort Theodor Storms: »Der eine fragt, was kommt danach, der andere fragt nur: ist es recht? Und also unterscheidet sich der Freie von dem Knecht.«

Wir, die wir arbeiten konnten, fühlten uns frei.

Eines Tages tauchten unsere zwei Captains auf, sie hatten ein Problem, das sie mit uns besprechen wollten. Im Lager gab es eine Nähstube und es gab eine Menge Dinge, die genäht werden mussten. Strohsäcke, Dinge für die Amerikaner, Wäsche für das Lazarett usw. usf. Ob denn wohl einige

Frauen nähen könnten und wollten? Sie wollten uns nicht zwingen, wir seien Internierte und keine Gefangene, wohlgemerkt und als ich dazwischenfragte: »Excuse me, what is the difference please?« bekam ich keine Antwort. Es meldeten sich mehr Frauen, als genommen werden konnten und wir einigten uns auf 35 Frauen, die morgen in der Früh um 8 Uhr in der Nähstube antreten würden. Am Spätnachmittag kamen sie erst zurück, ganz erfüllt von neuen Eindrücken, von der Unterbrechung des Lagereinerleis, hinter ihnen die beiden Captains. Sie nahmen mich beiseite, sie hätten nicht gewusst, dass alle diese Frauen Schneiderinnen wären. Ich verstand erst nicht recht und klärte sie dann auf, dass in Deutschland fast jede Frau nähen könne. Sie wandten sich zum Gehen und sagten noch abschließend, ich solle den Frauen doch sagen, dass sie nicht so schrecklich viel arbeiten müssten, nicht den ganzen Tag hindurch.

Die Nähstube blieb eine dauernde Einrichtung, Tausende von Strohsäcken wurden genäht, Ärztemäntel, Lazarettwäsche, Säuglingsaussteuern, Kleidung aller Art und vieles für die Amerikaner. Schwer und anstrengend war die Arbeit in den großen Küchen, das Küchenkommando arbeitete vom frühen Morgen bis in den späten Abend, es kam als letztes Kommando ins Frauenlager zurück. So schwer die Arbeit auch war, so war sie doch heißbegehrt, denn in der Küche war man vor Hunger sicher. Die Küchenarbeiterinnen sahen ausgezeichnet aus, außerdem hatten sie eine Abwechslung im Einerlei des Frauenlagers, sie arbeiteten mit Männern zusammen.

Zu Schreibarbeiten meldeten sich Frauen mit entsprechender Vorbildung und Erfahrung und bald entwickelte sich so etwas wie die elegante Stenotypistin im Lager, die viel auf ihr Äußeres hält. Sie wurden von den Amerikanern geholt, wenn sie sprachenkundig waren und sie drangen sogar in die Büros des CIC vor.

Die Putzkolonnen seien nicht vergessen, jene Frauen, die den ewigen Kampf gegen Schmutz führten und für Ordnung und Sauberkeit sorgten. Ich denke an die Studienräten Frau Dr. O., die in England studiert hatte und ein prachtvolles Englisch sprach und eine der klügsten Frauen war, die ich dort kennengelernt hatte, sie arbeitete monatelang freiwillig in solch einer Kolonne.

Andere Frauen und Mädchen arbeiteten in der Krankenpflege, in der Apotheke, in den Büros des Lazaretts, je nach Vorbildung und Neigung. Die Männer betätigten sich in allen Handwerken und führten die schweren Erdarbeiten aus. Handwerker waren immer gesucht und Techniker aller Art wurden gebraucht. Solch ein Lager ist ja im Grunde eine Stadt mit allen dazu nötigen Einrichtungen. Es gab Männer, die monatelang dem

Holzkommando angehörten und diese Arbeit liebten, trotzdem sie dabei immer magerer wurden und das Herz sich bemerkbar machte, aber sie kamen aus dem ewigen Stacheldraht heraus. Im Laufe der Zeit bildete sich für manche von ihnen ein gutes Verhältnis zu den Wachposten heraus und es war möglich, dass der eine oder andere seine Frau draußen im Walde treffen konnte. Manche Paare konnten sich so fast regelmäßig treffen. Der ständige Anführer des Holzkommandos im Lager Y., ein bekannter Universitätsprofessor der medizinischen Fakultät hatte, dabei einmal Pech. Als er einmal seine Frau im Wald traf und sie gerade herzhaft umarmte und küsste, ertappte ihn der neue Posten und brachte ihn zum Lagerkommandanten. Vorher hatte er ihm mit Erschießung gedroht. Prof. H. hörte sein Urteil: drei Wochen Strafbaracke! Bevor er ging, sagte er, dass ihm das Zusammentreffen mit seiner Frau dies schon wert sei. Dann zog er unter allgemeiner Anteilnahme mit seinen Habseligkeiten in die Strafbaracke, er hatte beschlossen, sich einmal gründlich auszuschlafen und auszuruhen. Die Köche versorgten ihn ausgezeichnet, aber schon nach einer Woche erklärte der Kommandant die Strafe für beendet und man sah ihn wieder mit seinen weit ausholenden Schritten an der Spitze des Holzkommandos. Nicht einmal in der Strafbaracke hätte man seine Ruhe, erklärte er mir und lachte.

Arbeit im Lager – ich habe nur kurze Zeit anderes getan, als in meinem Beruf zu arbeiten. Es war ein Glück und ein Segen, Patienten helfen zu können, mit Kollegen zusammenzuarbeiten, die Probleme der Wissenschaft wurden wieder lebendig, manchmal war mir, als wäre ich wieder im Hörsaal oder in einem wissenschaftlichen Institut und die eigenen Nöte und Leiden traten in den Hintergrund.

Zeit – wir haben Zeit

Mochten wir auch kaum mehr etwas besitzen, in einer Hinsicht waren wir reich, unendlich reich, wir hatten Zeit, sehr viel Zeit. Wir Internierte aus den Lagern des Jahres 1945-46 kamen fast ausnahmslos alle mitten aus einem tätigen Leben, das meist überreich an Arbeit war.

Wir kannten alle nur zu gut die Kulturkrankheit des modernen Menschen: keine Zeit zu haben, unter ständigem Zeitmangel zu leiden. Im Lager aber hatten wir auf einmal Zeit, wenn es auch schrecklich ist, eingesperrt zu sein, uns das ungewisse Schicksal und die Trennung von unseren Familien uns sehr bedrückte, so war dies doch ein unleugbarer Gewinn. Wir hatten plötzlich so viel Zeit, wie noch nie in unserem Leben vorher und es war interessant, was der einzelne mit diesem Reichtum anfing.

Zunächst schlief man sich aus, man saß draußen in der Sonne, sprach mit vielen interessanten Menschen, die man im Lager kennen lernen konnte und erörterte Probleme, die einen längst schon beschäftigt hatten. Bald regte sich jedoch der Drang, mit seinem Reichtum Zeit etwas Sinnvolles anzufangen und – oh deutsche Stärke, deutsches Übel – man begann die Sache zu organisieren. Was tut der Deutsche, wenn er Zeit hat? Es stellte sich heraus, dass er lernen will.

In allen drei Lagern, die ich kennen lernte, bildete sich ein umfassender und reger Unterrichtsbetrieb heraus. Wir hatten erstklassige Vertreter aus schlechthin allen Wissensgebieten, dazu noch Fachkräfte zur Verfügung. Selbstverständlich wurden Sprachen gelernt, allen voran natürlich Englisch, es gab kaum eine Sprache, die nicht im Lager gesprochen wurde. Es gab eine Gruppe, die Hebräisch lernte, es gab Leute, die fließend Arabisch sprachen, Französisch, Italienisch, Russisch, Spanisch, Portugiesisch waren so gut wie selbstverständlich. Wissenschaftler wurden zu Fortbildungsvorträgen aufgerufen, so versammelten wir uns wöchentlich einmal, um über Psychiatrie, innere Medizin, Bakteriologie, Gynäkologie das Neueste zu hören. Es gab psychologische Vorträge auf hohem Niveau und die Naturwissenschaftler standen in nichts zurück, Juristen, Staatswissenschaftler und Kunsthistoriker desgleichen. Es ging zeitweise zu wie auf der Universität, man hätte den ganzen Tag hören können. Nun kamen die meisten der Vortragenden von den Universitäten oder aus deren Umkreis, sie alle waren unter den »automatischen Arrest« gefallen.

Die vorlesungsartigen Vorträge wurden durch etwas mehr unterhaltende ergänzt. Unvergessen ist mir die Vortragsreihe des Herrn S., der jahrelang mit einem weltbekannten großen Zirkus als dessen Werbechef die ganze Welt bereist hatte und eines Brauwissenschaftlers, der im Auftrag der japanischen Regierung nach Japan eingeladen worden war, um das dortige Brauwesen zu reformieren und bei dieser Gelegenheit eine Weltreise gemacht hatte.

Der Mensch will aber nicht immer nur lernen und sich bilden, er will auch unterhalten sein, sich entspannen, will sein Gefangenendasein, seinen Hunger, den ganzen Jammer vergessen. Im Lager X. war ein junger Arbeitsdienstführer, der eine schöne große Ziehharmonika mit ins Lager gebracht hatte, wie ihm das gelungen ist, weiß ich nicht, auf jeden Fall war sie da. An den langen Hochsommerabenden stand er im Männerblock, der ans Frauenlager grenzte, spielte und wir sangen alle mit. Die Männer auf der einen Seite des Zaunes, wir auf der anderen. Eines Tages erschien er im Flur des Lazaretts und spielte eine Weile für die Kranken.

Es dauerte nicht lange, da kam ein Geiger hinzu, eine Sängerin und ein Sänger fanden sich ein und es dauerte nicht lange, da stieg der erste »Bunte Abend«. Wir haben ausgezeichnete Programme erlebt, es gab schmissige Musik, es wurden Schlager gesungen, auch selbst gedichtete und es wurden Sketche aufgeführt. Der Donnerstag war dem Lazarett gewidmet, aber die Unterhaltungskapelle zog durch das ganze Lager und trug ihr Programm in jeden Block. Geprobt wurde in einer der großen Küchen, dort war die beste Akustik, da ging es dann hoch her. Einmal machte ich abends noch einen dienstlichen Gang durchs Lager und hörte den Betrieb in der Küche. Neugierig schaute ich hinein und die Köche, unter denen auch Patienten von mir waren, sahen mich und ließen mich nicht mehr los. Ich musste hinein, drinnen war Hochbetrieb. Ja, es wurde sogar getanzt, aber nur die Männer mit Männern und Frauen mit Frauen, wie immer in Gefangenschaft durften sich die Geschlechter nicht mischen. Dafür sorgte schon der verantwortliche Sergeant mit aller Strenge.

Bunte Abende hat es in allen Lagern gegeben, im Lager Y. hatten sie meist einen oberbayrischen Charakter, es wurde gesungen und gejodelt, dass es eine Art hatte. Im Frauenlager L. hatten die Bunten Abende mehr einen Revue-ähnlichen Anstrich mit sehr schönen Toiletten und viel Dekoration, jeder so gut er eben konnte.

Der gesunde Wetteifer machte sich geltend bei diesen Veranstaltungen und wie die Deutschen nun einmal sind, auch das musste in geregelte Bahnen gelenkt werden, musste organisiert werden. Es entstand ein regelrechtes Büro, an dessen Tür »mental care« stand. Wir allerdings nannten den Mann, der das Ganze leitete, den »Kulturwarz«. Ihm musste alles vorgelegt werden, er entschied, ob die Veranstaltung nichts enthielt, woran die Amerikaner Anstoß nehmen könnten und ob das Niveau auch entsprechend war. Die Amerikaner waren in ihrer Duldsamkeit sehr verschieden, einem sehr beliebten Lagertenor verboten sie jedoch, das Lied »Es steht ein Soldat am Wolgastrand« zu singen.

Im Frauenlager nahm der CIC [Counter Intelligence Corps] Anstoß, wenn die Frauen gruppenweise sangen und einmal wurde unsere Goethe-Stunde Sonntagmorgen verboten, wegen des berühmten »Feige Gedanken, bängliches Schwanken«. Unzählige Veranstaltungen sind im Lager über die dürftigen Bretter gegangen und im Lauf der Zeit tauchte auch die klassische Musik auf. Klavierabende, Kammermusikabende, Chor-Veranstaltungen, wir hörten Bach, Beethoven, Schumann, Mozart, es gab Lieder- und Arienabende, dies gab uns Linderung und Trost. Die Musiker hatten keinerlei Unterlagen, sie schrieben sich die Noten selbst aus dem Gedächtnis.

Theater zu spielen ist ein uralter Drang der Menschheit und im Lager erwachte er auch. Er begann mit einer Rezitation von Faust. Es gab einen Professor, nahe den 70, ein würdiger alter Herr, der den Faust nahezu auswendig konnte. Einmal in der Woche rezitierte er eine Stunde oder auch länger, bis das ganze Werk an uns vorbeigezogen war. Intendanten und Theaterfachleute waren unter uns, so wurden die »Räuber«, »Kabale und Liebe«, »Minna von Barnhelm« und Stücke von Shakespeare aufgeführt.

Die Amerikaner haben sich kaum jemals an einer unserer Veranstaltungen gestört und ich denke mit Dankbarkeit an alle, die an diesen Veranstaltungen mitgewirkt haben. Das Singen hat uns über die Not der Internierung hinweggeholfen, es bildeten sich Singkreise und Chöre. Die jungen bayrischen und alpenländischen Mädchen taten sich zusammen, ihr Schatz an Liedern und Jodlern war schier unerschöpflich. Im Lager Y. riss ein junger Musiker und Dirigent das ganze Lager förmlich mit. Das Singen erleichterte und befreite uns förmlich von unserem Kummer. Dem CIC war es jedoch immer verdächtig und selbstverständlich waren alle politischen oder militärischen Lieder streng verboten.

»Sollte Ihnen noch einmal etwas zustoßen, dann wenden Sie sich oder Ihre Angehörigen sofort an mich.« Am 10.Dezember 1945, bei der 2.Welle des »automatischen Arrestes« ereilte mich zum 2. Mal die Verhaftung und Cpt. R. war nicht mehr zu erreichen, er war offenbar nach Amerika zurückgegangen. Es war wohl auch kaum möglich, irgendjemanden dem »automatischen Arrest« zu entreißen, der CIC war allmächtig. Der CIC -Cpt., der mich nach wenigen kurzen Fragen im kleinen Kreisstädtchen zum 2. Mal verhaftete, wurde wütend, als ich auf meine fünf Kinder, meinen Mann, meine beiden alten Eltern und meine erste Verhaftung zu sprechen kam. Er schrie mich ungeduldig an: »Ein Mensch wie Sie darf nicht frei herumlaufen!« Mir war sofort klar, dass jedes weiteres Wort sinnlos war, ich wurde in das mittelalterliche Amtsgefängnis abgeführt. Mein Mann stand draußen vor dem CIC-Lokal, er hatte auf mich gewartet und kam freudestrahlend auf mich zu und ich musste ihm sagen: »Ich bin wieder verhaftet, ich muss ins Gefängnis.« Mein Mann war so gelähmt von diesem neuerlichen Schlag, dass er kaum sprechen konnte. Am Tor des Gefängnisses nahmen wir Abschied voneinander. Es war das letzte Mal, dass ich ihn umarmen, küssen und ihm Lebewohl sagen konnte. Während meiner zweiten Haft, im April 1946 nahm er sich das Leben, erschöpft durch die Überarbeitung, Unterernährung, ratlos und verwirrt, wie er mit fünf Kindern, zwei alten Großeltern und ohne jede Hilfe in der schweren Nachkriegszeit durchkommen sollte, verzweifelnd an unserer finanziellen Lage, die durch die »property control« praktisch aussichtslos geworden war.

Da saß ich nun also wieder im Gefängnis, vierzehn Tage vor Weihnachten. In Winterskälte, bei Schnee und Eis wurde ich am 13.12.45 mit etwa 10 Männern zusammen in das kleine, ziemlich nahe gelegene Lager Y. transportiert. Auch dort die gleiche Hoffnung auf die Weihnachtsamnestie und als die Hoffnung schwand, wollte sich eine verzweifelte Stimmung des Lagers bemächtigen. Dann wollten wir von Weihnachten auch nichts hören und sehen, dann wollten wir lieber auf dem Strohsack liegen und mit unseren Gedanken alleine sein!

Zum Glück gab es klügere Leute, die anders dachten. Unser deutscher Lagerleiter wusste sehr genau, dass es schädlich war, in Trübsinn zu verfallen, dass man nicht in Trostlosigkeit versinken durfte und er bereitete eine einfache Weihnachtsfeier vor. Die Amerikaner sorgten zu Weihnachten für besseres Essen und es gab eine Weißbrotzulage, kleine Geschenke hatten wir aus dem Wenigen, was wir hatten, vorbereitet. Am 24.12. versammelten wir uns um 5 Uhr in einem der großen Essräume, an einem großen Tannenbaum brannten Kerzen und der Lagerleiter hielt eine Ansprache, dann sangen wir gemeinsam Weihnachtslieder. Wir kehrten in unsere Baracken zurück, beschenkten uns, aßen unser Abendbrot und erzählten von den Weihnachten daheim, da flossen manche Tränen. Zu Mitternacht gingen wir hinaus vor unsere Baracken, um die Glocken der nahe gelegenen Dorfkirche zu hören, sie riefen zur Christmette.

Auch die Männer standen vor ihren Baracken, ein paar Frauen holten einen kleinen Christbaum aus ihrer Stube und zündeten draußen in Schnee und Eis die Kerzen an. Es war eine klare, windstille Winternacht mit einem prächtigen Sternenhimmel und wir sangen: »Stille Nacht, heilige Nacht«, »O du fröhliche, o du selige« und viele andere Lieder mehr. Ich glaube, keiner von uns hat dieses Weihnachten jemals vergessen. Post von daheim durften wir nicht bekommen, wir waren in diesen Tagen ohne eine Zeile, einen Gruß von daheim, wir selbst durften nur die für Dezember erlaubte kleine Kriegsgefangenenpostkarte von wenigen Zeilen schreiben.

An Ostern knüpften wir nicht mehr so viele Hoffnungen, wir atmeten auf, dass der Winter vorbei war und wir die erste Frühlingssonne genießen konnten. Das Osterfest wurde uns verschönt durch den unermüdlichen Musiker A., der wunderbare Kirchenmusik bot. Nun hatten wir auch Verbindung mit zuhause, der Empfang von Post war nicht länger beschränkt und so verbrachten wir Ostern im Lager gefasster und mit besserem Mut als zu Weihnachten.

Keine innere Stimme, keine düstere Ahnung sagte mir, dass mein Mann in der Nacht von Karsamstag auf Ostersonntag freiwillig aus dem Leben geschieden war. Erst zwei Wochen später traf mich die Nachricht von dem schweren Unglück, das unsere Familie getroffen hatte, unerwartet wie ein Keulenschlag. Die Erinnerung an das Lager Ostern 1946 wird immer damit verknüpft bleiben.

Geburtstage wurden natürlich auch gefeiert, als Geschenke dienten eine Tagesration Brot, ein oder zwei Zigaretten, ein paar Blumen, die am Stacheldraht blühten. Auch ich verbrachte einen Geburtstag hinter Stacheldraht und er ist mir heute noch im Gedächtnis. Abgesehen von einem festlich gedeckten Geburtstagstisch gab es den Höhepunkt abends beim Lagerkonzert, das jede Woche am gleichen Tag abgehalten wurde und diesmal mit einem Geburtstag zusammenfiel. Ich hatte unsere Lagerkapelle, die auf dem Unterhaltungssektor Erstaunliches leistete, gebeten, doch auch einmal etwas Klassisches zu spielen und heute sollte dies das erste Mal stattfinden. Als der Leiter der Kapelle mir dieses Konzert mit wenigen Worten widmete, gottlob ohne meinen Namen zu nennen, musste ich mich aus lauter Verlegenheit vor den vielen Anwesenden ducken. Dann erklang das Lied von Schubert, das ich so sehr liebe: »An die Musik. Du holde Kunst, in wie viel grauen Stunden«. Einige Zeit vorher hatte ich mich in der kleinen Küche der chirurgischen Baracke mit einer Schwester über dieses Lied unterhalten und nun hatten unsere Musiker das Lied für Orchester gesetzt und einer unserer Sänger sang mit seiner schönen Stimme: »Du holde Kunst in wie viel grauen Stunden, da mich des Lebens wilder Kreis umstrickt.«

An ihren Früchten sollt ihr sie erkennen

Als ich in dem kleinen Marktflecken, in dem ich evakuiert war, eine Viertelstunde Zeit hatte meine Sachen zu packen, reichte meine Geistesgegenwart so weit, dass ich mein Strickzeug einpackte. In den Kriegsjahren war ich daran gewöhnt, alte Kleidungsstücke aufzutrennen und in oft mühsamer Arbeit etwas Neues daraus zu machen. An den Strümpfen die Knie, Fersen, Spitzen, an den Pullovern und Jacken die Ellbogen, an den Höschen die Hosenböden mussten ausgebessert werden, es war ein ständiges, zähes Ringen um einigermaßen anständige Kleidung. Ich ahnte, dass ich »dort« Zeit haben würde und also nahm ich mein Strickzeug mit und es traf mich schwer, als man es mir bei der Aufnahme ins Gefängnis abnahm. All mein Bitten nützte nichts, Stricknadeln waren verboten! Es verging eine Reihe von Tagen, dann durfte ich mit einem Offizier sprechen. Er war ein junger

Mann, der ohne jeden Akzent fließend deutsch sprach und mich sofort in ein politisches Kreuzverhör verwickelte, er benutzte jede Gelegenheit, um mich mit Hohn und Spott zu überhäufen.

Ich stand damals am Anfang meiner Internierung, mein ungewisses Schicksal, die Trennung von meinen Kindern wurde mir sehr schwer. Ich fragte also diesen Offizier, wann ich denn verhört würde und wieder heim zu meinen Kindern dürfe. Er zuckte höhnisch die Schultern und gab mir zur Antwort: »Das ist ganz gut so, wie es jetzt ist, wenigstens wissen Ihre Kinder jetzt, was Adolf Hitler ihnen angetan hat!« Er ließ mich in meine Zelle zurückbringen, merkwürdigerweise wurde mir mein Strickzeug gestattet.

Es wurde mir ein unentbehrlicher Trost, die Tage waren lang, es war Mai, Anfang Juni und das Stricken half mir über die langen Stunden qualvoller Grübelei hinweg. In jede Masche strickte ich die Gedanken an meine Kinder, an meinen Mann, an daheim hinein. Man wird sich fragen, wo wir das Material her hatten. Es zeigte sich, dass da wo Menschen einmal gelebt haben, immer irgendwelches »Material« zu finden war. Da die Amerikaner offenbar gewohnt waren, schadhafte Kleidungsstücke einfach wegzuwerfen, fanden wir wollene Kopfschützer, Socken, Schals, alles in dem tarnfarbenen Braun-Grün der amerikanischen Uniformen. Alles wurde gewaschen und aufgetrennt. Im Lager X. waren teilweise noch Serben, als wir »einzogen«, sie bewohnten nur noch das Hospitalgelände und wurden schubweise abtransportiert. Diese Serbenbaracken waren die reinste Fundgrube.

Allerdings waren sie in einem grauenhaften Zustand, es wimmelte von Wanzen, nicht ohne Überwindung stiegen wir in diesem Unrat herum. Sie hatten kostbarste amerikanische Lebensmittel weggeworfen, vom Weißbrot bis zur Ölsardinenbüchse, aber was vor allem herumlag, war Wolle, Wolle, Wolle. Ich fand in dem Verhau eine Brikettzange und sammelte von den völlig verdreckten Wollstücken auf, was ich nur konnte. Es ekelte mich so, dass ich sie nie hätte mit der Hand berühren können, aber ich hatte meine Pläne damit. In den folgenden Tagen habe ich diese Stücke achtmal gewaschen in Schmierseife, Kreosotseifenlösung, in allem was die Lagerapotheke an Desinfektion hergab, dann hängte ich alles am Stacheldraht auf. Es war eine bunte Mischung und man schüttelte den Kopf über mich. Als alles aufgetrennt war, wusch und trocknete ich noch einmal alles und dann konnte ich endlich stricken!

Mit meinem ewigen Strickzeug bin ich dann im Lager ein wenig zum Gespött geworden, aber als ich das erste Mal am 13. Oktober 1945 entlassen wurde, brachte ich eine ganze Schachtel Wollsachen für die Kinder mit und die Kleidersorgen waren etwas weniger.

Die jungen Frauen und Mädchen wollten etwas Hübsches zum Anziehen haben. Sie waren teilweise in anderen Lagern mit Heeres-Unterkleidung versorgt worden und Verbandsbinden, die es gerade im Überfluss zu geben schien. Alles wurde aufgetrennt, aus den Verbandsbinden zogen sie die Längsfäden heraus und gewannen so Strickmaterial. Wir hatten Frauen, die den ganzen Winter in einem Zuchthaus verbracht hatten. In der Kälte dort, in der Verzweiflung hatten sie Fäden aus den Decken gezogen und zu stricken angefangen, sie haben daraus geradezu modische Kleidungsstücke gefertigt. Es war ganz unglaublich, aus welchem Material gestrickt wurde, aus aufgezogenen Säcken wurden beispielsweise Trachtenstrümpfe gestrickt.

Natürlich beschaffte man sich auch Material auf nicht ganz legale Weise, man »organisierte« eben. Im Lager kursierte das Rätsel: Was ist der Unterschied zwischen einem Verbrecher und einem Internierten? Der Verbrecher sitzt, weil er stiehlt, der Internierte stiehlt, weil er sitzt.

Von jeher gibt es Frauen, die lieber nähen als stricken. Hier war es schon schwieriger an Material zu kommen, es musste organisiert werden. So tauchten im Lager X. mehr und mehr die blau-weiß gewürfelten Kleidungsstücke auf. Sie waren aus der früheren deutschen Wehrmachtswäsche. Im Lager Y. war das meiste aus Rupfen, weil es dort nichts anderes gab.

Schwierig war immer das Beschaffen von Nadel und Faden, die Männer machten uns Stricknadeln aus verschieden dickem Draht, der irgendwo herumlag. Die Fäden zum Nähen zog man aus den Stoffen selbst. Meinen dicken schafwollenen Pullover aus Serbenstrümpfen hatte ich mit chirurgischen Knochennägeln aus dem medizinischen Instrumentarium gestrickt.

Die Schuhe waren ein Kapitel für sich, kaum einer von uns hatte mehr als ein Paar Schuhe. Hier waren die »Klapperl« unsere Rettung, die sich schon während des Krieges eingebürgert hatten. Die Männer schnitzten die Sohlen und die Frauen sorgten für das »Oberleder« aus Riemen und allen möglichen Materialien.

Sogar regelrechter Schmuck wurde im Lager hergestellt, es gab Kurse im Kratzen, Ritzen und Stanzen von Konservendosen. Es gab Gold- und Silberschmiede im Lager, die Schmucknadeln herstellten.

Die Männer schnitzten Gebrauchsgegenstände aller Art, Kästchen und Schachspiele.

Es fanden Ausstellungen statt, für die die Amerikaner großes Interesse hatten, sie erteilten sogar Aufträge und kauften eifrig ein. Die Maler/innen und Zeichner/innen begannen zunächst mit bescheidensten Mitteln, für sie hatten die Amerikaner besonderes Verständnis. Sie besorgten die nötigen

Materialien, um sich für zu Hause portraitieren zu lassen. Bezahlt wurde in der lagerüblichen Währung in Tabak oder Lebensmitteln.

Im Gedächtnis ist mir noch der alte Maler S., der unermüdlich für die Lagerkameraden arbeitete und viele von uns in Bleistift zeichnete, um es ihnen unentgeltlich zum Andenken mitzugeben.

Kameradschaft

Die Kameradschaft im Frauenlager konnte ich vom ersten Augenblick an, als ich es betrat, spüren. Man stand einander bei in kranken und gesunden Tagen, wir erzählten uns von unseren Familien und Schicksalen. Unvergesslich ist mir eine Bäuerin U. aus dem Allgäu, mit der ich den schweren Winter 45/46 Bett an Bett verbrachte. In wie viel innerer Not hat sie mich getröstet, nicht selten sehr handfest mit ihrer Allgäuer Butter und Käse von daheim. Sie hatte ein treffendes Urteil, gesunden Mutterwitz und eine originelle Art, damit hat sie unsere Herzen erwärmt. Es war wohl das erste Mal, dass sie Bekanntschaft mit einer »Akademikerin« machte und sie staunte sehr, dass das auch Menschen waren, genauso wie sie und dass man ohne weiteres mit ihnen hausen und leben konnte. Sie hatte einfach die Ruhe weg, war groß im »organisieren« und für ihre Kameradinnen war ihr nichts zuviel.

In allen drei Lagern, in denen ich interniert war, war mein Aufenthalt im Frauenlager immer nur von kurzer Dauer. Es kamen berufliche Anforderungen und ich musste in Gebäuden des Hospitals wohnen. Im Lager X. kommandierten mich die Amerikaner zusammen mit zwei Schwestern kurz entschlossen in die chirurgische Baracke. Wir waren traurig drüber, es gab keine gemeinsamen Abende mehr, aber Befehl ist Befehl! Der Umzug ins Lazarett brachte uns jedoch Ersatz und viel Neues, wir arbeiteten nun mit Männern zusammen und auch dort fand ich Freunde.

An einem heißen, drückenden Sommermittag ging ich in die Aufnahmebaracke zur Entlausung der neu angekommenen Frauen. Dies fand in einem kleinen, völlig kahlen Raum statt, im Nebenraum taten die deutschen Ärzte an den einströmenden Männern den gleichen Dienst.

Es kamen natürlich ungleich mehr Männer als Frauen an, das Lager X. beherbergte schließlich an die 11.000 Männer und nur etwa 300 Frauen. Die Ärzte arbeiteten wie am Fließband, während mein Dienst weit weniger anstrengend war. Die Männer waren derartige Massenprozeduren vom Militär her eher gewohnt, es ging daher laut und oft mit derbem Humor zu. Bei den Frauen galt es Angst und Schrecken zu überwinden, oft auch Widerstand und Tränen, ich musste viel gütlich zureden, trösten, beraten und beschwichtigen. An jenem heißen Mittag also kam ich auf den Platz vor den Aufnahmebaracken und auf den Stufen der Männerbaracke stand ein junger Mann mit dunklem Haar und sehr dunklen Augen und mein erster Eindruck von ihm war, dass er sehr jung war. Das Hemd schlotterte ihm am Körper, die Ärmel aufgerollt, die Hose hing auf den Hüften, er war ganz offensichtlich ebenso abgemagert wie wir alle. Er hielt eine von den bekannten Flitspritzen in der Hand, die mit Insektenpulver gefüllt waren und mit denen entlaust wurde. Er rief mir entgegen, ob ich Frau Dr. H. sei, dabei schlenkerte er wie ein übermütiger Schuljunge die Flitspritze und sagte: »Ich habe Ihnen die Spritze schon vorbereitet!« Danach verlor ich ihn aus den Augen und sah ihn längere Zeit nicht mehr.

Als ich dann mit den zwei Schwestern in die chirurgische Baracke abkommandiert worden war und wir gerade angefangen hatten, sie in Ordnung zu bringen, da tauchte eines Nachmittags dieser Arzt H. auf. Zu meiner Überraschung stellte sich heraus, dass er Chirurg war und zum Leiter der chirurgischen Abteilung bestimmt war. Es herrschte überall noch ein rechtes Durcheinander und wir waren weit entfernt von der Ordnung, die normalerweise in solchen Räumen herrschen muss. »Ich muss operieren«, sagte er, »einen Blinddarm. Können Sie mir assistieren?« Ich hatte viele Jahre nicht mehr chirurgisch gearbeitet, aber ich sagte sofort ja. Schon nach den ersten Minuten dieser Operation erkannte ich, dass hier ein absoluter Könner am Werke war, er war Chirurg aus Berufung, sein gründliches Wissen verband sich mit dem ärztlichen Blick, manuellem Geschick und mit jenem sechsten Sinn, der den guten Chirurgen mit unfehlbarer Sicherheit dahin fassen lässt, wo es Not tut. Von da an durfte ich ihm mit meinen bescheidenen Fähigkeiten und Grenzen assistieren.

Ganz allmählich begannen wir über unsere Krankengeschichten hinaus uns von unseren Familien und Schicksalen zu erzählen, von unseren Plänen und Hoffnungen. Langsam lernte ich ihn kennen und stellte fest, dass hinter seinem Übermut, mit dem er uns oft fortriss und erheiterte, ein stahlharter, völlig unbeugsamer Charakter stand und hinter all seinem Geschick mit Menschen umzugehen, hinter seiner scheinbaren Konzilianz und seiner echten Liebenswürdigkeit, die Fähigkeit nicht um Haaresbreite von seinen Prinzipien und Zielen abzuweichen. Vor allem in der ärztlichen Arbeit erkannten wir immer wieder, wie viel wir gemeinsam hatten und wie ähnlich wir dachten. Im Laufe der Gefangenschaft habe ich erfahren, wie bedingungslos er für mich einstand und meine Sache zu der seinen machte und ebenso bemühte ich mich umgekehrt darum. Ich konnte mich unbedingt und immer auf ihn verlassen und es ist dies für eine internierte, seelisch schwer belastete Frau etwas ungemein Stärkendes und ich werde es ihm mein Leben lang danken.

Es sei hier auch einmal gesagt, dass man auch hier im Lager nicht nur Freunde und Kameraden hat, es gibt auch Intriganten und Menschen, die einem nicht wohl wollen, aus welchen Gründen auch immer. Ich habe in dieser Richtung leider einige Erfahrungen machen müssen.

Als ich auf so unerwartet glückliche Weise entlassen wurde, war es in meiner Freude bitter für mich, dass der Kollege H. zurückbleiben musste. Er hatte sieben Jahre Krieg hinter sich und seine Frau wartete mit den beiden kleinen Töchtern auf ihn. Später haben wir uns in Freiheit wiedergesehen und unsere Freundschaft hielt.

Wie viel Kameradschaft habe ich erfahren aus den Reihen der Schwestern, der Sanitäter, der Kollegen und Patienten. Sie alle waren mir ein großer Trost und Hilfe in der Zeit der Internierung.

Die andere Seite

Das kleine Frauenlager des Lagers X. beherbergte anfänglich ausschließlich Frauen, die wegen ihrer Zugehörigkeit und Mitarbeit in der Partei oder einer ihrer Gliederungen, z.B. in BDM und Frauenschaft in Haft waren, also rein politische Häftlinge.

Es dauerte nicht lange, da kamen die ersten Ausländerinnen im Lager an. Ich selbst habe die erste Französin aufgenommen, groß, mit guter Figur und hübsch. Sie gab an, in einem Flugzeugwerk gearbeitet zu haben und deshalb verhaftet worden zu sein. Uns jedoch erzählte sie, dass sie mit einem SS-Mann verlobt sei und deshalb verhaftet worden sei. Auch die erste Polin habe ich im Lager aufgenommen, sie erzählte, Jahre in einem KZ verbracht zu haben und trug auf ihrem Unterarm die eintätowierte Gefangenennummer. Also war sie doch ein Opfer des früheren Regimes gewesen, weshalb sie jetzt wieder gefangen war, blieb uns unklar.

Später wurde die Anzahl der Ausländerinnen größer, wir hatten Russinnen, mehrere Polinnen, auch an Angehörige südamerikanischer Staaten erinnere ich mich. Eines Tages erschien eine junge, dunkelhaarige Frau, sie war Münchnerin und wurde später die »fesche Resi« genannt. Als ich sie fragte, weshalb sie hier sei, gab sie zur Antwort: »Ich war Aufseherin ...« Es war das erste Mal, dass wir von dem hörten, was mit den Konzentrationslagern zusammenhing. Es ist ein heißes Eisen, das ich jetzt anfasse, aber wir weiblichen, rein politisch Internierten haben von der Existenz von Frauen-KZ überhaupt nichts gewusst. Die Amerikaner und vor allem der CIC haben uns das nie glauben wollen, sie hielten es für eine elende Ausflucht und Lüge. In den Verhören wurden wir deshalb nicht selten mit Hohn und Spott bedacht und mit Zynismus behandelt. Trotzdem ist es Tatsache: Wir haben nichts davon gewusst. In der Öffentlichkeit und in unserer Presse gab es vor Kriegsende keinerlei Mitteilungen und Nachrichten über die KZ, wir haben offenbar zu *wenig* davon erfahren (wollen?).

Jedenfalls, da waren die ersten Aufseherinnen und es wurden ihrer bald immer mehr und mehr. Sie waren eine völlig andere Sorte Mensch als wir und fanden sich schnell im Lager zurecht. Es gab unter ihnen ganz verschiedene Typen, es gab kameradschaftliche Mädchen unter ihnen und andere, von denen man sich sagen musste, als wehrlose Gefangene möchte ich nicht in ihrer Gewalt sein. Manche waren vor Angst und Sorge um ihr Schicksal derart gepeinigt, dass sie krank wurden und keine Rast und Ruhe finden konnten. Andere hatten offenbar kein schlechtes Gewissen, aber eines war jedenfalls auffallend: Jede behauptete von sich, dass sie ihre Häftlinge immer nur gut behandelt habe, sich nie habe etwas zuschulden kommen lassen, dass es aber dieser und jener schlecht ergehen würde, wenn man sie jetzt so behandeln würde, wie die ihre Häftlinge damals.

Das machte uns natürlich stutzig, zumal die Aufseherinnen unleugbar eine Belastung für das Lager waren. Sie arbeiteten nicht mit, bis auf wenige Ausnahmen. Sie passten und gehörten nicht in unsere Gemeinschaft. Zu meiner Zeit wurde keine der Aufseherinnen entlassen, was man mit ihnen vorhatte und was mit ihnen geschehen ist, weiß ich nicht.

Endlich Verhöre

Wir sind im April, Mai oder Juni 1945 verhaftet worden, es wurde August, September, bis wir das erste Mal verhört wurden. Im Gefängnis war man so naiv zu glauben, morgen oder übermorgen würde man verhört werden, man würde doch etwas von uns wissen, erfahren, hören wollen! Diesen naiven Glauben gaben wir aber bald auf, wir waren gefangen und monatelang geschah nichts. Die Gerüchte schwirrten durchs Lager, der CIC kommt dann und dann – nein, er ist schon da! Es stimmte nicht.

Endlich eines Tages begann das Ausfüllen der Fragebogen, der »Große Fragebogen« mit 132 Fragen, der Albdruck der Deutschen in der Nachkriegszeit. Wir wurden truppweise aufgerufen, um die Fragebogen auszufüllen. Sobald wir innerhalb des Bereiches der Fragebogen-Baracke waren, durften wir kein Wort mehr miteinander sprechen, ein Gruß war schon gefährlich.

Wir wurden hineingeführt. An vielen Tischen saßen die Menschen, dachten angestrengt nach und schrieben emsig. An der Wand hing ein Plakat »Wer falsche Angaben macht, wird mit lebenslänglich Zuchthaus, Einzel-und Dunkelhaft bestraft.«

Wir sollten z.B. eingehende Angaben über unsere Einkommensverhältnisse seit vielen Jahren machen und hatten doch keinerlei Unterlagen zur Hand. Wir ließen uns nicht einschüchtern und machten es so gut wir konnten. Verschweigen wollte ich nichts, denn ich hatte nichts zu verschweigen.

Ich will hier einmal ganz allgemein feststellen, dic Amerikaner, die uns verhörten, waren völlig andere Menschen als die Soldaten oder Offiziere, die uns bewachten. Sie hatten einen unvorstellbaren Hass auf uns, es herrschte eine eisige Feindseligkeit und kalter Zynismus.

Eines Abends, in der Pause eines unserer Lagerkonzerte, teilte mir mein Kollege G. mit: morgen früh um 9 Uhr zum Verhör! Zusammen mit etwa 50 anderen versammelten wir uns und zogen miteinander durchs innerste Lagertor bis zur Baracke des CIC, hier hatten wir zu warten. Man ließ uns gerne warten, der Chefarzt unseres Lazaretts, der wahrhaftig viel Arbeit hatte, musste stehend drei Tage auf sein Verhör warten. Der Kollege G. sorgte auch hier rührend für mich. Er ging kurz entschlossen in die Baracke hinein und machte darauf aufmerksam, dass ich gerade mit einer ausgeprägten Herzschwäche einige Tage im Bett gelegen habe. Es sei sehr angezeigt, mich nicht lange stehen und warten zu lassen. Äußerlich waren wir alle ganz ruhig, wir hatten gelernt gewissermaßen einen Vorhang herunterzulassen, damit die Gegenseite nicht merkte, was in einem vorging. Ich wurde bald aufgerufen, mir zitterten die Knie und mein Herz klopfte wie wild. Ich musste ja doch annehmen, dass von diesem Verhör sehr viel abhing, die Freiheit, die Rückkehr zu Mann und Kindern. Mein erster Verhörer war ein ganz junger Leutnant, schlank mit einem feinen, schmalen Gesicht, dunklen Augen und Haaren. Er forderte mich auf Platz zu nehmen, das war immerhin schon etwas. Man hatte Frauen schon Stunden stehend verhört. Der Leutnant ließ sich Zeit, sehr viel Zeit und spielte mit einem großen Schäferhund.

Ich saß völlig still auf meinem Stuhl und rührte mich nicht, ich sah mich nur kurz im Raum um, der völlig kahl war. An einer Wand hing eine Reitpeitsche. Mein Kollege G. war mit einer Reitpeitsche bedroht worden, sein Verhörer hatte sie von der Wand gerissen und machte Anstalten ihn zu schlagen, weil G. im Laufe des Verhörs einmal sagte: »Das stimmt nicht.« Ich stelle fest, er ist nicht geschlagen, nur bedroht worden. Ich wäre nie auch nur eine Sekunde auf den Gedanken gekommen, dass ein amerikanischer

Offizier die Peitsche gegen eine Frau erheben könnte. Ich dachte wirklich, sie wäre für den Hund da.

Endlich begann das Verhör: Alter, Arbeit bei der Partei, dann kamen die ersten politischen, weltanschaulichen Fragen. Es ist gar nicht einfach, solch ein Verhör auf anständige Weise zu bestehen und man kann es wohl keinem Internierten übel nehmen, wenn er den Wunsch hat, sich selbst nicht zu schaden. Andererseits wollten wir unsere Sache, trotz unserer Lage, auch nicht verleugnen und trotz des Zusammenbruchs zu dem stehen, was wir für Recht hielten. Es galt in der Bedrängnis des Verhöres einen klaren Kopf zu behalten und so geistesgegenwärtig zu sein, dass beides möglich war. Das war nicht einfach. Es gab Menschen, die zusammenbrachen und alles leugneten, wir haben die Erfahrung gemacht, dass ihnen das gar nichts nützte.

Gewachsen waren uns die Männer, die uns verhörten, nicht; sie waren für diesen bestimmten Zweck geschult, sie verhörten nach einem gewissen Schema, das wir bald durchschauten. Besonders wenn es sich um Fach- oder Sachkenntnisse handelte, war niemand da, der uns wirklich hätte verhören können. Wer kann z.B. einen Psychiater von Rang oder einen Generalintendanten eines weltbekannten Theaters adäquat verhören?

Meine Liebe zu Deutschland habe ich nicht verleugnet, ebenso dass für mich als Ärztin das Leben eines anderen unantastbar ist und bleibt.

Der junge Leutnant wurde etwas weniger feindselig und kalt im Laufe des Verhörs, zum Schluss sagte er: »Das genügt mir nun, ich werde Ihre Entlassung befürworten.« Als er nach meinem Geburtsdatum fragte, ging zu meinem Erstaunen plötzlich ein offenes, kindliches Lächeln über sein Gesicht: »Das ist der Geburtstag meiner Mutter!« Wir sahen uns an und alle Feindseligkeit war verschwunden.

So ist es mir bei meinem ersten Verhör ergangen, manchen erging es ganz anders. Es gab kurze völlig belanglose Verhöre, dann wieder stundenlange. Mein Kollege G. wurde insgesamt zehnmal verhört, beim letzten Verhör fragte er gleich anfangs: »Wollen Sie hören, was ich denke oder soll ich sagen, was Sie gerne hören wollen?« Er nahm niemals ein Blatt vor den Mund und ich weiß, dass er in seinen Verhören so unerschütterlich war wie als Chirurg auf den Hauptverbandsplätzen unter Beschuss.

Noch dreimal bin ich im Laufe meiner 15 Monate Internierung verhört worden. Ich war in einem Verhör, in dem ich überhaupt nicht verhört wurde. Der Leutnant, der einen absolut deutschen Vor- und Familiennamen trug, fragte nach meinem Alter, dann schwieg er. Er blätterte ungefähr 20 Minuten in den Akten und sprach kein Wort. Dann konnte ich gehen.

Ein anderer wollte mir mit Zynismus kommen, aber mir als Frau gegenüber, im weißen Kittel mit Rotkreuzarmbinde, dieser weiße Mantel gab mir immer einen gewissen Schutz, brachte er es nicht fertig, mich schlecht zu behandeln. Unsere Verhörer wollten und konnten es lange nicht glauben, dass wir all die Dinge, von denen die amerikanische Presse durch Wochen und Monate hindurch voll war, nichts wussten und niemals von ihnen gehört hatten.

Die amerikanische Presse ist voll Hohn und Spott darüber gewesen, dass wir Deutschen immer wieder betont haben, nichts gewusst zu haben.

Härten und Schikanen

Wer diesen Bericht aus einem amerikanischen Internierungslager liest, der könnte allmählich zu der Überzeugung kommen, dass dies im Großen und Ganzen eine recht vergnügliche Angelegenheit gewesen sein muss. Das wäre eine falsche Meinung, wir versuchten uns über die Entbehrungen des Lagerlebens mit Humor und stoischer Ruhe hinwegzusetzen. Ganz abgesehen von den Härten, die wir in den primitiven Wohnstätten und mit dem mehr als kärglichen Essen zu erdulden hatten, gab es noch andere Härten im Lagerleben, die sich erst allmählich entwickelten.

Eines Tages, wir waren etwa 70 Frauen im Lager X., wurde der erste Appell abgehalten, das war uns völlig neu. Wir mussten alle in einer der Straßen zwischen den Baracken antreten, dann wurden wir gezählt, es wurde solange gezählt, bis die Zahl der Frauen mit der Liste übereinstimmte. Man glaubt nicht, wie schwer es ist, eine größere Gruppe von Menschen zu zählen, besonders schwer ist das bei Frauen! Mir als Dolmetscherin der Frauen wurde erklärt, dass wir nun alle Tage zu einer bestimmten Stunde anzutreten hätten, um uns zählen zu lassen. Ich habe mir in der Folgezeit viel Mühe gegeben, die Frauen richtig zusammenzubringen, niemals waren alle da, einige waren krank, andere gerade auf der Toilette oder sie kamen einfach zu spät, nie stimmte das Zählen auf Anhieb. Der Sergeant und ich zählten einmal, zweimal, dreimal, die Soldaten schüttelten die Köpfe und lachten, bis es endlich irgendwann einmal stimmte und wir »wegtreten« konnten.

Das wurde alles mit einem Schlag anders, als die zweite Wachmannschaft eintraf. Niemals werde ich die finsteren, hasserfüllten Gesichter vergessen, wenn sie sich vor uns Frauen aufstellten und die Maschinenpistolen auf uns richteten. Ab jetzt wurde das »Strammstehen« von uns verlangt, denn sie konnten nicht glauben, dass wir keine militärische Ausbildung hatten. Es gab Appelle, bei denen wir Frauen, auch die 70-Jährigen, eineinhalb Stunden standen. Ich musste an diesen allgemeinen Appellen nicht teilnehmen, da ich im Hospital wohnte und arbeitete, aber die Ärzte und Schwestern mussten auch vor dieser Baracke strammstehen, vor uns die finster blickenden Amerikaner mit dem MG.

Die Schikanen mehrten sich, bald kam der Befehl, dass wir jeden amerikanischen Offizier durch Strammstehen grüßen müssten, wo immer wir einen träfen. Dann kam der Befehl, der die Grußpflicht für alle, auch auf die einfachen Soldaten ausdehnte und ich habe erlebt, wie deutsche Generäle vor den GIs strammstanden. Wir hatten geglaubt, dass man uns vom Militarismus befreien wollte, jetzt wurden wir geradezu dazu erzogen und wir wunderten uns.

Ich habe mich an diese Vorschrift nicht gehalten, ich fand es einfach lächerlich, hatte es aber in meinem weißen Kittel und als woman-doctor natürlich leichter, mir taten die Amerikaner nichts. Das Antreten in der Winterkälte am eisig kalten Morgen, früh um sieben, wenn man hungernd und frierend stehen musste! In Y. mussten wir sogar zweimal am Tag antreten, früh und gegen Abend und nur bei strömendem Regen, Schneetreiben oder Sturm wurde der Appell abgesagt.

In Y. fühlten wir Frauen uns besonders schikaniert, weil unser »Separat-Stacheldraht« ums Frauenlager sehr eng gezogen war und man uns zum Essen immer eigens herauslassen und nachher wieder einschließen musste. Wie oft haben die Soldaten uns in Schnee, Kälte, Regen und Schlamm am Zaun stehen, frieren und warten lassen. Die meisten von uns hatten schlechtes Schuhwerk und ich selbst habe im Lager Y. keine trockenen und warmen Füße gehabt, höchstens nachts auf dem Strohsack.

Ein Kapitel für sich waren die Besichtigungen. Wer ein Lager leitet, ist dafür verantwortlich, wie es dort aussieht und zu diesem Zweck muss man es ab und zu besichtigen. Die Amerikaner hatten strenge Vorschriften dafür, wie Baracken, Küchen, Latrinen auszusehen hatten und sie waren der Ansicht, dass sie uns Ordnung und Sauberkeit beizubringen hatten. Was haben wir jedoch beim Einzug ihrer Armee alles erleben müssen, als wir in unsere beschlagnahmten Häuser, Wohnungen oder Zimmer wieder einziehen konnten. Selbst die Stäbe hoher amerikanischer Offiziere hinterließen schöne, gepflegte Häuser in einem Zustand, der sich nicht beschreiben lässt. Es war auf sinnlose Art zerstört, verwüstet und unbeschreiblich gestohlen worden.

Die Besichtigungen waren häufig und unangemeldet, man sah in unsere Schränke, durchsuchte unsere armselige Habe. Es war verboten, Brot auf dem Zimmer zu haben, oh heiliger Bürokratius! Als Internierter bekam man in der Früh die gesamte Brotration und wollte man tagsüber nicht hungern, musste man sich das Brot doch einteilen! Hie und da passierte es auch, dass die Amerikaner eine Stube völlig verwüsteten. Dann wieder fahndeten sie nach illegalen Briefen, die es natürlich gab, denn bei der Vorschrift einmal pro Monat eine Postkarte mit sieben Zeilen, versuchte jeder »schwarz« zu schreiben. Es gab auch nächtliche Besichtigungen, man wollte offenbar sehen, ob wir auch alle in unseren Betten lägen und nicht etwa irgendwelche Männer. Getan haben sie uns aber nie das Geringste.

In Y. erging einmal die Vorschrift, dass wir nach acht Uhr abends die Baracken nicht mehr verlassen dürften, sonst werde geschossen. Nun waren die Latrinen außerhalb unserer Baracken und vor dem Zubettgehen mussten wir alle noch einmal verschwinden bei der ewigen Suppenkost. Es gab einen neuen Erlass: Gut, in Trupps zu mehreren durften wir die Baracke verlassen. Sie hielten uns offensichtlich für sehr gefährlich, hinter unserem dreifachen Stacheldraht und den Wachen mit MG auf den Türmen. Die vielen alten Frauen die wir in Y. hatten, zogen ihre langen, altmodischen Nachthemden an, stellten sich zwei zu zwei auf, entrollten eine Klopapierrolle und nahmen sie als Girlande in die Hand und bewegten sich mit ein, zwei Kerzen zur Latrine. Die Männer in den angrenzenden Baracken sahen aus den Fenstern und lachten nicht wenig. Die Köche aus der Küche marschierten in Nachthemden und Unterhosen mit einer weißen Fahne und das Lager hallte von Gelächter.

Die Amerikaner haben uns das sehr übel genommen, sie witterten einen Angriff auf ihre Würde und ihr Ansehen.

Eines Tages wurden den Frauen im Lager X. am Morgen plötzlich alle Decken weggenommen mit der Bemerkung, dass wir sie abends wiederbekämen. Viele Frauen hatten noch die schönen, warmen Decken, die es in den Anfangszeiten des Lagers gab, andere wieder hatten eigene gute Decken mitgebracht,im Nachkriegsdeutschland waren diese Dinge unersetzbar. Keine hat ihr Eigentum wiedergesehen, am Abend gab es Decken für jede, aber es waren dünne, alte, die Gründe dafür blieben uns unbekannt.

Erniedrigungen und Demütigungen

Wir mussten durch Demütigungen hindurch, die offenbar speziell auf uns Frauen gemünzt waren. Ich habe über die Leibesvisitationen bereits berichtet und auch mit vielen Menschen darüber gesprochen, in Deutschland wurden Frauen nie von Männern visitiert, auch Schwerverbrecherinnen nicht. Man konnte diese Leibesvisitationen natürlich so und so machen und man wollte feststellen, ob wir irgendetwas am Körper versteckt trugen, Messer, Scheren, Waffen, man hatte uns selbst die Nagelreiniger abgenommen oder ob wir etwa Schriftstücke verbargen. Es wäre sicher möglich gewesen, hierfür weibliches Personal bereitzustellen und dies hinter einem Vorhang, ohne männliche Zuschauer, abzuwickeln.

Im Lager X. ging eines Tages die Nachricht wie ein Lauffeuer herum, dass alle Frauen zur Entlausung abkommandiert seien und sich dafür vor amerikanischen Soldaten auszuziehen hätten. Ich konnte es nicht glauben, das war doch ausgeschlossen, aber leider stimmte es.

Sie mussten ihre Kleider abgeben, duschen und dann unbekleidet in einem Raum mit Soldaten auf die Rückgabe ihrer Kleider warten. Ich ging zum Chefarzt und versuchte zu intervenieren, umsonst, man ließ mich nicht zu den Amerikanern. Man hätte erklärt, die Frauen sollten sich nicht so aufregen, die Soldaten dächten sich nichts dabei und in amerikanischen Zuchthäusern sei das üblich … Auch ich und alle Krankenschwestern mussten uns dieser Prozedur unterziehen, von dieser Vorschrift durfte sich keine ausschließen.

Eines Tages wurde ich zum Chefarzt gerufen, ein neuer Befehl: Alle Frauen mussten auf Tripper untersucht werden. Ich war starr, wir waren doch keine Straßendirnen! Diese Untersuchung war sehr unangenehm. Achselzucken, Befehl der Amerikaner, besondere Begünstigung: Wir deutschen Ärzte dürfen diese Untersuchung selbst durchführen und mir als einziger Ärztin übergab man diese heikle Angelegenheit. Ich hatte eine schlaflose Nacht, wie sollte ich das den Frauen beibringen, wir hatten blutjunge Mädchen bis zu alten Frauen hier. Da kam mir eine rettende Idee, ich kündigte eine große, umfassende Gesundheitsuntersuchung im Frauenlager an und dabei erledigte ich die Untersuchung auf Tripper, d.h. ich suchte die Frauen aus, bei denen ein begründeter Verdacht bestand und überwies sie zum Frauenarzt. Den älteren Frauen habe ich begreiflich gemacht, dass in ihren Jahren eine Untersuchung auf Krebs immer sinnvoll sei. Es sind auf diese Weise etwa 160 Frauen untersucht worden und keine hatte Tripper. Später im Lager Y. nahm die Sache schon größere Formen an, dort musste von jeder Frau ein Abstrich gemacht werden, diese wurden dann in München untersucht. Dann mussten wir uns alle, Männer und Frauen, Blut abnehmen lassen, um es auf Syphilis untersuchen zu lassen. Es lässt sich denken, dass die Amerikaner an die Volksgesundheit und Eindämmung der Geschlechtskrankheiten gedacht hatten und uns nicht demütigen wollten. Das kann aber so nicht stimmen, denn wir sind niemals und das bei der teilweise schlechten Versorgungslage auf Tuberkulose untersucht worden und die Menschen waren vom Krieg erschöpft und ausgehungert. Die Männer wurden niemals auf Tripper untersucht, ich denke schon, dass man uns Frauen demütigen wollte.

Düsteres im Lager

Waren auch die Läufe der amerikanischen Maschinengewehre ständig auf uns gerichtet und hat mich stets ein Soldat mit der Waffe begleitet, wenn ich zur Aufnahmebaracke ein paar Meter am Lagerzaun entlang gehen musste, geschossen wurde nicht von unserer ersten Wachmannschaft im Lager X. Das wurde unter der zweiten Wachmannschaft anders, es wurde der Befehl gegeben, dass man sich dem Zaun nur auf drei Meter nähern durfte, andernfalls werde geschossen und zwar ohne jegliche Warnung.

Im Lager X. gab es viele alte Menschen, die Männer waren schwer ausgehungert, der Hunger machte unsicher und taumelig, dazu kam die ungewöhnliche Hitze des Sommers 1945. Die Menschen waren benommen, nahmen nichts mehr richtig wahr und es war kein Wunder, dass die Drei-Meter-Grenze häufig überschritten wurde. Später haben wir an einzelnen Stellen Schilder angebracht: Vorsicht! Lebensgefahr! Im Lager Y,. bestand die gleiche Vorschrift und im Frauenlager wurde ein kniehoher Stacheldraht gezogen, das war die sogenannte »Todeslinie«, eine schauerliche Bezeichnung.

Der Stacheldraht der Todeslinie wurde teilweise zum Wäscheaufhängen benutzt, wo hätten wir unsere Wäsche auch aufhängen sollen, dabei wehte einmal der Wind ein paar Wäschestücke fort und eine alte Frau kletterte über den kniehohen Draht, um die Wäschestücke zurückzuholen. Peng! – da schoss einer der Posten vom Turm, traf aber Gott sei Dank nicht. Zwischen dieser alten Frau und der Freiheit war noch ein doppelter, weit über mannshoher Stacheldrahtzaun, dazwischen mehrere Meter Niemandsland, links ein Wachturm, rechts ein Wachturm, von denen das ganze Gelände übersehen werden konnte. Es war schon außerordentlich notwendig, auf die alte Frau zu schießen, die ein paar Wäschestücke bergen wollte.

Als die zweite Wachmannschaft kam, wurde besonders unsinnig herumgeschossen. Eines Samstagnachmittags saßen wir in der chirurgischen Baracke, wir hatten einen arbeitsreichen Vormittag hinter uns und hatten nun ein wenig Ruhe, da krachten draußen ein paar Schüsse. Wir sahen uns nur an, es war doch wohl besser, wir bereiteten uns vor. Nach wenigen Minuten kam die Tragbahre mit einem blassen, stark blutenden Mann herein. Er kam sofort auf den Operationstisch. Er hatte drei glatte Durchschüsse, in einer Wade, einer Schulter und einem Unterarm. »Da haben Sie aber Glück gehabt«, sagte unser Chirurg, der die Wunden rasch versorgte. Mir fiel seine ausgeprägte Fassung auf, seine heitere Gelassenheit. Bald plauderte und benahm er sich so, als sei er auf der Promenade eines eleganten Kurbades und es sei ihm nur ein wenig übel geworden. Wir fragten nach seinem Namen, er war Prinz eines großen ostdeutschen Fürstenhauses. Prinz Q. hatte Spitzwegerichblätter gesucht, diese sammelten die hungernden Männer, um sie zu rauchen. Dabei hatte er die Drei-Meter-Grenze missachtet und war ohne Warnung angeschossen worden. Warum man dann auf einen Menschen noch zweimal schießt, ist mir schleierhaft.

Ich habe eine ganze Reihe angeschossener Männer gesehen und es gab auch eine Reihe tödlicher Schüsse und bei all diesen Fällen handelte es sich keineswegs um Fluchtversuche. Es war heller Tag, die Männer waren unter den Augen der amerikanischen Wachen, geschossen wurde trotzdem.

Auch in anderen Lagern wurde geschossen, in Y. war es unter Posten eine Zeitlang Mode, zum Zeitvertreib ein wenig herumzuknallen. Es kam vor, dass ein Posten auf seinem Turm nicht rechtzeitig abgelöst wurde, das Wachen war ja entsetzlich langweilig, dann schoss er so lange in die Luft, bis seine Ablösung das hörte und ihn ablöste.

Knallte es in Y., so regte man sich schon gar nicht mehr auf. Im Lauf der Zeit wurde das aber anders, es kam nämlich vor, dass die Amerikaner auf unsere Angehörigen schossen, die trotz aller Verbote versuchten, sich dem Lager zu nähern. Sie versuchten uns nach monatelanger Trennung und kärglichen Nachrichten über eine Entfernung von 50 Metern oder mehr wenigstens von der Ferne zu sehen. Mein eigener Mann ist im Wald in Deckung gegangen und hat sich vor den Gewehren der Amerikaner verborgen. Er wollte mich unbedingt sehen und sprechen. Meine Familie war in einer außerordentlich schwierigen Lage und es gab so vieles, was ich hätte wissen müssen und ihm hätte sagen wollen. Ich ging unter den Wachturm und rief zum Posten hinauf, sagte ihm, worum es sich handele und bat ihn nicht zu schießen. Er solle mich doch mit meinem Mann reden lassen, ich hätte fünf Kinder und da sei es schwer für einen Mann allein. Der Posten rief herunter: »I am not the boss here, I have my orders, it is forbidden!« Zugleich ging er auf die andere Seite des Turmes und drehte uns den Rücken zu. So habe ich meinen Mann auf einige Entfernung doch noch einmal sehen können, ihm ein paar Worte zurufen können, wie er dort so im Wald, im Schnee stand. Es war das letzte Mal, das ich ihn gesehen habe.

Eines Tages wurde der Lagerarzt in höchster Eile aus dem Lager Y. herausgeholt, er kam nach einer Stunde recht erschüttert zurück. Eine Bauersfrau aus dem Nachbarort war erschossen worden, warum? Es führte ein kleiner Fußweg am Lagerzaun entlang, den die Bauern offenbar seit jeher als Abkürzung benutzten, es war aber verboten, sich dem Lager zu nähern. Die Frau hatte das sicher nicht gewusst und befand sich auf dem Kirchgang. Alles, was sie bei sich hatte, war das Gebetbuch, die Wache hatte sie durch einen Bauchschuss getötet.

In jedem Lager gibt es ein Gefängnis, eine Strafbaracke oder einen Bunker. Das Gefängnis des Lagers X. diente zunächst nicht der Bestrafung von Insassen des Lagers, sondern dort wurden Menschen eingeliefert, die nach Ansicht der Amerikaner besondere Strafe verdienten. Der Bunker von X. muss ein unheimlicher Ort gewesen sein und es gingen düstere Gerüchte über ihn im Lager herum. So weiß ich, dass der Direktor einer großen Irrenanstalt, er war wohl über 70 Jahre alt, wochenlang dort eingesperrt war und dort sehr geschlagen wurde.

Eines Tages wurden auf unsere chirurgische Abteilung zwei bewusstlose Männer eingeliefert mit Spuren schwere Misshandlungen im Gesicht und am Körper. Diagnose: Gehirnerschütterung, wahrscheinlich Schädelbruch. Ich wollte wissen, wie die Männer zu solchen Verletzungen gekommen waren, der Kollege G. sah mich ob meiner Naivität mitleidig an und meinte mit vielsagendem Blick: »Sie kommen aus dem Bunker.«

Im Lager X. ist schwer geprügelt worden, vor allem die SS. In der Strafbaracke von X. wurde geradezu mit wissenschaftlichen Finessen geprügelt, in die Nieren- und Magengegend. Als ich einmal in der Aufnahmebaracke wartete, sah ich einem amerikanischen Leutnant zu, der vor sich wohl an die zweihundert Männer in glühender Sonne strammstehen ließ. Er umkreiste diesen Block von Männern, stieß mit den Stiefelspitzen nach ihnen, mit Faustschlägen trieb er ihnen die Hüte über die Köpfe. Es waren großenteils ältere und alte Männer, er pufften und schlug sie. Die Männer standen regungslos in der Sonne, andere Soldaten sahen zu. Mir rann es kalt den Rücken hinab, wohin sollte dies alles führen, wo dies alles enden? Wie ein Tier schlich der Leutnant um die Männer, puffend, tretend, schlagend. Jetzt drehte er sich um und kam auf mich zu. Nach den Vorschriften hätte ich vor ihm strammstehen müssen, brachte es aber nicht fertig. Ich machte mich auf alles gefasst, ich war hier in einem einsamen Winkel des Lagers, wer hätte mir helfen können? Zu meinem Erstaunen verwickelte er mich aber ausgesprochen freundlich in ein langes Gespräch. Später hörte ich, dass er einen bestimmten Mann gesucht hatte, an dem er sich rächen wollte.

Es kam eine Zeit, in der sich im Bunker merkwürdig viele Männer erhängten. Es waren uns, wie schon berichtet, Messer, Scheren, Stricknadeln, Nagelreiniger etc. abgenommen worden, um Selbstmorde zu vermeiden. Es kamen aber immer wieder Selbstmorde vor. Dort wurde aber auch eines Tages eine Strafbaracke eingerichtet, der Gebieter dieser Baracke war einer unserer Männer und entsprechend ging es dort dann auch zu. Hier mussten sogar auch Frauen in die Strafbaracke.

Flucht

Der Jurist im Lager Y. ,mit dem ich mich oft und viel unterhalten habe, hat mir einmal gesagt, dass es zu den unverbrüchlichen Rechten des Gefangenen, besonders des nicht verbrecherischen und abgeurteilten Gefangenen gehört, den gewaltsamen Entzug seiner Freiheit durch Flucht zu beenden. Er sagte mir, dass die Flucht in Deutschland nicht unter Strafe stehe. Für die allermeisten von uns politisch Internierten wäre die Flucht sinnlos gewesen, man hätte uns doch bei unseren Kindern, Männern oder Frauen gefunden. So sind bei den Frauen ernsthafte Fluchtversuche nicht vorgekommen, anders bei den Männern. Es waren viele junge Männer im Lager, deren Heimat in der russischen oder englischen Zone lag und für sie hatte eine Flucht viel mehr Sinn.

Im großen Lager X. erschienen eines Tages auf einem der großen freien Plätze eine Anzahl von Männern mit Spitzhacken und Schaufeln und begannen zu graben. Offenbar ein Arbeitskommando unter Leitung eines Ingenieurs, der die Kanalisation des Lagers kannte und irgendwelche Arbeiten daran leitete. Die Männer schienen offiziell dafür eingeteilt worden zu sein und bekamen Schwerarbeiter-Zulagen. Tag für Tag erschienen sie und gruben gemächlich ein recht tiefes Loch, das in einen Schacht führte. Kam ein Amerikaner des Weges, stellte er sich dazu und sah eine Weile in das Loch hinein und niemand dachte sich etwas Böses dabei. Eines Tages waren alle 11 Männer verschwunden, sie hatten sich vor den Augen aller den Weg in die Freiheit gegraben.

Einer unserer Männer war, das war eine seltene Ausnahme, mit einem guten, schönen Zivilanzug ins Lager gekommen, wie man so sagt, einem richtigen Sonntags-Ausgehanzug. Der erklärte eines Tages, er sei zum Verhör bestellt, zog diesen guten Anzug an und ging die große Lagerstraße hinunter, bis an das innere Tor. Den Durchgangszettel, den man für diese Fälle brauchte, hatte er dabei und er gelangte ohne weiteres bis in das Gebäude des CIC. Dort aber sang er ein anderes Lied. Er klopfte höflich an, trat ein und sagte, er komme von draußen. Seine Schwester sei hier im Lager, die Mutter wäre schwer krank und er müsse die Schwester unbedingt sprechen! Nun waren wir ja zu dieser Zeit von der Außenwelt hermetisch abgeschlossen, wir konnten sterben hinterm Stacheldraht, ohne dass es jemand erfuhr. Die Offiziere des CIC waren empört, wieso er in das Lager hereingekommen sei und vor allem wie? Das sei doch unerhört und strengstens verboten, er solle machen, dass er hinauskomme, sonst würde er selber festgesetzt! Er inszenierte einen richtigen Krach mit dem CIC, der damit endete, dass er regelrecht zum Lager hinausgeworfen wurde. Ein Posten musste ihn einen halben Kilometer weit begleiten, damit er auch ganz sicher das Lager verlassen hatte. Erst abends beim Appell wurde er vermisst, aber da war er schon über alle Berge.

Ins Lager Y. kamen regelmäßig LKW, die die Abfalltonnen hinausfuhren, die Männer setzen sich hinein, fuhren mit hinaus und kamen ganz einfach frei, lang ging das allerdings nicht.

Unserer ärztlichen Tätigkeit waren bedauerlicherweise immer wieder Grenzen gesetzt durch fehlende Hilfsmittel. Ich hatte z.B. nicht daran gedacht, bei meiner Verhaftung mein Hörrohr einzupacken, so hatte ich als Lungenfachärztin kein Hörrohr zur Verfügung. Im Lauf der Zeit war es jedoch in der Drechslerwerkstatt möglich, welche herzustellen, sie waren etwas schwer und plump, aber man hörte ausgezeichnet mit ihnen. Anfangs hatten wir keinen Blutdruckapparat, keine Möglichkeit zur Untersuchung des Blutbildes, das kam erst später, als wir ein kleines Labor mit einem sehr gewissenhaften Kollegen hatten. Bakteriologische Untersuchungen konnten wir nie durchführen, das war bitter, denn wie oft hatten wir Verdacht auf Infektionskrankheiten und konnten nicht gezielt gegen ihre Ausbreitung vorgehen. Am besten eingerichtet war die chirurgische Baracke, die, wie schon erwähnt, eine komplette Einrichtung mit septischem und aseptischem Operationssaal hatte. Sie stammte noch von deutschen Firmen, die die deutsche Wehrmacht für die Kriegsgefangenen bereitgestellt hatte. Es gab auch keine Röntgeneinrichtung, leider war die Röhre durch ein Missgeschick zerschlagen worden, es war ein unersetzlicher Verlust. Am Anfang unserer ärztlichen Tätigkeit stießen wir an allen Ecken und Enden auf Schwierigkeiten und mussten mit primitivsten Mitteln diagnostizieren und therapieren. Das Fehlende versuchten wir durch eine intensive seelische Unterstützung auszugleichen und so glaube ich sagen zu dürfen, dass mit Ausnahme von ganz wenigen Fällen den Kranken die Hilfe zuteil wurde, die sie brauchten.

Nach dieser schwierigen Anfangsphase entwickelte sich ein wohlorganisierter medizinischer Betrieb. Es gab eine Abteilung Gesundheitswesen mit dem Lagerarzt und seinem Sekretär. In jedem Block gab es einen Blockarzt, der ein kleines Sprechzimmer mit Medikamenten und Verbandstoff zur Verfügung hatte. Jeder Kranke musste sich zuerst an seinen Blockarzt wenden, dieser schickte ihn, falls nötig, an die Fachärzte im Lazarett weiter. Mit gesonderten Passagierscheinen durfte man aus den Blocks heraus ins Lazarett, war jemand ernsthaft krank, entschied ein eigener Aufnahmearzt über die Aufnahme im Lazarett. Im Lazarett herrschte ein regelrechter Klinikbetrieb mit Visiten, Krankengeschichten, Fieberkurven, Chefarzt, verschiedenen Abteilungen, der jeweils ein Facharzt vorstand. Dazu kamen natürlich noch Sanitäter und Schwestern.

Eines Tages wurde ich, Knall auf Fall, aus der Frauenbaracke hinaus in die chirurgische Baracke kommandiert, warum wusste ich nicht. »Doctor, you will stay and work here!« Hier arbeitete ich mit meinem schon erwähnten Kollegen G. zusammen, es war geradezu ein Vergnügen und ein Genuss, mit ihm zu arbeiten. In der Früh wurde gewöhnlich operiert, anfangs wurden nur lebensnotwendige und dringliche Operationen ausgeführt, Blinddarmfälle vor allem, Brüche und ähnliches. Bald sprach es sich herum, dass in X. gut operiert wurde und die Männer strömten förmlich herbei, um sich ihre Brüche operieren zu lassen, es gab unendlich viele, die schwere Abmagerung mag daran schuld gewesen sein. Das Essen im Lazarett war reichlicher, man lag in einem regelrechten Bett statt auf Brettern, all dies weckte die Operationslust und der Kollege G. operierte, bis das Nahtmaterial und die Narkosemittel merklich abnahmen. Vormittags hielten wir Sprechstunde ab, die von ca. 50 Kranken aufgesucht wurde. Es kamen viele Kriegsverletzte, die alte Schuss-, Fistel- oder Narbenbeschwerden hatten und dann die vielen, vielen septischen Erkrankungen, schwere Furunkel, riesenhafte Karbunkel und bösartige Panaritien. Dazu hatten wir ganze Baracken voller Amputierter, unter denen auch doppelt Amputierte waren. Die Mangelernährung, der Staub und Schmutz in den Baracken begünstigten diese Erkrankungen und wir hatten alle Hände voll zu tun. Die Sanitäter waren rastlos am Verbinden.

Es wurde noch Visite gemacht, der Vormittag war im Flug vergangen und nachmittags wurden die Dinge erledigt, für die man etwas Ruhe brauchte. Oft kamen aber noch dringende Fälle und oft wurde noch nachts operiert. Später habe ich auf Befehl der Lagerleitung die Arbeit in der chirurgischen Abteilung teilweise aufgegeben und dafür die Tuberkuloseabteilung übernommen. Außerdem ging ich täglich ins Frauenlager, um dort Sprechstunde zu halten. Mit den Nachtdiensten wechselten wir uns gegenseitig ab und da es keine Klingeln an den Betten gab, machten wir regelmäßig unsere Gänge durch die Krankenräume. Wir hatten auffallend wenig Todesfälle. Bei den großen, schweren Eingriffen, wie z.B. bei Durchbrüchen von Magengeschwüren oder bei Darmverschlüssen, wirkte der ausgehungerte und heruntergekommene Körperzustand der Patienten sehr erschwerend. Da wir uns Rechenschaft ablegen wollten über die genaue Todesursache, wurde jeder Verstorbene seziert. Ich habe dabei Herzen von Männern gesehen, die kaum größer als Kinderherzen waren durch die Unterernährung. Auch ein Laie kann sich unschwer vorstellen, was das für eine Auswirkung bei einer Operation hat.

In einem Lager herrschen völlig andere Lebensbedingungen, das Einzelwesen tritt in den Hintergrund, es treten Massenprobleme auf und diese bringen bestimmte gesundheitliche Störungen gehäuft mit sich.

Das Erste, was uns zu schaffen machte, waren die Erkrankungen der Verdauungsorgane, viele hatten Durchfall. Die Lagerkost, Hülsenfrüchte und Kommissbrot, mag daran schuld gewesen sein, Diät zu halten, war unmöglich. Wer Durchfall hatte, musste also fasten. Dann verfielen wir darauf, das Kommissbrot draußen an offenen Feuerstellen in dünnen Scheiben zu rösten, das bekam den Durchfallkranken sehr. An Medikamenten hatten wir Opium und Tannalbin. Wurden die Durchfälle zahlreicher, dachten wir natürlich an Typhus, Paratyphus und Ruhr und fürchteten um das Lager. Fast alles verlief aber fast ohne Fieber, wir hatten Glück, die Erkrankungen blieben harmlos.

Die grobe, schlackenreiche Kost machte allen Menschen Beschwerden, sie litten an Erkrankungen des Magens, der Gallenwege oder des Darmes. Später war es möglich, die Patienten ins Lazarett zu nehmen und ihnen eine Art Diät zu verabreichen aus Trockenmilch, Mehl, Nudeln oder Haferflocken, eine ziemlich fade schmeckende Angelegenheit.

In allen drei Lagern war ich für die Erkrankungen der Lunge eingesetzt und im Lager X. habe ich im Laufe der Zeit 30 offen Tuberkulöse herausgezogen. Es handelte sich hierbei um Kranke, die Tbc-Bazillen aushusteten und also in den mit Menschen vollgestopften Baracken eine schwere Gefahr darstellten. Sie wurden in einer eigenen Tbc-Baracke zusammengefasst und durch einen Sonderstacheldraht vom übrigen Lager abgeschlossen. Diesen Bezirk durften sie nicht verlassen, worüber sie sehr unglücklich waren. Bei den Erkrankungen der Lunge, insbesondere der Tuberkulose spielt die Ernährung in der Vorbeugung und Behandlung eine sehr wesentliche Rolle.

Der Erste Weltkrieg hatte gezeigt, dass die Tuberkulose rapide zunimmt und immer bösartiger wird, wenn die Menschen lange unter Eiweiß- und Fettmangel leiden. In den schlimmsten Hungerzeiten in X. schätzten wir die täglichen Kalorien auf 500-600 und zieht man in Betracht, dass für einen Tuberkulösen etwa 3500 dringend geboten sind, so kann man sich vorstellen, was das für einen Mangel bedeutete. Erst gegen Ende des Hochsommers 1945 war es uns möglich, den Kranken fühlbare Zulagen zu verschaffen und zwar bekamen wir von den Amerikanern in erster Linie Sahne, die ein ausgezeichnetes Mittel zur Hebung des Allgemeinzustandes war. Die Folge war, dass eigentlich alle Befunde sich besserten und die Infiltrate zurückgingen.

In allen drei Lagern gab es viele alte und ältere Menschen, bei vielen von ihnen versagte der Kreislauf. Bei den jungen Menschen griff der Hunger oft das Herz an, sie klagten über Kurzatmigkeit, Schwindelgefühle und unangenehme Sensationen am Herzen, wohl kein Organ reagiert so ungünstig auf seelische Belastungen wie das Herz. Ich selbst habe unter dem Druck der Internierung zeitweise mein Herz so unliebsam gespürt, dass ich meinte, einen ernsthaften Herzschaden zu haben. Manchmal brauchte ich Strophantin, kaum war ich aber wieder zuhause bei meinen Kindern, waren alle Herzbeschwerden vorbei. Zwei Männer hatten wir mit schwersten Angina-pectoris-Anfällen, konnten aber mit Strophantin und Digitalis helfen. Großen Wert legten die Amerikaner auf die Verhütung und Bekämpfung von Infektionskrankheiten, schon um ihre eigenen Truppen zu schützen. Wir wurden allesamt gegen Typhus, Flecktyphus und Pocken geimpft, wobei die Pockenimpfung bei den von Hunger geschwächten Menschen sehr unangenehme Reaktionen zeigte. Es wurde die Parole ausgegeben, wer sich nicht impfen lässt, wird nicht entlassen. Wer ließe sich da nicht impfen?

Wie alle anderen Spezialisten bekamen auch die Neurologen und Psychiater im Lager Arbeit. Es gab schwere Fälle von Polineuritis und Neuritis, die mit Vitamin B behandelt wurden, aber eine viel größere Rolle spielten die seelischen Veränderungen und Erkrankungen durch die Internierung und die Kriegswirren. Wir haben festgestellt, dass der, der arbeiten konnte, am ehesten seelisch intakt blieb. Ein wenig merkwürdig wurden im Laufe der Zeit viele Menschen durch den Lageraufenthalt und wir pflegten zu sagen, dass jeder seinen besonderen »Vogel« habe.

Wir hatten in unserer Baracke zwei Frauen mit schweren Depressionen, die wir ins Hospital nehmen mussten, weil es für die anderen nicht mehr zu ertragen war. Ein Mann in den Sechzigern bekam eine echte senile

Demenz, ein jüngerer Arzt einen schizophrenen Schub, er musste isoliert und ständig überwacht werden. Eines Nachts entwich er seinen Sanitätern, rannte im Gelände herum und schrie militärische Kommandos, die Wachen auf den Türmen begannen wie wild zu schießen. Das ganze Lager war in Aufruhr, aber schließlich beruhigte sich alles wieder, ohne dass jemand verletzt wurde. Einer der bekanntesten Charakterdarsteller des deutschen Films, der Millionen von Menschen beeindruckt hatte, litt von Anbeginn seiner Internierung an einer schweren Depression, er verzehrte sich nach seiner Frau, seinem Haus und Garten, das mündete später in eine schwere Haftpsychose und auch er musste isoliert und überwacht werden.

Die Amerikaner legten uns deutschen Ärzten gegenüber immer wieder die Überzeugung an den Tag, dass wir wissenschaftlich gesehen weit zurück seien. Schuld an dieser Einstellung trug sicher die überwältigende Presse-Propaganda, die in den angelsächsischen Ländern mit dem neuen Heilmittel Penicillin getrieben wurde. Wir hatten in der Abgeschlossenheit der letzten Kriegsjahre und unter unseren schweren Lebensbedingungen vielleicht wirklich nicht so viel erfahren wie in normalen Zeiten. Sie haben uns das Penicillin gewissermaßen immer unter die Nase gerieben, was wir aber an Forschung auf dem Gebiet der Sulfonamide erreicht hatten, davon wussten sie nichts.

Die innere Not

Alle Internierten in den drei Lagern hatten ihr Schicksal zu tragen, die Zukunft lag völlig im Ungewissen und im Dunkel. Die seelische Belastung durch die Internierung, deren Ende nicht vorhersehbar war, der Zusammenbruch Deutschlands, für das die meisten von uns jahrelang unter Aufbietung all ihrer Kräfte gekämpft, gearbeitet, gedarbt und geduldet hatten, alles zusammen war geeignet, die Menschen völlig zu Boden zu drücken.

Dabei erwies es sich, dass die Frauen vom allgemeinen Zusammenbruch weit weniger getroffen waren als die Männer. Die Frau steht dem Lebendigen näher, ihre Aufgaben bleiben immer die gleichen, egal unter welchen Voraussetzungen und ich denke, dass sie deswegen der Zusammenbruch weniger getroffen hat.

Es gab Männer unter uns, die glaubten, in diese Verwirrung oder Ratlosigkeit der Internierten mit weltanschaulichen Vorträgen eingreifen zu müssen. Die Amerikaner wachten natürlich sehr genau darüber, was da vorgetragen und diskutiert wurde. Wir konnten jedoch weltanschauliche Vorträge von Historikern, Naturwissenschaftlern und Anthroposophen hören und nicht selten schlossen sich daran heftige Auseinandersetzungen und Diskurse an, die den Lagerfrieden erheblich störten. Schließlich wurden dieser Vorträge ganz verboten.

Eine große Reihe von Menschen suchten Trost und Halt bei den christlichen Kirchen beider Konfessionen, sei es, dass sie von Jugend an gläubig waren oder sich während der Zeit der Internierung wieder dem Christentum zuwendeten. Bei dem CIC war das Erstaunen groß, wenn man trotz Parteizugehörigkeit auch die Zugehörigkeit zu einer Konfession angab, später wurde diese Zugehörigkeit zu einer Kirche sogar zu einem gewissen entlastenden Moment. Da wir im Lager Y. keinen Pfarrer mehr aus unseren Reihen hatten, kam der junge evangelische Stadtpfarrer von außen ins Lager herein. Es hieß, er sei früher Historiker gewesen, bevor er Theologie studiert hatte, er war ein feiner, liebenswürdiger Mensch, den wir alle sehr schätzten. In seinen Gottesdiensten unterließ er es nie, uns unsere Schuld vor Augen zu halten und streng mit uns ins Gericht zu gehen. Zur Schuld und Kollektivschuld möchte ich mich nicht äußern, fest steht, dass wir mit heißem Herzen für unser Volk das Beste wollten. Von Unmenschlichkeiten und Missständen haben ganz besonders wir Frauen nichts gewusst.

Die Amerikaner haben für unsere weltanschauliche Umerziehung oder Umschulung nichts getan. Während meiner 14 Monate währenden Haft ist von amerikanischer Seite in drei Lagern nicht ein einziger Vortrag gehalten worden, in keiner Veranstaltung wurden wir für die Demokratie gewonnen.

Der Lauf des Jahres – Entlassung

So unbegreiflich es den Menschen erscheint, die hinter Stacheldraht leben und ihrer Freiheit beraubt sind, das Jahr nimmt seinen Lauf. Es war glühend heißer Sommer, als ich das erste Mal interniert wurde, es war eisig kalter Winter beim zweiten Mal. Der blutrote Mohn im Niemandsland zwischen den Stacheldrähten, die leeren, steinigen Plätze um die Baracken und dagegen der schneereiche Winter mit klirrender Kälte, eingeschlossen im tiefen Wald. Weihnachten verging ohne die erhoffte Freilassung, zu Ostern waren wir schon gefasster.

Vielen von uns war beschieden, entlassen zu werden und ich habe viele Entlassungen mitangesehen, ehe ich zum zweiten Mal an die Reihe kam. Welcher Jubel, wenn wieder eine Liste mit Namen herauskam!

Die Mitteilung, dass man freikommt, ist fast ein ebenso großer Schock, nur mit umgekehrten Vorzeichen, wenn ich so sagen darf. Als die Reihe zum zweiten Mal an mich kam, stürmte unsere Bürokraft Vera ins Zimmer: »Frau Doktor, Sie sind entlassen – ach, wie freuen wir uns alle für Sie« und sie fiel mir jubelnd um den Hals. Von da an war es, als ob eine Wolke mich trüge, als ob die letzten Stunden im Lager ein Traum seien. Endlich heim zu meinen Kindern, zu meinen Eltern, die allein zurückgeblieben waren nach dem schrecklichen Tod meines Mannes. Heim, in ein Haus, in dem nie mehr mein Mann auf mich zukommen würde, niemals mehr. Hinaus in die Freiheit, wieder gehen können, wohin man wollte. Der Lagerarzt Dr. v. N. wollte mich nicht einfach so gehen lassen, er kündigte für den Abend eine Abschiedsfeier an. Es wurden mir illegale Briefe zugesteckt, Aufträge, Bitten, alles wollte ich draußen dann erledigen.

Am Abend hatten die jungen Mitarbeiterinnen einen Raum hübsch dekoriert und einen entzückenden Tisch gerichtet, die Leiterin des Lagers war da, alle Ärzte, es gab echten Bohnenkaffee und Gebäck von der Küchenleiterin, die glaubte dies verantworten zu können. Es wurde ein unvergesslicher Abend für mich.

Am nächsten Morgen wurde mir mein Gepäckbündel zum CIC-Gebäude gebracht, es gab noch kurze Formalitäten. Ich erhielt ein gutes Zeugnis über meine Arbeit im Lager, den Entlassungsschein – endlich! Heraus aus dem CIC-Gebäude, ein letztes Mal hinauf auf den Lastwagen, wir standen alle und Hände streckten sich uns entgegen und einen Augenblick hatte ich das Gefühl: Ich würde gerne bei euch bleiben! Der Wagen zog an, langsam, langsam – das Tor war hinter uns, der Stacheldraht, es ging in die Freiheit! Noch sah ich die winkenden Tücher aus dem Lager, dann eine Biegung und sie waren verschwunden.

Gertrud Haarer

Erinnerungen

1 Kindheit

»Ohne Erinnerung an die
Kindheit zu sein, das ist, als wärst
du verurteilt, ständig eine Kiste
mit dir herumzuschleppen, deren
Inhalt du nicht kennst. Und je älter
du wirst, um so schwerer kommt
sie dir vor, und um so ungeduldiger
wirst du, das Ding endlich zu öffnen.«[8]
Jurek Becker

Das kleine Mädchen mit dem dunklen Lockenkopf in einem rosa Strickhöschen mit angestrickten Hosenträgern rannte die hohe, dunkel getäfelte Einfahrt hinunter und hängte sich mit aller Kraft an die große Klinke der schweren Haustüre. Es war Nachmittag und es hatte geklingelt und da die Großmutter nicht mehr gut zu Fuß war, hatte sie Türdienst. Elektrische Türöffner gab es knapp zwei Jahre nach dem Krieg noch nicht. Endlich gelang es ihr die Türe aufzuziehen, draußen stand eine große Frau in einem grauen Kostüm und einem breitkrempigen, burgunderfarbenen Hut. Sie beugte sich zu dem kleinen Mädchen hinunter und sagte: »Ja kennst du mich denn gar nicht mehr, Trudchen? Ich bin's, die Mutter!« Wortlos drehte sich das kleine Mädchen um, rannte so schnell es konnte zurück ins Treppenhaus und rief laut: »Die Mutter ist wieder da, die Mutter ist wieder da!« Sie war zurück aus dem Lager und die Freude und Aufregung war groß.

Noch immer, wenn ich an diese Szene denke, die Bilder vor mir sehe, stehe ich neben mir, das kleine Mädchen bin nicht ich, ich kann keine Verbindung zu mir herstellen und doch weiß ich, dass ich das war. Damals war ich knapp fünf Jahre alt und meine Erinnerungen an meine frühe Kindheit sind nur bruchstückhaft.

Im Jahr meiner Geburt 1942 wollte Hitler nach längerer Kampfpause Stalingrad und die kaukasischen Ölgebiete nehmen, Rommel stieß in Afrika bis El-Alamein vor, die Armeen in Russland und Afrika wurden von den Alliierten zurückgedrängt. Die deutsche Wehrmacht besetzte Restfrankreich, es begann die britische Offensive gegen deutsche Rüstungsbetriebe und Großstädte, an der im Sommer auch die US-Luftwaffe teilnahm, es war das Jahr 1942, die Deportationen der Juden waren in vollem Gange. Es sah nicht gut aus für Deutschland.

Denke ich an meine früheste Kindheit, dann fühle ich, wie sich etwas Dunkles, Schweres über diese Vergangenheit legt, es ist, als ob alle Geschehnisse und Bedrohungen von damals wie in Watte gepackt sind, alles ist wie erstickt und ganz still. Ich weiß nichts mehr von dieser Zeit, es gibt nur ein paar Momentaufnahmen, von denen ich nicht sicher bin, ob ich sie selbst erinnere oder nur aus Erzählungen kenne. Eine meiner Schwestern hat mir immer wieder versichert, dass ich mich unmöglich erinnern könne, dass ich diese schwierige Zeit, die Nöte und die Auswirkungen auf unsere Familie gar nicht mitbekommen habe, das sei gar nicht möglich, folglich hätte ich auch keine Ahnung davon. Ich glaube das bis heute nicht und es zeigt mir, wie man mich damals als Kind gesehen hat, ich wurde als Kleinste gar nicht richtig wahrgenommen. Mit Sicherheit habe ich die Sorgen, die Verzweiflung, den Kummer, die Bedrohung unserer familiären Existenz gespürt. Ich denke, dass ich sehr wohl die Atmosphäre im Haus wahrgenommen habe, gemerkt habe, dass etwas Grundlegendes nicht stimmte, sich unser ganzes Leben dramatisch verändert hatte. Meine Mutter war 1945 verhaftet und in einem amerikanischen Lager interniert worden, mein Vater wurde 1946 tot aufgefunden. Zur Beerdigung kam meine Mutter für eine Woche frei. Ich wurde nicht mitgenommen auf die Beerdigung, sondern blieb mit meinen verstörten Großeltern zu Hause. Das soll alles spurlos an mir vorübergegangen sein, davon habe ich keine Ahnung, das hat sich mir nicht in irgendeiner Art und Weise eingeprägt?

Eine durchgehende Erinnerung beginnt sich erst einigermaßen zu verfestigen, als ich in die Schule kam. Was mir geblieben ist, sind Momentaufnahmen und Begebenheiten, die sich mir aus irgendeinem Grund eingeprägt haben, aber ich kann keinen größeren Zusammenhang herstellen. Es ist so, als ob ich in der Dunkelkammer ein belichtetes Papier in die Schale mit Entwicklerflüssigkeit lege und ganz allmählich erscheinen aus der sachte hin- und herschwappenden Flüssigkeit verschwommene Konturen, die dichter werden, ein Bild entsteht und ganz zum Schluss tritt es klar hervor, aber es ist nur dieses eine Bild, das ich erinnere. Einmal habe ich mir notiert, dass mir die Erinnerung an die Kindheit wie ein Bühnenbild vorkommt, ein kahler Raum mit Bretterboden, ohne Menschen, Möbel, mit grauen Wänden, einem grauen Boden und nur spärlich beleuchtet.

In der Zeit, als meine Mutter inhaftiert war, waren wir fünf Kinder mit den hochbetagten Großeltern allein und lebten unter sehr schwierigen existentiellen Bedingungen. Erklärt wurde mir damals gar nichts, in meiner Gegenwart wurde nicht über Probleme gesprochen und ich hatte folgsam zu sein. Ich denke, so ging es damals vielen Kriegs- und Nachkriegskindern, man sprach nicht mit ihnen, ihre Nöte wurden nicht verstanden, jeder hatte schließlich selbst genügend Probleme.

Ich war das zuletzt geborene Kind, die vier Geschwister zu Hause hatten die Masern und als meine Mutter mit mir aus der Klinik nach Hause kam, wurde ich im obersten Stockwerk isoliert und immer wenn die Mutter zu mir gekommen ist, hat sie sich einen frischen weißen Kittel angezogen und die Schuhe gewechselt, damit ich nicht angesteckt wurde. Den Geschwistern wurde strengstens untersagt zu mir hinaufzugehen, aber sie waren natürlich schrecklich neugierig und wollten das neue Geschwisterchen sehen. Irgendwann war es verdächtig still im Haus und als Mutter nach mir gesehen hat, stand die ganze Masern-Meute um mein Bettchen und begutachtete mich. Da hat die Mutter die ganze Umzieherei sein lassen und die Masern habe ich nicht bekommen.

Die Mutter und wir fünf Kinder waren Ende des Krieges in einem Gasthof in einem kleinen Ort in der Nähe Münchens evakuiert. Die Großeltern waren in München geblieben, um auf das Haus aufzupassen, das wir zwar nur gemietet hatten, aber unser ganzes Hab und Gut war dort und der Vater versah nach wie vor, so gut es möglich war, seinen Dienst in der Lungenfürsorge im Bezirk Oberbayern, dafür war er vom Wehrdienst freigestellt worden. Er wurde von der Großmutter verköstigt und versorgt.

Wie segensreich es war, dass die Großeltern auf das Haus schauten, stellte sich heraus, als ein großer Luftangriff stattfand und eine Brandbombe durch das Dach bis in das große Zimmer im ersten Stock hindurch sauste. Die beherzte Großmutter nahm die Bombe und warf sie durch die Balkontüre auf die Straße hinaus. Noch Jahre kündete der schwarze Fleck im Parkett von ihrer Heldentat. Sie selbst machte kein Aufhebens darum, sie sagte nur: »Was hätte mir alter Frau denn schon passieren können?« Fuhr man mit dem Finger über das vielleicht zwei Fußball große Loch, konnte man spüren, wie tief sich die Bombe bereits in das dicke Eichenparkett hineingefressen hatte. Erst Jahrzehnte nach dem Krieg wurde das Parkett ausgebessert.

Wir waren also in einem alten bayrischen Gasthof einquartiert, in ein oder zwei Zimmern im ersten Stock. Die Wirtin war alles andere als begeistert von diesen Gästen gewesen und ließ die Mutter das auch deutlich spüren. Ich war um die drei Jahre alt. Der Krieg war gerade zu Ende und niemand wusste so recht, wer zuerst kommen würde, die Russen oder die Amerikaner, immerhin waren die Russen schon in Österreich. Es müssen aufregende und nervenaufreibende Tage gewesen sein und als die ersten Jeeps mit den Amerikanern aufgetaucht sind, muss die Erleichterung groß gewesen sein. Da die Mutter die Einzige im Ort war, die Englisch konnte, wurde sie ausersehen ihnen entgegenzugehen und ihnen zu sagen, dass der Ort geschlossen kapituliere. Sie hatte mich auf den Arm genommen, denn sie wusste, dass die Amerikaner sehr kinderlieb waren und sie hat darauf gebaut, dass dieser Anblick sie milde stimmen würde.

Es war alles gut gegangen und nun ging es darum, den Offizieren im Gasthof Quartier zuzuweisen. Die sonst so unwirsche Wirtin überschlug sich fast in ihrem Übereifer, den Besatzern nur ja alles recht zu machen. Es war ein Gerenne und Getrappel auf den Treppen und Fluren mit den breiten Dielenbrettern, bis jeder seine Unterkunft hatte. Ganz zum Schluss ist die Mutter mit mir den langen dunklen Korridor im ersten Stock entlanggegangen, dort hing von der Decke der große Glaskasten, in dem ein Bierfuhrwerk en miniature mit Rössern, Bierfässern und allem Drum und Dran nachgebildet war, das hatte mich jeden Tag aufs Neue entzückt.

Plötzlich kam uns aus dem Halbdunkel, mit dem Rücken zu dem großen halbrunden Flurfenster fast geräuschlos jemand entgegen. Im Gegenlicht war außer den Umrissen einer Gestalt nichts zu erkennen und in meinem Schrecken sagte ich ganz laut:»Huuuuh, huuuh, da kommt der böse Wolf!« Der Mutter blieb vor Schreck schier das Herz stehen, wusste sie doch nicht, ob man mich verstehen würde, den Sinn konnte man auf jeden Fall erfassen, so lautmalerisch war das »huuuh …«

Es war ein amerikanischer Soldat, der schallend zu lachen anfing und in fließendem Deutsch sagte: »Keine Angst, ich bin nicht der böse Wolf und ich tue dir ganz bestimmt nichts.« Es stellte sich heraus, dass seine Eltern deutscher Abstammung waren (emigrierte Juden?) und er zweisprachig aufgewachsen war. Das war das einzige Mal, dass ich eine ganz bewusste Erinnerung habe, auf Mutters Arm gesessen zu sein.

Ich sitze auf dem Dachfirst unseres großen mehrstöckigen Einfamilienhauses und schaue in den Himmel. Dort oben bin ich gerne gesessen, ich fühlte mich da frei wie ein Vogel und wäre gerne einer gewesen. Sich in den blauen Himmel zu schwingen und ruhig dahin segelnd alles von oben zu betrachten, schien mir sehr verlockend. Der Speicher unseres Hauses übte eine große Faszination auf mich aus. Ich hatte mir ganz oben, unter dem Giebel des Daches hinter dem viereckigen, mit Isoliermaterial bandagierten Überlaufungetüms der Heizung ein Versteck gebaut, das gehörte mir ganz allein. Im Sommer war es brütend heiß hier oben, die Sonne knallte auf das Blechdach und die Schalbretter unter dem Dachfirst hatten einen ganz eigenen Geruch und knackten unaufhörlich. Hier konnte ich fernab vom Familiengetümmel ganz für mich sein, mir aus Haferflocken, Wasser, Salz und Maggi eine Suppe »kochen« und die kleine Leiter durch die Dachluke hinaus aufs Dach steigen. Am First entlang war ein breites Brett für den Kaminkehrer angebracht, dort konnte ich sitzen und über die Landschaft der Dächer schauen. Ich hütete mein Versteck sorgfältig, nur meine nächste Schwester wusste davon und sie holte mich, wenn ich gesucht wurde.

Ob ich als Kind besonders ängstlich war, weiß ich nicht, aber ich hatte natürlich meine Ängste, nicht zuletzt wegen so mancher Geschichte, die in unserer Familie kursierte. Vor allem aus dem Schwäbischen gab es manche skurrile Geschichte von verschrobenen Tanten oder anderen eigenartigen Verwandten.

So hatte sich mir die von einem unverheirateten, älteren Fräulein eingeprägt, die jeden Abend, bevor sie ins Bett ging, sich davor hinkniete und darunter schaute, ob sich da jemand versteckt habe. Eines Abends schaute sie wieder unter das Bett und tatsächlich lag da ein Mann unter ihrem Bett! Worauf sie nur ganz trocken sagte: »So, sind Sie endlich da?« Wir konnten uns immer wieder aufs Neue ausschütten vor Lachen, aber für mich hatte das zur Folge, dass es mir unmöglich war, mit nackten Füßen vor meinem Bett zu stehen. Immer hatte ich das Gefühl, als greife jemand nach meinen Knöcheln. So nahm ich von der Türe her einen Anlauf und sprang in hohem Bogen in mein Bett. Da ich als Jüngste immer als erste ins Bett gehen musste, ging ich meistens allein die zwei Treppen in den ersten Stock hinauf, später kam dann meine Schwester nach, mit der ich das große Zimmer teilte. Auf halber Höhe ging ein großes Fenster zum Hof und Garten hinaus. Ich musste also mit dem Rücken zum Fenster die zweite Treppe hinaufgehen, im Sommer war es draußen noch hell, aber im Winter war das Treppenhaus hell erleuchtet und das Fenster ohne Vorhang ein gähnend schwarzes Loch. Ich hatte die Vorstellung, dass ich für einen Schützen, der im Garten hinter der Stachelbeerhecke saß, eine ideale Zielscheibe abgeben würde. So rannte ich immer wie eine Wilde im Zick-Zack die Treppe nach oben, so würde mich der Schütze niemals erwischen. Später kam die Mutter noch einmal, um nach mir zu sehen, aber von diesen Ängsten hast sie nichts gewusst. Noch als Erwachsene hatte ich diesen Reflex auf der Treppe und konnte ihn mir nur mühsam abgewöhnen.

Eines Abends lag ich schon in meinem Bett, als es ein Gewitter gab, ich konnte die Straßenlaterne sehen, die im Sturm wild hin- und her schaukelte, der Regen trommelte auf den Blechboden des Balkons, das klang immer, als ob dort jemand hin und her gehen würde. Die dünnen dunklen Vorhänge bauschten sich im Winde, da ging ganz langsam und geräuschlos die Türe zum Treppenhaus auf. Vor Schreck war ich ganz starr und ich konnte nur wie gebannt auf die Gestalt starren, die sich langsam auf mich zubewegte. Sie hatte eine Art Überwurf an, das Gesicht war bis auf die Augen vermummt, auf dem Kopf hatte sie einen spitzen Hut mit einer Feder und unter diesem Überwurf kam nun langsam eine Hand hervor mit einem großen, blitzenden Messer, das sie hoch über ihren Kopf hob. Es war totenstill, es war mir unmöglich zu schreien und als das unheimliche Wesen an meinem Bett angekommen war, hörte ich ein Glucksen und ich sah in die rollenden Augen meiner Schwester. Sie lachte wie der Teufel über ihren Streich, ich konnte ihr nichts übel nehmen. Die sich bauschenden Vorhänge, die Gestalt mit dem spitzen Hut mit Feder und dem blitzenden Messer steht mir vor Augen wie die Illustration in einem Märchenbuch.

Einmal kletterte ich auf den Stuhl vor dem Biedermeier-Sekretär im Wohnzimmer, ich war allein. Ich wusste, dass dieser Sekretär ein Geheimfach hatte, so manches Mal war darüber gesprochen worden und ich war neugierig und wollte es unbedingt finden. So zog ich alle Schublädchen auf, untersuchte alle Fächerböden und irgendwann hatte ich tatsächlich das Geheimfach gefunden! Es lag nur eine weiß-blaue Zündholzschachtel »Welthölzer« drin und als ich sie aufschob, lag darin ein ganz klein gefalteter Brief, auf dünnstem Papier ganz eng beschrieben mit einer kleinen zierlichen Schrift. In diesem Moment kam die Mutter zur Tür herein und voller Triumph zeigte ich ihr meinen Fund. Sie nahm mir den Brief aus der Hand, warf einen Blick darauf und brach in Tränen aus. Was hatte ich getan, warum konnte sie sich gar nicht mehr fassen? Ich musste etwas Schreckliches entdeckt haben. Es war das erste Mal, dass ich die Mutter so haltlos weinen sah und ich habe das nie vergessen können. Als sie sich wieder einigermaßen beruhigt hatte, nahm sie mich auf den Schoß und erklärte mir, dass dies ein Brief von Vater sei, der in dieser Streichholzschachtel ins Lager geschmuggelt wurde und der ihr sehr viel bedeute. Ich hätte keine Schuld an ihren Tränen, die Erinnerung habe sie einfach übermannt. Das war eines der seltenen Male, die ich auf ihrem Schoß saß.

Zur Weihnachtszeit durften wir bei der Weihnachtsbäckerei mithelfen und da habe ich ganz deutlich den Ehering meiner Mutter vor Augen. Sie hatte die Ringe von Vater und sich zusammenlöten lassen, er war sozusagen doppelt und dadurch ziemlich hoch. Ich durfte mit diesem Ring am Rand des Backbrettes kleine Plätzchen ausstechen, die dann auch gebacken wurden und nur mir gehörten.

Bei dieser Gelegenheit muss es auch einmal passiert sein, dass mein Bruder, als die Mutter gerade mal nicht da war, zu mir sagte: »Augen zu – Mund auf.« Ich gehorchte vertrauensvoll und er kippte mir eine ganze Schaufel Mehl in den Mund. Es hat nicht viel gefehlt und ich wäre erstickt. Erst lachten sich die Geschwister halbtot, als ich aber über dem Spülstein hing, nach Luft rang, weil mir das Mehl in die Luft- und Speiseröhre und in die Nase geraten war, und versuchte, mir den Mehlklumpen mit Wasser und den Fingern aus dem Mund zu holen, da bekamen sie es doch mit der Angst zu tun und halfen mir, so gut sie konnten. Natürlich wurde ich dazu vergattert, nichts verlauten zu lassen, es war für uns immer oberstes Gebot, die Mutter mit solchen Geschichten zu verschonen.

Ein Brief meiner Mutter an die beiden Schwestern meines Vaters vom 31.12.1947 schildert unser damaliges Weihnachtsfest:

»*Meine liebe Anne, meine liebe Lore,*

Es wäre eine schöne Schande, wenn das alte Jahr zu Ende ginge, ohne dass auch ich mich bedankt habe für die reichen Gaben, die Ihr trotz aller Not der Zeit doch wieder herbeigezaubert habt. Zunächst einmal haben sie hervorragend geholfen, die Teller zu füllen. Ihr nehmt es mir hoffentlich nicht übel, dass ich die reizenden Säckchen ausgepackt habe. Der Apfel bildete das Kernstück des Tellers, daneben lag das Kletzenbrot, daneben für jedes Kind eine Orange, die mir ein gutes Geschick ins Haus gebracht hatte. Meine bescheidenen Plätzchen füllten dann noch schön auf. Das wunderbare Dörrobst sammelte ich in einer Tüte. Erfahrungsgemäß wird es an einem solchen Tag herumgestreut und nebenher weggegessen, wir haben aber damit drei volle Mahlzeiten gehabt, zu Brotaufläufen schmeckt es wunderbar.

Jedes Kind war sehr glücklich mit seinen Gaben. Ich hatte für alle etwas Wäsche beschaffen können und vor allem Strümpfe.

... Unsere Feiertags-Speisezettel interessieren Euch vielleicht auch. Am Heiligen Abend gab es Milchreis mit Zucker und Zimt. Am ersten Feiertag mittags gefüllte Kalbsbrust und abends Herings-Salat. Am zweiten Feiertag mittags Quarkkuchen mit Kakao und abends Flammeri. Die Kinder haben es sehr genossen, dass es einmal reichlicheres und besseres Essen gab und haben sich's sehr schmecken lassen. Über die Feiertage stand dann die Puppenküche im Vordergrund und es wurde eifrig gekocht, dazwischen gab es auch mal Streit und Tränen, wie es halt so ist.

... Kurz nach Weihnachten kam mir eine Hilfe ins Haus. Eine Lagerkameradin, etwas älter als ich, früher Lehrerin, will es mit uns versuchen und wir mit ihr. Ich m u s s irgend etwas unternehmen, ich kann einfach nicht so weitermachen, ohne Ferien ohne alles Ausspannen, es geht nicht mehr. Noch mehr als ich müsste die Großmutter entlastet werden, der ich sofort

den ganzen Einkauf abgenommen habe, was sich bereits auf ihr Herz und ihre Stimmung wohltätig ausgewirkt hat. Sie war infolge dauernder schwerer Atemnot und Überlastung immer so gereizt, dass man kaum mehr mit ihr sprechen konnte. Mein Brief gelingt nicht so recht, weil ich halt unter dauernder Störung schreibe. Es spielt sich eben alles in dem einen Zimmer, das nun durch Baum und Puppenküche recht voll geworden ist, alle Puppenbetten und Wägen stehen hier herin.

Fräulein L., unsere neue Hausgenossin, kann es offenbar sehr gut mit den Kindern, ist hilfsbereit und tätig, etwas langsamer als wir, aber auch sehr gründlich. Sie hat ein sehr liebes, mütterliches Wesen. Ich hoffe, dass es gehen wird und ich endlich, endlich viele viele Dinge tun kann, die eben getan werden müssen, wenn es weitergehen soll. Ich muss ja etwas schaffen, wenn ich die Familie erhalten und die Kinder durchbringen soll und das Arbeitsmaß eines Vaters und einer Mutter zu bewältigen in der heutigen Zeit ist nicht so einfach, besonders in meiner Lage. Jetzt will ich mich auch einmal gründlich röntgen lassen, Magen, Darm, Galle, wozu ich bisher einfach keine Zeit hatte. Manchmal fühle ich mich einfach krank, was mich natürlich sehr bekümmert. Aber es wird wohl so sein wie es immer ist: zum Schluss ist es nichts Schlimmes bei mir und ich beiß mich schon durch!«

Die einzige Zeit, in der ich die Mutter ganz für mich alleine hatte, war wenn ich krank war und auf dem Diwan in ihrem Arbeitszimmer mein Krankenlager aufgeschlagen worden war. Ich litt als Kind oft unter Mittelohrvereiterungen, die extrem schmerzhaft sind und wie oft wartete ich sehnsüchtig auf die Rückkehr der Mutter von ihren Sprechtagen in der Lungenfürsorge. Dann hat sie mir warmes Öl in die Ohren geträufelt und die Schmerzen wurden leichter. Nach dem Abendessen ist sie dann hinter ihrem Schreibtisch gesessen und hat noch gearbeitet. Ab und zu hat sie dann über ihre Brille geschaut und gefragt: »Trudchen, brauchst du noch etwas?« In diesen Momenten schwand die gewisse Fremdheit, die ich als Kind meiner Mutter gegenüber spürte.

Wenn ich heute so zurückdenke, dann war das Wichtigste für mich, mit den Geschwistern mitzuhalten, den Anschluss nicht zu verpassen und Fähigkeiten zu entwickeln, die sie vielleicht nicht so hatten. Nicht umsonst habe ich später den Spitznamen Nick Knatterton aus einer gleichnamigen Detektiv-Comic-Serie bekommen. Ich wusste immer Bescheid über alles, was im Hause und bei den Geschwistern so vor sich ging, dafür haben mich meine Geschwister sicher so manches Mal gehasst, aber ich fand auch verloren gegangene Dinge, wie verlorene Schlüssel, Geldbörsen etc.

Einmal fand ich an der Münchner Freiheit 100 DM auf dem Gehsteig, das würde heute vielleicht 1000 Euro entsprechen. Ich war mit Mitschülerinnen auf dem Heimweg und ich lud sie alle großzügig zum Standl vom »Fürst« ein, dort gab es Eis und Süßigkeiten. Da bog eine meiner Schwestern um die Ecke und sah mich mit dem Geld, umgehend expedierte sie mich nach Hause. Das Geld wurde auf die Polizei gebracht und als sich ein halbes Jahr lang niemand meldete, bekamen wir es wieder, das war wie ein Lottogewinn. Das Wohnzimmer wurde neu tapeziert und ich wurde zur Erholung ins Allgäu geschickt, wegen meiner ewigen Mittelohrvereiterungen und einem grässlichen Ekzem unter der Nase. Ich kam in ein Kinderheim, das von einer geistlichen Schwester »Tante Mucki« geleitet wurde. Als einzig positive Erinnerung habe ich den sonntäglichen Kakao mit Butterbrezen im Gedächtnis. Das Heimweh hatte mich wie eine Krankheit überfallen, ich war das erste Mal allein von zu Hause weg, wie alt ich war, kann ich nicht mehr sagen und ich entwickelte mich zum Bettnässer. Schließlich sann man auf sinnvolle Abhilfe und schickte meine nächste Schwester nach, da war schlagartig alles gut und das Bettnässen hörte auf.

An Stimmungen, Gespräche, materielle Not oder gar Hunger kann ich mich nicht erinnern, sicher hat mein kindliches Gemüt vieles einfach ausgeblendet, aber ich weiß, dass die Zeit, als Vater und Mutter nicht bei uns waren, auch bei mir ihre Spuren hinterlassen hat. Immerhin waren noch die Großeltern bei uns, aber der Großvater war ziemlich altersverändert und der betagten Großmutter wurde mit Sicherheit alles zu viel. Die Zeiten waren turbulent und die Zukunft ungewiss und erst spät habe ich manche Zusammenhänge begriffen.

Die politische Vergangenheit meiner Mutter, die Erziehung in der Nachkriegszeit und das Aufwachsen in einer vaterlosen Familie haben mein Leben bestimmt und geprägt. Tausenden von Kindern ist es ähnlich ergangen und jetzt über 50 Jahre nach Kriegsende gibt es den feststehenden Begriff der Kriegs-und Nachkriegskinderproblematik in der Psychologie und Psychiatrie. Endlich nehmen sich die Kriegskinder oder Nachkriegskinder als solche wahr, fangen an über ihre Traumatisierungen zu sprechen und wie sich diese ausgewirkt haben. Falls es ihnen überhaupt möglich ist, darüber zu sprechen. Es war uns oft nicht möglich, so zu »funktionieren«, wie unsere Eltern das wollten, obwohl wir ja angeblich noch viel zu klein waren, um überhaupt etwas mitbekommen zu haben von den ganzen Kriegswirren und Katastrophen. Die Auswirkungen sind sicher bei jedem Kind aus diesen Generationen sehr verschieden, aber ich denke, es ist hilfreich, wenn man weiß, woher Störungen kommen, dass man selbst nicht an irgendetwas »schuld« ist, dass man Hilfe und Linderung finden kann, um sich nicht ein Leben lang »fremd« zu sein.

Sehr viel hatte ich in meiner Kinder- und späteren Jugendzeit nicht mit meiner Mutter zu tun, sie verließ sehr früh das Haus, nachmittags kam sie zu unterschiedlichen Zeiten nach Hause. Nachdem sie gegessen hatte, machte sie ihren Mittagsschlaf und dann saß sie an ihrem Schreibtisch. Abends versammelten wir uns zum Abendessen und wenn einer von uns nicht da sein konnte, musste er sich abmelden, wo er war und wann er wiederkommen würde. Darauf wurde großer Wert gelegt. Wir waren oft sieben Personen am Tisch, dementsprechend lebhaft ging es zu und die Aufmerksamkeit der Mutter war so in Anspruch genommen, dass irgendwelche Verfehlungen von mir nicht so ins Gewicht fielen. Als ich etwas größer war, saßen wir manchmal noch in Mutters Arbeitszimmer am späteren Abend und tranken ein Glas Rotwein oder ein Bier und unterhielten uns.

An den Sonntagen im Winter mussten wir Jüngsten mit der Mutter einen ausgedehnten Spaziergang durch den Englischen Garten machen. Sie war die ganze Woche gezwungen, in geschlossenen Röntgen-Räumen zu sein, die Luft war dementsprechend und sie hatte in ihrer Freizeit das große Bedürfnis, an der frischen Luft zu sein. Im Sommer fuhren wir zum Baden, die Freude am Wasser, dem Schwimmen und an der Sonne hatten wir alle.

Wie so oft waren wir an einem schönen Sommersonntag mit den Rädern an die Isar in die Nähe des Georgensteins gefahren. Wir hatten dort unseren Stammbadeplatz auf einer Landzunge zwischen Isar und Kanal. Die Räder konnten wir relativ einfach durch die seichte Isar tragen, auf der anderen Seite des Damms floss eilig das grüne Kanalwasser mit seinen Strudeln dahin. Vorne auf der Landzunge gab es feinen weißen Sand und auf der Betonböschung zum Kanal türmten sich große Steinquader, auf denen wir herrlich braten konnten, wenn wir vom kalten Wasser durch und durch gekühlt, bibbernd und mit blauen Lippen aus dem Wasser kamen.

Hinter uns erstreckte sich die typische Auenlandschaft der Isar, auf dem kargen, hellen Schotterbett wuchsen haferartiges, hartes Gras, Huflattich mit seinen ledrigen großen Blättern in dicken Büscheln und silbrig-grüne Weiden. Dazwischen gab es immer wieder helle, unbewachsene Kies- oder Sandflecken, die durch die Weidenbüsche nicht einsehbar waren, außer man stand unmittelbar davor. Es roch nach kühlem Wasser, dem dunkelgrünen feuchten Moos, das an der Uferböschung wuchs. Das trockene, flache Kiesbett reflektierte die Hitze, hier stand die Luft, die Weiden rochen pfeffrig. Kreuz und quer durch das Gelände liefen schmale Trampelpfade und Mutter erklärte mir, dass hier ein wildes FKK-Gelände sei und ich hier nicht allein herumstreifen solle. Sollte ich aber einmal in die Situation kommen, mich verteidigen zu müssen, so solle ich dem Mann das Knie mit aller Kraft zwischen die Beine stoßen und nüchtern erklärte sie mir, dass die männlichen Geschlechtsteile besonders empfindlich seien. Ich war ungefähr 12 Jahre alt und hatte keine Ahnung von männlichen Geschlechtsteilen. Oder aber ihm mit dem Daumen fest auf den Augapfel drücken, das hat sie mir dann auch abgemildert praktisch veranschaulicht.

Wir wanderten durch die Weiden, sahen wir irgendwo etwas durch die Zweige schimmern, machten wir einen Bogen. Es war einer der seltenen Momente, in denen wir allein miteinander sprachen und ganz unvermittelt hat die Mutter mir erzählt, dass sie schon einmal verheiratet gewesen war. Ich weiß noch heute, dass ich zutiefst erschrocken war und meine erste Frage war, ob wir alle vom gleichen Vater seien. Die Vorstellung, dass wir nicht alle vom gleichen Vater sein könnten, hatte Erschreckendes für mich. Sie konnte mich beruhigen und hat mir einiges von ihrem ersten Mann erzählt, aber das hat mich damals nicht so interessiert. Schwer zu verdauen war für mich, dass meine Mutter so eine »Vergangenheit« hatte, und ich musste begreifen, dass die Welt nicht erst mit mir angefangen hatte, dass vorher schon viel geschehen war.

Nicht viel später habe ich vom Selbstmord meines Vaters erfahren, aber auch hier setzt einmal wieder meine Erinnerung aus. Ich weiß nicht mehr, wer mit mir gesprochen hatte und wie mir das erzählt wurde, ich kann es nicht mehr sagen .Es wurde ganz selten von unserem Vater gesprochen, obwohl er durch das Ölbild im Wohnzimmer immer präsent war. Dort saß er im weißen Kittel auf einem Sessel, die Ellbogen auf den Lehnen aufgestützt, in einer der übereinandergelegten Hände ein Stethoskop und er blickte sehr ernst durch seine starken Brillengläser in die Ferne. Als kleines Kind fühlte ich mich zwar ständig von ihm beobachtet, aber ich konnte keine Verbindung zu dem Mann im weißen Kittel herstellen.

Immer war es mir unangenehm gewesen, wenn ich nach dem Tod meines Vaters gefragt wurde, ob er gefallen sei oder ob er krank gewesen sei, ich sagte dann, er sei an einer Krankheit gestorben. Irgendetwas stimmte mit diesem Tod nicht, irgendetwas war daran unheimlich, unangenehm, außerhalb der Norm. Ich glaube nicht, dass ich viel gefragt hatte seit meiner Kindheits-Erfahrung mit dem Brief in der Streichholzschachtel im Geheimfach des Sekretärs. Es war wohl die Angst, für sie schmerzliche Erinnerungen heraufzubeschwören. Manchmal erzählte sie von selbst, dass er ein sehr weicher Mensch gewesen sei und immer viel älter gewirkt habe, als er tatsächlich gewesen sei und dass er allen schönen Dingen zugeneigt, ein Ästhet gewesen war.

Wenn die Mutter später bestimmte Vorlieben an mir feststellte, kam sie auf den Vater zu sprechen : »Du bist genau wie dein Vater, der konnte sich auch von Suppen und Salat ernähren und er liebte Pfefferminz-Bonbons.«

2 Haushälterinnen

Teile meiner Kinder- und eigentlich die gesamte Jugendzeit waren begleitet von Haushälterinnen, selbst als Erwachsene hatte ich noch mit unserer letzten Haushälterin zu tun, die über 30 Jahre bei uns war.

Die Mutter hatte nach dem Tod unseres Vaters für fünf Kinder und ihre Eltern zu sorgen, also mit ihr selbst einen Acht-Personen-Haushalt zu ernähren. Sie musste um jeden Preis Arbeit finden und das war nicht einfach, weil sie durch ihre Bücher, ihre Parteizugehörigkeit und ihre Arbeit in verschiedenen Verbänden im Dritten Reich belastet war. Eine Kassenzulassung für eine eigene Praxis wurde ihr aus diesem Grund verweigert. Wie sie dann an die öffentliche Gesundheitsfürsorge geraten war, weiß ich nicht, vielleicht hat man dort noch meinen Vater gekannt oder ein Einsehen gehabt, dass eine Frau mit fünf unmündigen Kindern Geld verdienen muss, in den Beamtenstatus wurde sie nicht übernommen, obwohl man ihr dies in Aussicht gestellt hatte. Erst nach der Prüfung hierfür wurde sie abgelehnt. Sie arbeitete bis zu ihrer Rente in der Lungenfürsorge und hielt, wie schon mein Vater, in ganz Oberbayern in wechselnden Orten, wo es eben in den Gesundheitsämtern ein Röntgengerät gab, Sprechtage ab. Das hieß damals, mit dem Zug in die verschiedenen Orte im bayerischen Oberland zu fahren. Oft verließ sie bei Dunkelheit das Haus, denn die Sprechtage begannen früh, um dann in einem abgedunkelten Raum manchmal bis zu 100 Menschen zu durchleuchten. Fand sie z.B. bei einem Bauern einen Befund, der auf Tuberkulose deutete, war das für den Bauern eine Existenzfrage, denn dann musste der Stall geschlossen werden und die Milch musste vernichtet werden. Sie hatte zu entscheiden, ob Schulen und Schwimmbäder zu schließen waren, wenn bei einem Kind der Verdacht auf Tuberkulose bestand. Diese Diagnosen mussten in Sekundenschnelle gestellt werden, da man die Menschen nicht lange der Strahlung aussetzen durfte und es war dunkel, warm und stickig im Untersuchungsraum, denn die Menschen waren halbnackt bei der Untersuchung und mit ihrer Hygiene stand es nicht immer zum Besten. Sie litt sehr unter diesem täglichen Sauerstoffmangel, den Gerüchen und oft ging sie zu Fuß zum Bahnhof. Das bedeutete einen Fußmarsch von ca. ¾ Stunde am Morgen, und entsprechend früh musste sie aufstehen. Anfang der 50er Jahre konnte sie sich dann einen VW-Käfer leisten, das bedeutete zwar eine Erleichterung, aber im Winter waren die Straßen-Verhältnisse oft sehr schwierig und sie musste sich zusätzlich sehr konzentrieren, denn ihr durfte auf keinen Fall etwas passieren, das war ihre ständige Sorge. Nachmittags gegen 16 Uhr kam sie dann zurück, je nachdem wie viel los war und nach einer Pause ging die Arbeit mit den Büchern am Schreibtisch weiter. Ich sah meine Mutter wenig, normalerweise nur zum Abendessen und am Wochenende ausführlicher bei langen Spaziergängen im Englischen Garten oder im Sommer, wenn wir mit dem Rad zum Baden fuhren.

Weil die Mutter tagsüber nicht zu Hause war, musste eine vertrauenswürdige Person bei uns leben, die den Haushalt schmiss und uns Kinder beaufsichtigte, damit die Mutter beruhigt ihrer Arbeit nachgehen konnte.

Schon während der Haftzeit der Mutter kam Annemarie zu uns, eine waschechte junge Münchnerin, die aus dem Schwabinger Krankenhaus hinausgeflogen war. Sie hatte sich dort als Säuglingsschwester den geistlichen Schwestern widersetzt, die einfach die ärztlichen Ernährungsanordnungen nicht befolgten und als daraufhin Säuglinge starben, konnte sie dazu nicht schweigen. Sie kannte die Mutter von verschiedenen Vorträgen her, hörte von unserer Not und stieß irgendwie zu uns. Ich stand bis kurz vor ihrem Tod in Kontakt mit ihr und sie konnte mir noch erzählen aus der Zeit damals. Unsere Not muss groß gewesen sein, es war kaum Geld da und oft hat sie auf ihren kärglichen Lohn verzichtet und noch Brot mitgebracht. Sie hat miterlebt, wie die Funkstreife vorfuhr und die nasse Aktentasche des Vaters brachte, als er schon ein paar Tage vermisst war und schließlich tot gefunden worden war.

Nach Annemarie kam »Tante Christel«, die in einem der Lager inhaftiert gewesen war, in dem auch die Mutter war. Ob die beiden sich dort schon kennen gelernt hatten oder erst später, weiß ich nicht. Tante Christel war Volksschullehrerin mit Leib und Seele, konnte aber ihren Beruf nicht gleich wieder ausüben, weil sie, wie die meisten Lehrer, Parteimitglied gewesen war. Sie war relativ klein und ziemlich korpulent und eine grundgütige, aber auch sehr sentimentale Seele. Das hatten wir schnell heraus und ich erinnere mich noch an die Hausmusik zu Weihnachten, wenn Tante Christel mit einem gewaltigen Tremolo die Lieder schmetterte und ihre Augen verdächtig feucht wurden, dann konnten wir uns vor Lachen kaum mehr halten und die Mutter warf vom Klavier her böse Blicke auf uns.

Irgendwann durfte Tante Christel wieder unterrichten und so gab es eine kurze Interimslösung mit einem Fräulein Wagner, an die ich keine herausragenden Erinnerungen habe, außer an ihre berühmte Sauce, die »Beamtenstippe« hieß. Das war eine wässrige Sauce aus Hackfleisch und sauren Gurken, die es zu Pellkartoffeln gab. Nein, kulinarisch waren wir in keinster Weise verwöhnt worden, essen musste man, um nicht zu sterben, dass Essen etwas Wunderbares sein kann, habe ich erst sehr viel später gelernt. Allerdings wurde großer Wert auf eine gesunde und vitaminreiche Ernährung gelegt. Bei uns wurde mit Öl gekocht, ein Vollkornbrot, das »Waerlandtbrot« hieß und Naturreis aus dem Reformhaus gegessen, als die Nation noch mit gehärtetem Kokosfett und billiger Margarine gekocht hat. Daran wurde bei uns nicht gespart.

Dann aber kam: Die Wiesendin!

Mutter hatte uns beschworen, uns anständig aufzuführen, denn heute Nachmittag sollte eine neue Haushälterin, geschickt vom Arbeitsamt, zur Vorstellung kommen. Wer würde schon in einem vaterlosen Haushalt mit fünf halbwüchsigen Kindern arbeiten wollen, in dem die Mutter tagsüber nicht da war und noch dazu in einem alten, unpraktischen Haus, mit einer Küche im Souterrain und einem relativ großen Garten? An Arbeit mangelte es weiß Gott nicht.

Nun wurde schon über eine Stunde unten im Wohnzimmer verhandelt und meine nächste Schwester und ich wurden in dem Zimmer darüber unruhig und rückten mit den Stühlen. Wir wussten, dass das unten zu hören war und endlich hörten wir Schritte auf der Treppe, endlich würden wir sie zu sehen bekommen. Die Türe tat sich auf und ein kleiner, viereckiger, braunschwarzer Kasten auf zwei schmalen Beinen schob sich herein, obenauf saß ein kleines Köpfchen mit einem braunen, verwegenen Filzhütchen, aus dem Gesicht mit der großen Nase schauten sehr wache Augen und wie sich später herausstellte, war eines grün und eines blau. Bei näherem Hinsehen stellten wir fest, dass unsere »Neue« einen unförmigen, dicken Schaffellmantel anhatte, der an den Schultern viel zu dick ausgepolstert war. Im Grunde war sie schlank, geradezu zierlich, dabei aber unglaublich zäh und stark. »Kinder, das ist Fräulein Wiesend, sie will es mit uns versuchen und ich hoffe, dass alles gut geht«, Letzteres klang wie eine leise Drohung.

Ich war dreizehn Jahre alt und sie blieb über 30 Jahre bei uns, vor allem bei meiner Mutter, aber ich blieb eigentlich mein Leben lang für sie das damalige 13-jährige Mädchen. Wir nannten sie nur die »Wiesendin« und das war liebevoll gemeint, obwohl wir natürlich mit ihr so manchen Strauß auszufechten hatten, denn sie konnte verdammt stur sein. Sie war eine echte Münchnerin, in der Au geboren. Als junge Frau, nach unglücklicher Kindheit und Jugend, hatte sie sich bei der erstbesten Gelegenheit zum Arbeitsdienst gemeldet, um von zuhause fliehen zu können. Sie konnte sich jedoch nach dem Zusammenbruch, als die Schrecklichkeiten des Hitlerregimes nun jedem bekannt waren, vom Dritten Reich distanzieren und sich uneingeschränkt zur Schuld der Deutschen bekennen.

Sie war eine furchtlose Person und mehr als einmal hatte sie sich in die Schlacht geworfen, wenn die Geschwister aufeinander losgingen. Ich saß meistens unter dem Esstisch in Sicherheit und feuerte die jeweiligen Parteien an oder warnte vor Blitzangriffen. Man war nicht zimperlich, mal mussten Luftpumpen oder Stühle herhalten und wenn dann Mutters gellender Schrei durchs Treppenhaus ertönte: »Kinder, das könnt ihr mit mir nicht machen!«, dann war das die Stunde der Wiesendin. Todesmutig stürzte sie sich dazwischen und trennte mit eiserner Hand die Streithähne. Wir Mädchen hatten unsere festen Pflichten im Haushalt, spülen, bügeln, putzen, kehren etc., eine Person allein konnte unmöglich alle Arbeit bewältigen. Der Einzige, der in unserem fast nur mit Frauen besetzten Haushalt überhaupt nichts tun musste, war mein Bruder. Ich kenne die Gründe hierfür nicht, vielleicht wollte man ihm solche Arbeiten nicht zumuten, schließlich waren ja genug Mädchen da oder er hat sich schlichtweg verweigert, ich fand es aber immer ungerecht.

Die Wiesendin verhielt sich meiner Mutter gegenüber restlos loyal. Bei ihr, wie früher bei meiner Mutter, gab es nur schwarz oder weiß, Recht oder Unrecht, es gab keine Nachsichtigkeit oder Weichheit bei ihr, allenfalls meiner nächsten Schwester gegenüber, die auch ihr erklärter Liebling war. Ich hatte keinen Verbündeten in ihr und bekam ihre Unnachgiebigkeit zu spüren, sie versuchte absolut gerecht zu sein und die Anweisungen von Mutter auszuführen. Eine Ahnung von Wärme konnte ich bei ihr erst sehr viel später und ganz selten spüren, wenn sie versuchte, mir als Erwachsener in Krisen beizustehen.

Mit dem Tod der Mutter brach der Kontakt zur übrigen Familie, außer zu mir, völlig ab, sie wurde ja nun nicht mehr gebraucht. Haben über dreißig Jahre in unserer Familie keine Bindungen, Beziehungen herstellen können? War es nicht möglich, ihr zumindest Dankbarkeit zu zeigen, dass sie in unbedingter Treue die Mutter bis zum Ende versorgt hat, auch wenn sie mitunter sehr schwierig war? Wir alle waren auch äußerst schwierig und das Leben in unserer Familie keine Spazierfahrt. Meines Wissens hat keines meiner Geschwister sich im Alter um sie gekümmert. Ob sie darunter gelitten hat, weiß ich nicht, zu mir hat sie darüber nie gesprochen und ich wollte dieses Thema nicht berühren, vielleicht wäre es zu schmerzlich für sie gewesen.

Ihre letzten Jahre verbrachte die Wiesendin hochbetagt in einem ausnehmend schönen Pflegeheim in Oberbayern, sie erkannte mich nicht mehr, wenn ich sie auf dem Weg von oder nach Italien besuchte. Einmal, als ich sie besuchen kam und leise ihr Zimmer betrat, fand ich sie im Bett zum Mittagsschlaf und auf einer Wolldecke über ihrer Bettdecke lag die hauseigene große rote Katze und schnurrte; an ihrem Gesichtsausdruck sah ich, dass sie hier am richtigen Ort und gut aufgehoben war.

3 Prisoner

Einer von uns Geschwistern hatte Geburtstag und der traditionelle Geburtstagskuchen, der Schneeberger Kuchen, stand auf dem Gabentisch. Das ganze Zimmer war voll des typischen Geruches von abgeriebener Zitronenschale, Butter und Zucker, der für diesen Kuchen so typisch war. Dieser Kuchen stammte aus der Heimat von Mutter und war schon bei ihren Eltern Tradition zum Geburtstag gewesen.

Wir saßen beim Abendessen, als das Telefon klingelte und ich abhob. Am anderen Ende knödelte in breitestem Amerikanisch eine Männerstimme, ich konnte nur immer wieder: »doctor, doctor« verstehen und winkte Mutter vom Esstisch herbei. Während des Essens durfte man eigentlich nicht stören, aber dieser Anruf war irgendwie ungewöhnlich und so nahm sie den Hörer auf. Da haben wir alle unsere Mutter das erste Mal Englisch reden hören. Sie war sichtlich aufgeregt. Kaum war das Gespräch beendet, hieß es: schnell Kinder, räumt das Zimmer auf, fertig gegessen wird später, wir bekommen Besuch und schon war sie auf der Treppe nach oben, um sich umzuziehen. Wer kam da? Wir hatten keine Ahnung, aber es schien sehr wichtig zu sein.

Kurze Zeit später läutete es, ich war mal wieder der Türöffner vom Dienst. So rannte ich also die lange Einfahrt hinunter und zog die schwere

Haustüre auf. Vor mir standen zwei leibhaftige Amerikaner, einer groß und schlank, der andere kleiner und gedrungener und auf der Straße, direkt vor unserem Haus stand ein riesiger »Amischlitten«. Da kam mir meine Mutter schon nach, ging auf die beiden zu und fiel doch tatsächlich dem Kleineren um den Hals! Ich war sprachlos, einem wildfremden Mann, einem Amerikaner, fällt unsere Mutter um den Hals! Die beiden wurden ins Wohnzimmer gebeten. Sie hatten diese todschicken sandfarbenen frisch gebügelten Uniformen an, das Schiffchen hatten sie natürlich abgenommen und unter eine ihrer Schulterklappen gesteckt. Der Kleinere, im Range eines »Chiefs« stand vor dem Geburtstagstisch und kämpfte mit den Tränen. Wir verstanden überhaupt nichts mehr und Mutter klärte uns schließlich auf. Der chief war als ganz junger Mann beim Wachpersonal in einem der Lager stationiert gewesen, wo sie inhaftiert war. Eines Tages hat sie ihn weinend auf den Stufen der Dienstbaracke angetroffen und als sie ihn gefragt hat, was denn mit ihm los sei, da hat er erzählt, dass er heute Geburtstag habe und so Heimweh nach zu Hause habe. Sie versuchte ihn zu trösten und hat ihn gefragt, ob sie ihm denn irgendwie eine Freude machen könnte und er hat sie stockend gefragt, ob sie ihm wohl einen Kuchen backen könnte, sie würde auch alle Zutaten bekommen, die sie bräuchte. Das war schier unvorstellbar in dieser Zeit, aber Mutter hat ihm unseren Schneeberger Kuchen gebacken und er war bass erstaunt gewesen, dass eine Ärztin auch backen kann.

Natürlich hat jeder von den beiden ein Stück Schneeberger Kuchen bekommen und der Chief erzählte seinem Freund die Geschichte des Kuchens. Selten hatten wir unsere Mutter so munter und lustig gesehen wie an diesem Abend. Ausführlich wurde berichtet, wie sie sie gefunden hatten, im Telefonbuch unter Lungenfachärztin, das wusste der chief noch, dass sie Lungenfachärztin war, dass er sie unbedingt wiederfinden wollte und dass sie in Augsburg stationiert seien.

Für einen der nächsten Abende wurde ein Treffen verabredet, sie wollten ausgehen, in ein Nachtlokal. Unsere Mutter in einem Nachtlokal! Ich weiß noch heute, wie entsetzt ich war, doch sie tat so, als sei das das Selbstverständlichste der Welt. Sie wollten ins P1 im Haus der Kunst und die beiden wollten eine junge amerikanische Schauspielerin mitbringen. Gesagt, getan und als sie schon einige Zeit im P1 waren, getrunken und geredet hatten, fragte die junge Schauspielerin, woher sie sich eigentlich kannten und wie sie sich kennen gelernt hatten. Chief Mosy sagte nur einen Satz: »She has been my very best prisoner«, führte Mutter zur Tanzfläche und ließ eine völlig konsternierte junge Dame am Tisch mit Captain Vick zurück.

Ich schwärmte geradezu für Captain Vick, heute würde ich sagen, er sah ein bisschen wie Gary Cooper aus, groß und schlaksig und immer in dieser messerscharf gebügelten Khakiuniform, ich war hingerissen. Er war immer zu allem möglichen Blödsinn aufgelegt und brachte uns so zum Lachen und ich denke, dass wir in der vergangenen Zeit wenig gelacht hatten. Es war neu für mich, dass Erwachsene keine Scheu davor hatten kindisch zu sein oder sich lächerlich zu machen. Die Mutter hatte immer Angst sich lächerlich zu machen, das hat sie beschrieben, als sie das Radfahren lernte. Mir geht es genauso und ich habe da Schwierigkeiten, deshalb bewundere ich Menschen, die das können.

4 Jugendzeit, Schule und Musikunterricht

Meine gesamte Schulzeit war eine einzige Katastrophe für mich, im Grunde hat sie meine ganze Jugend vergiftet, sie war ein ständiger Kampf, ein Durchlavieren von Jahr zu Jahr. Genauso katastrophal war sie natürlich für meine Mutter, denn sie konnte aufgrund ihres Werdeganges einfach gar nicht verstehen, dass eines ihrer Kinder partout nicht lernen wollte, dass ich es vielleicht aus irgendeinem Grund einfach nicht konnte oder man mich hätte anders packen müssen, stand damals gar nicht zur Debatte. Allmählich verfestigte sich in der Familie der Verdacht, dass ich wohl leider dumm sei, aber merkwürdigerweise wusste ich immer, dass ich das nicht war. Wahrscheinlich hatte ich einen ganz gesunden Instinkt, der mir sagte: Mit so einem geistig-moralischen Anspruch dieser Familie, denn Lernen und Wissen sollten die Säulen unseres Lebens sein, da brauchst du erst gar nicht anzufangen in Konkurrenz zu treten. Diese Latte liegt einfach zu hoch, das hat gar keinen Sinn. Du wirst es ihnen allen schon noch zeigen, Du musst es ganz anders machen. Wie anders wusste ich zwar nicht, aber ich habe einfach verweigert, ohne zu wissen was ich eigentlich tat und warum ich nicht anders konnte.

Die Familie saß eines Tages am großen Esstisch zum Mittagessen versammelt, zu Gast war mein Jugendfreund, als es wieder einmal um meine verheerenden schulischen Leistungen ging. Das war zu damaliger Zeit ein Dauerbrenner bei uns, diese Gespräche waren immer sehr peinvoll für mich, es kamen immer die gleichen Fragen: Warum um Himmels willen ich nicht lernen wolle, was denn so schwer daran sei, sich hinzusetzen und zu lernen, die Geschwister könnten es doch auch, warum ich nicht? Darauf hatte ich nie eine Antwort. Da platzte mein Freund plötzlich heraus: »Ja, ja, die deutsche Mutter und ihr letztes Kind!« Es gab eine Schrecksekunde, dann brüllten alle vor Lachen, nur meine Mutter nicht, sie konnte gar nicht lachen, ihr Gesicht versteinerte, dieses Gesicht kannten wir alle nur zu gut.

Seine Frechheit, Naivität und Unbekümmertheit war jedoch so entwaffnend, dass sie ihm nicht böse sein konnte. Wir waren um die 15 Jahre alt und damals ahnte ich nicht, dass dieser Satz einmal der Titel dieses Buches werden würde.

Für ihn waren die Besuche bei uns in München-Schwabing, Ausflüge in eine andere, aufregend neue Welt. Meine Besuche bei ihm in der Gegend von Wasserburg aber auch. Er wuchs genau wie ich, ohne Vater, mit Geschwistern auf. Seine Mutter arbeitete in der Verwaltung eines großen Bezirkskrankenhauses und die Familie hatte auf dem Gelände eine Dienstwohnung. Oft gingen wir dort in der weitläufigen Anlage spazieren, zwischen den roten Backsteinhäusern, hinter den vergitterten Fenstern schemenhafte Gestalten und entgegen kamen uns Trupps von Kranken, sie hatten sich in Zweierreihen an den Händen gefasst, grotesk gekleidet, die Hosen zu kurz oder zu lang, nichts passte richtig zusammen, ein wirrer Haufen unkoordinierter Bewegungen, lachend, brabbelnd, mit den Armen fuchtelnd, stolpernd, wurden sie ausgeführt. Am schlimmsten aber waren die eigenartigen Geräusche, die aus den verschiedenen Stationsfenstern drangen. Sie erweckten die Vorstellung von Irrsinn und Verrücktheit. Wir erfuhren, dass hartnäckige Fälle mit Medikamenten ruhig gestellt wurden, aber auch Elektroschocks wurden damals noch regelmäßig verabreicht. Es war für mich eine beunruhigende Erfahrung und heute denke ich manchmal, war unsere Kindheit und Jugend nicht auch verrückt?

Ich bin aufgewachsen mit den Sätzen:

»Du d a r f s t lernen.« »Du m u s s t lernen, um einen Beruf ergreifen zu können, um dich selbst ernähren zu können.« »Nur durch L e r n e n und L e i s t u n g bringt man es zu etwas im Leben.«

An die Volksschulzeit kann ich mich so gut wie gar nicht mehr erinnern, außer an das schöne Gebäude mit dem Treppengiebel und den Geruch im Treppenhaus nach Öl getränkten Sägespänen. Damit wurden die langen Gänge gekehrt. Nach der Schule habe ich viel Zeit in der kleinen katholischen Kirche gegenüber zugebracht. Dort gab es eine Krippe hinter Glas und wenn man eine Münze einwarf, ging das Licht an. Geld hatten wir natürlich alle nicht, so rissen wir uns die kleinen, flachen Eisen von den Absätzen ab und warfen die hinein. Wenn wir Glück hatten, ging tatsächlich das Licht an und wir konnten die heilige Familie in der Krippe sehen, eingebettet in eine Hügellandschaft unter blauem Himmel. Es war streng verboten, nach der Schule zu bummeln und so manches Mal habe ich Dresche im Kohlenkeller bezogen, dazu waren die armen Hausangestellten angehalten, aber als alle merkten, dass das gar nichts half, ließ man es bleiben.

Es gibt ein Foto von mir aus dieser Zeit, da sitzt ein Mädchen mit traurigen, trotzigen Augen allein in einer Schulbank, ein Zopf hängt ihr über die Schulter, über der Stirn kräuseln sich ungebärdig die Haare, die Lippen sind fest zusammengepresst. Ich sehe hinter diesem abweisenden Ausdruck »ich lasse mir nichts anmerken« eine hinter Trotz versteckte Traurigkeit und Einsamkeit.

Ich hatte nichts zu lachen und es gab auch nichts zu lachen. Am ersten Schultag musste ich allein und ohne Schultüte in die Schule gehen und ich schämte mich zu Tode. Keiner hatte Zeit mich zu begleiten, die Großmutter war wohl ein paar Tage vorher mit mir den Weg abgegangen und hatte mich vor den gefährlichen Stellen gewarnt. Am entscheidenden Tag war ich jedoch allein. Die Mutter war im Dienst und Großmutter musste zu Hause kochen und die Stellung halten.

Wenigstens gab es am ersten Schultag einen Schultüten-Ersatz zu Hause. Dort saß ich dann auf der roten Bank im Garten vor dem Sandkasten und führte mir mit Genuss Stück für Stück die seltenen Süßigkeiten zu Gemüte. Es war seltsam still, die Geschwister waren alle noch in der Schule, die Luft war drückend und bleiern, ein Gewitter war im Anzug. Da öffnete sich mir gegenüber plötzlich eine der Türen unserer Hasenställe am Zaun und es fiel kopfüber ein braun-grauer Hase heraus, der reglos liegenblieb. Mir war, als ob der ganze Garten keine Farbe mehr hatte, plötzlich war alles grau und ich rannte ins Haus, um die Großmutter zu holen. Ich hätte um keinen Preis den toten Hasen anfassen können. Was für ein Omen!

Doch, da ist noch eine sehr deutliche Erinnerung an die Volksschulzeit und zwar an das von uns allen heiß geliebte »Fräulein«. Sie hieß Gertraud Schreyer, hatte tiefschwarze, glatte Haare, die sie in einem schweren ‚geschlungenen Knoten im Nacken trug, sehr dunkle Augen und sie hatte einen olivfarbenen Teint; wenn sie lachte, sah man ihre schneeweißen Zähne, die richtig leuchteten und einer ihre Schneidezähne stand etwas schief und das gab ihrem Lachen einen ganz besonderen Reiz. Sie wirkte in dieser ganzen biederen Lehrerschaft absolut exotisch, man könnte sagen indianisch. Sie legte mit uns zusammen im Schulhof einen kleinen Kräuter-

und Gemüsegarten an, erklärte uns alles ganz genau und so konnten wir zuschauen, wie unser Schnittlauch wuchs, sich das Grün der gelben Rüben zeigte. Sie brachte uns bei, wie und wann man goss, nicht in der Mittagshitze und mit abgestandenem Wasser, ich weiß heute noch, mit welchem Feuereifer wir dabei waren. Raus aus dem Klassenzimmer in die frische Luft und mit Erde hantieren, viele meiner Mitschülerinnen kamen sicher aus Wohnungen und hatten keinen Garten zur Verfügung, wie ich. Sobald es möglich war, wurde ich für die Aufnahmeprüfung ins Realgymnasium gedrillt, wie das vonstatten ging, habe ich offensichtlich ausgeblendet, aber ich schaffte es. Ich könnte auch nicht mehr sagen, wann Englisch oder Latein angefangen hatte, ich kann nur sagen, dass nun mein jahrelanger Leidensweg begann. Ich konnte nicht lernen, es war mir unmöglich mich an meinen Arbeitstisch setzen, ein Buch zur Hand nehmen und zu lernen oder Hausaufgaben zu machen. Aus dem Erdgeschoss tönten die endlosen Klaviersonaten meiner nächsten Schwester, Stunde um Stunde, die älteste Schwester schleppte ihre Medizinschwarten vom Garten ins Haus oder umgekehrt, der Bruder saß in seinem Zimmerchen über der Einfahrt und fertigte seine Architekturpläne, die Mittlere saß in ihrem Zimmer und büffelte, das ganze Haus atmete »Lernen« und in mir rief es: »Du darfst, du musst, du sollst!« Nein, es ging einfach nicht und es ist auch nie gegangen, ich dachte mir nur immer: »Ich mach' es anders als ihr, ihr werdet schon sehen, euch zeig' ich es noch!«

Die ganze Schulzeit durch habe ich mich mit Abschreiben und Spicken durchlaviert, indem ich mich immer neben gute Schülerinnen setzte. Wurde mir das Abschreiben verweigert, habe ich gedroht. Das ging einmal soweit, dass ich derjenigen im Klo auflauerte und ihr androhte sie zu verdreschen, wenn sie mir das Blatt nicht herüberschieben würde. Meine Noten waren natürlich dementsprechend, hinzu kam jedoch, dass die Lehrer in diesen Jahren nicht die besten und pädagogisch fortschrittlichsten waren. Von irgendwelcher Didaktik war nicht die Rede, wahrscheinlich damals auch unbekannt und wenn ich mich über einen Lehrer beschwerte, hatte immer dieser Recht und ich nie. In Schuldingen hat meine Mutter nie zu mir gehalten.

Schließlich ist meine Mutter auf die glorreiche Idee gekommen, dass die ältesten Geschwister mir Nachhilfeunterricht geben sollten, so könnten sie sich ein Zubrot zum Studium verdienen und allen wäre geholfen. Meine älteste Schwester in Latein, mein Bruder in Mathematik, beide besuchten das humanistische Gymnasium. Binnen kurzem verlor meine Schwester, die ein phänomenales Gedächtnis hatte und gar nicht fassen konnte, dass jemand sich etwas nicht merken konnte, die Geduld mit mir und sagte nur voll tiefster Verachtung: »Du bist so dumm, da nützt gar nichts mehr!« Der Bruder gab sich unendliche Mühe, es blieb ein bisschen was hängen, aber das Grundübel war nicht behoben. Sogar unsere arme Wiesendin musste mich Lateinvokabeln abhören. Von den Lehrern in der Schule hörte ich nur immer: »Ich verstehe das gar nicht, Deine Schwestern in den höheren Klassen sind sooo gut.« Ich konnte es nicht mehr hören, es machte alles nur noch schlimmer. Es gab eine einzige Sternstunde in meiner ganzen Schulzeit und das war bei unserem Mathematiklehrer, er war auch unser Klassenlehrer. Als er neu an die Schule kam, waren wir seine erste Klasse und wir merkten schnell, dass er im Gegensatz zu dem übrigen »Lehrkörper« unkonventionell, locker und humorvoll war.

Es war eine wichtige, ausschlaggebende Mathearbeit angesagt, auf die ich sicher nicht vorbereitet war und am Morgen merkte ich schon, dass etwas mit mir nicht in Ordnung war, wusste jedoch, dass wenn ich irgendetwas sagen würde, mir das als Flucht vor der Mathearbeit ausgelegt werden würde. Ich ging also zur Schule, schrieb diese Mathearbeit, in der sich alle Aufgaben wie von selbst lösten und war ganz guter Dinge. In der nächsten Stunde fragte mich die Lehrerin, ob mir nicht gut sei, ich hätte so ein rotes Gesicht, sie fühlte meine Stirn und sagte, ich hätte hohes Fieber und ich solle sofort nach Hause gehen. Die Schule war gleich bei uns um die Ecke und als ich zu Hause ankam, wusste die Wiesendin schon Bescheid. Während ich mich auszog, pfiff ich fröhlich vor mich hin, denn alles was mir die Schule ersparte, war ein Himmelsgeschenk. Da schoss die Wiesendin ins Zimmer und rief: »So schlimm kann es ja mit dem Fieber nicht sein, denn wer krank ist, pfeift nicht!« und peng, war die Türe wieder zu. Als die Mutter abends vom Dienst nach Hause kam, hat sie gleich nach mir gesehen und ich hatte eine schwere Angina mit hohem Fieber.

Gefragt nach der Mathearbeit sagte ich, dass ich alle Aufgaben gelöst hätte und ein sehr gutes Gefühl hätte, aber das sagte ich ja jedes Mal und dann kamen die 5er und 6er. Am nächsten Tag wurde der Mathelehrer angerufen und er wurde gebeten, die Arbeit zu annullieren, da ich unter Fieber gestanden hätte. Er meinte nur, das sollten wir doch vom Ausgang der Korrektur abhängig machen. Ein paar Tage später besuchte mich meine beste Schulfreundin, bog sich vor Lachen und sagte: »Was meinst du, was du für eine Note hast?« Ich antwortete ganz kühn: »Vielleicht eine Vier?« Sie schrie es förmlich hinaus: »Du hast eine Eins, eine wirkliche, echte Eins!« Ich konnte es nicht glauben und erst als sie mir schilderte, wie Lo die Mathearbeit herausgegeben hatte und die Klasse gefragt hatte: »Nun ratet mal, was die Gertrud für eine Note hat« und keiner drauf kam und er dann sagte: »Eine Eins« und die ganze Klasse getobt hatte, erst da konnte ich es wirklich glauben. Die Arbeit wurde natürlich nicht annulliert, sie brachte mich noch mal ein halbes Jahr durch die Schule.

Meine Mutter hat mir in ihrer Not und Verzweiflung gedroht, mich ins Internat zu schicken, momentan bekam ich einen Schrecken, aber ich spürte, dass das nur eine Drohung war. Es wäre auch viel zu teuer gewesen für unsere damaligen Verhältnisse und vielleicht hatte sie mittlerweile auch begriffen, dass es keine Lösung ist, ein Kind fortzuschaffen.

Auf die Dauer war dieser Zustand natürlich nicht zu halten, meine Noten wurden immer schlechter und ich fiel durch. In der ganzen Familie war noch nie jemand durchgefallen! Aus Trotz beschloss ich das Sitzenbleiben wie eine Trophäe zu tragen und am Beginn des neuen Schuljahres wurde ich mit lautem Hallo in meiner neuen Klasse begrüßt, denn ich war nicht die Einzige, die es erwischt hatte. Unsere Niederlage machten wir mit Frechheit und Phantasie wett, wir spielten Theater, wo und wann immer wir konnten, einfach so aus dem Stegreif.

Wenn unser Klassenlehrer Lo eine Vertretungsstunde hatte, weil eine andere Lehrkraft ausfiel, kam er rein, rief diejenigen auf, die den harten Kern der Theaterspieler bildeten und sagte: »Entweder ihr spielt in 10 Minuten was, oder wir machen Mathematik« und nach kurzer Beratung legten wir los und improvisierten etwas.

Es war bei einer solchen Gelegenheit, dass die Sache mit unserer Geschichtslehrerin passierte. Ich konnte sie besonders gut imitieren und unser Lehrer Lo hatte mich ausdrücklich gebeten, sie zum Besten zu geben. Ich hing also in ihrer unnachahmlichen Haltung über dem bedrohlich wackelnden Katheder und nuschelte zerstreut vor mich hin, die Klasse kreischte vor Vergnügen und Lo schlug sich auf die Schenkel, da wurde es merkwürdig ruhig, die Gesichter erstarrten und da sah ich unter der Türe unsere Geschichtslehrerin stehen. Sie war doch noch gekommen und hatte mich in aller Ruhe beobachtet, natürlich hatte sie auch Lo gesehen. Sie drehte sich ganz ruhig um und verließ den Raum, Lo eilte ihr nach einer Schrecksekunde nach. Mir ist damals nichts passiert, aber es war mir immer arg und später, als ich erwachsen war und ich sie manchmal per Zufall auf der Straße traf, habe ich mich immer aus dem Staub gemacht.

In der Zeit auf dem Realgymnasium erfuhr ich so gut wie nichts über den Nationalsozialismus, in Geschichte waren wir längst noch nicht so weit. Ich kann mich nur erinnern, dass wir einmal einen Geschichtslehrer zur Aushilfe von den höheren Klassen hatten und der griff mich wegen meiner

Mutter vor der ganzen Klasse an. Mir war das alles ganz unverständlich, ich wusste gar nicht, um was es ging und versuchte die Mutter und Hitler zu verteidigen, er habe doch schließlich die Autobahnen gebaut und der Torheiten mehr. Ich weiß heute nicht mehr, wie das ausging, aber unsere Familie unterschied sich natürlich überhaupt nicht von den anderen deutschen Familien, es wurde nicht über dieses Thema gesprochen. Kam doch durch irgendeinen Zufall das Gespräch in die Nähe des Themas, dann hieß es: »Das ist jetzt so und so viele Jahre her, es muss doch mal Schluss sein und ihr könnt das gar nicht beurteilen, ihr wisst gar nicht, was das damals für Zeiten waren!« Kein Wort des Bedauerns über das, was Deutschland über die Welt gebracht hatte.

Ich spürte sehr deutlich, wie sehr sich dann meine Mutter aufregte und dass das ein ganz brisantes Thema war, über das man besser nicht sprach. Die Geschwister redeten sowieso nicht mit mir über das Dritte Reich, ich war zu »klein« dazu, »das verstehst du nicht, Du hast sowieso nichts gemerkt, sei froh, du warst ja noch so klein!« Ob sie sich mit der Mutter darüber auseinandersetzten, weiß ich nicht, wahrscheinlich war das damals gar nicht möglich.

Ich erinnere mich aber noch sehr deutlich an einen Film über ein KZ, der in der Schule gezeigt wurde. Die Berge von Schuhen und Brillen und ich weiß noch, wie verstört wir in der Klasse waren, ich habe damals überhaupt nicht begriffen, was da passiert war. Eines wusste ich aber genau, zu Hause konnte ich nicht darüber sprechen, man würde mir nichts erklären.

Als ultima ratio – ein bisschen Latein ist also doch hängengeblieben –, mir das Lernen beizubringen, wurde ein Hausarrest verhängt und ich sollte überhaupt nichts mehr zum Anziehen bekommen. Das ist für ein Mädchen von 14-15 Jahren eine bittere Pille, zumal ich erst vor kurzer Zeit mein erstes nur für mich gekauftes Kleid bekommen hatte, immer hatte ich die Sachen meiner Schwestern auftragen müssen und ich sann natürlich auf Abhilfe. Damals war ich ungefähr so groß wie meine älteste Schwester, die sich aus einfachsten Stoffen schicke Sommerkleider nähte, vor allem hatte sie aber die von mir heiß begehrten ganz flachen Ballerinaschuhe, die ich natürlich nicht bekam. Ich hatte zu der Zeit einen Anbeter, der Tennis spielte, in einem bekannten Club Mitglied war und mich zum großen Sommernachtsball einlud. Ich beriet mich mit meiner nächsten Schwester, die mir alle Hilfe anbot. Unser Haus war gerade eingerüstet, da es einen neuen Fassadenanstrich bekam. Einen Tag vorher klaute ich meiner ältesten Schwester ein Kleid und die Ballerinaschuhe und am Tag des Balles ging ich relativ früh ins Bett, sagte der Mutter Gute Nacht, zog mich um, polsterte das Bett so aus, dass es aussah, als läge jemand drin, legte auf das Kopfkissen einen zur Kugel geformten dunklen Pullover und kletterte das Gerüst herunter. In Freiheit! Es wurde eine rauschende Ballnacht und es gelang mir, unentdeckt wieder ins Zimmer zu gelangen.

Warum ich dann das Kleid und die Schuhe nicht wieder in den Schrank meiner Schwester zurückgelegt habe, weiß ich nicht mehr, ich glaube, mir war einfach alles egal zu dieser Zeit. Beide Sachen habe ich zuunterst in meinem Schrank vergraben und dort einfach vergessen. Ein paar Tage später kam ich von der Schule heim, rannte in mein Zimmer und erstarrte. An der Wand über meinem Bett war das Kleid angenagelt, mitsamt den Schuhen und schon hörte ich meine älteste Schwester auf der Treppe, sie hat mir ganz schön die Leviten gelesen, aber der Mutter sagten wir nichts. Immer galt es sie zu schonen, nicht zu behelligen, nicht aufzuregen. Die Mutter hatte einen schweren und verantwortungsvollen Beruf, musste jeden Tag viele Kilometer mit dem Auto fahren und nebenher hatte sie noch ihre Arbeit an den Büchern.

Der Hausarrest, der fast ein Jahr dauerte, führte dazu, dass ich ausbüxte, wann immer es ging. Es war auch gar nicht möglich, mich immer zu kontrollieren, wer hätte das denn auch tun können. Mir kam es aber immer sehr merkwürdig vor, dass die Mutter genau Bescheid wusste, wenn ich sie mal wieder haushoch belogen hatte. Jahrzehnte später fand ich in ihrem Schreibtisch einen dicken Werbebleistift, auf dem »Werbedetektei xyz« stand und als ich sie fragte, ob sie jemals eine Detektei eingeschaltet hatte, wurde sie sehr verlegen und sagte: »Was hätte ich denn tun sollen, ich war doch den ganzen Tag nicht da!«

Zum zweiten Mal drohte das Sitzenbleiben und damit würde ich von der Schule fliegen, ich hätte also nicht einmal die mittlere Reife und alle anderen Geschwister hatten mühelos das Abitur gemacht!

In Ihrer Not ist meine Mutter mit mir zur Berufsberatung gegangen und als die Beraterin nach meinen Vorlieben und Begabungen fragte, kamen wir natürlich sehr schnell auf das Theaterspielen. In aller Unschuld hat sie Mutter gefragt: »Ja warum lassen Sie Ihre Tochter denn nicht Schauspielerin werden?« Das hätte ich nie zu hoffen gewagt, aber die Mutter war derartig konsterniert und entsetzt, dass sie nur stammeln konnte: »Vorher muss sie aber noch einen vernünftigen Beruf erlernen.« Ich wäre damals sehr gerne Schauspielerin geworden, denn ich hatte die nötige Unbekümmertheit, vielleicht wäre ich keine Charakterschauspielerin geworden, aber ein komödiantisches Talent hatte ich sicherlich, das habe ich auch noch heute.

Was haben wir auf unseren großen Sommerfesten für einen Spaß gehabt, als wir z.B. das selbst verfasste Wildererstück aufführten, in dem Hanne die Geierwally war und ich das Rehmarei. Ich hatte ein viel zu großes Dirndl an und Holzpantinen und saß vor dem Bücherschrank, auf den wir aus Pappe ein selbst gebasteltes Bergpanorama gestellt hatten und sagte mit verdrehten Augen und scheinheiligster Stimme: »Mei, inserne Berg, die wo uns der Herrgott g'schenkt hat« und die Gäste johlten schon. Zum Schluss fanden der Wilderer und das Rehmarei, die Geierwally und der brave Förster zusammen, aber vorher gab es noch eine Menge Verwicklungen bis hin zu einem Schusswechsel. Das Licht wurde ausgemacht und der Klavierdeckel zugeschmettert, das klang wie ein Schuss und in der Dunkelheit leuchtete eine mit Phosphorfarbe angemalte Wasserpistole, auf diese Effekte waren wir sehr stolz.

Diese Feste dauerten bis in den frühen Morgen, wir räumten dann notdürftig zusammen, packten am frühen Morgen unsere Badesachen und radelten bei lautem Vogelgezwitscher durch die stillen, leeren Straßen an »unseren« Baggersee, wo wir weit und breit die Ersten waren. Am Vormittag kam die Mutter mit dem VW-Käfer zu unserem Stammplatz nach, sie hatte einen Marmeladeeimer voller Nudelsalat dabei und sonst noch irgendwelche Reste und wir haben den restlichen Sonntag dort draußen am Wasser in der Sonne verbracht, uns erholt und das ganze Fest lang und breit bequatscht.

Die Mutter hat gerne getanzt und gefeiert, wenn erst mal die ganze Aufregung der Vorbereitungen vorüber war und das Fest seinen Gang nahm. Bei Tanz und Musik brach ihr böhmisches Temperament durch, vergessen war ihre dunkle, schwere, melancholische Seite.

Bevor ich also zum zweiten Mal durchfiel und somit hätte die Schule verlassen müssen, wurde auf Abhilfe gesonnen. In Mutters Arbeitszimmer fand eine Besprechung statt, ich wurde gefragt, was ich von einer Buchhandelslehre hielte. Mir war es recht, denn alles, was mich von der Schule wegbrachte, war mir willkommen. Es wurde eine Lehrstelle gesucht, zu der Zeit konnte man noch wählen und ich wage gar nicht daran zu denken, wie ich heute mit meiner glanzvollen Schulkarriere dastünde.

Damals hat mir Alexander, meine erste große Liebe, eigentlich der einzige Mensch, auf den ich damals gehört habe und dessen Meinung mir wichtig war, in unserer Küche im Souterrain lautstark den Kopf gewaschen. Er war drei Jahre älter als ich und ich sehe das noch vor mir, er war wütend, dass ich die Schule geschmissen hatte. Er hatte sich mühselig zu Hause erkämpft, das Abitur machen zu können, verdiente sich bereits während der Schulzeit schon Geld als Skilehrer und wollte unbedingt studieren und ich, die ich alle Möglichkeiten geboten bekam, schlug das in den Wind, weil ich zu faul, zu wurstig, zu renitent war. Er konnte das nicht begreifen und ich hatte ihn noch nie so erlebt. Ach, hätte meine Mutter sich doch mit ihm verbündet, vielleicht hätte das geholfen?

Aber ich kann sagen, dass die Schwierigkeiten, die ich mit der Schule hatte, mir die Jugend buchstäblich vergällt haben und heute denke ich manchmal, dass man mir vielleicht hätte anders beikommen können, außer mit Druck, Drohungen und Verachtung. Auf Anhieb fallen mir mehrere Interessensgebiete ein, die mir die Möglichkeit gegeben hätten, nach einer entsprechenden Ausbildung einen lukrativen Beruf ergreifen zu können. Mein Leben lang habe ich versucht, dieses Manko wettzumachen, zum Glück hatte ich keine Minderwertigkeitskomplexe, was heute für mich an ein Wunder grenzt und nur aus meinem Widerstand zu erklären ist. So habe ich es im Laufe der Zeit auf drei Berufe gebracht, aber allesamt sind es natürlich keine »akademischen« Berufe und sie haben in den Augen meiner Mutter nicht allzu viel gegolten.

Was ich in dieser Zeit eigentlich wirklich gewollt habe, weiß ich nicht mehr genau, ich denke, ich wollte einfach leben, durch Schwabing streifen, mich wichtig machen und mich als Künstlerin, Schauspielerin gebärden, das ist alles, was mir verschwommen einfällt.

5 Fasching

Zur Faschingszeit brummte das ganze Haus, da war Hoch-Zeit, die große Faschingskiste wurde vom Speicher geholt, die Nähmaschine stand im Wohnzimmer und es wurde entworfen, bemalt, gefärbt und genäht, sogar Perücken haben wir selbstgemacht aus Hanf, wie ihn die Installateure zum Dichten von Rohrgewinden benützen, haben wir dann gefärbt, getrocknet und auf Nylonstrümpfe genäht, die über einen Ball oder sonst etwas Rundes gestülpt waren. Das Färben war eine elende Prozedur mit Braun's Farben und viel Salz in alten, großen Töpfen. Der Stoff musste unablässig mit einem Stecken bewegt werden, sonst klumpte in einer Falte die Farbe und das gab dann hässliche Flecken. So musste auch der Hanf gefärbt werden und der stank ziemlich. War der Stoff dann trocken, wurde das Kostüm zugeschnitten und genäht und das machten wir natürlich frei Hand, sozusagen am Körper wurde abgesteckt und das stach so manches Mal. Im Laufe der Zeit kam da ein schöner Fundus zusammen, aus dem wir schöpfen und den wir immer wieder verändern konnten, je nach Motto des Festes. Da fallen mir Kostüme ein, die ich mir Jahre später gemacht hatte. Einmal ging ich als Maria Delawar, das war die Muse der 11 Scharfrichter in Schwabing. Ich hatte ein hautenges schwarzes Kleid an, auf einer Seite hochgeschlitzt, als Ärmel hatte ich mir schwarze Strümpfe eingenäht, damit sie recht eng anliegend waren, auf dem Kopf hatte ich eine karottenrote, lange Hanfperücke und dazu war ich entsprechend geschminkt. Schwarz umrandete Augen, eine blutroter Mund mit den für sie typisch nach unten gezogenen Mundwinkeln, das Make-up fast weiß und lange, schwarze Fingernägel. Ein anderes Mal ging ich als Fledermaus mit dem gleichen Kleid, in das ich mit Druckknöpfen Fledermausflügel hineinknöpfen konnte, die mit dünnen Stäben so verstärkt waren, dass sie, wenn ich die Arme ausbreitete, die Zacken verstärkten und Flügel bildeten, die vom Fußknöchel bis zum Handgelenk reichten, es war hochkompliziert, aber der Effekt war umwerfend. Um die Augen hatte ich mir mit Mastix Strass-Steine geklebt, die, als ich sie mir am Morgen versuchte abzulösen, noch Tage blutunterlaufene Flecken hinterließen, weil leider die Haut mit abgegangen war, es sah aus, als hätte ich blutige Tränen geweint.

Ich war damals noch zu klein für die großen Faschingsbälle im Regina Palasthotel, dem Deutschen Theater oder dem Haus der Kunst, aber ich schminkte mit Leidenschaft die Geschwister. Es war mal wieder soweit, die 5. Jahreszeit war in vollem Gange, hatte uns alle im Griff und die beiden ältesten Geschwister machten sich nach dem Abendessen für den Fasching fertig. Der Bruder hatte einen gelben Kittel an, auf den hinten ein riesiger prachtvoller chinesischer blau-roter Drache gemalt war. Er hatte ihn von unserem chinesischen Teeservice übertragen, vergrößert und ihn in stundenlanger Arbeit aufgemalt. Die Schwester hatte ein enges schwarzes Kleid an, auf das rückwärts in weißem Stoff ihr Originalskelett aufgenäht war und das sich bei jedem Schritt natürlich entsprechend bewegte, wie sie das so hinbekommen hatte, weiß ich nicht mehr, auf jeden Fall sah sie von hinten furchterregend aus. Es ging nun um die Kopfputze und das Schminken und wir saßen alle am großen Esstisch und die Mutter muss recht sehnsüchtig geschaut haben, denn plötzlich sagte die Schwester: »Ja, Mutter, warum gehst du denn nicht mit? Ein Kostüm werden wir gleich haben für dich.« Ihr Protest wurde einfach nicht angenommen und schließlich hat sie aus ihrem Kleiderschrank einen langen schwarzen Atlasrock und eine wunderschön bestickte böhmische Bluse gebracht. Schnell war das Kostüm fertig, um den

Kopf ein feuerrotes Kopftuch nach hinten gebunden, an die Ohren zwei große, runde, goldene Ohrringe und dann noch meine Schminke, fertig. Ich fand schon immer, dass sie etwas Zigeunerisches hatte. Musik hat die Mutter immer mitgerissen und getanzt hat sie für ihr Leben gerne. Heute kann ich ermessen, dass das für eine Frau ihres Alters damals ganz schön mutig war, sich allein ins Faschingsgetümmel zu stürzen, sie war immerhin Mitte 50. Für mich war das damals sehr alt, natürlich war die Zeit auch eine ganz andere. Auf ihre zwei ältesten Kinder konnte sie nicht zählen, die waren nach Betreten des Ballsaales gleich verschwunden.

Am nächsten Tag hat sie uns dann berichtet: Ein junger Bundesbahner wich ihr schier die ganze Nacht nicht von der Seite, er tanzte begnadet und wollte wohl oder konnte nicht sehen, wie alt sie war, denn die Beleuchtung ist auf diesen Bällen nicht die hellste. Plötzlich rief jemand aus der Menge: »Ja, Frau Doktor, Sie hier, na das ist aber ein Zufall!« Die Sekretärin aus dem Gerber Verlag, wo einige ihrer Bücher erschienen waren, hatte die Mutter erkannt und diese rief geistesgegenwärtig: »Ich kenn dich nicht, du musst mich verwechseln!« Ihr Tänzer stemmte sie von sich und sagte: »Ja wos, bist Du a Doktorin?« und sie: »Nein, nein, die hat mich verwechselt, ich bin doch keine Doktorin.« Es ging gegen Mitternacht, da tauchte ihr Ältester auf und sagte: »Mutter, ich hab so Hunger, können wir nicht in den Weißwurstkeller gehen?« Darauf der aufs Neue erstaunte Bundesbahner: »So an großen Buam hast du scho?« und sie hat ihm erklärt, dass dies eine frühe Jugendsünde gewesen sei und hat Blut und Wasser geschwitzt, dass jetzt noch die Tochter daherkommt.

So haben sie vereint den Weißwürsten zugesprochen, die Tochter tauchte gottlob nicht auf und sie und der Bundesbahner haben weiter getanzt, wie der Lump am Stecken. Irgendwie ist es ihr dann gelungen, den armen Mann seinem Schicksal zu überlassen und ist um 4 Uhr früh kopfschüttelnd über sich und den Münchner Fasching die Ludwigstraße entlang nach Hause gewandert. Ich sehe sie direkt vor mir, müde getanzt, insgesamt etwas ramponiert, aber hochzufrieden.

Die temperamentvolle, mitreißende Seite gab es genauso bei ihr wie die schwerblütige, verdüsterte. Sie hat gerne gefeiert, getanzt und ein Bild ist mir noch ganz deutlich vor Augen, oben bei ihr in ihrem Zimmer. Wir, die Wiesendin, Mutter und ich hatten abends etwas Rotwein getrunken und waren dementsprechend beschwingt. Sie wollte ins Bett gehen und hat sich nebenan in ihrem Schlafzimmer schon angefangen auszuziehen. Plötzlich erschien sie in einem schwarzen Unterrock, die langen Haare, sonst zu einem strengen Knoten aufgesteckt, fielen gelöst über die Schultern.

Sie machte ein paar Tanzschritte und rollte die Augen, sofort sahen wir die Ähnlichkeit mit Anna Magnani, die in ihren Filmen vorzugsweise im schwarzen Unterrock auftrat. Wir klatschten Beifall und sie hat neckisch ein wenig den Unterrock gerafft und versucht so wutentbrannt zu schauen wie die Magnani in »Vulcano« und wir spürten etwas von der Kraft, dem Feuer und der Vitalität, die sie in sich hatte.

6 Die Lehre

Nachdem also eine Schauspielausbildung für mich nicht in Frage kam, hatte man mir eine Ausbildung zur Buchhändlerin vorgeschlagen, aber eigentlich war das schon beschlossene Sache. Merkwürdigerweise hatte man mir nie und niemand das Lesen verleiden können, auch der mütterliche Bildungszeigefinger nicht und da mir nichts anderes einfiel, willigte ich ein.

Es wurde Mutter versichert, dass meine zukünftige Lehrherrin, sie muss so um die 35 Jahre alt gewesen sein, eine seriöse und gute Buchhändlerin sei. Meine Mutter hat mir angedroht, dass sie sich jede Woche über mich erkundigen würde und wehe! Aber kaum war ich aus der Schule raus, war mir wohler, es ging mir besser. Dieser ewige Druck, der ständige Ärger wegen der schlechten Noten, Mutters Kummer über mich und mein Unvermögen diese Situation zu ändern, haben doch meine ganze Jugend überschattet und die Geschwister waren mir gegenüber verständnislos und auch hilflos, die Defizite in der Schule waren für mich einfach nicht mehr aufzuholen.

Mit der Lehre änderte sich das, vor allem konnte ich praktisch etwas tun und das war und ist für mich wichtig, ich bin kein reiner Kopfmensch, ich muss etwas entstehen sehen, dann kann ich auch begreifen. Schon bald hat man gemerkt, dass alles gut lief und eine mütterliche Kontrolle war nicht nötig. Allerdings muss ich heute sagen, dass das Einzige, was ich dort wirklich für mein Leben lernte, das Pakete packen war und den Buchhändlerknoten zu knüpfen. Den schrieb damals die Post für Büchersendungen vor, sie waren billiger als normale Päckchen. Die Schnur um das Paket oder Päckchen musste mit einem Ruck aufgezogen werden können, um zu prüfen, ob wirklich nur Bücher drin waren oder gar etwas Geschriebenes, eine Rechnung war allerdings erlaubt, sonst wäre das Ganze teurer geworden. Meine Lehrherrin interessierte sich mehr für die Herren der Schöpfung als für die Literatur, sie hatte meistens mehrere Geschichten laufen und wenn sie in Zeitnot kam, musste ich für ihre Galane im Laden Kaffee kochen und sie ein bisschen unterhalten. Das Ladenlokal war ebenerdig, doch der größere Teil des Geschäftes lag im Untergeschoss, das durch eine große Öffnung hinter dem Schaufenster mit Licht versorgt wurde. Man kam also zur Türe ebenerdig herein und konnte über eine Brüstung nach unten sehen. Der Büro- und Packraum lag unten und war geschickt durch Bücherregale abgetrennt, hatte aber kein Tageslicht. Dort war meine Domäne, wenn die Chefin da war, führte ich ein Leben im Keller. Irgendwann erzählte ich bei Tisch, dass mir ganz komisch gewesen sei heute, als ich aus der Trambahn ausgestiegen sei, ich wäre wie auf Wolken über den Odeonsplatz gegangen. Die Mutter wurde hellhörig, ob ich das schon öfter gehabt habe? »Ja, ja, aber so wie heute noch nicht.« Der Arzt stellte eine hochgradige Anämie fest, ich wurde vier Wochen krank geschrieben und bekam eine Spritzenkur mit Eisenpräparaten. Der Licht- und Luftmangel hatte das bewirkt, außerdem war ich für meine Größe nach wie vor untergewichtig und so wurde mir Spazierengehen verschrieben, diese Krankheit gefiel mir. Meine Rückenprobleme allerdings weniger, sie haben mich mein Leben lang begleitet.

Während meiner Lehrzeit kam ich das erste Mal mit Literatur über den Holocaust in Berührung, ein Junge berichtete über seine Zeit im KZ. Ich konnte diese schrecklichen Schilderungen gar nicht fassen und hätte gerne mit jemandem darüber gesprochen. Ich wusste, dass das zuhause nicht möglich war, von meiner Mutter Aufklärung zu verlangen oder sie etwa zu provozieren, habe ich mich damals nicht getraut. Wenigstens konnte ich mich brieflich mit meinem Freund in Wasserburg austauschen, wir waren auf der einen Seite entsetzt, auf der anderen kannten wir in unserem jugendlichen Alter kaum Fakten und wussten nicht, was stimmte und was nicht.

Nach drei Jahren habe ich meine Buchhändlerprüfung gemacht, vielmehr hätte ich machen sollen. Vor der Prüfung durfte ich für 6 Wochen nach Köln-Rodenkirchen auf die Buchhändlerschule, um für die Prüfung fit gemacht zu werden, also wieder eine Art Schule, aber vor allem war ich das erste Mal alleine von zu Hause weg. Es war Faschingszeit und wir jungen Mädchen aus allen Teilen Deutschlands waren nicht zu halten, infolgedessen habe ich nicht allzu viel gelernt. Noch dazu brach in der Schule eine rätselhafte Infektionskrankheit aus, respektive im ganzen Stadtteil, auf einen Schlag mussten sich die Menschen übergeben und konnten es nicht zurückhalten, es war schrecklich, die ganze Schule lag flach. So kam ich ziemlich elend und hohlwangig zu Hause an und die Mutter hat mich sofort bei der Prüfung abgemeldet, sie wurde um ein halbes Jahr verschoben. So war das wenige, das ich in Köln gelernt hatte wieder weg und ich musste mich auf meine alten Spickfähigkeiten verlassen.

Zur Prüfung in der Industrie- und Handelskammer waren als Aufsicht Studenten der Betriebswirtschaft eingeteilt und es hat nicht lange gedauert, da stand ich in der ersten Pause mit einem von ihnen auf dem Gang und klagte ihm mein Leid. Er hat mir fabelhaft geholfen, indem er mich verbesserte, die Buchhaltung hielt mir der Nachbar hin und so kam ich mit Hängen und Würgen durch die Prüfung, ebenso durch das Mündliche, das betraf Literatur und das Verlagswesen und das beherrschte ich einigermaßen.

Schließlich hatte ich den Kaufmannsgehilfenbrief der Industrie- und Handelskammer und die Prüfung des Buchhändler- und Verlegerverbandes mit Ach und Krach bestanden und war fertige Buchhändlerin. Das letzte Kind hatte nun einen Beruf!

7 London / Hochzeit

Ich stand morgens in der Londoner U-Bahn auf dem Weg zur Arbeit und riss den Brief meiner Mutter auf und ich kann mich nur noch an einen Satz erinnern: »Michael und ich haben beschlossen, dass ihr im kommenden Sommer, im August, heiraten werdet.« Das war wie ein Donnerschlag für mich und erst später kam mir der Gedanke, dass die beiden mich ja auch hätten fragen können!

Meine Briefe aus London hatten wohl zu begeistert geklungen und zuhause machte man sich wahrscheinlich Sorgen, ob ich überhaupt würde zurückkommen wollen. Ich war gerade mal zwanzig Jahre alt und das erste Mal weit weg von zu Hause, im Ausland und war geradezu besoffen von London. Die Arbeit als Praktikantin in einem großen, renommierten Londoner Verlag gefiel mir außerordentlich gut.

Da war Leben, das war eine Großstadt mit riesigen Ausmaßen und mit Menschen aller Hautfarben, dagegen war München wirklich das vielzitierte Dorf. Warum ich unbedingt immer nach England wollte, hatte glaube ich mit dem Hamlet-Film und Sir Lawrence Olivier zu tun, dieses alte Englisch mit seiner unverwechselbaren Sprachmelodie und, wie ich fand, schier unnachahmlichen, brüchigen Blasiertheit hatte einen unauslöschlichen

Eindruck auf mich gemacht. Ich lernte den großen Monolog »To be or not to be« auswendig – und das freiwillig! –, kleidete mich ganz in Schwarz und versuchte so verdüstert dreinzuschauen wie Sir Olivier. Scherzeshalber hatte ich oft gesagt: »In England such' ich mir einen Lord mit Schloss«, weil mich Schlösser immer schon fasziniert hatten, und meine größte Freude war es, auf Speichern in alten Dingen herum zu kruschten und irgendwelche Entdeckungen zu machen.

Meinen zukünftigen Mann kannte ich bereits, als ich nach London ging, wir waren verlobt und ich habe nicht vergessen, wie ich ihn das erste Mal nach Hause brachte, um ihn meiner Mutter vorzustellen. Sie saß im Garten und sah uns entgegen, als wir den Hof überquerten. Ihr Gesicht drückte höchstes Erstaunen aus, sie war geradezu perplex und sie konnte nur mit Mühe Konversation machen, um nicht unhöflich zu wirken. Ich hatte keine Ahnung, was eigentlich los war, aber im Laufe des Gespräches legte sich der anfängliche Schock bei ihr und ich glaube, dass Michael gar nichts gemerkt hatte.

Natürlich habe ich sie später gefragt, was denn los gewesen sei und sie hat mir erzählt, dass sie im ersten Augenblick gedacht habe, da käme ihr ihr erster Mann entgegen. Genauso hellblond, mit der gleichen hellen Haut und überhaupt der ganzen Art nach, genauso sei ihr erster Mann gewesen. Sie waren sich in so mancher Hinsicht ähnlich. Unter anderem war der Mann, den ich dann geheiratet hatte, genauso sonnenempfindlich wie der erste Mann meiner Mutter. Das Baden und in der Sonne liegen war für ihn eine Qual, er konnte sich nur im Schatten aufhalten und für mich gab es nichts Schöneres im Sommer als Wasser und Sonne.

Bei unserem letzten Abschied vor London standen Michael und ich noch lange im Hausflur, um uns zu verabschieden und er fragte mich fast inquisitorisch: »Was tust du, wenn dir irgendetwas in London passiert und du Hilfe brauchst?« In aller Unschuld habe ich geantwortet: »Dann rufe ich die Mutter an, die wird dann schon wissen, was zu tun ist.« Die Predigt, die dann kam, war entsprechend, denn nun war er der nächste Mensch für mich und das sollte ich nie vergessen, meine Antwort hatte ihn offensichtlich sehr gekränkt. War ich auf dem Weg von einer Instanz zu nächsten?

Während meiner leider nur kurzen Zeit in London hat die Mutter mich besucht, hat sich ins Flugzeug gesetzt, um das London zu erleben, das sie seit ihrer Jugendzeit nur aus Büchern kannte. Großvater hatte darauf gedrungen, dass sie Englisch lernen sollte und ihr in Bodenbach eine Englischlehrerin gesucht. Dickens war einer ihrer Lieblingsautoren und sie konnte ihn dann im Original lesen und nun war die Gelegenheit günstig, endlich das Land und die Engländer kennenzulernen. Es war sehr aufregend für uns beide, ich hatte Mutter ganz in der Nähe von mir ein Hotelzimmer besorgt und ich hatte große Sorge, wie ihr meine Bude gefallen würde. Ich war aus dem anfänglichen YWCM ausgezogen, weil mir dort alles zu reglementiert war, die Bibel lag auf dem Nachttisch und das Essen war grauenhaft, abends saßen die Mädchen im gemeinschaftlichen Wohnzimmer vor dem Fernseher, drehten sich gegenseitig die Haare auf, lackierten sich die Fingernägel und redeten nur über boyfriends. Ein anderes deutsches Mädchen und ich beschlossen, uns in einem bedsitting-block jeder ein Zimmer zu nehmen, da konnten wir uns mit einem Münzautomaten etwas kochen, so wurde auch der Gas-Kamin betrieben und man konnte die Toastscheiben auf eine Gabel spießen und an das Kamingitter stecken, so hatte man zwei Fliegen mit einer Klappe geschlagen. Waren die Ein-Shilling-Stücke zum Nachwerfen zu Ende, hatte man Pech gehabt, die Eier in der Pfanne wurden nicht gar und das Zimmer blieb kalt. Der Blick aus dem Fenster in den Hinterhof war bemerkenswert, er war in einer Höhe bis ungefähr eineinhalb Metern mit Glasscherben und Unrat bedeckt und ich fand schnell heraus warum. Jeden Morgen warf der house-keeper, ein ungesund aussehender Mann mit großen gelben Zähnen, die leeren Milchflaschen der Bewohner in den Hof hinunter und ich war froh, im obersten Stockwerk zu wohnen. Jeden Samstag früh ging ich ins Nebenhaus, dort war die wöchentliche Miete zu zahlen und als ich ihn einmal fragte, woher dieses große, notdürftig zugeschmierte Loch in meiner Zimmerdecke käme, sagte er ganz trocken: »Da ist jemand getürmt, der seine Miete nicht mehr bezahlen konnte.« Das war bei den Flachdächern Londons auch eine Möglichkeit!

Ich holte meine Mutter in Heathrow ab, das war mit der U-Bahn eine Weltreise und der Flughafen war gegen unseren damaligen winzigen Riemer Flughafen in München unglaublich groß. Als ich mit schweren Bedenken meine Zimmertüre aufschloss, hatte ich in keiner Weise mit ihrer Reaktion gerechnet, sie war begeistert! Ein ums andere Mal sagte sie: »Das ist wie zu meiner Studentenzeit, wie in Göttingen, das gefällt mir.« Die ganze Schäbigkeit, die ich natürlich versucht hatte aufzupeppen, war vergessen und ich machte uns einen echten englischen high-tea und wir schnitten das Mitbringsel von der guten Wiesendin auf, das Mutter im Koffer mitgebracht hatte, nämlich einen kalten, bayrischen Schweinsbraten, meine Leibspeise und das habe ich ihr nie vergessen. Die Möglichkeit am Kamingitter zu toasten, fand sie geradezu genial und sie konnte es gar nicht fassen, nun leibhaftig in London zu sein. Es waren schöne, aber für mich auch sehr anstrengende Tage, denn ich erlebte eine Mutter, die mir an den Rockschößen hing und immer von mir wissen wollte, was wir unternehmen würden. Sie tat sich schwer, die Engländer zu verstehen, denn sie sprechen viel schneller, als wir es vom Unterricht gewöhnt waren und Englisch ist nicht immer Englisch. Bevor ich nach England ging, hatte mir Mutter noch ein paar Auffrischungsstunden bei unserer Miss McCaig geben lassen, einer feinen, schottischen Dame, die uns die ganze Schulzeit begleitet hatte. Sie sprach ein astreines Oxford-Englisch und ich wurde immer darauf angesprochen, wo ich denn mein gutes Englisch gelernt hätte. Auf Londons Straßen hört man natürlich ganz andere Töne und es war sicher nicht einfach für meine Mutter sich den Tag allein zu vertreiben, abends hat sie schon im Verlag auf mich gewartet und ich konnte nicht mal durchschnaufen. Was mich, glaube ich, damals so irritiert hat war, dass ich sie das erste Mal in meinem Leben relativ unselbstständig erlebt habe, das war mir völlig neu und ich weiß noch, dass ich mich ziemlich bedrängt fühlte. Einmal sind wir in eines der großen Kinos am Leicester Square gegangen und ich hatte wohl davon geschrieben, dass man in den Kinos in England rauchen durfte, das war eine Sensation für mich damals gewesen. Ich staunte nicht schlecht, als sie ihre Handtasche aufmachte, eine Zigarettenpackung herausholte und sich in aller Seelenruhe eine Zigarette angezündet hat. Meine Mutter, die Lungenfachärztin, in deren Haus es strengstens untersagt war zu rauchen, denn sie kannte ja die Gefahren des Rauchens aus ihrem Beruf, saß hier in einem Londoner Kino und rauchte! Ich war fassungslos und sie hat es genossen, ihre Tochter sprachlos gemacht zu haben und ich glaube, dass sie mir auch demonstrieren wollte, dass sie nicht ganz von gestern war.

Michael und meine Mutter waren nun offensichtlich der Meinung, dass ich einen »Lord mit Schloss« in Deutschland gefunden hatte und es an der Zeit wäre, die Sache perfekt zu machen. Es kam mir, trotz meiner Irritation, dass einfach über mich bestimmt wurde, gar nicht der Gedanke, nein zu sagen oder vielleicht die Hochzeit ein Jahr oder gar länger aufzuschieben. Die Mutter war der Meinung, dass das jetzt stattfinden solle und ich fügte mich, verstehen kann ich das heute nicht mehr. Wie so oft frage ich mich, was und ob ich in dieser Zeit überhaupt gedacht habe. Sehr viel später ist mir erst klar geworden, dass die Mutter natürlich alle ihre Töchter »unter der Haube« haben wollte, sie aufgehoben wissen wollte und mir selbst schoss auch mal der Gedanke durch den Kopf »vielleicht kommt auch nie mehr einer, der dich will«, das mit zwazig Jahren! Die Mannsgefallbarkeit hat man oder man hat sie nicht, wer weiß, ob ich selbige überhaupt besaß? Auf keinen Fall wollte ich mit einem aufklappbaren Traualtar in der Handtasche enden, wie so manche alte Jungfer, das war auch so ein Spruch in unserer

Familie. Den Begriff von der »Mannsgefallbarkeit« hatte meine Mutter von einer baltischen Baronin, die erklärte ihr das so:

»Weißt du, mein liebes Kind«, sagte sie eines Tages zu ihr, »die Mannsgefallbarkeit ist eine ganz eigene Sache. Man hat sie, oder man hat sie nicht, man kann gar nichts daran ändern. Sie hat nichts mit Schönheit zu tun, nichts mit Gescheitheit oder sonst irgendwelchen Vorzügen, es ist eben die Mannsgefallbarkeit und sonst nichts.«

So wurde ich also heim geholt und wenn ich später darüber nachgedacht habe, dann wäre ich mit Sicherheit länger in London geblieben, wenn nicht gar für immer, so gut hat es mir damals dort gefallen. So kam Michael mit seinem winzigen Fiat 500 mich abholen und wir nutzten die Gelegenheit zu einer Reise quer oder vielmehr längs durch England über Schottland nach Irland. Allerdings wurde das von Michaels strenger, auf Etikette bedachten Großmutter sehr missbilligt. Noch nicht verheiratet und schon eine gemeinsame Zeltreise! Da war die Mutter schon liberaler, obwohl sie vielleicht auch nicht gerade begeistert war. 1963 waren eben noch andere Zeiten!

Zurück in München stürzte ich mich dann in die Aussteuer. Mutter hatte aufgrund der Korea-Krise und eingedenk ihrer Töchter Ballen von Leinen gekauft, damit wenigstens die Aussteuer an Bettwäsche für die vier Töchter gesichert war. Der Effekt war, dass wir uns unsere Bettwäsche selber nähen mussten, Meter für Meter wurde der Stoff abgemessen, die schweren Ballen geschleppt, Leintücher, Kopfkissen und Überzüge genäht, die Nähmaschine ratterte ohne Unterlass. Die fertigen Stücke wurden zum Knopflochnähen und Initialen einsticken gebracht, wenigstens das mussten wir nicht selber machen. Von den Großeltern waren noch Rosshaarmatratzen auf dem Speicher und im Bettengeschäft wurde uns gesagt, wenn das Rosshaar schon gewaschen wäre, würden die neuen Matratzen um vieles billiger werden. Also habe ich im Garten sechs Matratzen aufgetrennt und in einem großen Zuber das Rosshaar mit einem Feinwaschmittel gewaschen, es schäumte mörderisch und in meiner Not habe ich das Rosshaar auf der Wiese ausgebreitet und mit dem Gartenschlauch abgespritzt. Nach ein paar Stunden habe ich es dann mit dem Rechen, als ob es Heu wäre, zusammengerecht und in große Säcke gestopft, die wir dann zum Matratzen-Sattler gebracht haben. Ich habe sie heute noch.

Über eine Wohnung für uns beide, wurde lange nachgedacht, ob wir vielleicht ins Haus ziehen sollten, aber die Mutter war vernünftigerweise dagegen, das würde nicht gut gehen, ein junges Ehepaar sollte für sich sein. Schließlich hat sich Mutter trotz ihres bärbeißigen Steuerberaters dazu entschlossen, eine Wohnung für uns zu kaufen, wir würden ihr Miete zahlen und so könnte sie die Wohnung auf Dauer finanzieren. Diese Wohnung war nicht allzu weit von unserem Haus entfernt, in einer für die damalige Zeit hochmodernen Fertigbauweise, in einem von drei 7-geschossigen Blocks. Wir hatten eine Süd-Ost Wohnung im 6. Stock, 2 Zimmer und große Küche, mit riesigen Fenstern und großer Terrasse, es war für uns das non plus ultra. Bei Fön konnten wir die Berge sehen, und das Feuerwerk über der Stadt zu Silvester war ein Spektakel.

Die Hochzeit wurde bei uns im Haus gefeiert. Einen Tag nach dem Standesamt war die kirchliche Trauung. Als in der Kirche der Satz fiel: »Das Weib sei dem Manne untertan«, wurde mir schlagartig klar, auf was ich mich da eingelassen hatte. Ich hatte mir vorher überhaupt keine rechten Gedanken gemacht, sondern einfach funktioniert und getan, was von mir verlangt wurde, Aussteuer, Wohnung einrichten usw., usf. Über mein künftiges Leben hatte ich gar keine Vorstellung, das würde sich schon fügen und wenn ich mir heute meine Hochzeitsfotos anschaue, dann habe ich den Eindruck, dass Michael und ich gerade von der Konfirmation kommen. Wir waren viel zu jung, das konnte nicht gut gehen und unterschwellig spürte ich das von Anfang an. Im Grunde wusste ich überhaupt nicht, was ich selbst eigentlich wollte, ich hatte nie gelernt auf mich zu hören.

Es war eine schöne Hochzeit, das Essen aus einem alteingesessenen Delikatessengeschäft war vorzüglich, in unserem großen Wohnzimmer war festlich gedeckt, Mutter hat eine ihrer berühmten Reden gehalten, das war ihr Metier, sie konnte sehr gut und frei reden.

Hier ein kurzer Auszug aus ihre Rede:
»Blicken wir nach Osten. Aus dem Osten stamme ich, meine beiden Familien, die väterliche wie die mütterliche, aus dem Sudetenland, dort wo der sudetendeutsche Volksstamm an den slawischen grenzt und sich im Lauf der Zeiten vielfach mit ihm verflochten hat. Denn nicht von jeher herrschte die Feindschaft zwischen den beiden Völkern, die heute so beklagenswert ist. Es gab Zeiten da dies alles viel besser stand. Was bringt wohl der Osten in eure junge Ehe ein? Ich weiß nicht, ob ich hier ganz objektiv sein kann. Aber vielleicht darf ich sagen:

Eine gewisse Vitalität, eine Intensität in der Arbeit und im ganzen Leben und Erleben. Wenn die Haarertöchter manchmal nicht ganz so sind, wie sonst die Mädchen hierzulande, wenn sie irgendwie anders erscheinen – dann mag daran der Osten schuld sein. Er mag auch schuld sein an einer gewissen Wildheit, die manchmal hervorbricht, an einem Schuss Unberechenbarkeit.

Sollte sich solches bei deiner Gertrud zeigen, lieber Michael, so musst Du sehen, wie du damit fertig wirst.«

Der Kaffee wurde in der Veranda oder im Garten getrunken und ich sehe noch das Bild der festlich gekleideten Gesellschaft in Gruppen im Garten stehend, in der Hand ein Glas oder eine Zigarette, sich angeregt unterhaltend. Es war ein sehr warmer, strahlend blauer Augusttag und alle waren froh, dass am späteren Nachmittag Schatten in den Garten fiel. Da war schon ein Teil der Gäste gegangen, nur der berühmte harte Kern war noch da und wir beschlossen, in unsere neue Wohnung zu fahren, man wollte sie doch endlich sehen. Wein und etwas zu essen wurde eingepackt und wir brausten los. Von unserem 6. Stock aus sahen wir, dass ein Gewitter im Anzug war, es war sehr schwül und wir alle schon etwas angeschlagen. Ich weiß nicht, wo meine Mutter die Laute her hatte, auf jeden Fall sang sie die Ballade vom Räuber Hrdlicka, in breitestem Kuchelböhmisch, ein Lied, das wir Kinder sehr liebten und dessen Text ich leider nicht habe, ich weiß nur noch den Anfang in etwa:

»Es ist sich mol gewäsen, in Städtchen Boblicka,
da stand auf griene Hiegel ein' goldne Kaplicka (Kapelle)
triala, triala, triatriatrila.
triala, triala, triatriatriala «

Der Refrain wurde von der ganzen Gesellschaft begeistert mehr mitgeschrien als gesungen. Die ganze Geschichte handelt von einem Räuber (Räubäähr), der aus der Kapelle kostbare Gegenstände stehlen wollte, vom Küster (Kistäär) erwischt wird, der sperrt ihn in die Kapelle ein und irgendwie setzt der Räuber aus Versehen selbst die Kapelle in Brand und verbrennt elendiglich. Das ist der Fluch der bösen Tat.

Anschließend ist die Mutter in die Lieder des Zupfgeigenhansel abgedriftet und das Ganze wurde etwas wandervogelartig und ich sehe noch meine Schwiegermutter vor mir, deren Gesicht erstarrte. Sie hatte ihre Probleme mit der Mutter und ihrer politischen Vergangenheit, denn sie kam aus einer völlig anderen Ecke und teilte ihre Anschauungen in keiner Weise.Das Verhältnis der beiden Frauen war nie sehr eng, sie waren sich fremd und ich weiß nicht, ob der Mutter eigentlich klar war, warum. Auf mich hat meine Schwiegermutter das in keiner Weise übertragen, dafür war ich ihr sehr dankbar.

Diese »andere Ecke« wurde mir zum ersten Mal bewusst, als ich einige Zeit vor der Hochzeit mit Michael in unserer Gartenecke saß und wir irgendwie auf die Todesstrafe zu sprechen kamen. Natürlich war ich für die Todesstrafe, ich plapperte ja alles nach, was bei uns zu Hause gesprochen wurde, ohne selbst darüber nachzudenken. Michael war außer sich und wir gerieten in einen schweren Streit und dann sagte er: »Wenn du das wirklich meinst, was du da sagst, dann können wir nicht heiraten.« Stand auf und ging. Ich war fassungslos über seine Reaktion und zum ersten Mal ist mir gedämmert, dass das ganz elementare Fragen des Lebens sind und man sich ihnen stellen muss, wenn man nicht ganz dumm ist. Das waren völlig neue Horizonte, die mir meine angeheiratete Familie im Laufe der Zeit eröffnete. Ich erlebte nächtelange Diskussionen mit leibhaftigen Schriftstellern, deren Bücher ich tagsüber in der Buchhandlung verkaufte, mit Verlagsleuten, Kritikern, manchmal ging es hoch her und ich stellte mit Staunen fest, dass man nicht einer Meinung sein musste, um befreundet zu sein, dass jeder seinen Standpunkt verteidigen konnte, so gut er konnte und dass es auf Argumente ankam.

Bei uns zuhause war eine andere Meinung sofort ein Angriff auf die Mutter gewesen und das vertrug sie nicht, ich hatte diese Art der Auseinandersetzung nie gelernt und meine Meinung war damals als Jüngste auch gar nicht gefragt. Nun aber schon, ich wurde nach meinen Ansichten gefragt und es wurde mir zugehört! Ich habe viel gelernt in dieser Zeit und ich wurde das erste Mal als eigenständige Person außerhalb des Familienverbunds wahrgenommen und das verdanke ich zum großen Teil meiner Schwiegermutter, mit der ich mich sehr gut verstanden habe und auch später noch in Verbindung blieb.

Am Hochzeitsabend entlud sich das Gewitter und Michael und ich tanzten auf dem Balkon im zuckenden Licht der Blitze vor dem schwarzen Himmel, was Michaels Onkel, den Schriftsteller, zu verwegenen Komplimenten hinriss. Irgendwann konnte ich nicht mehr, ich legte mich ins Bett und heulte nur noch, so erledigt war ich, das sah eine meiner Schwestern und mit eisernem Besen kehrte sie im Handumdrehen alle Gäste hinaus.

In meiner jungen Ehe kam es mir manchmal so vor, als ob wir Mutter-Vater-Kind spielten, nur, da war kein Kind und im Grunde meines Herzens wollte ich auch keine Kinder. Dieser Aufgabe fühlte ich mich nicht gewachsen, ich hatte die Überzeugung, dass ich alles falsch machen würde in der Erziehung, im Umgang mit Kindern und ich denke, dass das auch der Fall gewesen wäre. Ich spürte, dass ich dafür nicht das richtige Rüstzeug hatte, woher auch? Mein Bruder sagte einmal zu mir:

»Wir (seine Zwillingsschwester und er, sie sind zehn Jahre älter als ich) hatten wenigstens eine schöne Kindheit und frühe Jugend, Du hattest das alles nicht.« Es ist doch merkwürdig und auch bezeichnend, dass nur diese beiden ältesten Geschwister Kinder bekommen haben und wir drei nachfolgenden nicht.

Nun war ich plötzlich in dieser tadellosen, neuen Wohnung, die ich unbedingt hatte haben wollen und für die ich meiner Mutter dankbar sein musste und vermisste plötzlich bitterlich das große Haus mit Garten, Keller und Speicher, das Auf und Ab im Treppenhaus, die Weiträumigkeit, das Leben auf den Straßen. Hier hatte ich zwar einen schönen Weitblick, aber auf der Straße unten gingen kaum Menschen, es gab keine Geschäfte, soweit das Auge reichte parkende Autos und über der Straße die Doppelreihe von Schrebergärten. Dort wurde an den Wochenenden die bayrische Fahne aufgezogen, Karten gespielt und Unmengen Bier getrunken, während die Frauen rund wie Tonnen auf den Sonnenliegen lagen und Illustrierte lasen.

Als ich Jahrzehnte später mit Raimund eine Reise nach Wales machte, ist mir etwas Eigenartiges passiert. Wir waren mit unserem VW-Campingbus unterwegs und da Raimund noch nie in England gewesen war, wollte ich von der Fähre ab wegen der Linksfahrerei das erste Stück fahren, damit er sich ein wenig eingewöhnen könne. Wir waren vielleicht 10 km vom Hafen entfernt, fuhren eine Küstenstraße entlang, da überfiel mich ein rasender Schmerz im linken Oberarm, er war so schlimm, dass ich nicht mehr weiterfahren konnte. Es war mir unmöglich zu lenken, es war als ob sich mir ein Messer in den Arm bohren würde. Ich war in den folgenden zwei Wochen bei drei verschiedenen Ärzten, der erste erzählte mir vom Skifahren in Garmisch-Partenkirchen, der zweite meinte, ich solle Bäder nehmen und isometrische Übungen machen, dies alles ist im Campingbus ja machbar. Seine Ratschläge waren sehr effektiv, nachdem ich mich schon vor Schmerzen auf der Wiese vor der Kathedrale in Wells gekrümmt hatte, nachts nur auf dem Rücken liegen konnte und vor Schmerzen nicht mehr wusste wohin. Der dritte schließlich gab mir aus seiner hauseigenen Apotheke ein derart starkes Schmerzmittel, dass ich fast nicht mehr Herr meiner Sinne war. Davon nahm ich ein paar und dann war der Spuk vorbei. Es war mir damals unerklärlich woher dieser Schmerz kam, aber ich denke, es war der Schmerz über mein »verlorenes England«, das ich damals vor meiner Hochzeit nicht auskosten konnte und der mich bei meiner Rückkehr in dieses Land wohl überfallen hat. Es mag merkwürdig klingen, aber ich bin fest überzeugt davon.

Es ist ein paar Jahre her, da hat mir eine meiner Schwestern an den Kopf geschmissen: Das hat uns die Mutter ja immer aufs Butterbrot geschmiert, dass du einen »von« geheiratet hast, damit hat sie ja immer renommiert.

Erst konnte ich das gar nicht glauben, mir das gar nicht vorstellen. Das widersprach so ganz der Erziehung der Mutter, sich von nichts und niemanden beeindrucken zu lassen, alle Menschen seien gleich und gleich viel wert (auch im Dritten Reich)?

Wenn ich jedoch meine einschlägigen Erfahrungen mit ihr Revue passieren lasse, dann waren ihre Reaktionen schon ganz anders und ich kann mir vorstellen, dass sie letztendlich nun doch noch stolz auf ihre »verkrachte« Jüngste sein konnte, immerhin hatte sie in eine alte Familie eingeheiratet. Die Titelsucht des alten Österreich steckte ihr doch noch in den Knochen und der Adel hatte ihr immer Eindruck gemacht, das kommt auch öfter in ihren Aufzeichnungen durch. In ihren Schwiegersohn war sie aus bekannten Gründen geradezu vernarrt. Er mochte sie auch sehr und nannte sie »Mutter Johanna«, trotz allem Trennenden haben sie sich gut verstanden.

8 Einzug

Ich mache nun einen großen Sprung, ich lebe nach über zwanzig Jahren wieder in meinem Elternhaus. In den vergangenen Jahren hatte ich einige Turbulenzen überstanden. Meine Mutter und ich standen zwar in regelmäßigem Kontakt, aber sie wusste nicht allzu viel von meinem Leben. Sie hatte nun auch Enkelkinder von meinen ältesten Geschwistern und war in der Hauptsache mit ihnen beschäftigt.

Es war der Wunsch meiner Mutter gewesen, dass eines ihrer Kinder bei ihr im Haus sein sollte, denn sie ging nun auf die 80 zu und wurde zunehmend gebrechlich. Die Vermietung von Zimmern an Studenten und die damit verbundene Arbeit für die Wiesendin war nicht mehr tragbar. Sie wollte keine fremden Menschen mehr im Hause haben und aus verschiedenen Gründen war ich die Einzige, die in Frage kam, mir war seit längerem innerlich klar, dass ihre Pflege im Alter meine Aufgabe sein würde und ich hatte nicht vor, sie im Stich zu lassen.

Meine Ehe war schon vor Jahren gescheitert, trotz aller Kämpfe und Blessuren war es uns gelungen, uns im Guten zu trennen und uns allen Widrigkeiten zum Trotz ein freundschaftliches Verhältnis zu bewahren.

Ich hatte mittlerweile einen zweiten Beruf ergriffen, ihn auch etliche Jahre ausgeübt und lebte seit einiger Zeit mit einem um einige Jahre älteren

Architekten zusammen. Er stellte etwas dar, war groß und stattlich und nach anfänglicher Skepsis hatte er schließlich das Vertrauen der Mutter gewonnen. Mit seiner Hilfe haben wir in dem denkmalgeschützten Haus das oberste Stockwerk zu einer abgeschlossenen Wohnung ausgebaut. Das war sozusagen der Preis für meinen Rückzug ins Haus. Es gab unsägliche Schwierigkeiten mit den Behörden, der ganze Umbau ging schier über unsere Kräfte und das nicht nur in finanzieller Hinsicht. In der schlimmsten Zeit wurde die Mutter zu einer der Schwestern verfrachtet, denn Bauarbeiten und Handwerker verursachten bei ihr einen geradezu panischen, irrationalen Schrecken und das Haus erbebte unter den Umbaumaßnahmen buchstäblich in seinen Grundfesten. Es entstand eine schöne Wohnung, die das ganze Haus erheblich aufgewertet hat. In dieser Pracht lebte ich nun, obwohl ich mit dem Mann eigentlich nicht mehr zusammenleben wollte, unsere Beziehung war am Ende und ich fühlte mich wie in einer Zwickmühle gefangen. Ohne ihn keine eigene Wohnung in dem großen Einfamilienhaus, und überhaupt nicht zur Mutter zu ziehen, brachte ich nicht über mich. Sie hat das damals genau gespürt, dass mit uns nicht alles zum Besten stand, ich entnehme das auch Notizen von ihr, aber mein Freund verstand es sehr geschickt, sich im Laufe der Zeit bei ihr unentbehrlich zu machen. Er half der Mutter bei vielen für sie unangenehmen Schriftlichkeiten, Abrechnungen und Verwaltungsarbeiten und er beherrschte alle technischen Dinge, die das Haus betrafen.

Es war endlich ein starker Mann im Haus, davon wollte sie nicht lassen und vielleicht würde sich bei uns ja auch alles wieder einrenken?

9 Der Schreibtisch

Es war ein sehr heißer Sommer, als wir mit dem aufwendigen Umbau im 2. Stock des Hauses fertig wurden und es war ein glühender Samstagnachmittag, als ich nach dem Umbau im 2. Stock die roten Kokosläufer im dreistöckigen Treppenhaus wieder auslegte.

Die Wiesendin hatte endlich mal wieder frei nach der Schufterei und den wochenlangen Putzarbeiten. K.H. war zum Segeln am Chiemsee, auch er war am Ende seiner Kraft und ich konnte natürlich mal wieder keine Ruhe geben. Ich schleppte die schweren Rollen, die an den Kanten verdammt scharf waren und schnell in die Unterarme schnitten, die Treppen bis in den 2. Stock hinauf und fing an sie zu verlegen. Auf der Treppe musste ich an jeder Stufenkante ein Filzstück unterlegen, damit sich die Kanten nicht so abtraten, dann wurde der Läufer mit einer Stange, die an der Stufenrückseite mit zwei festgeschraubten Ösen gehalten wurde, befestigt. Es war eine Arbeit von Stunden.

Die Türe zum Arbeitszimmer meiner Mutter im 1. Stock stand offen, es hieß immer noch Arbeitszimmer, obwohl es jetzt ja auch ihr Wohnzimmer war. Das alte Wohnzimmer im Erdgeschoss existierte nicht mehr, wir hatten die Möbel auf die Etage im 1. Stock verteilt, da sie nur noch sehr schwer Treppen steigen konnte. Nach zwei Hüftoperationen und mit einem sehr schlechten, inoperablen Knie war sie gezwungen, an einem Bein eine schwere Schiene zu tragen und das Gehen fiel ihr nicht leicht. Wir riefen uns ab und zu etwas zu, die Mutter, wie es denn ginge und ich, jaja ich komme schon zurecht. Irgendwann haben wir zusammen Tee getrunken. Ich hatte Schmerzen im Kreuz, als ob sich mir ein Dorn ins Kreuzbein bohrte, aber wenn ich mich ruhig hielt, ging es einigermaßen und ich war diese Schmerzen durch Jahre so gewöhnt, dass sie mir fast gar nicht mehr auffielen. Allerdings war ich in diesen akuten Zuständen hochexplosiv und daran merkte ich, wie mich dieser Dauerschmerz demoralisierte und aushöhlte.

Ich kann nicht mehr sagen, was später an diesem Tag der Ausgangspunkt unseres Streites war, ich weiß nur noch, dass die Mutter hinter ihrem Schreibtisch saß und ich in der Sitzecke an dem niederen Couchtisch schräg gegenüber, wir uns also über diese Distanz aus irgendeinem Grund zu streiten anfingen, als mich urplötzlich so die Wut packte, dass ich schrie: »Jetzt gehst du sofort hinter deinem Schreibtisch raus und setzt dich hier mit mir an den runden Tisch und dann wird hier geredet!« Ungewöhnlich flink, so wirkte es wenigstens auf mich, ist sie um den Schreibtisch herum zu mir an den Tisch gekommen. Plötzlich hatte ich die Situation begriffen.

Als Kind musste ich mich bei ihr anmelden, wenn ich was auf dem Herzen hatte, sie allein sprechen wollte, dann wurde ich zu einem bestimmten Termin zu ihr bestellt. Ich klopfte an und nahm auf einem Stuhl vor dem großen Schreibtisch Platz. Der Schreibtisch war gut und gern zwei Meter breit, eigentlich ein schönes Stück im Empirestil, er passte gut in das große, hohe Zimmer mit der rückwärtigen hohen Bücherwand. Die Mutter hatte Platz, sich mit all ihren Schriftlichkeiten auszubreiten. Wurde ich zu ihr bestellt, war das gar kein gutes Zeichen, denn sonst wäre das am Esstisch besprochen worden und wenn ich mich bei der Mutter anmeldete, hatte ich meistens etwas ausgefressen. Dann ist sie hinter diesem Schreibtisch, dieser Barriere, wie eine Richterin gesessen und hat ernst über die Brille geschaut. Da saß eine Respektsperson, die alleroberste Instanz, die über alles in der Familie entschied und die genau wusste, was gut und was falsch war. In dem Moment war ich nicht ihre Tochter, sondern eine Bittstellerin oder Delinquentin.

Dieses Bild stand mir schlagartig an diesem heißen Nachmittag wieder vor Augen und ich habe den Schreibtisch in Gedanken Hitlers Schreibtisch genannt. Die Menschen von ihrer Kleinheit und Nichtigkeit zu überzeugen, das konnte Hitler in seinem Führerhauptquartier mit langen, hallenden Gängen, riesigen Räumen und mächtigen Schreibtischen, auf die man schier endlos zugehen musste, hervorragend demonstrieren. Vielleicht kommt daher auch meine Allergie Ämtern und Beamten gegenüber. Jetzt, hier in Italien, ist das leider sehr ausgeprägt, denn der Mensch hinter einem Schalter fühlt sich ungleich mächtiger als der vor dem Schalter und wenn es nur der Postschalter ist, von den verschiedenen Abteilungen der Polizei ganz zu schweigen.

An diesem Nachmittag waren die Schleusen geöffnet, aus mir kam alles herausgesprudelt, was sich im Lauf der Jahre angesammelt hatte, ich heulte, schrie und stellte in meiner ganzen Raserei erstaunt fest, dass die Mutter ganz ruhig war und mir schweigend zugehört hat. Bei anderen Krächen war sie verzweifelt, hat geweint oder hat versucht sich zu wehren. Diesmal nicht, ich habe ihr alles an den Kopf geworfen, dass wir ein Leben lang immer nur Rücksicht auf sie nehmen mussten, dass sie immer irgendwelche Krankheiten hatte, mit denen man uns mundtot machen konnte. Unsere alleinige Ernährerin hatte Magengeschwüre, Gallenkoliken und ich weiß nicht was noch alles und sie musste unbedingt und immer geschont werden. Es kam alles daher und irgendwann war ich wie leergepumpt und konnte nicht mehr. Ich kann mich nicht erinnern, dass meine Mutter irgendetwas gesagt hat, aber ich denke, sie wusste, dass das einfach einmal notwendig war, denn viel hatten wir beide noch nicht allein miteinander zu tun gehabt.

Nach dem Tod meiner Mutter konnte ich »Hitlers Schreibtisch«, den keiner wollte und ich schon gar nicht, sehr gut an eine Antiquitätenhändlerin verkaufen. Sie war ganz begeistert von den Ausmaßen, da könne sie endlich ihre Journalbücher für die Buchhaltung richtig ausbreiten. Ich habe ihn ihr gerne überlassen.

10 Auszug

Nach dem wahrhaft kräftezehrenden Umbau und der Bauleitung unserer neuen Wohnung, bei dem das gesamte Haus in Mitleidenschaft gezogen worden war, kehrte ich in den Buchhandel zurück und nach einigen Monaten machte ich mich mit einer Kollegin selbstständig. Wir hatten eine kleine, feine Buchhandlung auf der Leopoldstraße, in die wir viel Kraft und Geld gesteckt hatten. Die Mutter hatte mir das damals ermöglicht, weil meine ganze Ausbildung so gut wie keinen Pfennig gekostet hatte.

Oft hat sie uns besucht, vor allem dann, wenn eine neue Ladung englischer Taschenbücher ankam. Damals konnte sie den Weg zu uns noch auf zwei Krücken bewältigen und im Laden konnte sie sich ausruhen und einen Kaffee trinken. Das Glück der Selbstständigkeit währte leider nur vier Jahre. Der Laden trug sich nicht so wie er sollte, meine Partnerin bekam ein Kind, ihr Mann eine Stelle in einer anderen Stadt und sie folgte ihm natürlich. Das »natürlich« hatte ich einfach zu akzeptieren, schließlich meldeten wir einen Vergleich an und lösten alles auf. Es war eine schlimme Zeit für mich, ich erinnere mich noch an den Schrecken vor dem Briefträger, wenn er mit den entsprechenden Schriftstücken, deren Empfang durch Unterschrift bestätigt werden musste, auftauchte. Meine Nächte waren dementsprechend, ich hatte massive Schlafstörungen, der Schuldenberg wuchs ins Unermessliche, wie würde ich ihn jemals abtragen können? Nachdem meine Mutter mir den Laden ermöglicht hatte, wollte ich sie keinesfalls noch einmal um Geld bitten.

Trotz dieser »Niederlage« fühlte ich mich aber auch gestärkt, ich hatte eine Buchhandlung auf die Beine gestellt, viele Schwierigkeiten überwunden, selbstständig entschieden, Verantwortung getragen, mich mit Banken herumgeschlagen und natürlich auch viele Fehler gemacht, aber ich hatte etwas gewagt und auch zu Ende gebracht. Das alles gab mir Kraft, obwohl ich physisch ziemlich am Ende war.

Während dieser Zeit der Selbstständigkeit mitten im Weihnachtsgeschäft, also während der Zeit, die für unser Geschäft die Haupteinnahmequelle war und uns über das Jahr tragen musste, trat ein Ereignis ein, das mein und das Leben der Mutter veränderte. Es war eine sehr unschöne Geschichte, in der in erster Linie ich die Leidtragende war und ich dachte, dass das auch meiner Mutter klar sein müsse. Auf der anderen Seite witterte ich nun auch Morgenluft, ich würde mich endlich von dem mittlerweile ungeliebten Mann, mit dem ich lebte, trennen können. Er war nicht der »starke Mann«

gewesen, als den er sich wohl auch selbst gesehen hatte und auf den ich prompt geflogen war und unsere Beziehung hatte sich seit dem Einzug bei meiner Mutter auch nicht gebessert. Ohne diesen gravierenden Anlass hätte er sich wohl nie vom Fleck gerührt, aber nun war er bereit, sofort auszuziehen.

Als ich der Mutter diese Neuigkeit eröffnete, war ich nicht auf ihre Reaktion gefasst. Sie sagte: »Wie stehe ich denn vor all meinen Bekannten da, wenn er auszieht?« Das hätte sie nicht sagen dürfen, in schlimmen Situationen geht es mir wie ihr, ich bin ganz ruhig, denke glasklar und folgerichtig und ich antwortete: »Wenn das so ist, werde ich ausziehen und du kannst ihn behalten!« Gesagt getan, nach vier Tagen hatte ich durch Freunde eine Wohnung ganz in der Nähe gefunden und ich zog aus. Die Mutter hatte mich buchstäblich noch auf den Knien angefleht doch zu bleiben, aber ich blieb fest, meine Entscheidung war gefallen Woher ich damals die Kraft nahm, weiß ich bis heute nicht, aber es war meine einzige Rettung. Allein mit ihr und der Wiesendin, deren fixe Idee es geworden war, mich ständig zu beobachten, in ein und demselben Haus, ich wäre verloren gewesen und zwischen beiden aufgerieben worden.

Ich war nun frei, mein Kommen und Gehen wurde von keiner Wiesendin mehr beobachtet und registriert und ich kann mich noch sehr genau an das starke Glücksgefühl in meiner neuen Wohnung erinnern, obwohl sie natürlich nicht mit der zu messen war, die ich verlassen hatte, aber ich wusste, dass ich richtig gehandelt hatte. Es zeugt von der Geisteshaltung und dem Gemüt meines Ex, dass er seelenruhig in der Wohnung sitzen blieb, das Gras wuchs ziemlich schnell über die Sache und im Laufe der Zeit stellte ich eine merkwürdige Umkehrung fest. Das Opfer, das nun zweifelsohne ich war, wurde ganz allmählich zum Schuldigen. Schließlich war ja auch ich gegangen, »sie wird schon ihren Teil dazu beigetragen haben.« Es war unverständlich, dass ich diese wunderschöne Wohnung und meine Mutter verlassen hatte. Im Freundeskreis war die Geschichte am Anfang prickelnd und spannend, es gab wieder etwas zu tratschen und zu ratschen, aber bis auf zwei, drei Freundinnen kann ich mich nicht erinnern, dass man mich gefragt hat, wie ich mich denn bei dieser ganzen Angelegenheit gefühlt habe. In unserem Kreis hatten wir Schwierigkeiten uns zu öffnen, über tiefgreifende, persönliche Probleme zu sprechen und mir selbst fiel das bei meinem notorischen Misstrauen besonders schwer. Wir bewegten uns lieber an der Oberfläche, vermieden schwierige Themen, blieben lieber beim Unverfänglichen. Es fehlte die ganz einfache Herzlichkeit und Empathie, nur wenn schon entsprechend dem Alkohol zugesprochen worden war, dann kam die »Stunde der Wahrheit«, da wurde unter Umständen schonungslos »ausgepackt«. Am nächsten Tag konnte man dann immer noch als Entschuldigung sagen, man habe zuviel getrunken. Wahrscheinlich tranken wir aus diesem Grund so viel, um endlich locker und mutig zu werden.

Jede Woche verbrachte ich einen Abend bei der Mutter, wir hatten einen festen Tag ausgemacht, den Montag, denn ich hatte ihr wieder einmal versprochen, sie nicht im Stich zu lassen. In meiner neuen Wohnung hatte ich keine Waschmaschine, die Mutter war übrigens nie dort und hat auch nie den Wunsch geäußert, mich einmal zu besuchen. Ich nahm also ganz selbstverständlich an, dass ich alle zwei Wochen meine Wäsche in unserer Waschküche waschen könne. »Da musst du erst die Wiesendin fragen, ob das geht, das kann ich nicht entscheiden«, war ihre Antwort auf meine diesbezügliche Frage. Ich war sprachlos, ich muss die Angestellte meiner Mutter fragen, ob ich in unserem Haus, mit unserer Waschmaschine und ihrem Strom waschen darf? So verdreht war ihre Welt also geworden? Sie hatte Angst, die Wiesendin zu fragen! Sie kamen mir vor wie ein altes Ehepaar, bei dem der eine genau weiß, wann dem anderen etwas nicht gefällt, das aber nicht klären kann oder will. So bin ich in den Waschsalon marschiert und nach einigen Wochen hat mir dann die Mutter gesagt, dass ich bei ihr waschen kann. So banal diese Sache damals war, vergessen konnte ich sie nie.

Gesprächsstoff hatten wir an diesen Montagabenden und auch sonst eigentlich immer und an einem dieser Abende waren wir mal wieder aus irgendwelchen Gründen bei d e m Thema gelandet, es war mal wieder soweit. Es war nicht möglich über das Dritte Reich und seine Folgen in Ruhe zu sprechen, sofort war die Mutter in Verteidigungsstellung, sie mobilisierte ihre ganzen Kräfte, brachte sie in Stellung, das war wie ein Automatismus: Wir könnten uns die damalige Zeit überhaupt nicht vorstellen, die Arbeitslosigkeit, die allgemeine Not, die Ausweglosigkeit, in der sich Deutschland damals befand. In den Nationalsozialismus wurde alle Hoffnung gesetzt, Medien in unserem heutigen Sinn gab es nicht, keine freien Informationen und überhaupt sei doch schon alles so lange her, man müsse doch einmal mit der Vergangenheit aufhören!

Als ich sie fragte, ob sie damit aufhören könne, wenn eines ihrer Kinder vielleicht unter die Kategorie »lebensunwertes Leben« gefallen und zu Tode gekommen wäre oder ihre Familie vernichtet worden wäre, schwieg sie. Es war doch nicht möglich, jetzt, heute, da das ganze Ausmaß der Katastrophe bekannt sei, noch irgendetwas zu verteidigen. Ich sagte ihr, dass ich nicht wüsste, wie ich mich damals an ihrer Stelle verhalten hätte und dass ich hoffte, nie in meinem Leben in so eine Lage zu kommen. Doch jetzt, heute, da sie doch alles weiß, was an Verbrechen geschehen sei, heute könne man doch nicht irgendetwas an der Politik der Nationalsozialisten verteidigen! Sie wollte nichts mehr hören, riss sich das Hörgerät aus dem Ohr und rief: »Ich höre nichts mehr, dann war mein ganzes Leben umsonst!« und ging laut weinend nach nebenan in ihr Schlafzimmer. Es war mir nicht möglich ihr nachzugehen, sie zu trösten, ich war außer mir und verließ das Haus. So war das also, dachte ich, deine Kinder bedeuten dir wohl gar nichts, das ist nicht dein Leben? Sie konnte sich und uns nicht eingestehen, dass sie einem Verbrecher und seinem Regime aufgesessen war, dass sie angeblich nichts wusste von all den Ungeheuerlichkeiten, sondern auch nichts wissen *wollte.* Warum nur war es ihr nicht möglich, ihre Verblendung zu sehen und zu dieser Schuld zu stehen? Ich denke, es hatte etwas mit ihrer Autorität uns gegenüber zu tun, sie hatte Angst sich uns preiszugeben, angreifbar, schwach und verletzbar zu sein und sie fürchtete sich vor einer Verurteilung durch uns. Ich denke, dass sie auch wenig Verständnis oder Mitleid von uns erfahren hätte, das hätte sie nicht ertragen können. Ich weiß nicht, ob meine Geschwister sich diesbezüglich mit ihr auseinandergesetzt haben, ich kann nur von meinen Erfahrungen schreiben.

Nachdem der Laden nun geschlossen war, suchte ich mir eine neue Arbeit, ich musste schließlich Geld verdienen und landete in einer elitären Kunstgalerie. Hier spielte sich das komplette Kontrastprogramm ab für jemanden, der den Buckel voller Schulden hat. Da riefen Leute aus New York an, um einen Termin auszumachen, sie wollten sehen, ob ein bestimmtes Bild zu ihrem Sofa passte. Kunst wurde dort wie Aktien gehandelt. Hier konnte ich nicht bleiben, das war nicht meine Welt und mit dieser Art zu leben wollte ich auch nichts zu tun haben.

Seit einiger Zeit hatte ich wieder einen Mann, zwar nicht im Haus, aber in der Wohnung. Ich hatte meinen inneren Schwur gebrochen, jemals wieder einen Mann ins Haus zu lassen. Er war ein paar Jahre jünger als ich und ich stellte mit Erleichterung fest, dass das eine andere Männergeneration war, als die, mit der ich es bisher zu tun hatte. Diese Jahrgänge hatten Erfahrungen in Wohngemeinschaften während der Studienzeit gemacht und das Rollenverständnis von Mann und Frau war ein anderes. Die Mutter hat sich vorsichtig erkundigt, wer das denn nun sei und woher und ich habe ihr geantwortet, dass er ein 68er sei und somit aus dem diametral entgegengesetzten Lager käme. Am Anfang hat sie ihn geradezu in Geschichte examiniert, denn so ganz geglaubt hat sie ihm sein Germanistik- und

Geschichtsstudium wohl nicht. Sie war ein gebranntes Kind, wurde sie doch in puncto Studium eines ihrer Schwiegersöhne einmal recht hinters Licht geführt. Wir haben uns über Mutters betont unverfänglich gestellte Fragen sehr amüsiert, aber er hat alles mit Bravour »bestanden« und sie haben sich respektiert und ganz gut verstanden.

11 Obrigkeiten

Später in meinem Leben stellte ich fest, dass meine Mutter manchmal eine für mich nicht nachvollziehbare Scheu oder in meinen Augen unangebrachten Respekt vor Professoren, Direktoren oder sonst angeblich höher gestellten Persönlichkeiten hatte.

Nach einer ihrer vielen Operationen war ich bei ihr, als die Visite kam, der Herr Professor persönlich. Sofort wollte sie mich hinausschicken, aber er hatte nichts dagegen, dass ich blieb. In meinem ganzen Leben hatte ich sie nicht so erlebt, wie bei dieser Visite der Halbgötter in Weiß. Wie ein verschüchtertes junges Mädchen lag sie in ihrem weißen Bett, die Bettdecke bis zum Kinn hochgezogen und sie konnte kaum auf die Fragen des Professors antworten. Mir schien, sie war vor Ehrfurcht erstarrt. Das war also meine Mutter, die uns immer gepredigt hatte, dass wir uns vor niemandem zu fürchten hätten, wir genauso viel wert seien wie jeder andere auch, wir uns nicht ducken sollten, sondern unser Recht verteidigen sollten, ganz besonders als Frau? Ich sehe diese Szene noch genau vor mir.

Monate später habe ich die Mutter zur Nachuntersuchung hingebracht und ich hatte zu der Zeit eine äußerst schmerzhafte Sache im Knie, die es mir schier unmöglich machte, die Treppe im Laden rauf- und runterzugehen, was mehr als hinderlich war. Wir saßen auf der Bank vor dem Sprechzimmer des Professors und ich sagte: »Ich werde ihn bitten, sich mal kurz mein Knie anzuschauen, vielleicht kann er mir raten.« Darauf hat sie wie aus der Pistole geschossen geantwortet: »Das kannst du nicht machen, du kannst doch nicht eine Ordination schinden!«

Obwohl ich erst mal sprachlos war, ließ ich mich nicht beirren und fragte ihn um Rat, nachdem er mit der Mutter fertig war. Er war ein Orthopäde vom alten Schlag, rau aber herzlich. Er verlangte, dass ich im Treppenhaus der Klinik ein paar Stufen hinauf- und hinuntergehen solle. Auf Anhieb sah er, was los war, telefonierte in die orthopädische Werkstatt im Keller und ließ für mich ein Patellaband anfertigen, das solle ich tragen, wenn ich Schmerzen hätte, es würde meiner Kniescheibe Halt geben. Er wusste, dass ich eine Buchhandlung hatte und bestellte sich, statt Honorar, einen Karton Krimis. Ich trug dieses Band nur kurze Zeit um mein Knie, dann war der Spuk verschwunden, es hatte also keinerlei Problem gegeben. Ich glaube, die Mutter war einfach irritiert, dass ich vor dem Herrn Professor nicht in Ehrfurcht versunken bin, sondern mich völlig normal verhalten habe.

Ein anderes Problem waren ihre Besuche bei der Bank. Oft war sie auf Grund ihrer Depressionen nicht imstande alleine hinzugehen. Sie fürchtete sich vor allem und jedem, völlig irrational. Die Wiesendin musste sie begleiten und die hasste diese Gänge aus tiefstem Herzen, denn diese Bankfiliale war berüchtigt für ihre arroganten Angestellten. Die Mutter hat sich jedes Mal regelrecht in Schale geschmissen, wenn wieder irgendetwas anstand, wir nannten manche ihrer Kleider schon die »Bank-Kleider« und mit Zittern und Zagen hat sich die Mutter dann auf den Weg gemacht. Wie oft habe ich ihr gesagt: »Es ist dein Geld, das du verdient hast, es sind deine Aktien, die sie verwahren und betreuen und eine Bank ist ein Dienstleistungsunternehmen, das ja nun nicht zu knapp an dir verdient, es gibt keinen Grund sich zu fürchten.« Es ist, glaube ich, gar nicht durchgedrungen zu ihr und ich habe mich so manches Mal über ihre Demutshaltung aufgeregt, die hier völlig unangebracht war. Mitnehmen wollte sie mich aber auch nicht, sie hatte Sorge, dass ich auf der Bank »frech« werden würde und außerdem wollte sie sich auf keinen Fall in die Karten schauen lassen.

Später ging es nicht mehr anders, da musste ich ihre geschäftlichen Dinge regeln, so schwer es ihr auch fiel das Heft aus der Hand zu geben, aber ich bin schon zurechtgekommen auf ihrer Bank.

Da fällt mir noch ihr Steuerberater ein, der ihr empfohlen worden war und den sie engagiert hatte, als ihre Jugendfreundin gestorben war. Sie hatte es auch in die Gegend von München verschlagen und bis kurz vor ihrem Tod hatte sie die Steuern von Mutter gemacht. Er war ein nicht sehr sympathischer, staubtrockener, grauer Mann, wie ich fand, der sehr gesund lebte, nur Kräutertees trank und seine Frau drangsalierte. Er hatte etwas Sadistisches an sich, er quälte die Mutter gerne mit kryptischen Aussagen zur Steuerveranlagung und ob und wie alles weitergehen würde. Er hatte sofort gespürt, wo er Macht ausüben konnte, er spielte mit ihren Ängsten. Bei größeren finanziellen Entscheidungen hat die Mutter immer erst ihn gefragt und er ließ sie dann lustvoll zappeln. Mir war er einfach zuwider und er starb trotz aller Gesundleberei früh und so nahm auch dies ein Ende.

In Sachen Respekt trennten uns wirklich zwei Generationen, in dieser Beziehung hatte sich viel verändert, aber dass meine Mutter manchmal geradezu devot war, hat mich richtig aufgebracht.

12 Alkohol

»Ich hasste den Alkohol in all seinen Formen, mit einer Ausnahme. Von Kind an litt ich entsetzlich unter Eisenbahnkrankheit. Bei jeder Zugfahrt wurde mir fürchterlich schlecht, ich musste mich übergeben. Besonders schlimm war es in den böhmischen Eisenbahnen, die mit der heimischen Braunkohle betrieben wurden. Nichts half – schon beim Gang zum Bahnhof, bei diesem typischen Geruch wurde mir übel. Eines Tages nahm mein Vater auf irgendeine kleine Reise Hoffmannstropfen mit. Dies war damals ein altes Hausmittel, so wie heute Klosterfrau Melissengeist und siehe da, es half, die Übelkeit verging, das qualvolle Erbrechen blieb aus.
Später nach 1916 musste ich immer die langen Hin- und Rückfahrten ins Landerziehungsheim alleine überstehen, in den deutschen D-Zügen, die so schön rhythmisch und weich schaukelten. Das vertrug ich besonders schlecht, die ratternden Personenzüge waren weniger schlimm. Eines Tages entdeckte ich, dass die D-Züge Speisewägen hatten. Ich nahm all meinen Mut zusammen, wagte mich hinein und bestellte beim Ober einen doppelten Schnaps. Der sah mich entgeistert an: »Gnädiges Fräulein meinen wohl einen Likör?« Ich wusste zwar nicht genau, was das war, wohl aber, dass das süß war. Das konnte ich bei der drohenden Übelkeit gar nicht brauchen. »Nein, etwas ganz Scharfes, wissen Sie, etwas Klares, aber bitte rasch!« Seither reiste ich stets mit einem kleinen Schnapsfläschchen und war gerettet.« (Aus Mutters Erinnerungen)

Das »Schnapsfläschchen« kannte ich als ständigen Begleiter meiner Mutter in Form von Underberg- oder Kognakfläschchen, denn die Mutter litt unter Magenbeschwerden und bei Aufregungen war immer der Katastrophenkognak fällig. Ich habe mir nichts dabei gedacht, denn ich habe nie auch nur einen Hauch eines Schwipses oder Fahne bei ihr erlebt. Erst sehr viel später wurde mir bewusst, wie hochprozentig diese Magenschnäpse sind und wie abhängig sie machen können.

Als die Mutter sich zum zweiten Mal die Hüfte gebrochen hatte, sie war einfach im Stand eingebrochen, eine Spontanfraktur, und sie im Krankenhaus lag, kam es eines Tages dort zu einem regelrechten Aufruhr. Ich hatte regelmäßig für Nachschub von Kognak auf Mutters Geheiß hin gesorgt, die Flasche wurde in den Schrank gestellt und wer kam, füllte ihr Fläschchen nach. Hier im Krankenhaus brauchte sie den Kognak zum Schlafen. Obendrein hat sie aber unserer treuen Wiesendin immer wieder Rezepte für Schlaftabletten mitgegeben und die brachte diese brav ins Krankenhaus mit. Ohne privaten Rezeptblock ist die Mutter nirgendwo hingefahren.

Eines Morgens ist sie einfach nicht aufgewacht, die Schwestern haben sie angesprochen, sie gerüttelt, die Mutter hat nur unverständliches Zeug gemurmelt und sie haben es mit der Angst zu tun gekriegt. Die Schublade des Nachtkästchens wurde untersucht und da war natürlich das ganze Medikamentenarsenal drin und als sie im Schrank noch den Kognak fanden, war das Maß voll. Sie müssen die Mutter ganz schön zusammengestaucht haben, denn wer, wenn nicht sie, musste doch wissen, dass man neben der Medikation im Krankenhauses nicht noch zusätzlich irgendetwas einnehmen kann und wenn, dann nach Rücksprache, die Krone des Ganzen war dann aber noch der Kognak.

In ihren letzten Jahren habe ich die Mutter zum Arzt gefahren und begleitet und eines Tages waren wir bei ihrem Internisten. Er besprach die Blutwerte mit ihr, die Leberwerte waren einwandfrei und sie sagte in einem scherzhaften Ton zu ihm: »Das wundert mich aber, Herr Kollege, denn wissen Sie, im Grunde bin ich Alkoholikerin« und alle drei lachten wir herzlich, denn das war einfach undenkbar, sie sah auch in keiner Weise danach aus.

In einem der letzten Monate vor ihrem Tod saßen wir beim Tee, wir waren allein. Das kam nun oft vor, denn ich hatte dafür gesorgt, dass die Wiesendin öfter frei hatte. Sie lebte jetzt, seit ich wieder im Haus war, in einer eigenen, von der Mutter zur Verfügung gestellten Wohnung und so hatten wir mehr Zeit für uns. In einer dieser ruhigen Stunden hat die Mutter mir gestanden, dass sie Probleme mit dem Alkohol habe. Gleich wollte ich abwiegeln, aber ich merkte sehr schnell, dass es ihr ernst war und sie sagte auch, dass sie sich deswegen sehr schäme. Es hat sicher lange gedauert, bis sie sich das selbst eingestehen konnte. Ich nahm dieses Geständnis als großen Vertrauensbeweis auf und ich spürte, dass sie erleichtert war, darüber sprechen zu können. Sie war nicht mehr die unfehlbare Mutter, schon seit langem nicht mehr und sie konnte Stück für Stück loslassen, es ging nicht mehr anders, sie musste.

Ich versuchte sie zu trösten, ihr die Scham zu nehmen, denn ich wusste, dass sie nicht wegen des Genusses ihren Rotwein, Kognak oder Magenbitter getrunken hat, nicht wegen des Berauschtseins. Sie hat aus anderen Gründen getrunken, sie suchte die Entspannung, das Lockerwerden, um die Welt mit freundlicheren Augen sehen zu können, den Tag ertragen zu können. Die Nächte waren ein besonderes Kapitel, sie waren wohl das Allerschlimmste für sie.

13 Angst

Aus der Familie kam die Anregung, die Mutter solle doch ihre Erinnerungen aufschreiben, sie habe schließlich ein sehr bewegtes Leben gehabt und ihre Nachkommen würde es doch interessieren, woher sie gekommen und wie ihr Leben verlaufen war. Das war auch als Beschäftigungstherapie gedacht, denn sie hatte Schwierigkeiten ihre Tage zu gestalten.Laufen konnte sie nicht mehr und Lesen strengte ihre Augen zu sehr an. Ich denke, dass sie sich mit ihrem Alter gar nicht richtig beschäftigt hatte, wahrscheinlich dachte sie, dass immer eines ihrer Kinder oder Enkel um sie sein würde. Im Treppenhaus war nun wieder das altvertraute Schreibmaschinengeklapper zu hören, das meine Kindheit und Jugend begleitet hatte.

Mit ihren Altersgebrechen haderte die Mutter und die Angst wurde, je älter die sie wurde, immer größer, heftiger. Oft hat sie zu mir gesagt: »Ich habe solche Angst« und immer wieder habe ich sie in meiner Hilflosigkeit damals gefragt: »Vor was denn, kannst du mir nicht sagen, wovor du dich so fürchtest?« Sie hat mich mit schreckgeweiteten Augen angeschaut und mir nichts sagen, nichts erklären können. Es war schrecklich für mich, sie so zu sehen. Immer war sie doch so furchtlos und unerschrocken gewesen, hatte alle Situationen, Katastrophen gemeistert, sich im Leben behauptet.

Wie lange sie sich schon mit diesen Ängsten gequält hat, weiß ich nicht, jedenfalls hat die Mutter sie immer gut vor uns verborgen. Sie wollte offenbar auf keinen Fall vor uns eine Schwäche zeigen und uns wohl auch nicht belasten. Ich weiß nur, dass sie sich, als die Psychopharmaka Anfang der 60er Jahre auf den Markt kamen, jede Menge davon kommen ließ.

Die bunten Prospekte kamen massenhaft ins Haus, es war die Zeit der aufwendigsten Werbebroschüren, phantastischen Fotokalendern der

Firmen Sandoz, Ciba-Geigy, Boehringer etc. Valium und artverwandte Medikamente wurden angepriesen mit Slogans wie »Sonnenschein für die Seele« oder »die Lösung für Ihre Scheinprobleme«; es hätte wohl besser »die Scheinlösung für Ihre Probleme« heißen sollen, denn die deutsche Nation hatte offensichtlich enorme psychische Probleme.

Als Ärztin konnte sie per Postkarte und Arztstempel ganz einfach und kostenlos die Präparate bei den Firmen bestellen und die Packungen kamen per Post ins Haus geschneit. Die Mutter hat sie alle ausprobiert und eingenommen. Zum Schlafen brauchte sie dann noch Schlaftabletten und das alles ging über Jahre. Es ist mir schleierhaft, wie das ihr Organismus ausgehalten hat, wie sie arbeiten konnte, wie sie mit der Abhängigkeit fertig wurde, denn die erste Generation der Psychopharmaka machte in hohem Maße abhängig. Nach dem Tod der Mutter habe ich Schuhschachteln voll von Medikamenten entsorgen müssen, da wurde mir das ganze Ausmaß erst richtig klar. Im Alter kamen dann noch die chronischen Schmerzen in den Hüften und arthrotischen Knien dazu, die auch mit Medikamenten bekämpft werden mussten, wenn es nicht mehr anders ging.

Als die Mutter zu arbeiten aufhörte, denke ich, wurden die Angstattacken schlimmer, sie hatte nun viel Zeit. Wir Kinder waren aus dem Haus, sie war allein mit der Haushälterin. Die Mutter war nun immer zu Hause und wie ich fand, in einem goldenen Käfig, von früh bis spät ver- und umsorgt von der Wiesendin. Sie konnte und wollte wohl auch nicht das Geringste im Haushalt, Haus und Garten tun, das war schließlich die Domäne der Wiesendin und da ließ sie sich nicht hinein funken. Im Grunde konnte die Mutter keinen Schritt tun, kein Telefongespräch führen, ohne dass die Wiesendin Bescheid wusste, die Mutter hatte keinerlei Privatsphäre und ich weiß nicht einmal, ob der Mutter das nach all den langen Jahren, die die Wiesendin bei uns war, aufgefallen ist. Ich wäre bei einem solchen Zustand verrückt geworden, wenn ich nur daran denke, dass sie schon in der Früh ins Schlafzimmer platzte, die Vorhänge zur Seite schleuderte und einen grimmigen Guten Morgen wünschte. Die Vorstellung, dieses herbe Gesicht als allererstes am Morgen zu sehen, ohne die Möglichkeit zu haben, in Ruhe aufzuwachen, sich zu sammeln und den Tag zu beginnen, wie es mir passt, brachte mich geradezu zur Verzweiflung.

Ich konnte damals nicht verstehen, wie die Mutter sich alles aus der Hand hat nehmen lassen und sie von der tödlichen Furcht besessen war, dass die Wiesendin sie verlassen könnte, kündigen würde und sie ganz allein, ihrer Meinung nach geradezu hilflos zurückbleiben würde. Die Mutter hatte ihr das Versprechen abgenommen, dass sie sie nie verlassen würde und die treue Seele hatte ihr das auch noch versprochen. Es war ein Unglück für die zwei, für jede von ihnen.

Ich erinnere mich noch an die Geschichte mit dem Fernseher, sie ist ein gutes Beispiel für die Art von Verstrickung, in der die beiden Frauen gelebt haben. Der alte Schwarz-Weiß-Fernseher war eines Tages kaputt und die Wiesendin wollte nun unbedingt einen Farbfernseher. Offenbar hatte Mutter mal wieder eine Sparsamkeitsphase und wollte nicht so recht. Daraufhin kaufte die Wiesendin einen Riesenkasten, der stand dann bei der Mutter im Wohnzimmer und die Wiesendin bestimmte in Zukunft, was gesehen wurde, weil es ja nun ihr Apparat war. Was hat sie sich für unsägliche Quiz-und Showsendungen angesehen! Was wäre dabei gewesen, wenn jeder in seinem Zimmer einen Fernseher gehabt hätte und jeder hätte sehen können, was er wollte?

Die Mutter wurde immer hilfloser, sie konnte sich nicht wehren, die Angst hatte ihr die Kraft genommen und sie hat mit niemandem darüber gesprochen, aus Stolz, aus Scham? Es wurde mit Sicherheit immer schlimmer und niemand konnte sie verstehen. Ich selbst hatte zu diesem Zeitpunkt noch keine Erfahrung mit psychischen Erkrankungen, aber in der übrigen Familie hätte man sensibilisiert sein können, da bestanden Erfahrungen und Kenntnisse. Hätte ich damals gewusst, was Angst ist, so wie ich es heute weiß, aus eigener Erfahrung, ich wäre tätig geworden und hätte einen Psychiater konsultiert.

Inzwischen weiß ich, dass die unverarbeitete, unbetrauerte deutsche Geschichte, die ungefühlte Schuld als psychische Last bestehen bleibt. Meine Mutter hat nie den Schritt tun können, sich mit sich selbst auseinanderzusetzen. Es gibt aber wohl auch persönliche, ganz individuelle Quellen von Angst und Depression.

14 Männer

Ich denke, dass die Ängste meiner Mutter Verlassenheitsängste sind, sie haben eine lange Vorgeschichte, und ich meine, dass sie etwas mit den Männern in ihrem Leben zu tun haben. Wenn ich alle, die in ihrem Leben eine wichtige Rolle gespielt haben, Revue passieren lasse, dann muss ich feststellen, dass sie alle die Mutter auf die eine oder andere Weise verlassen haben.

Ich will mit ihrem Vater anfangen: Es ist für ein kleines Mädchen sicher sehr belastend, einen Vater mit einem deutlich sichtbaren Buckel zu haben, das war kein Vater, auf den man stolz sein konnte, der für das kindliche Gemüt ein »Held« war, zu dem man aufblickte und den man bewundern konnte. Er war das ganze Gegenteil, er wurde verspottet, gehänselt und die Mutter musste ihn beschützen, ihn suchen, ihn nach Hause führen durch die Straßen der kleinen Stadt, in der sie jeder kannte. Sie war zu dieser Zeit um die neun Jahre alt, wie elend mag ihr dabei zumute gewesen sein und doch hat sie ihren Vater sehr geliebt, aber sie hatte keinen Halt an ihm, konnte sich nicht auf ihn verlassen, er war ein unsicherer Kandidat.

Bevor die Mutter nach Deutschland auf die höhere Schule ging, es muss um die Zeit gewesen sein, als meine Großmutter sich mit dem Gedanken trug, ihren Mann entmündigen zu lassen, schickte sie meine Mutter und ihren Mann nach Rapallo zur Erholung. Die Großmutter versprach sich vom Zusammensein von Vater und Tochter eine gewisse heilende Wirkung und es muss wohl bis zu einem gewissen Grad auch so gewesen sein. Was diese Situation für ein halbwüchsiges junges Mädchen bedeutet, ist schwer vorstellbar.

Der Vater aber war es, der ihr trotz aller Widerstände und Schwierigkeiten die Schule und dann das Studium ermöglicht hat, er hat bedingungslos an sie geglaubt und auch sehr gut verstanden, dass sie aus dieser kleinstädtischen Enge heraus wollte. Auf der anderen Seite muss ein ungeheurer Druck auf ihr gelastet haben, sie war alles, was den Eltern noch geblieben war. Der Sohn war gestorben und nun war es an der Mutter, alle Hoffnungen zu erfüllen.

In den Aufzeichnungen der Mutter kommt immer wieder der Antisemitismus ihres Vaters durch, die »jüdische Wiener Presse«, die jüdischen Lehrer an der Dürerschule. Woher wusste ihr Vater so schnell, dass auf der Schule viele Juden waren, sowohl Lehrer als auch Schüler? Es ist doch ein Widerspruch, dass »reiche Juden« ihre Kinder auf so eine ärmliche Schule schickten und dann war da noch der reiche, nicht jüdische Eberhard/Harry Fahrenhorst, wie ist das zu verstehen? Allerdings erwähnt sie, dass die jüdischen Lehrer sie geradezu liebevoll behandelt haben und der gestrauchelte Leiter der Schule *kein* Jude war. Woher wusste man in dieser Zeit immer sofort, wer ein Jude war und wer nicht? Ich kann mir nur denken, dass der Antisemitismus des Großvaters daher kam, dass er von Jugend an unterprivilegiert war, nicht lernen, nicht studieren konnte und es sich bei ihm festgesetzt hatte, dass *die* Juden das alles konnten, reich waren, Beziehungen hatten, usw. usf. Mit Sicherheit gab es doch auch Juden, die das alles nicht hatten und vieles auch nicht konnten, aber die wollte er nicht sehen oder es waren die armen Ostjuden, die man ebenso verachtet hat.

Über den Verlust des Bruders schreibt die Mutter relativ sachlich und wahrscheinlich war dieser Tod auch mit ein Grund für ihre Berufswahl, die Hilflosigkeit diesem Sterben gegenüber hatte sich ihr sicher tief eingeprägt.

An einer Wand in meinem Zimmer, mir gegenüber, hängt ein großes Kinderfoto mit dem Bruder meiner Mutter und ihr, das ich sehr liebe. Wahrscheinlich hat das der Großvater fotografiert, er hatte sich das Fotografieren selbst beigebracht und hat, soviel ich weiß, auch selbst entwickelt und vergrößert. Beide sind auf diesem Foto wie Erwachsene gekleidet, nur alles eben en miniature. Georg, im Anzug mit einer Art Knickerbocker-Hose und Schnürstiefelchen, die Mutter in einem Kleid bis zur Wade, darüber eine etwas kürzere Schürze mit Rüschen an den Schultern, in der Hand hält sie ein Holzpferdchen. Auf dem Kopf haben beide dunkle Strohhüte mit riesigen Krempen und ihr Gesichtsausdruck ist alles andere als fröhlich, sie haben traurige, dunkle Augen. Kürzlich hat mich eine Freundin gefragt, als sie das Foto sah, wer denn die beiden kleinen Mexikaner seien und ich finde, sie hat Recht, das Foto könnte aus Mexiko stammen.

Was wäre wohl aus der Mutter geworden, wenn es zwischen ihr und ihrer großen Liebe aus der Dürer-Schulzeit, der Studienzeit in Heidelberg und Göttingen, mit Harry, eine dauerhafte Verbindung gegeben hätte? Bereits in den ersten Sätzen über Harry F. in den Aufzeichnungen meiner Mutter taucht der Begriff »bessere Kreise« auf und dass man meine Mutter ihre einfache Herkunft nicht spüren ließ, mit Sicherheit war sie in dieser Beziehung hochempfindlich.

Das Aufwachsen in der Donaumonarchie mit ihren Hierarchien, dem Adel, der Titelsucht und dem Dünkel konnte an ihr nicht spurlos vorübergehen, das kann man immer wieder feststellen. Ihre Verletzlichkeit verbarg sie hinter Stolz, sich nur keine Blöße geben, nicht angreifbar sein. Ich meine mich zu erinnern, dass die Mutter mir einmal erzählt hat, dass Harrys Ehe nicht sehr glücklich war. Ungeachtet ihrer sicher sehr konträren politischen Anschauungen hat er die Mutter nach dem Krieg aufgesucht und ihr Hilfe angeboten. Das Band zwischen ihnen muss ein starkes gewesen sein, aber entschieden hatte er sich damals für eine andere Frau.

Die erste Ehe der Mutter dauerte nur wenige Jahre, sie beschreibt sehr eindrucksvoll, wie es ihr mit einem notorisch untreuen Mann ergangen ist und wie ihr eine Welt zusammenstürzte. Sie empfand dies als Demütigung, fühlte sich weggeworfen, wertlos und sie musste sich allein eine neue Existenz aufbauen. Es hat lange gedauert, bis sie sich von diesem Schlag erholt hat. Da wundert es mich nicht, dass die Mutter die Extravaganzen des Chefs ihres Ex-Mannes geradezu genossen hat, wie sie das allerdings mit ihrer Moral und ihren Anschauungen in Einklang gebracht hat, ist mir nicht ganz klar geworden. Natürlich kann ich nachvollziehen, wie gut ihr das Interesse und die Bewunderung dieses Mannes tat, wie ihr Selbstbewusstsein sich wieder stabilisierte. Sie sieht auf den Fotos, die damals an verschiedenen Seen entstanden sind, strahlend jung, fröhlich und glücklich aus und sie trägt rasante Hüte und Kleider. Gar so harmlos hätte sie aber diese Treffen nicht schildern müssen, vor allem hätte sie sich nicht über die Reaktion der Ehefrau wundern müssen.

Der erste Mann wurde ein hochgeachteter Wissenschaftler, er hatte den sterilen Blutflüssigkeitsersatz »Periston« erfunden, der vielen Soldaten im Zweiten Weltkrieg das Leben gerettet hat. Er selbst nahm am Krieg von Anfang an bis 1941 teil. Das Schlafmittel »Evipan« und das als intravenöses Narkosemittel verwendete »Evipan-Natrium« entwickelte er. Sein Leben nahm ein tragisches Ende, er, der Hochalpinist, stürzte von einer Leiter in seiner Bibliothek und brach sich das Genick, er wurde nur 57 Jahre alt.

Ihre zweite Ehe endete in einer Katastrophe, ich denke, dass ihr Mann nach dem Zusammenbruch das ganze Ausmaß der Naziverbrechen erfahren hatte. Das muss ein ungeheurer Schock für ihn gewesen sein und er konnte das nicht mehr als »Feindpropaganda« abtun, wie sie, die im Lager keine verlässlichen Informationen hatte. Was mit der Mutter werden würde, war völlig unklar und er konnte diese Schrecknisse und Entsetzlichkeiten nicht mehr allein bewältigen. Deutschland lag in Trümmern. Der Vater verließ eines Tages das Haus, war tagelang verschwunden und wurde nach einiger Zeit tot im Isarbett gefunden.

Die Mutter stand dann nach ihrer Entlassung aus der Internierung vor dem Nichts, allein mit fünf Kindern und den hochbetagten Eltern, die diesen Niedergang und diese Katastrophe noch miterleben mussten.

Am Ende dieser Reihe von Männern steht Adolf Hitler. Der »starke Mann«, der »Übervater«, der Deutschland und die Deutschen aus der Schmach des verlorenen Ersten Weltkrieges, den daraus resultierenden Versailler Verträgen führen sollte. Was war das für ein Aufbruch, für eine Begeisterung »Man ist wieder wer!« Wohin hat es geführt? Zu den größten Verbrechen der Menschheit, zu Gräueln, die nicht vorstellbar sind, fast ein ganzes Volk ist diesem Menschen aufgesessen. Es ist mir nach wie vor unbegreiflich, wie man von dem Mann, von seiner Physiognomie, seiner heiser bellenden Stimme, seinem ganzen Gehabe fasziniert sein konnte.

Ich vermute, wenn die Mutter vor sich selbst zugegeben hätte, dass sie entsetzliche Fehler begangen hatte mit ihrer Zugehörigkeit zu dieser Partei, dass sie sich hatte vor den Propagandakarren spannen lassen, dass ihre Ideale pervertiert worden waren, dass sie vieles einfach nicht sehen und wissen wollte, dass vieles im Grunde auch nicht mit dem ärztlichen Ethos, dem sie immer so viel Wert beigemessen hat, zu vereinbaren war, dann wäre sie vollends zusammengebrochen.

Ich bin überzeugt davon, dass in späteren Jahren sie diese Probleme, diese Schuldgefühle nachts nicht schlafen ließen, sie ans Telefon trieben, um wenigstens mit jemand Neutralem von der Telefonseelsorge sprechen zu können. Diese zermürbende Schlaflosigkeit verfolgte sie seit Kriegsende, sie war die Geißel ihres Alters, hinzu kam noch die fixe Idee, im Alter allein und verlassen zu sein und die Überfälle dieser undefinierbaren Angst, die ihr streckenweise das Leben zur Hölle machten.

Sie ist immer und immer wieder verlassen worden, von klein auf und manchmal frage ich mich, wo sie die Kraft hergenommen hat, trotz allem immer wieder weiterzumachen. Wie hat sie immer gesagt? »Die Frauen aus dem Osten haben eine große Kraft und Vitalität.« Sie war eine von ihnen.

Zwei Fotos habe ich von meiner Mutter vor Augen, wenn ich an ihre Ängste denke, ihr Gesicht ist völlig verändert, wie verschüttet. Die Züge treten kaum mehr hervor, das Gesicht ist flach, die Haut wie gekalkt und die Falten treten unnatürlich stark hervor, die Mimik ist erstarrt, die Augen erloschen, als ob sie nach innen schauen. Das ist das Gesicht der Angst für mich, dieser unbestimmbaren, erstickenden, bodenlosen Angst.

15 Pflege

Ich war nach zwei Jahren in meiner eigenen Wohnung wieder in das elterliche Haus gezogen, zusammen mit Raimund, die Mutter war so gebrechlich, dass auch nachts immer jemand im Haus sein musste. Die Tätigkeit in der Galerie lag hinter mir und ich eröffnete der Mutter, dass ich eine Ausbildung zur Altenpflegerin machen würde. Ich spürte geradezu, wie entsetzt sie war, ihre Tochter eine Altenpflegerin! Mit meiner Buchhandlung hatte ich ja nun Schiffbruch erlitten, ich musste etwas tun, musste schließlich Geld verdienen und so habe ich einen neuen Beruf ergriffen. Oft erzählte ich von den Zivildienstleistenden, mit denen ich zu tun hatte, ich bewunderte die jungen Männer, die sich von der Schulbank weg sozial engagierten, das war kein Zuckerschlecken. Ich spürte förmlich das innere Naserümpfen meiner Mutter, der Dienst am Vaterland wurde ja verweigert.

Ich denke, ich habe diesen Beruf noch mit über vierzig ergriffen, weil ich instinktiv wusste, dass ich der Mutter bis zu ihrem Ende beistehen würde und ich die Hauptlast zu tragen hätte. Für diese Zeit wollte ich gerüstet sein und es hat sich auch als sehr nützlich erwiesen. So hing also bei uns nicht die »Hose am Kronleuchter«, wie in einem Schlager der 20er Jahre, sondern die Infusions-Lösung, ich organisierte sämtliche erforderlichen Hilfsmittel und neben ihrem Bett stand eine Chemietoilette, die wir mit einer Art Holzthron umbaut hatten. Die Mutter konnte nicht mehr über den Flur ins Bad gehen, allenfalls konnte ich sie zum Duschen in ihrem Pflegestuhl hinüber fahren. Über die Wochenenden hatte ich eine Art rollierenden Dienst der Geschwister eingerichtet, denn ich stand vor der Altenpflege- Prüfung und war ziemlich am Ende meiner Kräfte, aber eigentlich wollte die Mutter das gar nicht, sie hatte Vorbehalte und mehr als einmal lag mir auf der Zunge: »Wie man in den Wald hineinruft«. Sie hat jedoch eingesehen, dass ich auch mal frei haben und raus kommen musste. Bei all ihrer körperlichen Gebrechlichkeit war sie immer geistig völlig klar und ich konnte immer mit ihr reden, ihr erforderliche Maßnahmen erklären und mich mit ihr beraten.

Wie immer war der Bruder von all dem ausgenommen, er musste sich um nichts kümmern und ich weiß bis heute eigentlich nicht, warum? Ich hörte dann von meinen Geschwistern so Sätze wie: »Muss denn die ganze Nacht das Licht im Schlafzimmer von Mutter brennen, das kann man doch sparen, muss denn die Mutter abends ein Bier trinken, das macht doch nur dick usw. usf.« Zu ihrem Kognak wurde nichts gesagt, den habe ich als ärztliche Verordnung verkauft, aber innerlich wurde mit Sicherheit die moralische Nase gerümpft und ich weiß nicht, ob sich jemals einer gefragt hat, warum die Mutter soviel Kognak trinken musste.

Dieses quälende Klingeln in der Nacht, wir hatten eine Klingel nach oben in unsere Wohnung verlegt. Vier bis sechs Mal in der Nacht bin ich aus dem Bett gesprungen, habe den Bademantel übergezogen und bin ein Stockwerk tiefer gerannt und habe vorsichtig die ewig klemmende Türe zu ihrem Schlafzimmer aufgedrückt. In ihrem Schlafzimmer brannte die ganze Nacht eine Stehlampe und da lag sie in ihrem großen Bett und es schien mir, als ob sie so klein geworden wäre wie ein Kind. Sie hat mich mit ihren dunklen erschreckten Augen angesehen und mit trockenen Lippen geflüstert: »Ich hab solche Angst, mein Kind.« Ich habe mich auf die Bettkante gesetzt, sie in den Arm oder ihre Hand genommen und die immer gleiche Frage gestellt:

»Aber Mütterchen, wovor hast du denn Angst, was soll denn passieren, kannst du mir nicht erklären wovor du Angst hast?« Sie hatte keine Angst vor dem Tod, das hatte sie mir oft versichert und das habe ich später auch mit ihr erlebt, es war etwas anderes. Ich konnte sie damals nicht verstehen, konnte mir nicht vorstellen, dass man der Vergangenheit nicht entrinnen kann, dass alles Verdrängte durch Arbeit und Schufterei nur überdeckt worden war und der materielle Wohlstand kein Heilmittel war. Die Bilder, die da auftauchten, hochkamen, waren durch keine Willensanstrengung zu verscheuchen, ins Dunkel zurückzudrängen, sie waren nicht beherrschbar, sie nahmen das ganze Denken in Besitz und alles wurde von ihnen in Beschlag genommen, es gab kein Entrinnen.

In diesen Situationen, in der Nacht, in der alles noch bedrohlicher erscheint, half der Mutter für den Moment nur der Kognak und ich habe ihn ihr gerne gegeben. Manchmal war ich so entnervt und so kaputt von den vielen Versuchen schnell wieder einzuschlafen, Schlaf wieder aufzuholen und kaum hatte ich es geschafft, da klingelte es schon wieder, dass ich vor ohnmächtiger Wut heulend auf meinem Bettrand saß, bevor ich zu ihr runterging und sie in meiner Not einmal angeschrien habe: »Kannst du mich nicht einmal schlafen lassen?« Die Mutter konnte sich nicht mehr helfen und ich mir auch kaum mehr, aber gesprochen hat sie über das, was sie so quälte, nicht mit mir.

Das waren die Nächte. Die Tage hatten wir ganz gut im Griff, sie waren durchorganisiert. Die Wiesendin kam nach wie vor ins Haus, das ließ sie sich nicht nehmen, früh um sieben stand sie auf der Matte und rumpelte in das Schlafzimmer der Mutter, meistens wenn ich sie gerade gewaschen habe und jedes Mal musste ich sie bitten: »Machen Sie bitte die Türe zu?«

Sie hatte kein Gefühl für Privatheit, für Situationen, in denen man vielleicht gerne für sich allein war oder wenn das nicht ging, allenfalls mit der Tochter. Oft musste ich an mich halten, um nichts zu sagen, denn wie immer hat die Mutter mich beschwichtigt: »Um Gottes Willen, sag nichts, sonst lässt sie mich im Stich!«

In den letzten Jahren hatte sich das Verhältnis der beiden Frauen zueinander gewandelt, ganz allmählich wurden die Rollen getauscht und die Wiesendin übernahm nun die Führung, die die Mutter sich aus der Hand hat nehmen lassen. Es gab einmal einen grandiosen Film mit dem meisterhaft agierenden Dirk Bogarde, er hieß »Der Diener« und es ging um die Umkehr des Verhältnisses von Herr und Diener, wie sich dieses langsam und fast unmerklich umdreht, als der Herr hinfällig wird. An diesen Film musste ich oft denken. Meine Mutter wagte nicht sich zu widersetzen, denn wenn die Wiesendin auch nicht das Haus und damit sie verließ, so hatte sie doch andere Möglichkeiten, ihren Unmut die Mutter spüren zu lassen. Sie konnte sehr barsch, ja geradezu unverschämt werden und tagelang nur das Nötigste sprechen, darunter hat die Mutter immer besonders gelitten. Ich unterstelle der Wiesendin nicht, dass sie immer bewusst sich so verhalten hat, um Macht auszuüben oder der Mutter zu schaden. Das waren ganz unterschwellige, schleichende Prozesse und der Ehrlichkeit halber will ich doch sagen, dass die Mutter auch nicht gerade einfach war und ein Leben in unserer Familie weiß Gott keine Juxpartie gewesen war.

Je hilfloser die Mutter wurde, desto mehr trat dieser Zustand zutage und ich stellte fest, dass ich es mit zwei Kalibern von Persönlichkeiten aufzunehmen hatte. Das ging soweit, dass die Wiesendin der Mutter den Kognak nicht mehr geben wollte, da sie dann unsicher beim Gehen würde, sie würde hinfallen und sich wieder etwas brechen. Natürlich war das richtig und vielleicht auch gut gemeint, aber für mich steckte da schon eine unbewusste Portion Perfidie mit drin und als ich mit unserem sehr zugewandten und kooperativen Arzt das Problem besprochen hatte, wurde ärztlicherseits verordnet, dass die Mutter jede Stunde einen Kognak zu bekommen hatte. Er fand es unsinnig, ihr jeglichen Alkohol zu entziehen und ich gab das so an die Wiesendin weiter. Sie weigerte sich nach wie vor und ich konnte nur mühsam meinen Zorn zügeln. Als das nächste Mal der Doktor kam, bat ich ihn, unserer Hausangestellten dies als ärztliche Anordnung mitzuteilen, da ging es plötzlich. Er war ja auch ein Mann und auf Männer hat sie immer gehört.

Vor längerer Zeit musste die Wiesendin der Mutter einmal vorgeschlagen haben, doch einen Rollstuhl anzuschaffen, dann könnte sie sie jederzeit in den Englischen Garten schieben. Die Mutter hätte frische Luft und würde einmal wieder etwas anderes sehen. Sie hat mir später die Reaktion geschildert, die Mutter sei außer sich gewesen über das Ansinnen. Noch wäre sie kein Krüppel, auch wenn sie an einem Bein eine Schiene tragen müsste, man würde sie in Schwabing kennen, was würde das für einen Eindruck machen (so spricht eine Ärztin), das käme überhaupt nicht in Frage. Ich weiß, dass die Mutter sich immer sehr schwer damit getan hat, nicht mehr richtig zu »funktionieren« , nicht mehr intakt zu sein, sie konnte hier mit ihrem eisernen Willen und ihrer Disziplin nichts mehr ausrichten. Das war für sie offensichtlich ein Ausdruck persönlicher Schwäche und eitel war sie außerdem, aber ich glaube, es war auch etwas anderes. Sie wollte der Wiesendin nicht noch mehr ausgeliefert sein, sie hätte die Mutter dann buchstäblich ganz in der Hand gehabt, nämlich an den beiden Griffen des

Rollstuhls und das konnte sie nicht mehr ertragen, das war zu viel. Mutters Reaktion muss einen solchen Eindruck auf die Wiesendin gemacht haben, dass sie, die eine Meisterin im Nachbohren und Sekkieren war, dieses Thema nie mehr anschnitt. Im Laufe von Mutters Pflege hatte ich auch durchgesetzt, dass die Wiesendin abgesehen vom Wochenende, nun endlich auch unter der Woche einen Tag frei hatte. An so einem Tag, ich war im Schlafzimmer, um die Mutter für den Tag zu richten, es war später Vormittag und wir haben irgendetwas geredet, da meinte ich Geräusche von nebenan zu hören. Ich warf der Mutter ein großes Handtuch um und ging in ihr Arbeitszimmer nebenan. Da saß die Wiesendin hinter Mutters Schreibtisch und telefonierte. Ich sagte: »Ja, was machen Sie denn da?« »Ich werd' doch wohl hier noch mal telefonieren dürfen, oder ist das etwa verboten?« Der scharfe Ton war unverkennbar und mir nur allzu bekannt. »Sie haben doch zuhause ein Telefon, Mutter erschrickt sich doch zu Tode, wenn Sie hier so ohne jede Vorwarnung an ihrem Schreibtisch sitzen.« Blitzartig stand sie vom Stuhl auf und verließ das Zimmer, ich folgte ihr ins Treppenhaus. Im Hinuntergehen rief sie mir von der Treppe aus wutentbrannt zu: »Dann brauch' ich ja gar nicht mehr zu kommen!« und ich antwortete: »Nein, das brauchen Sie nicht!« Am nächsten Morgen um sieben Uhr war sie wieder da und wir haben nie mehr über diesen Vorfall gesprochen, aber an ihren freien Tagen ist sie nicht mehr aufgetaucht. Ich hatte das deutliche Gefühl, dass sie kontrollieren wollte, was Mutter und ich zusammen machen.

An eine sehr eindrückliche Szene muss ich denken, wenn ich meine Mutter so vor mir sehe, in ihrem großen Bett. Es war nur noch die Hälfte des ursprünglichen Ehebettes, der Vater hatte es selbst entworfen und anfertigen lassen mit den dazugehörigen Nachtkästchen. Mir kam es immer so vor, als ob die Mutter da auf einem Katafalk läge, unter der dicken Steppdecke und allen möglichen Kissen um sie herum, wahrscheinlich entstand der Eindruck durch die Höhe des Bettes. Mutter war für ihre Zeit ungewöhnlich groß gewesen, deswegen waren auch die Betten so hoch. Nur als sie älter und kleiner wurde, hatte sie manchmal Mühe hinein zu kraxeln mit ihren schlechten Hüften. Sie lag also auf ihrem Katafalk, als ich zu ihr ins Schlafzimmer kam und sie sagte: »Wenn du zur Tür hereinkommst, dann geht es mir schon besser, dann ist mir einfach leichter und wohler. Ich bin dafür, dass du ab jetzt das Sagen hast, was du meinst, was zu tun ist, soll getan werden, ich richte mich nach dir und mache, was du sagst. Die Schriftlichkeiten aus dem Schreibtisch und Aktenschrank übertrage ich nun ganz dir, du kennst dich sowieso schon aus mit allem, eine Bankvollmacht hast du bereits und die Schlüssel hast du ja längst schon.«

Das war sozusagen eine Übergabe, die Mutter gibt sich nun in die Hand der Tochter, das hat mich sehr bewegt. Sie wollte gar nicht gerne, dass man ihr in die Karten schaute und das in jeder Beziehung, aber sie musste einem von uns vertrauen und das war merkwürdigerweiser ich, ausgerechnet ich! Das Kind unter »ferner liefen«, das sich durch nichts Besonderes auszeichnete, das durchs Leben mäandert war. Vielleicht hat ihr mein praxisnaher Verstand am Ende ihres Lebens mehr geholfen? War ich nicht so verstummt, eingeschlossen, abweisend, uninteressiert und egozentrisch, wie manchmal die Geschwister, die sich vielleicht nicht anders helfen konnten? Ich hatte mir auf meine eigene Weise einen Weg mit und durch andere Menschen gesucht, mich durchgeschlagen und sie hat das instinktiv gemerkt? Zu meiner großen Freude hat sie mir einmal gesagt, als sie mich so bei meinem Hantieren beobachtete: »In China wärst du sicher eine gute Barfußärztin geworden«, ja, das hätte mir großen Spaß gemacht! Aus dem Munde einer Schulmedizinerin war das ein großes Lob für mich und Lob kannte ich so gut wie gar nicht von meiner Mutter.

In ihren letzten Wochen blieb ich die Nacht über bei ihr, manchmal im Wechsel mit einer der Schwestern, erst auf einer Campingliege in ihrem Arbeitszimmer bei geöffneter Türe, sie konnte mich in ihrem großen Ankleidespiegel vom Bett aus sehen und ich ihren Kopf auf dem weißen Kopfkissen, im Schein der Klavierlampe, die an das Kopfende angeklemmt war. Schließlich habe ich mein Lager neben dem Bett der Mutter aufgeschlagen und zwar so, dass wir uns anschauen konnten. Da lagen wir also, schauten uns an, manchmal nahm ich ihre Hand und wir warteten in einer ruhigen, abgeschirmten Atmosphäre, auf was? Auf den Tod, das wussten wir beide und ich zumindest hatte das Gefühl, dass alles gut werden würde. Die Mutter hatte mir ganz ruhig in den vergangenen Tagen gesagt: »Glaub mir, es geht nicht mehr lange.« Wir waren uns sehr nahe und es war nicht nötig, dass wir sprachen.

Mein letztes Praktikum in der Altenpflegeschule konnte ich aufgrund eines ärztlichen Attestes bei meiner Mutter absolvieren. Es schien mir unsinnig fremde Menschen zu pflegen, wenn daheim meine Mutter versorgt werden musste, aber dann sollte ich eine knappe Woche auf ein Seminar in den Bayrischen Wald. Ich überlegte hin und her, ich wollte sie nicht alleine lassen, es war mir ganz arg. Ohne dieses Seminar würde ich nicht zur Prüfung zugelassen, wurde mir in der Schule gesagt und ich könnte es erst in einem Jahr wiederholen. Unser Arzt meinte, ich könnte es wagen, außerdem könne man mich ja anrufen und ich könnte sofort nach Hause fahren, wenn es nötig sei. Selten habe ich mich so geärgert, das Seminar war einfach lächerlich, schlecht und unsinnig und meine täglichen Anrufe zuhause klangen nicht ermutigend, es ging der Mutter nicht gut. Am Samstag war ich wieder zu Hause, mit der fremden Nachtschwester war es ganz gut gegangen, aber ich hatte den Eindruck, dass die Mutter froh und erleichtert war, dass ich wieder da war. Am Abend kam routinemäßig der Arzt, er hatte immer so etwas Strahlendes, Heiteres an sich, er war jung, blond und hochgewachsen, hatte in Japan japanische Heilmethoden studiert und sich hier in München eine Praxis aufgebaut und hatte eine wohltuend ruhige, aber doch bestimmte Art. Die Mutter hat ihn akzeptiert, obwohl sie die von ihm verschriebenen hochkomplizierten und sehr teuren Tees verabscheut hat. Sie schmeckten und rochen manchmal auch wirklich fürchterlich, aber selbst meine Mutter musste zugeben, dass sie ihr gut taten.

Er saß gerade in im Arbeitszimmer an dem runden Tisch in der Sofaecke, um ein Rezept auszuschreiben, ich war bei der Mutter im Schlafzimmer, als sie ein eigenartiges Geräusch von sich gab und ich sofort spürte, »da stimmt etwas nicht.« Ich drehte mich um und sah, dass ihr linkes Lid und ihr linker Mundwinkel nach unten hing, ebenso der linke Arm, er hing schlaff über dem Bettrand. Die Mutter konnte nur ganz mühsam sprechen, aber ich verstand, dass ihr bange war. Ich holte den Doktor, Mutter wollte auf keinen Fall ins Krankenhaus, das war alles längst besprochen worden, also was tun? Die Mutter hat es trotz ihrer verwaschenen Sprache fertiggebracht, ihm klarzumachen, dass er jetzt einen Aderlass machen müsse und als er sagte, er habe das noch nie gemacht, hat sie ihm erklärt, wie das geht. Das war zu ihren Studienzeiten schließlich ihr täglich Brot und gang und gäbe. Er sauste in seine Praxis, holte die notwendigen Gerätschaften und zapfte ihr ungefähr einen dreiviertel Liter Blut ab, dunkles, fast schwarzes Blut. Es war wirklich sagenhaft, wir konnten buchstäblich zusehen, wie die Lähmung verschwand, das Lid wieder ordentlich schlug, der Mundwinkel nach oben ging und der Arm sich wieder belebte. Der Doktor war ganz fasziniert und die Mutter hat triumphierend gesagt: »Ja, Herr Kollege, so haben wir das früher gemacht!« Die Mutter war fast wiederhergestellt, eine Winzigkeit am Mundwinkel war ihr geblieben, aber das konnten nur wir sehen, die wir davon wussten.

Stunden später, der Arzt war längst gegangen und ich war allein mit ihr, ging es ihr schlechter, der Atem ging rasselnd und ich gab ihr Sauerstoff. Als der zu Ende war, stand ich vor der Entscheidung zur Feuerwehr zu fahren und neuen zu holen, es war gegen Mitternacht, und Mutter alleine lassen, Raimund war bei seinen Eltern in Mainz und von der Familie niemand da, wollte ich auf keinen Fall. Ich entschied mich, bei der Mutter zu bleiben und es ging wieder besser, der Atem wurde fast normal und sie war ganz ruhig. Es war mir klar, dass es zu Ende ging und ich wollte endlich wissen, sehen, spüren wie das Sterben ist und ich schämte mich fast meiner Neugier, hoffte aber auch gleichzeitig, dass meine eigene Angst vor dem Tod vielleicht weniger werden würde, wenn ich ihren miterleben würde. Ich befeuchtete ihre trockenen Lippen, wir waren beide ganz allein, die Älteste und die Jüngste, die gemeinsam etwas zu bewältigen hatten. Ich war so froh darum, dass es keinerlei Hektik, keine Anweisungen von irgendjemandem, kein Hin-und Her-Gerenne, Türen schlagen gab, es herrschte eine ruhige und friedliche Atmosphäre bei gedämpftem Licht . Plötzlich schlug die Mutter die Augen auf, die leicht verschleiert waren, sie nahm meine Hand und sah mich fest und bestimmt an. Dann sagte sie mir etwas, das nur ihr und mir gehört. Jetzt, so kurz vor ihrem Tod konnte sie ihren politischen Irrweg und die daraus resultierenden Entsetzlichkeiten eingestehen.

Unsere Kräche über das Dritte Reich waren dadurch zu einem Ende gebracht worden und es hat mir gezeigt, dass sie wohl ein Leben lang unter ihrer politischen Verirrung gelitten hat. Sie hatte das nie zugeben können und das hat, meiner Meinung nach, das Leben unserer Familie bis heute überschattet, wenn nicht teilweise zerstört. Noch einmal hat die Mutter tief aufgeatmet, dann war sie tot. Sie hatte mit dem Sterben gewartet, bis ich wieder zurück war und am gleichen Abend ist sie gestorben, sie wurde 87 Jahre alt.

Ich war völlig ruhig und es war mir leicht ums Herz, da ich wusste, dass wir beide das Ende gut bewältigt hatten. Dann tat ich die notwendigen Dinge, habe nun meinerseits einen Kognak getrunken, habe im Haus alles abgesperrt und die Lichter gelöscht, habe mich ins Bett gelegt und seit langer Zeit einmal wieder tief und fest bis zum nächsten Morgen durchgeschlafen. Erst dann habe ich die Geschwister, Raimund in Mainz verständigt und die Wiesendin, die sofort herüberkam und um die ich dann doch sehr froh war. Sie wusste, dass es ein schlimmer Augenblick ist, wenn der Sarg aus dem Haus getragen wird und sie hatte recht, es ist nicht gut, dann allein zu sein.

Der Bruder setzte sich sofort ins Auto und war in zwei Stunden da, er wollte die Mutter unbedingt noch einmal sehen. Allein ging er in das Sterbezimmer und es hat mich sehr bewegt, als er herauskam und sagte: »Sie ist so furchtbar kalt, eiskalt.« Er hatte die Mutter anfassen können.

16 Die Supermutter

Es war der Todestag der Mutter, ein Sonntag im April 1989, als Raimund zu mir in die Küche kam, mit der Wochenendausgabe der Süddeutschen Zeitung in der Hand. Er sagte: »Reg dich bitte nicht auf, im Feuilleton ist ein Artikel über deine Mutter.«

Wie immer durchzuckte mich ein jäher Schreck, gab es vielleicht neue Enthüllungen über die politische Vergangenheit der Mutter, etwas, von dem ich noch nichts wusste? Obwohl wir ans Grab fahren wollten, zum Friedhof am anderen Ende der Stadt, setzte ich mich sofort an den Küchentisch und begann den Artikel von Ute Benz zu lesen. Der Titel war: *»Deutsche Superfrau. Die Mutter und ihr erstes Kind – Geschichte eines unheimlichen Bucherfolgs.«*

Die Verfasserin liest das Buch, das meistgelesene unter den Veröffentlichungen meiner Mutter, mit den Augen einer Kinderpsychotherapeutin. Sie findet hier – wie auch in den beiden späteren Erziehungsbüchern meiner Mutter (»Unsere kleinen Kinder« und »Unsere Schulkinder«) – pädagogische Richtlinien und Praktiken versammelt, die ehemals weit verbreitet gewesen seien, nur so sei auch der Riesenerfolg des ersten, des Säuglingspflegebuches zu erklären. Nach diesen verbreiteten Mustern seien nicht nur Kindermahlzeiten und Babyausstattungen, sondern auch Beziehungen gestaltet worden, und da gebe es möglicherweise eine Kontinuität bis heute. Die Bücher meiner Mutter hätten ein besonderes Gewicht gehabt, weil sie als Hausfrau, als Mutter und als Ärztin in einer Person eine ausgewiesene Autorität dargestellt habe, darüber hinaus aber habe sie als überzeugte Nationalsozialistin Maximen ausgegeben, die genau in die gesellschaftliche Landschaft der NS-Zeit gepasst hätten, so dass ihr Buch auf breiter Basis gefördert und verbreitet worden sei.

Wie weit die nationalsozialistischen Überzeugungen meiner Mutter gingen, zeigt Ute Benz in ihrem Artikel an einem anderen Buch meiner Mutter, das erst 1939 erschien und 1941 die vierte Auflage und 78.000 gedruckte Exemplare erreichte: »Mutter, erzähl' von Adolf Hitler!« Dieses Kinderbuch zum Vorlesen und Selberlesen enthält NS-Ideologie in Reinkultur, Adolf Hitler als reine, selbstlose, heldische Rettergestalt führt Deutschland aus der Verarmung und Not, in die die missgünstigen, böswilligen Nachbarvölker und (antisemitische Stereotype dürfen da nicht fehlen) die habgierigen, »undeutschen« Juden im eigenen Land es gezwungen haben. Ute Benz erinnert daran, dass Kinder böswillige Vorurteile und

Geschichtsverfälschungen nicht als »falsch« erkennen können, dass sie »Gut« und »Böse« klar unterschieden sehen und sich mit dem »Guten« identifizieren möchten.

Ihr Hauptinteresse gilt aber der Frage, wie die politischen Einstellungen und Ideologien, die damals Macht hatten, auf dem Wege über den alltäglichen Umgang mit den Kleinsten in die Familien und in die innere Befindlichkeit der Kinder getragen wurden. Da gibt Johanna Haarers Buch klare Regeln vor, ein eindeutiges »Richtig« und »Falsch«, nach dem die Mutter sich zu richten habe, wenn sie ihr Kind nicht verzärteln oder zum Haustyrannen verziehen wolle. Ordnung, Regelmäßigkeit, Pünktlichkeit und Sauberkeit sollen ihr Handeln bestimmen, auf Hygiene und bewusste Ernährung kommt es an, nicht auf Bedürfnisse und Wünsche des Kindes. Für Zärtlichkeit (die dem deutschen Wesen eher fremd sei) ist wenig Platz, nie wird das Kind ohne sachlichen Grund auf den Arm genommen, sein Schreien wird nicht beachtet, solange die Mutter das Kind regelmäßig ernährt, gesäubert und körperlich gepflegt weiß. Immer muss die Mutter sich der Gefahr bewusst sein, dass das kleinste Nachgeben der Verwöhnung und Zügellosigkeit Tor und Tür öffnen kann. Wo, so fragt Ute Benz, blieben die Aggressionen der Kinder, ihr Trotz, ihr Eigensinn? Wendeten sie ihre Wut auf depressive Weise gegen die eigene Person, oder suchten sie in der Außenwelt geeignete Personen, die zu verachten, zu verletzen und zu verfolgen erlaubt schien, wie man ihnen schon früh vermittelt hatte? Und, so fragt sie weiter, wie sollten die nachfolgenden Generationen ausbrechen aus einem Erziehungsschema, das so verbreitet und selbstverständlich, so unhinterfragbar gewesen ist?

Erst hatte ich den Artikel mehr überflogen, als richtig gelesen und als ich ihn nochmals in Ruhe las, wusste ich, dass nun Schluss war mit dem Versteckspiel vor mir selber. Keines der Bücher meiner Mutter hatte ich gelesen, ich hatte das alles in die Mutter-Kind-Kiste gesteckt, die mich nie interessiert hatte. Rezensionen kannte ich nur aus einschlägigen Fachzeitschriften, diese aber im Feuilleton der Wochenendausgabe einer großen renommierten Tageszeitung war etwas ganz anderes. Hier wurde das wichtigste Buch meiner Mutter unter psychologischen, soziologischen und politischen Aspekten beleuchtet, wurde nicht als Säuglingspflege verniedlicht, sondern in seiner ganzen Tragweite sehr ernst genommen. Endlich fühlte auch ich mich ernst genommen in meinem Misstrauen, meinem undefinierbaren Unbehagen, meiner Schwierigkeit, Vertrauen zu fassen. Schlagartig wurde mir klar, dass ich mich mit dem Leben meiner Mutter, ihren Büchern beschäftigen musste, um nicht nur ihre, die Geschichte unserer Familie, sondern auch meine Geschichte zu verstehen

17 Aktenschrank

Ende der 50er, Anfang der 60er hatte die Mutter sich einen ultramodernen Aktenschrank angeschafft. Der Zustand, dass all ihre Schriftlichkeiten in hoch aufeinander geschichteten Stößen in einem Schrank im Souterrain gelagert waren und sie zwei Stockwerke nach unten gehen musste, um dann mühsam die Stöße zu durchforsten nach dem was sie suchte, war nicht mehr tragbar. Ein Aktenschrank mit einem sinnvollen System der Gliederung nach Gebieten war vonnöten und vor allem eine Art Inhaltsverzeichnis, um Artikel oder Unterlagen auch wiederzufinden. Hätte es doch damals schon Computer oder laptops gegeben, ich glaube, sie wäre selig gewesen über die vielen Möglichkeiten, die in so einem kleinen Gerät stecken.

Sie hat sich in den einschlägigen Bürobedarfshäusern in der Innenstadt beraten lassen und eines Tages war es so weit, der Sonnecken-Aktenschrank wurde geliefert und ich fand ihn gleich scheußlich, ein typisches Büromöbel eben. Das Innenleben des Ungetüms bestand aus Hängevorrichtungen für Ordner zum Herausziehen und das musste nun bestückt, Akten und Unterlagen mussten beschriftet, nach Sachgebieten farbig markiert und katalogisiert werden. Es war eine nervtötende Arbeit, aber irgendwann waren wir fertig und der Schrank stand wohl gefüllt in ihrem Arbeitszimmer und sie konnte mit einem Handgriff endlich das finden, was sie suchte. Mich hat dieser Schrank immer gestört in ihrem großen, hellen Arbeitszimmer mit den schönen alten Möbeln und Teppichen, der hohen Bücherwand und nun stand er da gegenüber dem Fenster und der Balkontüre zur Straße und auf ihm stand die sogenannte »Vasenuhr« , eine antikisierte, etwas verschnörkelte alte Uhr in Form einer Vase. Das riss den Schrank auch nicht mehr raus, im Gegenteil.

Nach dem Tod der Mutter stand ich dann da mit dem Aktenschrank, wie mit so vielem, war ich doch die Einzige, die im Haus zurückblieb und infolgedessen mich zu kümmern hatte. Ich hatte mir im Erdgeschoss durch ein paar kleine Umbauten eine abgeschlossene Wohnung geschaffen, damit ich die anderen Stockwerke vermieten konnte und das Ungetüm wanderte in mein kleines Arbeitszimmer. Doch zuvor hatte ich ihn vom gerade anwesenden Maler wenigstens hellgrau streichen lassen, so war er nicht mehr gar so dominant.

Ich stand also vor dem Aktenschrank, vor den ganzen Unterlagen, die mir übertragen worden waren und die ich nun sukzessive durchforstete. Ich musste die Buchhaltung zu Ende bringen für die Steuererklärung und dem Testamentsvollstrecker noch alle möglichen Daten liefern. Bei all dem Blättern in den Unterlagen meiner Mutter, viele waren handschriftlich, kam ich mir ziemlich allein und verlassen vor, auf der anderen Seite war ich froh ungestört zu sein. Mir war, als würde ich diesen Schrank, der auch sehr persönliche Dinge enthielt, fleddern, natürlich war ich auch neugierig, aber es mir war sehr unbehaglich zumute. Ich hatte das deutliche Gefühl, dass hier etwas zutage treten würde, das mich erschrecken würde.

Ganz unten links im Schrank war ein Hängeregister ausgespart, es hingen keine Mappen darin und so war Platz für Größeres, umfangreiche, dicke Dokumentenmappen etc. und ganz hinten an der Rückwand entdeckte ich zwei verschnürte Päckchen, fast so groß wie ein Din-A-4-Bogen. Sie waren jeweils beklebt mit einer weißen Paketanschrift und darauf stand in der Handschrift der Mutter »nach meinem Tod zu vernichten«. Nun hatte ich gerade im Buch von Gisela Heidenreich »Das endlose Jahr«, in dem es um eine Lebensborn-Kindheit geht, wieder einmal von so einem nachgelassenen Umschlag gelesen. Auch in den Interviews, die Bar-On mit Kindern von Nazigrößen führte (»Die Last des Schweigens«), gibt es immer wieder solche Berichte: Da stoßen die Nachkommen auf Koffer, Truhen, Pakete in Speichern oder Kellern mit der Hinterlassenschaft ihrer Eltern. Oft sind sie beschriftet »Nach meinem Tode zu vernichten.« Vor dieser Hinterlassenschaft stehen dann die Kinder und die allerwenigsten halten sich an dieses »vernichten«, habe ich festgestellt, genauso wenig wie ich. Ich frage mich, warum wurden denn diese Unterlagen nicht gleich vernichtet, es macht mich richtig wütend! Dachte oder hoffte man, sie noch einmal gebrauchen zu können? Damit irgendwelche Beweise anzutreten? Ich bin mir sicher, dass der Wunsch dahinter steckte, es sollen sich die nachfolgenden Generationen mit ihnen beschäftigen, vielleicht gäbe es einmal eine Rehabilitierung? Gesprochen wurde mit den Kindern jedoch nicht über die Verbrechen und Folgen des Dritten Reiches. Jetzt mussten wir sehen, wie wir mit dieser Hinterlassenschaft fertig wurden.

Im Grunde meines Herzens wusste ich ja, was in diesen zwei verschnürten Päckchen drin war, ich wusste, dass es um ein Buch ging, das ich bis dahin weder gesehen noch gelesen hatte, von dessen Existenz ich aber eine Ahnung hatte. Ich ließ die zwei Päckchen ein paar Tage auf meinem Schreibtisch liegen, ohne sie zu öffnen, ich hatte regelrecht Angst vor ihnen.

Als nämlich damals der große Eichenschrank im Souterrain ausgeräumt wurde und der neue Aktenschrank bestückt wurde, habe ich ganz am Rande, so aus dem Augenwinkel mitbekommen, wie die Mutter der Wiesendin rasch und verstohlen etwas gegeben hat, das sie einpacken sollte und das niemand sehen sollte. Jetzt nach Jahren fällt mir das wieder ein und es fällt mir auch wieder der Besuch bei meinem Jugendfreund im Norden ein, der dort an der Uni lehrt und mir beim Frühstück grimmig lachend erzählt hat, dass ihm das Buch »Mutter, erzähl von Adolf Hitler!« in der Bibliothek untergekommen ist. Das sei ja ein Ding! Mir war gar nicht wohl, denn dieses Buch hatte sicher nichts mit Säuglingspflege oder Kindererziehung zu tun, sondern direkt mit Ideologie.

Einmal war ich auf dem Fest einer Freundin, ich war damals wohl so Mitte Vierzig, da sprach mich deren um einiges ältere Schwester an, ob ich das Buch meiner Mutter kennen würde

»Mutter, erzähl' von Adolf Hitler«? Ohne, dass ich überhaupt nachdenken konnte, stritt ich alles ab, aber dass ich es doch wissen müsse, wenn sie so etwas geschrieben hätte und als sie schier nicht locker lassen wollte und die unmittelbaren Nachbarn am Tisch begannen zuzuhören, geriet ich geradezu in Panik, weil ich nicht mehr wusste, wie ich mich herauswinden sollte. Sie sagte dann noch ein paar Sätze wie »das ist ein unglaubliches Buch, das ist gar nicht zu begreifen…« Ich konnte es nicht ertragen, wenn die Mutter angegriffen wurde, wenn man mit Verachtung von ihr sprach, wenn man sie verdächtigte. Blind stürzte ich mich in ihre Verteidigung und habe mich so manches Mal entsetzlich verheddert, denn was wusste oder wollte ich wirklich wissen? So wurde einmal behauptet, dass sie KZ-Ärztin gewesen sei und als ich mich traute, in kleinem Kreis, unter »Freunden« davon zu erzählen, sagte doch einer von ihnen: »Vielleicht stimmt das ja« und Raimund, der nun aus der ganz anderen politischen Ecke kommt, hätte sich um ein Haar mit ihm geprügelt. Solchen Behauptungen war ich völlig ausgeliefert, ich wusste nicht, wie ich mich zur Wehr setzen sollte und mir war schlecht vor Angst, dass da wirklich etwas dran sein könnte.

Das war der Punkt, an dem man mich mit tödlicher Sicherheit treffen konnte, an dem ich schutzlos war und einige Menschen haben das ausgenutzt, als ob ich etwas für die politische Überzeugung meiner Mutter kann. Sie hat nie geleugnet, dass sie ein Nazi war, sie hat das immer offen zugegeben. Dass sie dazu stand und nicht leugnete, fand ich richtig, dass da jedoch, wie ich meine, manchmal ein gewisser Stolz mitschwang, das hat mir überhaupt nicht gefallen.

Mit unserem Testamentsvollstrecker, ein entfernter Verwandter von uns, kam auch einmal das Gespräch auf dieses Buch und er erzählte mir, dass es noch in den 50er Jahren ganz offen hinter den Glasschiebetüren der Bücherwand gestanden habe und er sich als junger Mann doch sehr darüber gewundert habe. Irgendwann wurde das Buch der Mutter dann doch wohl zu heiß und sie hat es versteckt, weil sie sich vielleicht geschämt hat, weil sie Angst hatte, es würde sie kompromittieren?

Ich habe mir schließlich ein Herz genommen und die beiden Päckchen aufgemacht und sie enthielten tatsächlich zwei Exemplare von »Mutter, erzähl' von Adolf Hitler« mit dem für damals typisch gestalteten Schutzumschlag. Im Vordergrund schemenhaft eine deutsche Mutter mit Knotenfrisur und drei Kindern, im Hintergrund ein äußerst entschlossen wirkender Adolf Hitler als holzschnittartiges Portrait, rechts von ihm knattern zwei Hakenkreuzfahnen im Wind: »*...Hunderttausende von Müttern*«, so der rückwärtige Klappentext, *»kennen Frau Dr. Haarers Bücher über Säuglings- und Kinderpflege, sie werden nach den praktischen und medizinischen Anweisungen der ersten beiden Bücher nun dankbar diesen Wegweiser zur Förderung der seelischen und verstandesmäßigen Entwicklung des Kindes begrüßen... Man spürt in jedem Kapitel des Buches, dass es eine Mutter schrieb und mit denselben Worten ihren Kindern erzählte. Das gibt dem Buch eine fast persönliche Note und besondere Wärme. Bei aller Herzlichkeit des Tones bleibt die Ehrfurcht vor dem großen Schritt der Geschichte und vor den Taten überragender Menschen vollkommen gewahrt. Die Gefahr einer Verniedlichung oder Verfälschung des Zeitgeschehens ist absolut vermieden.«*

Schon da fällt mir der falsche, unechte Ton auf: Ich frage mich, was für ein Teufel sie geritten hat, eine solche Ungeheuerlichkeit zu verfassen. Es ist ein übles, propagandistisches, antisemitisches Machwerk und ich kann mir nicht vorstellen, dass sie zu diesem Buch aufgefordert oder gezwungen wurde. Es war mir nicht möglich, das Buch ganz zu lesen.

In den Aufzeichnungen meiner Mutter, die sie für ihr Spruchkammerverfahren entworfen hatte (ohne Datum) und die ich unter den vielen Papieren gefunden hatte, schreibt sie:

»Im Jahr 1938 begann ich mit der Arbeit an dem einzigen Buch nicht ärztlichen Inhalts, das ich verfasst habe ›Mutter erzähl von Adolf Hitler‹. Der Plan dazu kam mir durch die zahlreichen Fragen meiner beiden ältesten Kinder, die damals 5 Jahre alt waren. Geistig regsame Kinder wollen die Gegenwart verstehen und man kann sie daran nicht hindern... Man kann den

Kindern nicht vorschreiben, worüber sie nachdenken und wonach sie fragen sollen... Es gab vor Erscheinen meines Buches Jugendliteratur von hetzerischer Tendenz. Ich nenne hier nur das Bilderbuch aus dem Stürmerverlag mit dem Titel ›Trau keinem Fuchs auf grüner Heid'‹ und ich glaubte, mit meinem Buch etwas Sachlicheres schaffen zu können...«, und sie beruft sich auf all die Gelehrten und großen Männer einschließlich Churchill, denen man ja auch Irrtümer und Sinneswandlungen zugestehe.

Zu oben genannter »Sachlichkeit« ein Beispiel aus dem Buch »Mutter, erzähl' von Adolf Hitler«:

»*... Ich habe euch doch von den Veilchensteins in meiner Heimatstadt und vom Trödel Jakob erzählt. Denkt nur einmal an – eines Tages merkte Adolf Hitler, dass es auch in Wien Leute gab, die so aussahen, wie der Trödel Jakob bei uns daheim, nur waren ihrer viel, viel mehr! Sie hatten lange schwarze Mäntel an und schwarze Hüte auf den Köpfen. Die Augen schwarz, die Haare kraus, die Nasen krumm, schmutzig und hässlich anzusehen – so gingen sie in den Straßen von Wien. Sie waren kriechend freundlich und zudringlich, dabei sprachen sie kein richtiges Deutsch, sondern nur ein hässliches Kauderwelsch. Waren das auch Deutsche? Auch deutsche Brüder, wie die Arbeiter? Das konnte doch nicht gut sein! Wie geschäftig sie hin und her rannten in der großen Stadt! Mit allem trieben sie Handel, mit alten Sachen, mit Kleidern, mit Häusern, man wunderte sich nur, was sie alles zum Handeln und Schachern fanden. Sie schienen unersättlich gierig zu sein nach Gold und allen Schätzen dieser Welt. Wie sie dazu kamen, das war ihnen gleich. Wenn sie nur Geld verdienen konnten, viel, viel Geld! Dann versuchten sie feine Leute zu werden. Sie zogen ihre schmierigen schwarzen Röcke aus und kauften sich andere Kleider, sie bemühten sich feiner zu sprechen – aber sie blieben doch dieselben. Nein, Deutsche waren das niemals, das erkannte Adolf Hitler. Es war ein fremdes Volk, mit dem wir gar nichts zu schaffen haben. In alten Zeiten waren sie weit aus dem Osten zu uns gekommen. Es waren Juden, so hießen sie.*« (Seite 51 ff.)

So geht das seitenlang weiter. In den Aufzeichnungen für die Spruchkammer hingegen stellt sie ihre Einstellung so dar: »*Dass ich in meiner persönlichen Lebensführung in keiner Weise antisemitisch war und niemals Angehörigen des jüdischen Volkes irgendwie Schaden zugefügt habe, kann ich beweisen.*

Mein Mann und ich zählten eine Volljüdin (!) *Frau v. L .und ein junges Mädchen jüdischer Abstammung zu unserem Bekanntenkreis und standen mit ihnen auf freundschaftlichen Fuß.*

Noch ein weiterer Grund bewog mich, das oben genannte Jugendbuch zu verfassen. Es waren dies Erwägungen wirtschaftlicher Art... Mit dem Buch nichtärztlichen Inhalts wollte ich einer Einkommenskrise vorbauen... Es ist lediglich ein geschichtlicher Rückblick und eine Zusammenfassung nat. soz. Literatur und enthält nichts Neues. Von einer wesentlichen Begründung und Stärkung der nat. soz. Gewaltherrschaft kann demnach keine Rede sein.«

Dazu fällt mir nur ein, was Gregor von Rezzori über die Deutschen sagt: (»Mir auf der Spur«, S. 284): »Trotzdem, ich konnte sie nicht mehr hassen. Ihre Not entwaffnete mich. Nicht allein ihr Hungern und Frieren. Es war lausig im Vergleich zu dem, was ihresgleichen – ihre Männer, Väter, Söhne – anderen angetan hatten. Aber ich war wehrlos gegen ihre seelische Not: ihr Nicht- begreifen, Nicht-begriffen-Haben. Ihre Unfähigkeit dazu. Ich war ohnmächtig gegen den fühllosen Fleck in ihrem sprichwörtlich tiefen Gemüt... Bei einer meiner Sendungen sprach ich mit einem Mann... Als Feldgendarm habe er mehrere Verurteilte erschießen müssen. Halb entschuldigend, halb der möglichen Gewissensbelastung Rechnung tragend, räumte er ein: ›Allerdings Polen.‹ Das ›allerdings‹ unterschied ihn von Nichtdeutschen.«

Ich weidete förmlich nach und nach, Stück für Stück den Aktenschrank aus, sichtete, sortierte und warf Unwichtiges fort. Manches las ich sofort, anderes hob ich mir für später auf, für die umfangreichen Erinnerungen meiner Mutter wollte ich mir Zeit und Ruhe gönnen. Parallel zu dieser Arbeit begann ich Literatur von und über Kriegskinder zu lesen. Dieser Begriff hatte sich mittlerweile auch im öffentlichen Bewusstsein eingebürgert. Die betroffenen Jahrgänge stellten fest, dass die Brüche und Traumata ihrer Kindheit und Jugend, erhebliche Störungen in ihrem Leben angerichtet hatten und sie begannen sich diese bewusst zu machen. Oft erst im Renten- oder Pensionsalter hatten sie endlich die Zeit über die Vergangenheit nachzudenken, sie begannen darüber zu sprechen, zu schreiben oder sich Hilfe zu holen.

Als das Haus verkauft war und ich auszog, kam der Aktenschrank natürlich mit, noch konnte ich ihn nicht loslassen. Den verbliebenen Inhalt hatte ich in Kisten gepackt und ich hatte damals keine Vorstellung davon, wie lange es dauern würde, bis ich mich dazu brachte, sie auszupacken. Wir zogen in ein kleines einstöckiges Haus mit einer geschwungenen Treppe in den 1. Stock hinauf und als die Möbelpacker bis zum Aktenschrank im Möbelwagen vorgedrungen waren, machten sie mir klar, dass da kein Weg mit ihm in den 1. Stock führen würde. So habe ich mich ganz kurz entschlossen von ihm getrennt. Die Möbelpacker bekamen ein Trinkgeld für die Entsorgung und er verschwand aus meinem Leben.

18 Therapie

In meiner Arbeitsstelle, einer ambulanten Altenpflegestation, die ich leitete, hatten wir Supervision eingeführt, sie sollte uns bei unserer Arbeit unterstützen und Schwierigkeiten unter den Kollegen klären. Es war das erste Mal für mich, dass ich mit irgendeiner Form von Therapie in Berührung kam und ich war beeindruckt. Schließlich habe ich mir durch diese Anregung eine Therapeutin gesucht, ich spürte, dass ich etwas tun musste, das Gefühl, dass mit mir »etwas nicht stimmte«, war immer stärker geworden. Im Hinterkopf wusste ich ganz genau, dass ich Schwierigkeiten haben würde, meine Fassade, die ich mir zugelegt hatte, im Laufe dieser Therapie aufrecht zu erhalten. Auf der anderen Seite wollte ich mir auf die Schliche kommen und außerdem war ich auch einfach neugierig. Vielleicht auch deswegen, weil in unserer Familie die Psychologie verpönt war, das sei keine Wissenschaft und wie die Mutter sich immer ausdrückte, man solle unbewusste Dinge der Seele nicht aufwühlen, das führe zu nichts. Heute denke ich, dass sie schlichtweg Angst hatte, über ihre Vergangenheit, ihre Schuldgefühle und Ängste zu sprechen.

Ich war also schweren Herzens zur Therapie gegangen – was würde mich erwarten? Und bereits in der zweiten Sitzung waren wir beim Dritten Reich und der Nazivergangenheit der Mutter angelangt. Die Therapeutin sagte lachend: »Da sind Sie bei mir ganz richtig, mein Vater war bei der SS.« Ich war schockiert, dass sie so locker darüber sprechen konnte, mein Hals war wie zugeschnürt, es war mir bis jetzt fast nie möglich gewesen, so einfach über dieses Thema zu sprechen. Jetzt konnte ich endlich reden, hatte ein Gegenüber, dem es nie zu viel wurde, zuzuhören. Zumindest nicht für mich erkennbar, und da wir in etwa die gleiche Generation waren, mussten Zusammenhänge kaum erklärt werden. Manchmal ging das nicht ohne Tränen und auch das habe ich mühsam gelernt, mich ihrer nicht zu schämen, sie nicht zu unterdrücken, den Gefühlen ihren Lauf zu lassen.

In der Therapie wurde mir klar gemacht, dass es nicht normal ist, wenn die Erinnerungen erst mit der Schulzeit so richtig anfangen, bis auf ein paar wenige Momentaufnahmen meiner frühen Kindheit hatte ich aber so gut wie keine. Meine Therapeutin sagte mir, dass sich Kinder bereits ab dem zweiten bis dritten Lebensjahr sehr wohl erinnern können. Ich denke, dass diese letzten Kriegsjahre, die Mutter im Lager, der Vater tot, die Großeltern allein mit den fünf Kindern, sehr traumatisch für mich waren. Für mich als Kleinste war so gut wie keine Zeit, ich musste zusehen, dass ich den Größeren nachkam.

Die Bücher meiner Mutter zu lesen, war die schwerste und niederdrückendste »Hausaufgabe« für mich. Es ist nun schon einige Zeit her, dass ich sie gelesen habe, und ich habe wohlweislich die »bereinigte«, also die nach 1949 erschienene Ausgabe von »Die Mutter und ihr erstes Kind« gelesen. Die ursprüngliche habe ich erst sehr viel später im Nachlass der Mutter gefunden, es war eine Jubiläumsausgabe anlässlich des 500.000. Exemplares, in Leder und Pergament. Ein Satz ist mir im Gedächtnis eingebrannt: »Der Wille des Kindes ist zu brechen.« Warum? Vor meinem geistigen Auge sehe ich einen jungen Ast, biegsam und deswegen schwer zu zerstören. Will man ihn brechen, muss man ihn knicken und dann um sich selbst drehen, bis zum Schluss an jedem Ende die zerfaserte Rinde in Fransen absteht. Es sieht hässlich und brutal aus, und daran muss ich denken, wenn ich an diesen Satz denke und er stammt von meiner Mutter. Ist ihr Wille denn jemals gebrochen worden? Hat sie nicht zielstrebig durchgesetzt, dass sie in Deutschland auf die Schule gehen konnte, das Abitur machen und Medizin studieren konnte, hätte sie das jemals geschafft, wenn die Großeltern ihren Willen gebrochen hätten? Waren Kinder für sie ein Material, das man formen konnte, so wie man es brauchte und musste man ihren Willen brechen, um gehorsame Befehlsempfänger aus ihnen zu machen? War es nicht möglich, sie anzunehmen wie sie waren und sie mit all ihren Eigenarten zu lieben? Hätte das etwa Schwäche oder Verzärtelung für sie bedeutet? Woher kam diese Härte?

Hatte sie jemals Zweifel an dem, was sie geschrieben hat? Diese Unbedingtheit in ihren Vorschlägen, oder sollte man sie besser Anordnungen nennen, die sie an den Tag legt. Mir ist dieser Ton aufgefallen, den ich schwer definieren kann, eine eigenartige Mischung aus kameradschaftlich betulich, dabei belehrend, ich kann ihn überhaupt nicht vertragen. So habe ich meine Mutter nie kennen gelernt und ich würde sagen, er entsprach ihr auch gar nicht. Ich kann mir nur denken, dass sie sich der damaligen Zeit angepasst hat, in der es für deutsche Frauen und Mädchen ganz rigide Regeln gab, wie sie zu sein hatten und wie nicht, und dass 1933 natürlich eine ganz andere Zeit und sie selbst 33 Jahre alt war. Als ich erwachsen wurde, war das Buch längst »bereinigt«, aber der Ton war nicht zur Gänze ausgemerzt. Es fällt mir schwer, die Stimme, die aus den Büchern spricht, mit ihr in Beziehung zu bringen, denn so hat meine Mutter nie mit mir gesprochen, das ist ein Tonfall, den ich bei ihr einfach nicht kenne. Das ist sie nicht, das ist nicht echt. Noch heute fällt es mir schwer, in diesen Büchern zu lesen, von »Mutter, erzähl' von Adolf Hitler« nun ganz zu schweigen. Vielleicht war sie auch nach Kriegsende und der Gefangenschaft eine andere geworden, zu Kriegsende war ich drei und als die Mutter nach Hause kam, war sie immerhin schon 46 Jahre alt.

Dass die Mutter das erste Buch geschrieben hat, hat zumindest eingeleuchtet. Aber dass eine Lungenfachärztin – viele Leute glaubten ja, sie sei Frauen- oder Kinderärztin gewesen – zwei Nachfolgebände über Kindererziehung schreibt, das hat mir nie eingeleuchtet. Ich jedenfalls habe von Pädagogik nicht viel zu spüren bekommen, wir mussten funktionieren in einer Familie ohne Vater, in der die Mutter praktisch zwei Berufe ausübte, permanent überlastet war, nur wenig Zeit für ihre Kinder hatte und wo Leistung oberstes Gebot war.

Dieser ganze Komplex hatte großen Raum in meiner Therapie und wenn ich ganz ehrlich bin, war dies auch der eigentliche Grund gewesen, warum ich eine Therapie angefangen habe. Allein konnte ich das nicht mehr bewältigen; nachdem ich meine Mutter ihr letztes halbes Jahr gepflegt hatte, sie in ihrem Sterben begleitet hatte, musste ich endlich etwas für mich tun.

Wahrscheinlich war mir unbewusst klar, dass auch mich die Familienkrankheit eines Tages packen würde. Jahrelang hatte ich mich dagegen gestemmt und ich merkte, wie meine Kräfte weniger wurden, wie erschöpft ich war. Rückblickend scheint mir allerdings, dass das Aufwachsen und die Erziehung in der Nachkriegszeit in meiner Therapie zu kurz gekommen sind und dass es an der Zeit ist, dass auch die Psychologen und Psychiater aus diesen Generationen die Dinge bei sich selber einmal ganz genau anschauen müssten. Es sind auffallend viele Psychologen und Psychiater aus diesen Jahrgängen, den Kriegs- und Nachkriegsjahrgängen hervorgegangen, das kann kein Zufall sein.

Einige Wochen vor meinem 50. Geburtstag saß ich nachmittags in meinem bequemen Lesesessel im Wohnzimmer und las. Plötzlich hörte ich ganz laut und deutlich die Stimme meiner Mutter: »Das hast du ja prima gemacht, jetzt wirst du dein Leben lang alleine bleiben!« Mich riss es förmlich aus dem Sessel hoch, was war das? Mein Herz klopfte wie rasend, gleichzeitig hatte ich das Gefühl, als würde es von einer eisernen Hand zusammengedrückt. Im Kreis lief ich um den großen Esstisch herum und versuchte mich zu beruhigen: »Du bist nicht allein, hier im Haus wohnen Freunde von dir, du brauchst keine Angst zu haben!« Angst wovor? Was passierte mit mir?

Ich lebte zu dieser Zeit allein, die Mutter war schon einige Jahre tot und es hatte in der unmittelbaren Vergangenheit überhaupt keinen Anlass gegeben, der solch eine Panik hätte auslösen können. Diese Attacke kam für mich wie ein Blitz aus heiterem Himmel und ich konnte mir überhaupt nicht helfen. Alles, was ich mir im Kopf zurechtlegte, um mich zu beruhigen oder zu beschwichtigen, half nichts, ich merkte, dass ich über dieses Geschehen keine Gewalt hatte, ich war dem völlig ausgeliefert. Ich war wie eingefroren in einem Block aus Angst und ich hatte das Gefühl, dass ich mich nur ganz langsam bewegen konnte, alles schien in Zeitlupe zu geschehen.

Bei allem, was ich zu tun versuchte, war ich nicht vor einer neuerlichen, stärkeren Attacke sicher. Ich versuchte ein Bad zu nehmen und ließ die Türe nur angelehnt, weil das Bad relativ klein war und ich das Gefühl hatte, nicht genug Luft zum Atmen zu haben. Ich saß in der Wanne und kaum war sie voll gelaufen, musste ich raus, sofort raus aus der Wanne.

Im Wohnzimmer rannte ich wieder um den Tisch herum, Bewegung half noch am besten, Stillsitzen war eine Qual. Ich beobachtete die Menschen auf der Straße und beneidete sie glühend, wie sie so ganz selbstverständlich ihre Autos einparkten und losgingen, um ihre Besorgungen zu machen. Mir war das alles nicht mehr möglich.

Die Nächte waren fürchterlich, ich bin mehr aufgestanden als im Bett gelegen und es wurde nicht besser. Die Angst schnürte mir das Herz ab und ich wusste nicht, wovor ich so entsetzlich Angst hatte, ich konnte es nicht begreifen, nicht fassen. Ich dankte meinem Schöpfer, dass ich mich in Therapie befand und ich wurde zu einer Psychiaterin überwiesen. Als ich ihr sagte, dass der Zustand abends erträglicher wird, wenn ich 2-3 Biere trinke, sagte sie knallhart: »Dann können Sie gleich Valium nehmen, das macht genauso abhängig. 70-80% der Alkoholiker trinken wegen Depressionen oder Angstzuständen.« Das saß und natürlich musste ich an meine Mutter denken.

Ich bekam Medikamente verschrieben und abends saß ich mit meinem Kater auf dem grünen Sofa und dachte: »Jetzt hat es dich also auch erwischt, jetzt bist du auch beim Psychiater gelandet, alles Sträuben hat nichts genutzt.«

Meine Therapeutin war der Meinung, dass ich mich krank schreiben lassen müsse, ich könne so unmöglich arbeiten. Der Gedanke, den ganzen Tag allein zu Hause zu sitzen ohne rechte Struktur, war mir ein Horror. So habe ich weitergearbeitet und es fiel mir furchtbar schwer, alles war ein Kampf. Obwohl ich die Station leitete, hatte ich selbst jeden Tag eigene Patienten zu betreuen und versorgen. Jeden Morgen stellte sich jeder seine Route zusammen, dann fuhren wir mit den Rädern los. Allein die Entscheidung, zu wem ich zuerst und wie ich dann weiterfahren musste, ging schier über meine Kraft. Normalerweise hatte ich das im kleinen Finger und Organisation hat mir noch nie Probleme gemacht. Jetzt war alles eine enorme Anstrengung, auch körperlich, aber die Arbeit hat mir auch Stütze und einen gewissen Halt gegeben.

Wenn ich heute so zurückdenke und mich frage, was mir vielleicht ganz unmittelbar geholfen hätte, dann glaube ich, hätte es mir gut getan, wenn mich jemand ganz fest in den Arm genommen hätte. Dieses vernichtende Verlassenheitsgefühl wäre vielleicht gelindert worden. Im Lauf der Medikation und der Gesprächstherapie besserte sich mein Zustand, ich hatte zwar später noch einige Male Anflüge dieser Überfälle, aber nicht mehr in dieser Heftigkeit.

Ein Thema in der Therapie war auch das Haus, das Elternhaus. Meine Therapeutin sagte einmal ganz nebenbei: »Verkaufen Sie doch das Haus!« Wie aus der Pistole geschossen kam von mir: »Dann werde ich verrückt!«

Das Haus war zu groß und auch zu unrentabel, um allein darin zu wohnen, das Erdgeschoss hatte ich so umgebaut, dass eine abgeschlossene Wohnung entstand, so hatte ich auch das Souterrain und den Garten für mich, zwei Stockwerke hatte ich an Freunde vermietet. Ich arbeitete zwar nur drei Viertel des Tages in der Altenpflege, aber nach zwei, drei Jahren war mir klar, dass ich das nicht jahrelang würde machen können, es war körperlich sehr anstrengend und dazu kam der ständige Zeitdruck, der mich fast noch mehr stresste.

Nachts lag ich wach und konnte nicht schlafen und ich spürte, wie das Haus auf mir lastete, förmlich auf mir drauf hockte. Ich liebte dieses Haus sehr, kannte jedes Geräusch, die knarrenden Stufen im 2. Stock, das klemmende Fenster im 1. Stock, das Zuschlagen der Tür zum Souterrain, ein dumpfes Plopp, ich kannte jeden Winkel, war ich doch bei allen Umbauten dabei gewesen, der Hof, der Garten, der Vorgarten, alles war mir von klein auf vertraut. Meine Mutter wusste, wie sehr ich an diesem Haus hing und deswegen hat sie es auch meinem Bruder und mir schon zu Lebzeiten geschenkt, auch weil sie ziemlich sicher gehen konnte, dass wenigstens wir uns nicht streiten würden. Aber die Zeiten hatten sich radikal geändert, unsere schöne alte Häuserreihe war jetzt Spekulationsobjekt geworden, von den alten Besitzern war kaum mehr einer da. Das ganze Viertel hatte sich drastisch verändert und ich bin ganz sicher, dass es meiner Mutter auch nicht mehr gefallen würde, so wie es heute ist.

Ich hatte mir von einem guten Freund Geld leihen müssen, um in Ruhe, nicht neben meiner Arbeit her, den Verkauf abzuwickeln und ich saß dann fast ein ganzes Jahr auf heißen Kohlen, bis das Haus schließlich zu einem guten Preis und wie ich glaube in gute Hände verkauft wurde, denn das war mir wichtig. Was da für Leute, potentielle Käufer, durch das Haus trampelten, war geradezu abenteuerlich!

Wie meistens, wenn ein wichtiger Abschnitt meines Lebens erreicht war und das war der Hausverkauf natürlich, habe ich nach dem notariellen Vertrag ein großes Fest gemacht. Es sollte mir den Abschied erleichtern und es waren alle Leute da, die mir wichtig waren. Es war eine laue, warme Julinacht und das Fest ging bis 6 Uhr früh, wie in alten Zeiten, wenn wir frühmorgens nach unseren Festen mit dem Rad zum Baggersee gefahren sind und die Mutter dann am Vormittag nachkam, mit dem restlichen Nudelsalat. Es hätte ihr auch gefallen, da bin ich mir sicher, aber freuen über den Hausverkauf, konnte ich mich nicht.

Es war mein verhängnisvollster Fehler, mir ein Häuschen draußen in einem Vorort zu mieten. Diese Art zu leben war mir völlig fremd, dazu muss man wirklich geboren sein. Die Befürchtung, die ich zu Anfang meiner Therapie geäußert hatte, war wahr geworden, ich war buchstäblich ver-rückt, konnte mein Handeln nicht mehr verstehen. Ich fühlte mich entwurzelt, das Haus meiner Kindheit und Jugend existierte für mich nicht mehr, ich konnte nie mehr dorthin zurückkehren, meine Mutter war tot und nun musste ich wirklich und endgültig auf eigenen Beinen stehen.

Die letzten Jahre waren zu viel für mich gewesen, ich war körperlich und seelisch nicht mehr belastbar, denn ich hatte mich permanent überanstrengt. Erst durch die Therapie wurde mir klar, was für einen Raubbau ich mit mir getrieben hatte. Die letzten zehn Jahre waren eine ständige Folge von Umwälzungen, Katastrophen, Neuorientierungen und Kraftanstrengungen gewesen.

Die ersten Fahrten von unserem Vorort, wo Raimund und ich nun wohnten, in mein altes Viertel waren schrecklich. Es war mir nicht möglich, durch unsere alte Straße zu gehen, geschweige denn am Haus vorbei oder einen Blick in diese Richtung zu werfen. Der Kummer über den Verlust schnürte mir das Herz ab, was hatte ich getan? Wie konnte ich das Haus verkaufen, in dem unsere Familie gelebt und zum Teil gestorben ist, wo wir alle groß geworden sind, wo die Mutter hinter ihrem Hitlerschreibtisch viele, viele Jahre gesessen ist? Es war unwiderruflich dahin und mir war, als ob ich nie mehr nirgendwo dazugehörte, ich hatte mich hinauskatapultiert aus einer Welt, die nie mehr wiederkommen würde und hatte keine Ahnung, wo ich landen würde. Ich war wie betäubt, als habe man mir auf den Kopf geschlagen.

Ich hätte diese für mich äußerst schwierige Umbruchszeit nicht ohne Therapie bewältigen können, die Stunden der Therapie waren für mich wie der Handlauf an einer Treppe, die ich hinaufzugehen hatte. Der Handlauf gab mir die Richtung an, ich konnte mich daran hochziehen und wenn ich mal stehenblieb, konnte ich ihn dennoch spüren, er war immer da, ich konnte mich auf ihn verlassen und das war sehr wichtig. Ich lernte, dass die Voraussetzung in der Therapie Ehrlichkeit sich selbst gegenüber ist, sonst hat sie gar keinen Sinn, Versteck- oder Theaterspielen nützt gar nichts, da ist das Geld zum Fenster hinausgeworfen. Allmählich gelang es mir auch, Fehler zuzugeben, ohne tot umzufallen, meinen Gefühlen zu trauen und meine Gedanken ernst zu nehmen. Im Laufe vieler Gespräche wurde mir klar, dass die Last des Hauses zu viel für mich gewesen war, die Geschichte, die darin steckte, war zu drückend und jetzt, da ich mir mein eigenes Haus gestaltet habe, wie und wo ich es wollte, fühle ich mich gut und unbeschwert. Ich bin sicher, die Mutter könnte das verstehen und da das Haus in Italien steht, weiß ich, dass es ihr schon allein deswegen gefallen würde, zumal es auch ein altes Haus ist, denn in einem Betonkasten kann ich nicht leben. Oft frage ich mich, warum die Mutter sich nie ein kleines Häuschen in Italien gekauft hat. »Allein«, hatte sie einmal gesagt »allein macht man so was nicht.« Wahrscheinlich hat sie Recht, ich hatte das Glück nicht allein zu sein. Aber ihre Angst, dass ihr die Kommunisten alles wegnehmen würden, war unausrottbar und übermächtig gewesen und hat sie trotz Meer, Rotwein und Kaffee, ihren drei Lebenselixieren, davon abgehalten.

So habe ich es wahrscheinlich anders gemacht als meine Geschwister, die erst nach akuter Erkrankung mit Psychiatern in Berührung kamen, ich habe sozusagen unbewusst vorgebeugt und ich war darüber sehr froh, denn in einem akuten Stadium einen Therapeuten zu finden, mit dem man gut kann, ist äußerst schwierig, wenn nicht gar unmöglich. Mit Hilfe meiner Therapeutin habe ich eine gute, verlässliche Psychiaterin gefunden, die eine Lithiumtherapie eingeleitet hat und mit der ich regelmäßig Kontakt halte. Zum Glück konnte ich damals zu Hause bleiben und musste nicht in eine Klinik, in die sie mich anfangs einweisen wollte, Raimund war strikt dagegen und war der Ansicht, dass wir das zu Hause bewältigen würden. Natürlich bin ich ca. 1 Jahr, nachdem der schwere Schub vorbei war, übermütig geworden und wollte meine Medikamente absetzen, aber ich merkte sehr schnell, dass mir das gar nicht bekam. So nehme ich nun seit einigen Jahren eine relativ geringe Dosis und fahre sehr gut damit, auch in meinen kritischen Zeiten: Herbst und Frühjahr. Die Psychiaterin sagte: »Manche Leute haben Zucker und müssen regelmäßig etwas nehmen, Sie haben eben diese Krankheit.« Mittlerweile sehe ich das auch so, stelle jedoch fest, dass manche Menschen heutzutage immer noch unangenehm berührt sind, wenn ich ganz offen über meine Depression spreche. Eine meiner Schwestern hatte mir damals einen »beruhigenden« Satz in dem ihr typischen Stakkato mitgegeben: »Sei froh, dass du das hast, dann kriegst' keinen Krebs!«

19 Depression

Wir waren gerade in dem Vorort, in L. eingezogen, das kleine Haus stand voller Kisten, der Maler, Sohn einer Freundin, war mit seiner Arbeit noch lange nicht fertig, ein neues Fenster musste noch eingeputzt werden, es ging drunter und drüber. In der Früh hatte Raimund in etwas forderndem Ton gesagt: »Ich habe nichts mehr anzuziehen, du musst jetzt schon mal waschen!«, dann ging er zur Arbeit. Unsere Nerven waren ziemlich dünn geworden.

Ich ging in den Keller zur Waschmaschine, die ich vom Hausbesitzer abgelöst hatte und deren Mechanismus ich noch nicht kannte, öffnete die Türe mit dem Bullauge und wollte die Wäsche hineinstopfen. Plötzlich hatte ich das Gefühl, in einen schwarzen, endlosen Tunnel zu blicken und konnte nichts mehr tun, war wie gelähmt und hatte nur noch den Gedanken »jetzt ist alles aus.« Ich weiß nicht, wie lange ich da gekniet bin, bis ich mich aufraffen konnte nach oben zu gehen. Uli, der Maler kam mir entgegen und ich muss so furchtbar ausgesehen haben, dass er sofort fragte, was mit mir sei. Ich flüsterte nur: »Ich kann nicht mehr« und erkannte meine eigene Stimme nicht, so rau und heiser klang sie. Wir setzten uns an den Küchentisch, er machte mir einen Kaffee und ich konnte nur noch den Gedanken fassen, meine Therapeutin anzurufen. Sie erkannte schon am Telefon, dass mit mir etwas nicht in Ordnung war und sagte, dass ich mir ein Taxi nehmen und sofort zu ihr kommen solle. Es war ein Glück, dass sie überhaupt zu Hause war. Uli rief mir ein Taxi und ich fuhr zu ihr, ich war wie erstarrt, bewegte mich wie ein Automat. Ich sehe mich noch in ihrem Erker sitzen, der zur belebten Hauptstraße hinausging, die Schultern hochgezogen, die Hände zwischen den Knien eingeklemmt, fast nicht fähig auf ihre Fragen zu antworten, mit dieser fremden Stimme, die von weit her kam, aber ich konnte spüren, dass sie Angst hatte.

»Jetzt müssen wir angreifen«, sagte sie, »ich werde sehen, dass ich einen Psychiater erreiche, der uns gleich dran nimmt« und ging zum Telefon. Das muss aufhören, man muss mir helfen, war alles was ich denken konnte und ich fühlte, dass meine Hände eiskalt waren. Sie kam zurück und erklärte mir, dass sie einen Arzt aufgetrieben habe, zu dem wir gleich kommen könnten. Es läutete an der Türe und es kam Margret, meine Freundin, die ihren Sohn Ulrich gleich verständigt hatte, als ich mit dem Taxi von daheim losgefahren war. Zu dritt machten wir uns im Auto meiner Therapeutin auf den Weg. M. hielt meine Hand, ich konnte nicht sprechen.

Der junge Psychiater instruierte mich, nachdem ihm die Therapeutin einige Hinweise über mich gegeben hatte, dass ich nun die und die Tabletten nehmen müsse, der Hausarzt mir zweimal die Woche eine Spritze geben müsse auf meinen Einwand, dass ich keinen habe, ging er gar nicht ein, dann fing er wieder mit den Tabletten an, dass ich sie auch anders nehmen könne, schrieb Rezepte aus und als ich mich mühsam aufraffte und ihn fragte, wie ich was, wann und wie viel denn nun nehmen solle, sagte er: »Sie haben wohl Koordinationsschwierigkeiten?« Da sagte ich nichts mehr und kurz darauf verließen wir die Praxis. Die Therapeutin musste weiter und M. und ich gingen in meinem alten Viertel ein paar Straßenecken weiter zu einer Apotheke. Ich war nicht fähig hineinzugehen und M. holte für mich die Medikamente, wir nahmen uns ein Taxi und fuhren nach L. Ich sah aus dem Autofenster, auf das Leben auf den Straßen, den Verkehr, die Häuser, die ich kannte und hatte das Gefühl völlig ausgeschlossen zu sein, ich gehörte nicht dazu und konnte mir alleine nicht mehr helfen in meinem Erstarrungszustand.

In L. angekommen, hatte ich nur den einen Wunsch: in einem sauberen, weißen Bett zu liegen und nichts mehr zu hören und zu sehen, zu schlafen und nie mehr aufzuwachen. Ich wollte keine Verantwortung mehr für irgendetwas oder irgendjemanden übernehmen, keine Entscheidungen fällen, nichts mehr organisieren, bedenken, ich wollte nur noch eingerollt wie ein Embryo im Bett liegen und die Nacht sollte kein Ende nehmen.

Die Menschen, die mich umgaben, waren ziemlich ratlos, war ich doch immer äußerst tatkräftig, berüchtigt für meine Schnelligkeit, und das Organisieren lag mir sehr. Es war alles weg, ich konnte nicht mehr kochen, nicht mehr Auto fahren, nicht mehr lesen, es fiel mir unsäglich schwer, mich zu entscheiden, was ich anziehen sollte, kaum hatte ich mich zu etwas durchgerungen, fuhr es mir durch den Kopf, »die beige Jeans wär' aber auch nicht schlecht.« Dann ging es wieder von vorne los, nämlich was ich dazu anziehen sollte. Diese Prozeduren dauerten endlos. Ich hatte keine Lust und keine Kraft mich zu waschen, nur mit großer Anstrengung brachte ich mich in die Badewanne und ich hatte doch immer so gerne gebadet.

War ich dann endlich gewaschen und angezogen, hatte ich das Gefühl, dass Stunden vergangen waren, aber es war nur eine Stunde vergangen. Der Tag allein in diesem Haus zwischen all den Kisten war endlos, die Zeit verging einfach nicht und ich konnte mich nicht dazu bringen, irgendetwas zu tun, eine Kiste auszupacken und Ordnung zu schaffen. Raimund ging damals noch zur Arbeit und verließ in der Frühe das Haus. Den kurzen Flur in diesem kleinen Häuschen ging ich auf und ab, auf und ab und dazu rauchte ich wie eine Verrückte, ich hätte die ganze Packung auffressen können. Zwei Freundinnen wechselten sich ab und machten regelrechtes Babysitting bei mir, kochten mir etwas, fingen ganz langsam an, die Bücherkisten auszupacken und ich saß auf meinem grünen Sofa und schaute zu. Das Schlimmste aber war die Angst, sie überkam mich zwar nicht mehr so überfallartig wie vor ein paar Jahren, aber sie war latent da, ständig saß mir dieser schwere Kloß in der Magengrube und lähmte mich.

Die Psychiaterin, bei der ich, nach dem »hellsichtigen und einfühlsamen« Psychiater zu Anfang, dann endlich in die richtigen Hände kam, riet mir dringend in eine Klinik zu gehen, sie machte sich offensichtlich Sorgen um mich, bei der Familienanamnese. An Selbstmord hatte ich nie gedacht, die ganze lange Zeit der Depression nicht, da hätte ich ja einen Entschluss fassen müssen und dazu war ich nicht imstande. Raimund war strikt gegen eine Klinik, er war der Meinung, da würde alles nur noch schlimmer und ich sei zu Hause am besten aufgehoben, mit den »Diensten«, die er organisiert hatte. So blieb ich also zu Hause und schluckte jede Menge Chemie.

Ich erinnere mich an ein Interview mit Walter Jens, er wurde gerade 80 Jahre alt, in dem er davon sprach, dass er in den letzten Jahren einige schwere Depressionen durchgemacht habe, und er sprach von der segensreichen Chemie, die es möglich macht, wieder menschenwürdig zu leben. Dem kann ich mich nur anschließen.

Regelmäßig hatte ich meine Termine bei der Psychiaterin und fragte sie ein ums andere Mal, ob das jemals vorbeigehen würde und wann? Immer wieder, mit großer Geduld hat sie mir versichert, dass es vorbeigehen würde, allerdings würde das dauern. Ich sehe mich noch zu Fuß durch die stillen, werktäglichen Nebenstraßen zu ihr gehen, das Laufen an der Luft tat mir gut und in mir war es leer und ich dachte mir, dass ich überhaupt kein Recht auf Leben hätte, ich war nutzlos, konnte nichts mehr tun.

Mit meiner Therapeutin hatte ich eine Art Telefontherapie entwickelt, sie konnte nicht ins Haus kommen, wegen ihrer Katzenallergie. Täglich zu einer bestimmten Zeit rief sie an, dann besprach sie den Tag mit mir, was ich tun würde, was für Termine ich hätte und am nächsten Tag berichtete ich ihr dann. So habe ich ganz allmählich, in winzigen Schritten angefangen einzukaufen, zu waschen, zu bügeln etc., dies allerdings erst nach ein paar Wochen, bis die Tabletten richtig Wirkung gezeigt hatten. Ich stand im Supermarkt mit meinem Einkaufswagen und wusste nicht, was ich einkaufen sollte, mein Hirn war wie leer geblasen, ich konnte keinen Gedanken fassen. Im Nebengang unterhielten sich zwei Frauen über ich weiß nicht was und ich beneidete sie glühend, wie sie da ratschend von einem Regal zum anderen gingen, die Lebensmittel herausnahmen und einfach ganz normal waren.

Am schlimmsten war der Blick in den Spiegel in der Früh beim Zähneputzen, tagsüber vermied ich das schon tunlichst. Da sah mir ein fahles, eingefallenes, faltiges Gesicht entgegen, das wie verschüttet war. Ich hatte stark abgenommen, hatte keine Lust zu essen, die Hosen schlotterten mir am Leibe und dieses leblose, erstarrte Gesicht erschreckte mich jeden Morgen, wenn ich mich betrachtete. Dieses Gesicht kenne ich von meiner Mutter z.B. an ihrem 80.Geburtstag, als wir alle im Garten eines sehr guten Restaurants den Aperitif nahmen, sie hat damals ordentlich etwas springen lassen. Auf den Fotos von damals sieht man ihren Zustand ganz deutlich, sie ist völlig nach innen gekehrt, ihr Gesicht wie aus Stein. Die Tage vorher hatte sie immer wieder zu mir gesagt, »wie soll ich das nur überstehen?« Es war nicht die Angst vor dem Älterwerden, es waren wohl mehr diese unausweichlichen Jubiläen mit ihren Ritualen, die ihr die Melancholie brachten und mir scheint, das habe ich nun wirklich von ihr geerbt. Vor einem runden Geburtstag vor etlichen Jahren fingen bei mir die Panikattacken an. Schon mein 30. Geburtstag machte mir zu schaffen und seither meide ich Feste und Menschenansammlungen an diesem Datum.

Meine Depression dauerte über ein halbes Jahr, es ging nur langsam aufwärts. Anfangs wäre es mir das Liebste gewesen, wenn man mich wie ein kleines Mädchen an die Hand genommen hätte und ich einfach überall mit hin spazieren hätte können, einfach irgendwo dabeisitzen können, ohne irgendetwas zu sagen oder zu tun, nur nicht allein sein. Hätte mir damals jemand versprochen, mich sofort von dieser Krankheit, diesem Unglück zu befreien, ich hätte alles dafür gegeben. Außer dem zu Fuß gehen und an der frischen Luft sein, fuhr ich gerne mit dem Zug oder der S-Bahn, ich hätte tagelang fahren und immer zum Fenster hinaus schauen mögen.

Dann fing das an, dass sich mir die Gedanken im Kopf drehten und drehten und drehten, ich hatte keine Gewalt mehr über sie, sie liefen wie ein Hamster im Rad ohne Unterlass und ich hatte wirklich das Gefühl verrückt zu werden. Ich hatte den Eindruck völlig ausgeliefert zu sein, konnte nichts mehr steuern, der Wille versagte vollständig und die Stimmen in meinem Inneren waren nicht zu bändigen. Die Angst verrückt zu werden, war ganz anders als die unbestimmte andere Angst, die mir den Hals abschnürte, sie war wohl auch realer und ich war unheimlich froh, dass ich eine verlässliche Therapeutin an der Seite hatte, die mir, abgesehen von der Psychiaterin und der entsprechenden Chemie, in dieser Zeit durch Gesprächstherapie helfen konnte. Sie erinnerte mich später daran, was ich zu Anfang zu ihrem Vorschlag das Haus zu verkaufen gesagt hatte, sie hatte sich meine Antwort damals gut gemerkt: »Dann werde ich verrückt.«

Hinzu kam, dass ich glaubte alles, was ich in meinem Leben gemacht hatte, falsch gemacht zu haben, es nur aus versäumten Gelegenheiten bestand, wie z.B. einen guten Schulabschluss gemacht und einen »vernünftigen« Beruf ergriffen zu haben, meine etwaigen Talente sträflich vernachlässigt zu haben, im Grunde mein Leben verpfuscht zu haben und dies nie mehr würde nach- oder aufholen können. Es stürzte wie ein Sturzbach über mich herein mit einer unglaublichen Wucht. Zu all diesen Symptomen kam noch eine Art Verarmungswahn, obwohl ich gerade das Haus verkauft und Geld genug hatte. Ich hatte die fixe Idee, dass ich alles verlieren würde und mittellos dastehe, es war mir nicht auszutreiben und ich versuchte, so wenig Geld wie nur irgend möglich auszugeben. Heute ist dieser Sparwahn ein sicherer Indikator dafür, dass ich für eine Zeit mal wieder meine Lithium-Dosis erhöhen muss, dass ich eine Eintrübung habe.

20 Italien

Nachts lag ich wach in dem kleinen Hexenhäuschen in einem Münchner Vorort und fragte mich, welch ein Teufel mich geritten hatte, dieses Haus zu mieten. Ich hatte es nur an schönen Sommertagen gesehen, wie es da ganz schmuck in einem großen Grundstück stand und innen erinnerte es mich an das Tantenhaus im Schwäbischen. In der Früh fiel mein Blick als erstes aus meinem Schlafzimmer auf die verschiedenen Koniferen, die den Weg von der Gartentüre zum Haus säumten. Immer hatte ich Koniferen gehasst! Von einem Haus mit großen, hohen Räumen war ich in dieses Knusperhäuschen gezogen.

Wir hatten uns bei einem der letzten Urlaube vor dem Hausverkauf in München in eine auf den ersten Blick recht unspektakuläre Gegend Italiens verguckt und hatten dort öfter ein paar Tage verbracht. Uns gefiel, dass es dort kaum Touristen gab und infolgedessen die Gegend nicht ruiniert war, dass sie relativ dünn besiedelt war und größere, interessante Städte in ca. einer Autostunde zu erreichen waren. In einer Art Höhenflug oder siebtem Sinn hatte ich dann dort gleich zwei Häuser gekauft, ein kleines in der Nähe der Berge, in das wir uns zuerst verliebt hatten. Als wir beim Makler waren, sah ich im Schaufenster ein ziemlich ramponiertes »Super-Sonder-Angebot« und da ich einen Hang zu altem Gemäuer habe, wollte ich es sehen. Es war eine alte Molkerei, ein abgetrennter Teil eines alten Gutshofes aus dem 16. Jahrhundert, mit integrierter Kapelle. Sie war in einem schlimmen Zustand, aber als ich den völlig geschützten, abgeschlossenen innen liegenden Garten sah und der Preis so sensationell niedrig war, stand mein Entschluss fest. So nahm ich im Handstreich beide Häuser und der Makler war fassungslos über einen so raschen, für Italien völlig unüblich schnellen Entschluss und wie richtig das war, konnte ich damals gar nicht ahnen.

Nach dem Verkauf hatten wir das dreistöckige Elternhaus komplett geräumt, ich musste entscheiden, was nach Italien gehen sollte und was hierbleiben sollte. Es war eine wochenlange Packerei, ich arbeitete wie in Trance. Das erste Möbelwagengespann war nach Italien gefahren, Raimund fuhr hinterher mit einem Leihwagen und beaufsichtigte das Abladen in dem Haus, das noch mehr eine Ruine glich. Die Möbelpacker zweifelten wohl an unserem Verstand, als sie die Möbel hineintrugen. Ein zweites Gespann brachte den Rest in das Vororthäuschen.

In der Nacht überfielen mich die Ängste, ich war wohl wahnsinnig geworden, zwei Häuser zu kaufen, das war doch alles gar nicht machbar.

Die Notarverträge waren noch nicht unterschrieben, ich musste das um jeden Preis wieder rückgängig machen! Als ich das Raimund während des Frühstücks unterbreitete, schlug er mit der Faust auf den Küchentisch, dass der Kater auf der Eckbank in die Höhe sprang und rief: »Das machst du nicht, das wäre ein großer Fehler!« Und er hatte Recht.

In meinen schlaflosen Nächten fiel mir wieder ein, was mir ein langjähriger Bekannter einmal gesagt hatte: »Ziehen Sie nie in einen Vorort, da passen Sie nicht hin, dazu muss man geboren sein!« Ich hatte ihn damals nicht recht verstanden, aber nun fühlte ich mich wie in einer Falle gefangen und nahm mit geschärften Sinnen wahr, was sich hier abspielte. Gegenüber kratzte der »russische Kriegsgefangene«, so nannten wir ihn wegen seiner Fellmütze mit klappbarem Ohren-und Nackenteil in Armeefarbe, mit der Gabel das Unkraut aus den Ritzen des Plattenweges, ein anderer saugte sein geschnitztes Balkongitter mit dem Staubsauger ab, jeden Tag um 9 Uhr und 16 Uhr trafen sich drei Damen mit ihren Hunden, um sie Gassi zu führen und wehe, wir waren zufällig im Garten, so wurden wir aufs Scheinheiligste ausgefragt. Wir waren ständig unter Beobachtung, alles wurde registriert, für mich war das völlig neu und unerträglich. An den Haustüren hingen Kränze mit Schleifen, oder Keramikgänse ließen ihre Hälse sinnlos von irgendwelchen Fensterbrettern baumeln, und die Damen gingen im Sommer in Goldschuhen zum Einkaufen, das wurde für mich zum Synonym für Vorort. Abends stiegen graugesichtige Männer im dezenten Loden mit ihren Aktentaschen aus ihren BMW und nahmen vor der Haustür den Trachtenhut mit Troddeln ab.

Die Atmosphäre legte sich uns wie Mehltau aufs Gemüt, ich hatte meine Depression endlich überstanden, jetzt war Raimund nicht mehr weit von einer entfernt. Wir mussten hier weg, was hielt uns hier noch? Worauf sollten wir noch warten, jünger würden wir nicht werden und die eineinhalb Jahre, die wir nun hier waren, reichten völlig. Wir brachen in einem Handstreich unsere Zelte komplett ab und machten uns auf zu neuen Ufern.

Zu neuen Ufern ist wörtlich zu nehmen, denn ich denke, dass dieser majestätische Wildfluss in unserer neuen Heimat ausschlaggebend war für meinen Entschluss, in diese Gegend Italiens zu ziehen. Die Isar hat meine Jugend geprägt und als ich dieses ganz ähnliche Flussbett in Italien sah, war es um mich geschehen. Schon meiner Mutter ist es mit der Isar ähnlich ergangen:

»Die Isar, die grüne, grüne Isar. Wie herrlich ist das Baden darin… Kalt? Das hat mir früher nichts ausgemacht, sie kommt eben aus den Bergen, bis

weit in den Sommer hinein aus Schnee und Eis. Ihr Wasser ist wie Sekt – es prickelt und erfrischt so ganz besonders…«

Oft hat sie uns von dem Fluss ihrer Jugend erzählt, der Elbe und wie es sie immer zum Wasser gezogen hat.

Ich denke aber, dass das Wasser für die Mutter noch eine andere Bedeutung hatte, sie fühlte sich getragen und sie wurde getragen, sie konnte sich diesem Element rückhaltlos anvertrauen und sie fühlte sich darin absolut sicher. Sie hat immer gesagt, dass ihr im Wasser nichts passieren kann, es gab da ein Urvertrauen bei ihr, wie sie es vielleicht sonst in ihrem Leben nie erleben konnte.

Auf der Straße nach Süden: Wir haben die Haarnadelkurven des Passes über den Alpenhauptkamm hinter uns und fahren wenig später auf einer schnurgeraden Straße, einer Allee. Ich sehe die Häuser mit ihren typischen flachen Dächern und denke, warum sieht es hier auf einmal so ganz anders aus als in Österreich? Vor einer halben Stunde waren wir noch auf der anderen Seite des Alpenhauptkammes und jetzt hat sich schlagartig alles verändert, die Bauweise, das Klima, die Vegetation, die Menschen.

Es kommt mir alles so merkwürdig bekannt vor und plötzlich steigt die Erinnerung hoch. Hier sind wir gefahren, als die Mutter, Hanne und ich in den 50er Jahren das erste Mal mit dem VW-Käfer nach Italien gefahren sind. Natürlich, ich kann mich genau an diesen Straßenabschnitt erinnern, ich saß hinten auf der Rückbank und schaute aus dem hinteren Fenster zu, wie die Alleebäume, es waren Platanen, vorbeiflitzten.

Damals sah ich den Fluss zum ersten Mal mit Bewusstsein in seinem riesigen, breiten, weißen Kiesbett. Es gab noch keine Autobahn und wir fuhren auf der alten Straße immer am Fluss entlang. Auf der einen Seite der Fluss, auf der anderen hoch aufragende Felsen und er hat mich sehr an die Isar erinnert, obwohl er doch ganz anders und einer der letzten Wildflüsse Europas ist. Majestätisch ergießt sich das helle Kiesbett aus dem Gebirge, bis es immer flacher und breiter wird. Das Wasser wechselt die Farbe je nach Jahreszeit und Tiefe, von milchig hellblau über türkisgrün und wenn es tief ist, ins Azurblau. Mal fließt der Fluss behäbig und relativ ruhig daher, wobei man sich nicht täuschen lassen darf, die Strömung reißt einem schnell die Beine weg, mal verästelt er sich, bildet Gumpen, Rinnsale, Wirbel, rieselt über flache Kiesbänke und bringt die Steine zum Leuchten, fängt sich in mitgerissenen Bäumen und ist immer in geschäftiger Bewegung. Wo kommt nur das viele frische Wasser her?

Führt der Fluss nach langen Regenfällen Hochwasser, hört man ihn schon von Weitem tosen, dann sind keine Kiesbänke mehr zu sehen, das ganze breite Flussbett ist von einem Ufer zum anderen voll mit einer schlammgelben Brühe, die sich gefährlich schäumend dahin wälzt und alles Mögliche mitgerissen hat, Bäume, Büsche, Eisenteile, Plastiktüten, die dann zuhauf in den Büschen der Uferböschung hängen. An ihnen kann man später die Höhe des Wasserstandes ablesen. Im Sommer dagegen, wenn man auf einer der Kiesbänke liegt und das klare Wasser vorbeisprudelt, kann man die Tiefe des Wassers dem Geräusch entnehmen, das es macht, gleichmäßig flutend rauscht die Hauptader des Flusses dahin, an Felsen klatschend, ein Seitenarm zischt flach durch eine Rinne, ein anderer ergießt sich hell klirrend über eine breite Passage mit kleinen bunten Kieseln, die dort zusammengeschoben sind, ein anderer schmiegt sich schmatzend an die Uferböschung. Das Wasser ist unablässig in Bewegung, gibt verschiedene Töne von sich, ist von einer geradezu aufdringlichen Geschäftigkeit und ist doch gleichzeitig beruhigend, einlullend und immer wieder fragt man sich: Wo kommt das viele Wasser her, wo geht es hin und wird es jemals aufhören zu fließen?

Raimund und ich fuhren das erste Mal vor Jahren über kleine Straßen parallel zu diesem Fluss. Es war ein glühend heißer August und trotzdem war es hier saftig grün, weil es so viele Quellen, Bäche und Flüsse gibt in dieser Gegend und wir kamen unversehens auf diese kühn geschwungene Brücke, die in einer Höhe von 80 -100 Metern den Fluss überspannt. Mir blieb der Atem stehen, in dem blendend weißen Kiesbett mäanderte der Fluss tiefblau bis helltürkis dahin, verästelte sich und verlor sich im Dunst des Horizonts. Nur ein paar einzelne Badende waren auf der weiten Fläche zu sehen und wir beeilten uns, den Zugang zum Wasser zu finden, um uns endlich abzukühlen. Was gibt es Herrlicheres, als an solch einem heißen Sommertag in klares, eiskaltes Wasser zu tauchen, dessen Frische bis ins Innerste kühlt.

Im Dunst des Sommers kann man die halbrunde, geschlossene Bergkette im Hintergrund nur erahnen, nur die Brücke, die sich unweit von unserem Badeplatz in einem eleganten Bogen über den Fluss spannt, ist uns ganz deutlich vor Augen. So manch Wahnwitziger hat sie mit seinem Leichtflugzeug schon unterflogen und ist über die Badenden hinweggebraust.

Ganz plötzlich kommt mir der Vater in den Sinn. Von einer ähnlichen Brücke ist er in die flache Isar, in den Tod gesprungen. Warum ist er von einer Brücke gesprungen? Es ist für mich eine schreckliche Vorstellung hinunterzustürzen und nichts mehr ändern zu können. Wie lange mag er wohl auf der Brücke gestanden haben und was für Gedanken mag er gehabt haben, bis er gesprungen ist?

Mein Bruder hat mir einmal erzählt, dass er, als der Vater schon einige Tage vermisst war, an einem lauen Apriltag unsere Straße in seiner Lederhose hinunterrannte und sich trotz allem des Lebens freute. Plötzlich sah er die Funkstreife vor unserem Haus stehen. Da wurde ihm schlagartig klar, dass es mit der Kindheit zu Ende war und dass etwas Schreckliches passiert sein musste und dass er das heute noch glasklar vor Augen hat und was für ein Gefühl ihn dabei überwältigte. Er sagte mir aber auch, dass er und seine Zwillingsschwester wenigstens eine schöne Kindheit mit Vater und Mutter hatten im Gegensatz zu mir. Sie sind 10 Jahre älter als ich und als unser Vater starb, waren sie 14 Jahre alt.

Annemarie, die den Großeltern geholfen hatte, als die Mutter im Lager war und mit der ich bis zu ihrem Tod Kontakt hatte, berichtete mir, dass die Polizisten Vaters nasse Aktentasche brachten. Sie war der Ansicht, dass Vater den Zusammenbruch des Dritten Reiches, die Verhaftung seiner Frau und die ganze Schande einfach nicht verkraften konnte.

Jetzt aber waren wir in Italien, mitsamt unserem alten Kater, der zwei Umzüge tapfer überstanden hatte! Das kleine Häuschen, das zum Glück total funktionstüchtig und komplett eingerichtet war, wurde für ein dreiviertel Jahr unser Zuhause. So konnte das große Haus in aller Ruhe fertig renoviert werden, Raimund war jeden Tag vor Ort und arbeitete mit den Handwerkern. Ich muss ein hohes Lied auf unsere italienischen Arbeiter singen. Sie hatten eine handwerkliche Begabung und einen Sinn für Proportionen und waren in jeder Beziehung von einer Hilfsbereitschaft, Freundlichkeit und Geduld, die uns so manches Mal sprachlos machten, das hatte ich noch nie in Deutschland in dieser Form erlebt.

Nach gut einem dreiviertel Jahr war unser neues Zuhause fertig und als die gleichen Möbelpacker mit den Möbeln aus dem Knusperhäuschen ankamen, trauten sie ihren Augen nicht und waren begeistert. Zum Abschluss der Renovierung feierten wir ein großes Fest mit den Arbeitern und deren Frauen und den lärmgeplagten Nachbarn. Wir hatten im Umzugswagen zwei Holzfässer Augustiner Bier mit genommen, denn die Italiener sind ganz verrückt nach bayrischem Bier, es blieb so gut wie nichts davon übrig.

Nun lebe ich in einem Land, in dem der Ministerpräsident sagt: »Mussolini war ein Diktator, der weniger barbarisch war als Stalin, Hitler oder Hussein, aber sein Autoritarismus hat den Verlust der Freiheit bewirkt. Die

Juden hat er in die Verbannung, in die Erholung geschickt und umgebracht hat er niemanden.«

In dem winzigen Ort, in dem unser erstes kleines Häuschen stand, freundeten wir uns mit einem alten Mann an, er brachte uns unser erstes Italienisch bei und »adoptierte« uns als seine Enkel. Er selbst hatte nie Kinder und war im letzten Krieg viel herumgekommen, er war ein einfacher, aber sehr kluger Mensch und er hatte aus unerfindlichen Gründen eine starke Affinität zur Mongolei. Da wollte er immer mal hin, das Land, den Himmel, die Weite, die Menschen sehen und wir malten uns so manches Mal aus, wie Raimund und er zusammen auf den kleinen Pferden über die Steppe reiten würden und ganz zum Schluss würden Maria, seine Frau, und ich die beiden mit einer Riesenflasche Grappa in Wladiwostok abholen. Der Alkohol schmeckte ihm nämlich in jeder Form. Ganz zu Anfang hatte er uns einmal mit dem Hitlergruß begrüßt, das wäre ein guter Mann gewesen. Das haben wir uns sofort verbeten und als ich ihm von den Millionen toten Juden erzählt habe, hat er nie mehr zu uns von Hitler gesprochen. Wenige Wochen bevor er gestorben ist, trafen wir ihn in seinem Hof an, wo er oft auf einem kleinen Kinderstühlchen unter einem großen Feigenbaum saß, er las in einem Buch. Ich habe die Berufskrankheit der Buchhändlerin, immer wissen zu wollen, was andere Leute lesen, und sah zur meiner Verwunderung, dass er das Tagebuch der Anne Frank las. Er war zutiefst bestürzt über das, was er da las.

Der Anführer unserer Handwerkerbrigade, Remigio, ein begnadeter Maurer wohnt hier im Ort und durch unsere Handwerker lernten wir nach und nach die Familien im Ort kennen. Den Vater von Remigio, er war auch Maurer, sahen wir oft auf einem alten Roller an unserem Haus vorbeifahren. Er war ein ausgesprochen gut und fein aussehender Mann und eines Tages nahm er sich ein Herz und sprach uns an. Er erzählte uns, dass er in Gefangenschaft in Dachau gewesen war und wir natürlich viel zu jung seien, um irgendetwas dafür zu können. Es sei ihm aber ein Bedürfnis uns das zu sagen. Wir verstanden noch nicht gut genug Italienisch, um genau zu verstehen, wie es dazu gekommen war. Leider starb er wenig später und jetzt füllen wir jedes Jahr den deutschen Antrag der Entschädigungsrente für seine Frau aus, es sind ca. 30 Euro im Monat.

Wir leben hier in einer Provinz, in der die Menschen wegen Armut massenhaft ausgewandert sind in den letzten Jahrhunderten und die in jedem Sommer von Verwandten aus dem Ausland überschwemmt wird. Auf

Ausländer sind die Menschen hier gar nicht gut zu sprechen und wenn ich sie daraufhin frage: »Sie sind doch auch Ausländer in Frankreich, England, Deutschland,Kanada, Australien, Amerika usw.?«, dann reagieren sie mit Unverständnis: »Das ist doch etwas ganz anderes!« Und immer wieder stelle ich fest, dass die einzelnen Menschen, z.B. Marokkaner oder Schwarze durchaus freundlich aufgenommen und behandelt werden. Im einzelnen ja, aber »die« nicht. Wir als Deutsche sind Ausländer erster Klasse und haben nie Feindseligkeit gespürt.

21 Aus dem Aktenschrank: Mutter und Vater

Wir hatten uns nun richtig in unserem Haus und unserer neuen Umgebung in einem anderen Land eingerichtet. Der erste Besucheransturm war vorüber und ich begann nun endlich zu verstehen, was es heißt Zeit zu haben. Nicht mehr hetzen zu müssen, Angefangenes in Ruhe fertig machen zu können, nicht mehr auf die Uhr zu schauen, ohne Wecker aufzustehen, den Tag so zu gestalten, wie man will, einfach unabhängig zu sein. Zeit für mich zu haben war eine kostbare Errungenschaft für mich, sie war nicht mit Geld zu bezahlen.

Nun, nachdem Ruhe eingekehrt war, nahm ich mir die Kartons vor, in die ich in München den restlichen Inhalt des Aktenschrankes gepackt hatte. In den folgenden Wochen las ich die Erinnerungen meiner Mutter, ihre Aufzeichnungen nach ihrem Lageraufenthalt, die Rechtfertigung vor der Spruchkammer, Briefe meines Vaters und vieles mehr.

Das Manuskript der Erinnerungen meiner Mutter, die den ersten Teil dieses Buches bilden, endet mit ihrer Verlobung im Jahre 1932. Sie schrieb diese Erinnerungen in ihren letzten Lebensjahren auf, ungefähr 1984-1986, also in ihrem 84.-86. Lebensjahr und ich denke, dass sie keine Kraft mehr hatte, sich mit dem Dritten Reich auseinanderzusetzen. Sie wäre zu dem schwierigsten und schmerzlichsten Abschnitt ihres Lebens gekommen. Einerseits bin ich froh darüber, denn ich befürchte, sie hätte vielleicht doch wieder versucht, sich zu verteidigen, andererseits hätte ich ihr gewünscht, dass sie sich mit ihrer Vergangenheit auseinandergesetzt hätte. Sie hätte vielleicht so ihren Frieden finden können. Die Sorge um das Fortkommen der großen

Familie, die anstrengende Tätigkeit in der Lungenfürsorge und nebenher die Schriftstellerei, der Wille mit dem Wiederaufbau Deutschlands alles vergessen zu wollen, deckte auch bei ihr jahrzehntelang alles zu.

Und dann das Camp-Manuskript meiner Mutter. Je mehr ich im Laufe der Jahre nachdachte, las und hörte, desto klarer wurde für mich die Diskrepanz zwischen dem, was sie im Lager erlebt hat – es ging ihr ja vergleichsweise gut – und dem, was sie niemals nennen oder überhaupt zur Kenntnis nehmen konnte. »Das, was wie Übertreibung oder Propaganda klingen mag, ist noch weit von der Wahrheit entfernt«, schreibt Anita Lasker-Wallfisch in ihrem Erinnerungsbuch an ihre KZ-Erfahrungen (»Ihr sollt die Wahrheit erben«). »Wir sahen das Lager mit anderen Augen als unsere Befreier. Wir hatten so lange im Dreck und Tod umgeben gelebt, dass wir es kaum noch bemerkten. Die Haufen von Leichen in ihren verschiedenen Stadien der Verwesung waren etwas so Alltägliches, sie gehörten sozusagen zur Landschaft. Wir bemerkten den entsetzlichen Gestank nicht. Wir waren daran gewöhnt. Was die Engländer in Belsen vorfanden, hatte nichts mit dem zu tun, was einer Armee – sogar im Krieg – zugemutet wird.«

Auf dieses Buch bin ich auf Umwegen gestoßen. Anfang des Jahres 2004 oder Ende 2003 wurde in »Kulturzeit« des Senders 3 SAT ein Buch von Richard Newman besprochen, »Alma Rosé, Wien 1906 – Auschwitz 1944«. Sie war Musikerin und stammte aus einer sehr bekannten Wiener Musikerfamilie, ihre Mutter war die Schwester von Gustav Mahler. Sie war in Auschwitz die Leiterin des bekannten Orchesters. Ich habe mir das Buch besorgt und es lag einige Zeit in meinem ungelesenen Bücherstapel.

Dann hörte ich eines Sonntagmorgens in einer Literatursendung von ORF 2 einen melancholischen, getragenen Text, der mich sofort ansprach, er war von Arthur Schnitzler aus »Der Weg ins Freie«, auch dieses Buch habe ich mir besorgt und sofort gelesen. Abgesehen von der wunderbaren Sprache und der Beschreibung der brüchigen Wiener Gesellschaft zu dieser Zeit fielen mir die vielen Hinweise auf den latenten Antisemitismus auf, der damals in weiten Kreisen herrschte. Besonders beeindruckte mich eine Stelle, in der Schnitzler einen Juden darüber sprechen lässt, wie unausweichlich das antisemitische Vorurteil, mit dem er leben muss, seine eigene Wahrnehmung der Juden prägt und bis in die Tiefen des Selbstgefühls dringt.

Einige Zeit später sah ich einen Film im Fernsehen, ich glaube, er hieß »Zwei Schwestern in Auschwitz«. Es ging darin um die Schwestern Lasker aus Breslau, die als junge Mädchen nach Auschwitz kamen und überlebt hatten. Sie hatten sich dort rein zufällig wiedergetroffen, die jüngere Schwester spielte Cello im Orchester von Auschwitz und konnte dadurch ihre ältere Schwester retten. Einmal musste Anita Lasker auf Wunsch von Dr. Mengele ihm die »Träumerei« von Schumann auf dem Cello vorspielen. Sie schaut mit ihren dunklen, klugen Augen in die Kamera und sagt: »Ja, die Deutschen lieben die Musik.«

Sie erzählt auch von Alma Rosé, der Orchesterleiterin von Auschwitz und was für eine außerordentliche Persönlichkeit diese gewesen sei. Als sie gefragt wird, was sie denn letztlich bewogen habe, wieder nach Deutschland zu reisen, antwortet sie sinngemäß: »Hass frisst einen auf, das musste sich ändern, aber erst jetzt ist es mir möglich hierher zu kommen.«

Sofort habe ich das Buch über Alma Rosé gelesen, das mich stark beeindruckt hat. Es ist immer aufs Neue unfassbar, wie und in welchem Ausmaß die Nationalsozialisten Familien und Menschen zerstört haben. Auf Seite 34 ist ein Satz aus genau der Passage zitiert, die ich bei Arthur Schnitzler gefunden habe und oben zitiert habe.

Ich musste an das Schubertlied denken, das meine Mutter so liebte: »Du holde Kunst, in wie viel grauen Stunden …« Sie hat dieses Lied im Lager der Amerikaner getröstet, Schumanns Träumerei hat in Auschwitz Leben gerettet. Die Deutschen lieben die Musik.

Jetzt, im Alter von über 50 Jahren, hielt ich hier in Italien auch zum ersten Mal Briefe meines Vaters in den Händen, ich hatte endlich etwas Authentisches, Greifbares von ihm. Die Mutter hatte sie in ihrem Aktenschrank versenkt und nach all dem, was ich in den letzten Jahren gelesen habe, worüber ich nachgedacht habe und was ich an Neuem erfahren habe, bleibt für mich die Rolle des Vaters bei all diesen Ereignissen relativ im Dunkeln. Ich weiß weder von der Mutter, von Vaters Schwestern, noch von den Geschwistern, wie er sich in dieser Zeit verhalten hat, wie er zur Politik von Hitler stand, wie er das Engagement seiner Frau beurteilt oder mitgetragen hat, war er dafür, indifferent oder dagegen?

Bei den Tanten, Vaters Schwestern, spürte ich immer eine gewisse Aversion gegen die Mutter, vielleicht gaben sie ihr unterschwellig die Schuld an Vaters Tod? Wie immer, wenn ich spürte, dass jemand gegen sie war, ergriff ich sofort Partei für die Mutter und lange hatte ich ein sehr unterkühltes Verhältnis zu meiner schwäbischen Patentante.

Ich hatte mir ein Bild von Vater zurechtgebastelt: Er war kein Parteimitglied gewesen und durch die enorme Arbeit, die er mit dem Aufbau der Lungenfürsorge in Oberbayern hatte, konnte er sich gar nicht mit Mutters Büchern befassen. Er hat sich nicht weiter darum gekümmert und war im Grunde seines Wesens nicht für Hitler und das Dritten Reich. Auf der anderen Seite war es ganz opportun, dass Geld ins Haus kam, denn der Hausstand war groß. Als wir aber nach dem Tod der letzten Tante deren Haus auflösten, fiel mir ein Foto in die Hand. Mutter und Vater saßen auf unserem grünen Biedermeiersofa und hinter ihnen an der Wand hing ein Ölbild von Hitler, das hat mir doch zu denken gegeben. Es hätte dort wohl nicht gehangen, wenn Vater dagegen gewesen wäre.

Es gibt so viele Fragen, die ich meiner Mutter nie gestellt habe: Wie stand er als protestantischer Pfarrerssohn und Arzt der menschenverachtenden Politik Hitlers gegenüber, wusste er von den Vernichtungen? War meiner Mutter jemals bewusst, dass er gespürt hat, was für eine entsetzliche Katastrophe geschehen war? Konnte er mit irgendjemandem, mit einem Freund oder Kollegen offen sprechen? Hatte er überhaupt solche vertrauensvollen Beziehungen? In ihren Erinnerungen schreibt sie die Angst und seelische Not, die er empfunden haben muss, einer psychischen Krankheit und »Verfolgungsideen« zu. Einerseits schreibt sie, er sei nicht »dabei« gewesen, andererseits schließt sie auch die kernige Bemerkung an: »Ich fand es verächtlich und lächerlich seine Gesinnung zu verleugnen ...«

Kannte der Vater den Inhalt der Bücher, war er mit deren Tendenz einverstanden? War er vielleicht der Weichere, Emotionalere in dieser Ehe? Konnte Vater seinen ausgeprägten Hang zu schönen Dingen und Luxus ohne weiteres ausleben, so weit die Geldmittel eben reichten, oder gab es Diskussionen deswegen? Er ist frühmorgens im Englischen Garten ausgeritten, hatte ein Segelboot am Chiemsee bestellt, der zweite Mercedes war in Auftrag gegeben, er kaufte schöne Möbel, Geschirr und Silber, war die Mutter damit einverstanden? Wir Geschwister profitieren noch heute von diesen Vorlieben und ich liebe diese alten Stücke sehr. Der Vater bevorzugte Maßhemden und er ließ sich bei einem tschechischen Schneider (es hieß damals, sie seien die besten der Welt), der ein Souterrain-Atelier am Prinzregentenplatz hatte, Maßanzüge machen. Mutter konnte natürlich mit dem richtigen Akzent erzählen, was der Schneider, ein begeisterter Schrebergärtner, dem Vater eines Tages anvertraute: »Härr Doktor, hab ich ein Gärtchen in Laim, bin ich wie woohnsinnig, ich irrre von Blume zu Blume ...« Die Mutter konnte jedes Mal Tränen lachen, wenn sie das zum Besten gab. Soviel Luxus für einen schwäbischen Pfarrerssohn, der doch sicher ganz anders aufgewachsen war, war der Mutter das geheuer?

Nach wie vor jedoch existiert der Vater nur in Blitzaufnahmen, kurzen Momenten für mich, wie ich z.B. einmal auf seinen Schultern durch den

Garten reite, aber eigentlich kann ich nicht recht auseinanderhalten, was ich wirklich erlebt habe mit ihm oder was ich aus Erzählungen und Fotografien kenne.

An Weihnachten allerdings muss ich immer an ihn denken. Wir hatten eine schöne, gar nicht kitschige Weihnachtskrippe mit einem leuchtenden Stern von Bethlehem. Vater hatte den Stern mit einer winzigen Birne und Batterie ausgestattet und jedes Jahr war es eine entsetzliche Fummelei, ihn wieder zum Leuchten zu bringen. Besonders angetan hatte es mir das Kamel, rechts und links des Sattels hingen kleine gerollte Seidenballen als Geschenk für das Jesuskind und Mutter hatte mir erzählt, dass der Vater sie selbst gemacht und befestigt hatte.

Eine andere Blitzaufnahme ist der vorweihnachtliche Besuch der großen Krippenausstellung im Völkerkundemuseum. Die liebevoll gestalteten, oft italienisch anmutenden Landschaften mit den unendlich vielen winzigen Details, den Hirten auf dem Felde, den drei Weisen aus dem Morgenland, die unter einem dunkelblauen, sternenübersäten Himmel zur Krippe ziehen, haben mich immer fasziniert. Ich kann mich förmlich sehen als kleines Mädchen vor den mit Glas geschützten Krippen aus aller Herren Länder. Heute geht es mir oft so, wenn im Winter abends die Lichter der fernen Ortschaften an den Berghängen leuchten oder wenn ich durch die kleinen italienischen Ortschaften fahre und die liebevollen Details sehe. Ein bunt eingelegtes Glasfenster, den venezianischen Löwen in Mosaik an einer Hauswand oder einen Vorhang aus Gips, der lässig über eine Balustrade drapiert ist, dann denke ich beim Anblick der verwinkelten Gassen, der mit Flusskieseln gepflasterten Gehsteige: Das kennst du doch irgendwo her. Dann fällt mir die Krippenausstellung ein, die Krippen mit den winzigen Ortschaften in südlicher, hügeliger Landschaft.

Ich war viele Tage damit beschäftigt, einen Brief des Vaters zu entziffern, jenen, den ich als Kind in dem Geheimfach des Sekretärs entdeckt hatte. Er ist auf dünnem Luftpostpapier geschrieben in ganz kleiner Sütterlinschrift und in sehr engen Zeilen, die Schrift der Rückseite schimmert auf der Vorderseite durch und das macht das Entziffern noch beschwerlicher. Ich habe die Zeilen nummeriert, insgesamt sind es 109, und ich habe Zeile für Zeile mit der Lupe das für mich Lesbare übertragen. Ich wartete auf ein Sütterlin-Alphabet, das mir von Deutschland zugeschickt werden sollte, um das Fehlende zu ergänzen. Zu der ungewohnten Schrift kam noch die Eigenart der Handschrift hinzu, das erschwerte das Entziffern noch zusätzlich.

Der Brief ist datiert vom 12. Oktober 1945, die Mutter war seit Mai 45 interniert und er ist wohl an mehreren Tagen geschrieben worden. Es fällt mir auf, dass der Vater relativ ungeordnet schreibt, einfach niederschreibt, was ihm in den Sinn kommt und was ihn bewegt. Sehr deutlich ist seine Sorge um seine Frau zu spüren, aber auch die drückenden Sorgen um uns Kinder und die Großeltern. Die drei größeren Geschwister waren noch auf dem Land in der Evakuierung, meine nächste Schwester und ich waren wieder bei den Großeltern in München.

Vater wollte ihr natürlich das Herz nicht schwer machen, aber seine Verzweiflung spricht aus jeder Zeile. Er konnte es gar nicht verhindern und er wusste ja auch gar nicht, was mit ihr in Zukunft geschehen würde, er hatte seit Monaten keine Nachricht von seiner Frau. Ob sie dieser Brief im Lager erreicht hat, ob er hineingeschmuggelt wurde oder ob sie ihn erst später zu lesen bekam, weiß ich nicht.

Es gibt noch andere Briefe, mit der Maschine geschrieben oder in Druckbuchstaben, wahrscheinlich wegen der Zensur, sie stecken noch in Briefumschlägen adressiert an das jeweilige Internierungslager, versehen mit ihrer Gefangenennummer.

Im Januar 1946, die Mutter war zum zweiten Mal inhaftiert, schrieb er wenige Wochen vor seinem Tod:

»Ich muss spät am Abend Block schreiben, da die Maschine zu laut ist für die Großeltern und die Kleine, die an der Rückwand des Schreibtisches auf dem Sofa liegt und nicht zum Einschlafen zu bringen ist, so lange sie etwas hört. Das ist sehr bös, denn so sind auch die einzig ruhigen Abendstunden nicht richtig ausnützbar… Es war alles sehr angreifend heute – Du weißt schon – …

Den Kindern eilt es gar nicht Dir Postkarten zu schreiben mit Ausnahme von A. Es ist merkwürdig, wie kühl sie Deine Abwesenheit hinnehmen. Ich weiß nicht, ob ich Dir das nun hätte schreiben sollen, die Du so um alle bangst, Dich nach allen so sehnst…

Es sind nicht die richtigen Briefe, die ich schreibe, mein Herz, für Dich in der Gefangenschaft. Sie sollten munter sein, Dich aufrichten, nicht beschweren, wie dieser es tun wird, doch ich kann schlecht heucheln, das weißt Du ja.«

Natürlich interessiert mich das Wenige, das Vater über mich schreibt, brennend. Ich lag also als kleines Kind an der Rückseite des Schreibtisches, an dem er die Briefe an seine Frau schrieb und es ist für mich unvorstellbar, dass ich die Stimmung im Raum, seine drückenden Sorgen und seine Verzweiflung nicht gespürt haben sollte. Wie schon gesagt, erinnern kann ich mich nicht, aber wenn ich jetzt diesen Brief lese, sehe ich förmlich das große dunkle Zimmer vor mir. Nur eine Schreibtischlampe erhellt das Geviert des Schreibtisches, an dem der Vater sitzt. In einem seiner Briefe schreibt er der Mutter, dass ich spät abends einmal zu ihm gesagt habe: »Kannst nimmer schreiben, Vater?« Es muss für uns alle eine schreckliche Zeit gewesen sein und Vater beklagt sich auch bei seiner Frau, dass er mit ihrer Mutter, unserer Großmutter, so gut wie gar nicht mehr kommunizieren konnte. Sie schwieg nur noch, es war wohl alles zu viel für sie, sie funktionierte zwar im Haushalt noch, alles andere hatte sie weggeschlossen, sie hatte zugemacht. Großvater wurde zunehmend altersverwirrt, konnte auch nicht mehr hilfreich sein. Vater hatte wohl niemanden, mit dem er reden konnte, wo er sich vielleicht hätte Rat und Trost holen können.

Später wurde ich öfter gefragt, ob ich denn nicht einen Zorn auf meinen Vater habe, es wurde mir gesagt, dass dies eigentlich das »normale« Gefühl für diesen Tod sei, wahrscheinlich steht es so in den Lehrbüchern. Was für eine Anmaßung! Ich konnte nur Mitleid und Trauer spüren, wenn ich an den Vater und sein Ende dachte, das ist auch heute noch so. Sicher hat er in größter Verzweiflung und Ausweglosigkeit gehandelt und wer die Tiefen der Depression kennt, weiß, dass man keinen Horizont mehr sieht.

Ihre Erinnerungen hat die Mutter in den 80er Jahren niedergeschrieben und sie ist offenbar nicht auf die Idee gekommen, dass ihr Mann seinerzeit vielleicht das ganze Ausmaß an Entsetzlichkeiten kannte, die stattgefunden hatten. Diese nicht auf die Karre der »feindlichen Propaganda« geladen hatte und damit nicht mehr fertig wurde? Er unter Umständen die Bilder aus den KZ vor Augen hatte, die Leichenberge, die verhungernden Menschen und dass er als Arzt auf der einen Seite versuchte, Menschenleben zu retten, während auf der anderen Seite deutsche Ärzte grauenhafte Versuche gemacht hatten und Menschen fabrikmäßig vernichtet wurden von einer Regierung, der sie gefolgt waren? Ist ihr nie in den Sinn gekommen, dass er möglicherweise daran zerbrochen ist?

Bei all den Papieren fand sich auch die Erklärung für die Spruchkammer II ohne Angabe eines Datums, die im letzten Teil meinen Vater betrifft. Auf vielen Schreibmaschinenseiten legt sie dar, dass sie mit den Verbrechen der Nationalsozialisten nichts zu tun gehabt habe und verweist auf ihre verantwortungsvolle ärztliche Tätigkeit im Internierungslager, auf die Strapazen und Entbehrungen, die sie dort habe ertragen müssen, und sie schreibt:

Mein Mann kam zufällig dazu, als ich am 5.Juni 45 den LKW bestieg und aus dem Gefängnis in W. abtransportiert wurde. Er war nach W. gekommen, um mich zu suchen. Bis zum 9.Juli hat er dann nicht gewusst, wo ich mich befand und jede Verständigung mit mir war bis zu meiner Entlassung aus der ersten Haft unmöglich.

Mein Mann hat meine zweite Verhaftung im CIC Lokal Wasserburg miterlebt und meine Abführung ins Gefängnis mit angesehen. Meine zweite Verhaftung ließ ihn in einer außerordentlich schwierigen Lage zurück. Er hatte seine außerordentlich anstrengende Sprechtag-Tätigkeit in ganz Oberbayern wieder aufgenommen. Drei Kinder befanden sich ohne Fürsorge und Aufsicht noch in Haag. Zwei Kinder und meine 77 und 76 Jahre alten Eltern befanden sich in München. Die ganze Familie war ohne jede Hilfs- und Arbeitskraft. Unser Vermögen und unsere Konten waren schon seit meiner ersten Haft auf Grund des Gesetzes 52 gesperrt. Die Zahlung des Gehaltes meines Mannes hatte im Sommer 45 völlig ausgesetzt… Er ist teilweise nur mit Entlohnungen pro Sprechtag entschädigt worden, obwohl sein Dienstvertrag eine feste Besoldung vorsieht…

Die krankhafte Gemütsveränderung meines Mannes brachte es mit sich, dass er sich gegen diese Lage nicht zur Wehr setzte. Er k o n n t e dies nicht mehr. Er beantragte weder eine Erhöhung des monatlichen Freibetrages von unseren Konten, noch wehrte er sich gegen das Verhalten seiner Behörde, die ihn, den politisch unbelasteten Mann, den vorbildlichen und aufopferungsvollen Arzt, ganz offenbar die politische Belastung seiner Frau entgelten ließen. Seine Kräfte waren soweit gelähmt, dass er z.B. nicht mehr imstande war, über seine recht hohen Reisekosten vorschriftsmäßig abzurechnen… Die Summe aber entstammt letzten Endes m e i n e m Einkommen. Wäre mein Mann bei der Erhaltung der Familie nur auf sein Gehalt angewiesen gewesen, so hätte er der Landesversicherungsanstalt Oberbayern niemals solche Summen vorstrecken können. Aus dem Verhalten meines Mannes während meiner Haft, aus seinen Briefen und Aufzeichnungen und seiner Unfähigkeit, sich aus der Notlage, in der die Familie geraten war, herauszuhelfen, geht mit Sicherheit hervor, dass sich bei ihm eine Veränderung des Gemütes von schwermütigem Charakter entwickelt hatte. …

Mit gutem Gewissen glaube ich für mich eine mildere Beurteilung in Anspruch nehmen zu können und glaube sagen zu können, dass ich meine Pflichten als Bürger eines friedlichen und demokratischen Staates erfüllen werde. Vielleicht ist es möglich nicht so sehr meine politische Belastung ins Auge zu fassen, als vielmehr die Tatsache, dass ich die einzige Erhalterin und Ernährerin von fünf unmündigen Kindern bin und dass dies die Kinder eines politisch völlig unbelasteten Mannes sind, der in der Bekämpfung der Tuberkulose seine Pflichten vorbildlich bis zuletzt erfüllt hat und ein Opfer der Zeitumstände geworden ist.«

22 Schreiben und Reisen

Immer wollte ich schreiben, mit meiner nächsten Schwester wechselte ich in der Jugendzeit 10-20seitige Briefe, sie waren mir immer leicht gefallen. Später, mit anderen Briefpartnern, musste ich mich regelrecht bemühen, nicht allzu ausführlich zu sein. In der Schule schrieb ich mit einer Schulkameradin ein Theaterstück und für unsere Feste zu Hause verfassten wir im Kollektiv Sketche, die wir dann selber aufführten. An Phantasie und Einfällen mangelte es nicht, aber mich hinsetzen und eine Geschichte entwickeln und sie aufschreiben, war mir ein Ding der Unmöglichkeit. Es war, als ob alle Optionen in der Familie schon besetzt waren, sie waren tabu für mich, ich durfte mir, aus welchen Gründen auch immer, nicht erlauben, weder mit der Mutter noch mit den Geschwistern in Konkurrenz zu treten. Die Schauspielerei, die ich für mich ganz alleine gehabt hätte, war in meinen Jugendjahren in der Schulmisere untergegangen.

Noch in München hatte ich mit meiner Therapeutin mit allen möglichen Mitteln versucht, dieser Blockade beizukommen. Es funktionierte nicht, lieber putzte ich Fenster oder floh in sonst eine verhasste Tätigkeit.

Hier in Italien hatte ich endlich Zeit und Muße, über vieles nachzudenken, ich war wieder Herr meiner Sinne, es ging mir gut. Ich wollte meiner Schreibblockade beikommen, es musste doch möglich sein, sie zu überwinden. Ich besorgte mir Unterlagen über kreatives Schreiben und belegte ein Seminar, das in München, in meinem alten Viertel stattfand und durch das ich nun ohne Schrecken und Trauer streifen konnte. So hatte ich eine Woche »Heimaturlaub«. In diesem Seminar schrieben wir stundenlang, machten verschiedene Übungen und ich las das erste Mal einen eigenen Text fremden Menschen vor. Ich weiß noch, wie aufgeregt ich war und wie schwer mir dies gefallen ist, es war mir, als würde ich mir etwas anmaßen, das mir gar nicht zusteht. Es war der folgende Text:

»Sie hielt sich an zwei wackeligen Zaunlatten fest und stieg auf den kleinen, brüchigen Betonsockel, um einen Blick in den Garten zu werfen. Es gab ihr einen Stich in die Magengrube. Das, was sie früher scherzhaft die ›grüne Hölle‹ nannte, war nun völlig verwildert und zugewachsen. Gleich hinter dem Zaun türmten sich Berge von abgeschnittenem, dürrem Strauchwerk, die Schilfbespannung zum Nachbarhof, die sie wegen der überquellenden Aschentonnen und parkenden Autos angebracht hatte, hing grau und spröde geworden an mehreren Stellen herunter, Stürme hatten sie wohl im Laufe der

Zeit heruntergerissen. Den uralten Birnbaum in der Mitte des Gartens, mit seinem knorrigen und eigenartig schräg gewachsenen Stamm, konnte sie wegen der ungehemmt gewachsenen Büsche nur schemenhaft erkennen. Oft hatte sich die Mutter in der milden Herbstsonne an den rissigen Stamm gelehnt, nach ihren mühsamen Runden durch den Garten an ihren zwei Krücken. Überall waren Schößlinge aus dem Boden gewachsen, von der Kastanie, der Cornelkirsche, in einer Ecke hinter Gestrüpp blühte der Schneeball vor sich hin und die faustgroßen, weißen Blütenbälle leuchteten in dem Dämmerlicht, das unter den alten, hohen Bäumen herrschte.

Hinten in dem gepflasterten Hof stand ein fremder Tisch, in der unteren Toilette hing noch der grau-weiß gestreifte Vorhang, den sie genäht hatte. Es war niemand zu sehen und sie wollte nicht länger hineinschauen.

Sie ging um den Häuserblock, um sich die Fassade des Hauses anzusehen. Im obersten Stockwerk waren die hübschen, halbrunden Fenster bis zur Hälfte mit weißem Papier zugeklebt. Im ersten Stock stand die Balkontüre offen, im Zimmer daneben hingen noch die honiggelben Vorhänge. Im Hochparterre war das große Fenster gekippt und im Wohnzimmer waren provisorisch Vorhänge auf eine Schnur gereiht vor die zwei Fenster gespannt, die weit durchhingen. Die Fenster starrten vor Schmutz. Die Hecke im Vorgarten war meterhoch ausgetrieben, die Triebe standen kreuz und quer. Die Mauer neben der Eingangstüre, unten im Eck, war geborsten, dort war es immer etwas feucht gewesen und durch den geborstenen Putz war Sand herausgerieselt. In der Einfahrt stand ein Auto mit englischer Nummer. Sie wandte sich ab, es war vorbei, sie lebte nun woanders. Ihr Entschluss fortzugehen war richtig für sie gewesen.«

Danach war ich erleichtert. Wie immer wurde in der Runde noch über den Text gesprochen und ich hatte das Gefühl, dass die Blockade nicht mehr gar so undurchdringlich war.

Bei den vielen Gesprächen und oft hitzigen Diskussionen, die Raimund und ich in unserer hellen, großen Küche mit Blick durch die Doppeltüre in den Garten führten, ging es immer wieder um das Dritte Reich und meine Mutter. Das Thema ließ mich nicht los oder vielleicht konnte ich es nicht loslassen und Raimund hörte mir mit großer Geduld zu. Da er Geschichte studiert hatte, konnte er mir geschichtliche Zusammenhänge erklären, manches Wissen fehlte mir einfach. Er konnte bei seinem Interesse für die Vergangenheit nicht verstehen, dass ich den Ort, wo meine Mutter, meine Großeltern gelebt hatten, nicht kannte, nie gesehen hatte. Das Gleiche galt natürlich für meinen Vater und meine väterlichen Großeltern.

Ich fand Fotos von Mutters Heimatort, der Elbe, der berühmten Schäferwand hinter Bodenbach, das heute Podmokly heißt und dem Elbsandsteingebirge. Natürlich kannte ich viele Bilder von Caspar David Friedrich, aber ich wusste auch, dass heute alles ganz anders aussehen würde, ich kannte die vielen Fotos von Großvater, die er von der Umgebung gemacht hatte und sie sogar im eigenen Schreibwarenladen als Postkarten verkaufte hatte. An den Wochenenden ist die Mutter mit ihren Eltern viel gewandert, die Großeltern wollten an die Luft nach einer Woche im Geschäft und die Mutter hat immer erzählt, wie geruhsam und angenehm das Wandern im böhmischen Mittelgebirge war, es gab keine großen Höhenunterschiede. Die Fotos der Wandergesellschaften, malerisch gruppierte Damen mit ausladenden Hüten und Herren in Anzug, Hut und Stock belegen das, denn in langen Röcken kann man schlecht auf felsigen, steilen Pfaden kraxeln. Es wirkt alles sehr beschaulich und friedvoll. So haben wir uns eines Tages aufgemacht und sind von Italien nach Tschechien gefahren.

Marienbad – ein schönes, in waldige Hügel gebettetes Bad mit einer prächtigen Wandelhalle, kunstvoll verziert mit gusseisernen Stützpfeilern und verbindendem Gitterwerk, mit Pavillons und einer breiten Prachtstraße, gesäumt von alten Hotelkästen und teuren Geschäften. Überall Gründerzeithäuser mit üppigen Fassaden und schwungvollen Balkongittern. Allerdings sind sie nur dort renoviert, wo sie das Bild des Bades prägen, dahinter, in den Seitenstraßen verfallen die schönsten Gebäude. Logis im »Hotel Helga«, ein Haus wie mein Elternhaus. Das Zimmer hat gut 40 qm, 4 m Höhe und mehrere hohe Fenster zum angrenzenden Park. Mir fallen Männergestalten auf, die mit Plastiktüten in der Hand durch den Park eilen. Später sehe ich sie wieder am Kiosk in der Wandelhalle, dort lassen sie sich Schnaps einfüllen. Frühstück gibt es in einer Art Veranda mit Spitzenraffgardinen an den Fenstern, die kleinen Sesselchen sind mit rotem Samt bezogen, in der Ecke steht eine Blumenetagere und ich komme mir vor wie in einem Bühnenbild. Der Tisch ist liebevoll gerichtet und ich höre so gerne den jungen tschechischen Kellner deutsch sprechen, das unverkennbare »l« , dann taucht Großmutter vor mir auf, den Akzent hatte sie nie verloren.

Das erste Mal böhmisch gegessen haben wir in einem Plüschcafe, auf Empfehlung des Hotels Helga, hier fand die Premiere des »Wenzel-Tellers« statt: je eine Scheibe Schweins-, Kalbsbraten, ein Stück Ente und mehrere Scheiben vom böhmischen Knödel. Mit der Küche meiner Großmutter hatte das nichts mehr zu tun. Normale Gasthäuser wie in Bayern haben wir keine gefunden oder vielleicht übersehen.

Karlsbad ist eine regelrechte Badeindustrie, groß, geschäftig und in der Mitte, im Talgrund, ein abscheulicher, dunkelgrauer, brutaler Betonklotz, das Kurzentrum, sicher 20 Stockwerke hoch. Einen schlimmeren Fremdkörper in diesem lieblichen Tal kann man sich nicht vorstellen. Am Fluss, entlang des erhöhten Ufers, Häuserreihen von alter Pracht und Herrlichkeit mit üppig verzierten Fassaden und kunstvollen Balkons. Im ersten Stock eines Badepalastes finden wir ein Cafe wie zu DDR-Zeiten, kahl und lieblos, es sieht aus wie eine Behelfslösung in einem Büroraum, wir spitzen in die Nebenräume, riesige Restauranträume fix und fertig eingedeckt, kein Mensch weit und breit, wir gehen an der imposanten Küche vorbei, weit entfernt, in einem Seitenflügel hören wir ein Orchester üben. Was mag sich früher hier abgespielt haben, hat hier jemand gewohnt oder war hier einmal eine Art Grand-Hotel? Durch endlose Korridore, gelangen wir ins Erdgeschoss, dort geht es in die Katakomben des Badebetriebes, wir sehen Menschen mit großen Badetaschen, die an einem Schalter ihre Rezepte abgeben und dann in irgendwelche Räume gewiesen werden. Wir kommen uns vor wie an der Pforte zur Unterwelt und haben keine Lust, länger zu verweilen.

Weiterfahrt über Most. Braunkohletagebau, die Landschaft kilometer weit aufgerissen, Kraftwerke. Metallrohre, dick wie Flugzeugreifen, wälzen sich im Zweierpack neben der Straße entlang, umschlingen Industrieanlagen, werden über Bahngleise gestemmt und über Holzgerüste geführt, wälzen sich wieder hinunter auf die Erde und kriechen lautlos und stetig durch die zerstörten, staubigen Felder und schwarzen Schottergruben. Es stinkt nach Abgasen, die Straßen sind in einem verheerenden Zustand, bestehen nur aus Löchern, Laster donnern rumpelnd in rabenschwarzen Abgaswolken vorbei, der Diesel ist schlecht.

Wir wollen uns Dux ansehen, das Barockschloss, in dem Casanova bis zu seinem Ende gelebt hat. Ein brettebenes Städtchen inmitten dieser Mondlandschaft, die unbefestigten Straßen erlauben nur Schritttempo. Es ist nichts zu sehen, kein Schloss, kein Hinweis, nur ein Restaurant »Casanova« in keiner Weise vertrauenerweckend. Raimund hat keine Nerven mehr, sonst hätte ich versucht zu fragen, aber die Leute betrachten uns äußerst misstrauisch und missmutig. Dux hat nichts Einladendes für uns.

Weiter nach *Tetschen*. Es scheint uns nicht ratsam unterwegs einzukehren, wir sehen nichts Einladendes und außerdem können wir nicht tschechisch.

Vom Auto aus ist zu erkennen, dass die Lokale mühsam ein wenig hergerichtet wurden, um den Türstock ein wenig weiße Farbe, eine zweisprachige Tafel auf dem Gehsteig, aber mir graust ein wenig. Bordelle gibt es überall wie Sand am Meer, die Dienste müssen sehr billig sein, denn an allen touristischen Punkten, vor allem an den Grenzen neben den Buden der Vietnamesen mit riesigen Plastikgartenzwergen und sonstigem Kitsch, findet man die Hinweise.

In Tetschen nehmen wir ein Zimmer in der »Tschechischen Krone«, laut Führer das einzig mögliche Hotel am Platze. War das vielleicht früher einmal das Gasthaus »Stadt Prag«, wo meine Mutter ihren Vater suchte? So wie es heute aussieht, ist es eine Absteige, wir müssen sofort bezahlen. Vom Zimmer aus sehen wir am gegenüberliegenden Ufer der Elbe die Schäferwand, die sich senkrecht hinter Bodenbach/Podmokly erhebt, ich kenne sie von Großvaters Fotos und jetzt sehe ich sie in natura. Nach zwei Anläufen finden wir die Straße, die hinaufführt. Sie ist so steil, dass ich glaubte, wir würden mit unserem Auto nach hinten kippen, die letzten Meter gehen wir zu Fuß durch einen noch unbelaubten Buchenwald. Die Blätter vom Vorjahr rascheln unter unseren Füßen. Das Ausflugslokal, so etwas wie ein Wahrzeichen von Bodenbach ist vom Großvater aus vielen Blickwinkeln fotografiert worden, sieht aus wie Klein-Neuschwanstein und ist notdürftig weiß heruntergestrichen. Der Blick von hier oben geht über die Industriestadt Tetschen, über langgestreckte Fabriken, Schornsteine, Plattenbauten, über waldige Hügel im Hintergrund und zu den Windungen der Elbe direkt unter uns. Ich habe mir die Elbe viel breiter vorgestellt, so wie z.B. die Donau in der Wachau. In den Erinnerungen der Mutter wird ihr alles viel größer erschienen sein. Wir schauen hinunter und Raimund sagt: »An diesem Geländer ist sicher auch dein Großvater einmal gestanden und jetzt stehst du hier«, das hat mich sehr bewegt. Wir wollen etwas trinken und suchen die Eingangstüre zum Lokal. Als wir eintreten, haben wir das deutliche Gefühl zu stören. Im Hintergrund alte, amerikanische Musikberieselung, die Luft ist stickig, ein paar wenige Gäste rauchen und trinken heftig. Abends ist hier wohl Tanz, große Boxen hängen von der Decke, in der Mitte des Raumes eine kleine Tanzfläche aus aufgenageltem Linoleum. Von Ausflugslokal keine Spur mehr, alles billigst zusammengeschustert, mit Farbe zugeschmiert und über allem der Geruch von staubigen Teppichen und Polstern, schalem Zigaretten -und Alkoholdunst. Auf dem Tresen, im Ständer noch eine Ansichtspostkarte, die habe ich meinem Bruder geschickt. Wir tranken schleunigst aus und wanderten zurück. Es muss einmal schön gewesen sein hier oben und ich sah vor mir die Gesellschaft aus Großvaters Fotos, wie sie am Sonntag hier heraufgestiegen sein mag. Die Damen in frisch gestärkten Blusen mit Stehkragen und Jabots, langen Röcken und üppig garnierten Hüten, die Herren in gediegenen Anzügen mit Weste und Uhrkette, Hut und Spazierstock. Die Kleidung der Kinder ein Spiegelbild dessen, nur en miniature. Den steilen Berg wieder hinunter nach Bodenbach, das Schreibwarengeschäft der Großeltern war in der Franz-Joseph-Straße, nahe des Bahnhofes. Diese Angabe und zwei Fotos vom Ladenschaufenster und dem Eingang waren das Einzige, was ich als Hinweis hatte. Wir wanderten in den ansteigenden Straßen herum, die hohen Häuserfronten grau, dreckig, viele kleine Geschäfte, Hinterhöfe mit Unrat, die Menschen billig gekleidet, die Gesichter unfroh. Ein junger Mann grölt einem anderen Bedrohliches nach, der verschwindet rasch um eine Straßenecke. Wir streifen umher und können keinen Anhaltspunkt mehr finden. Natürlich gibt es keine deutschen Straßenbezeichnungen mehr und eine ähnliche auf Tschechisch können wir nicht entdecken. Plötzlich sehen wir, wie aus einer großen, schwarzen, mit Antennen gespickten Limousinen ein Geck mit öligem schwarzen Haar aussteigt, in einem supereleganten Anzug, was er sich eben so drunter vorstellt und ostentativ mit seinem Handy telefoniert. Wer sich hier so aufführt, kann eigentlich nur ein Verbrecher sein. In einem kleinen Hinterhofmarkt packen Vietnamesen ihre Waren ein und falten die dünnen Plastikplanen, die vor Regen schützen sollen, zusammen. Die ganze Gegend ist schäbig, heruntergekommen, es riecht nach Drogenhandel und Zuhälterei, wir geben auf.

In der »Tschechischen Krone« kann man zu jeder Tageszeit essen und so sitzen wir am Nachmittag allein in einem großen Speisesaal, der Boden ist weiß gefliest, das gibt dem ganzen einen Schwimmbadtouch, und lassen uns mal wieder mit Musik berieseln. Der Kellner ist sehr freundlich und zuvorkommend, das fiel uns überall auf. Die Küche in den Hotels und »besseren Lokalen« versucht um jeden Preis, sich international zu geben, mit dem Erfolg, dass es überall das Gleiche gibt, viel Tiefgekühltes und nicht besonders gut. Die einheimische Küche, auf die ich mich so gefreut hatte, ist für Ortsunkundige schwer zu entdecken, sie scheint so gut wie verschwunden zu sein. Das, was man noch bekommen kann, ist der unvermeidliche »Wenzel-Teller«. Hinterher braucht man schon 1-2 Becherovka, sonst kommt man nicht mehr auf Touren. Preiswert ist es natürlich, zwei Personen können für 10 Euro essen und trinken, aber billig ist nun nicht alles und wie berühmt waren früher die böhmischen Köchinnen!

Wir wollen fort, weg. Unterwegs wieder jede Menge Bordelle und Vietnamesenstände mit Gartenzwergen, Schnitzhandwerk und Schnäpsen – später erreichen wir unser gelobtes Land, die liebliche Wachau. Nein, vom alten Böhmen meiner Großmutter, wie es auch meine Mutter noch kannte, haben wir nicht mehr viel gefunden.

Vor ein paar Jahren beschlossen wir eine kleine Deutschlandtour zu machen. Ich wollte in Württemberg auf den Spuren des väterlichen Familienzweiges wandeln. Das Haus der Tanten war natürlich aufs Prächtigste renoviert worden und für meine Begriffe war der Charme des Hauses hin.

Das Tantenhaus hatte ich als Kind sehr geliebt, ich wusste, dass der Vater das Haus entworfen hatte und dass es nach seinen Plänen erbaut worden war. Es fiel mir immer auf, wie klug und praktisch dieses Haus eingeteilt war, mit dem geräumigen Freisitz neben der Küche, über den im Herbst große Tücher gespannt wurden, damit einem die Äpfel nicht auf den Kopf oder in die Teller fielen. Mit diesem Haus verband ich Kinderseligkeit. Die beiden kleingewachsenen Tanten – die eine war künstlerisch begabt und nicht so ganz von dieser Welt, die andere herb, praktisch und hatte es durch eisernes Üben zur Klavierlehrerin gebracht – schickten Krokant-Eier zu Ostern, gebrannte Mandeln und das alljährliche Hexenhaus zu Weihnachten. Es wurde in Einzelteilen nach München geschickt, die Fenster waren aus roten Gelatineblättern und vereint wurde es mit flüssig angerührtem Puderzucker zusammengesetzt. Und im Herbst roch das ganze Haus nach Quitten, wenn die Tanten einen Korb voll geschickt hatten, dieser Duft ist unvergleichlich und ich konnte ihn schon in der Einfahrt riechen, wenn ich von der Schule nach Hause kam. Zusätzlich gab es Quittenwurst und die schwäbischen Wiebele, ein Kleingebäck in wunderschönen Blechschachteln.

Weiter unten, wo die abfallende Straße auf die Hauptstraße trifft, sind wir in einem Lokal eingekehrt, um etwas zu essen. Im Nebensaal war offensichtlich für eine Kaffee-Gesellschaft gedeckt, denn die Wirtin trug Platten mit aufgeschnittenem Hefezopf und Brezeln zu den Tischen. Allmählich füllte sich der Saal und da viele in Schwarz kamen, handelte es sich um eine Trauergesellschaft. Wie immer ging es am Anfang recht gedämpft zu, aber im Lauf der Zeit lockerte sich die Atmosphäre und wir hörten, wie eine Dame zur anderen sagte: »Butter hätten sie aber schon zu den Brezeln reichen können!«

Da wusste ich, dass ich im Schwabenländle war!

23 Lesen: Chamberlain

Ich lebte nun schon einige Jahre in Italien, als ich auf das Buch von Sigrid Chamberlain stieß: »Adolf Hitler, Die deutsche Mutter und ihr erstes Kind«. Nach dem Artikel von Ute Benz gab es nun also auch ein Buch, das sich mit der Problematik der Erziehungsmethoden meiner Mutter befasste. Der Untertitel »Über zwei NS-Erziehungsbücher« betrifft »Die deutsche Mutter und ihr erstes Kind« und den Fortsetzungsband »Unsere kleinen Kinder«. Sigrid Chamberlains Buch hat mich sehr beschäftigt und nochmals aufgestört, in einigen Passagen auch geärgert, es hat Erinnerungen und neue Fragen in mir geweckt.

Chamberlains Hauptthese ist, dass meine Mutter in ihren Erziehungsbüchern die Grundsätze einer systematischen nationalsozialistischen Erziehung formuliert hat, beginnend mit den ersten Lebenstagen, und dass dieser Erziehungstil in der NS-Zeit – hauptsächlich durch den Einfluss des Säuglingspflege-Buches – zu einer Selbstverständlichkeit geworden sei und bis in unsere Zeit fortwirke. Und worauf alles bei diesem Umgang mit kleinen Kindern hinauslaufe, sei ein Mangel an liebevollem Kontakt, an Beziehung, an lebendigem Austausch von Gefühlen. Das aber führe, so Chamberlains leitender Gedanke, zu einer unsicheren Bindung zwischen Mutter und Kind, in der Folge dann beim Herangewachsenen zu einer Störung des sozialen Kontakts und der Wahrnehmung fremder wie eigener Gefühle. So würden Individuen herangezogen, die untereinander nur oberflächliche Beziehungen hätten und sich in ihrem ungestillten Verlangen nach Nähe bereitwillig in die große Masse der »Volksgemeinschaft« und der NS-Massenorganisationen eingliedern ließen: alle gleichgerichtet und jeder isoliert vom anderen. Die Autorin führt viele Stellen aus Mutters Schriften an, die ihre These stützen können. Meine Frage bleibt aber, ob man meiner Mutter eine entsprechende *Absicht* unterstellen kann.

Vieles machte mich beim Lesen betroffen. Es beginnt schon gleich nach der Geburt: Das Kind wird »zur Seite gelegt« und der Mutter erst nach 24 Stunden zum Stillen »gereicht«, als wäre es ein Gegenstand. Und überhaupt soll sich die Familie grundsätzlich nicht ohne sachlichen Grund mit dem Kind beschäftigen, die Mutter nur das »Unumgängliche« tun.

Ich muss an meine Maserngeschwister denken, die es sich gottlob nicht nehmen ließen, ihr neues Geschwisterchen in Augenschein zu nehmen, als die Mutter mit mir aus der Klinik kam und mich gleich in ein Extrazimmer verfrachtete. Nicht alles lässt sich also genau nach Vorschrift regeln!

Aber der auf das »Unumgängliche« beschränkte Körperkontakt, die Missachtung von Zärtlichkeit (»passt nicht zum deutschen Wesen«) und »Tändelei«, der Drill zu einem geregelten Tageslauf, der nicht dem Lebensrhythmus des Kindes folgt, die Betonung des »Kampfes« zwischen Mutter und Kind, den das Kind zu seinem eigenen Besten niemals gewinnen darf, die Rede von Kraftproben, Strenge, Beharrlichkeit, Willenskraft und Unerbittlichkeit, mit der die Mutter den »Widerstand brechen« soll – das alles machte mich zornig. Ist meine Mutter etwa so mit mir umgegangen?

Darüber, dass ein Kind für die Mutter Kampf bedeutet, dazu fällt mir buchstäblich nichts ein, diese Ansicht ist mir restlos unverständlich. Man kann die Seiten natürlich auch umdrehen, dann wäre die Mutter für jedes Kind auch eine Schlacht. Ich weiß nicht, ob das meiner Mutter gefallen würde, aber vielleicht würde es manche Zerwürfnisse in der Familie erklären.

Andererseits: Chamberlain kommentiert die Anleitung, wie man beim Säubern und Pflegen des Kindes mit den empfindlichen Hautpartien und den Geschlechtsteilen zart und behutsam umgehen solle, mit den Worten »Hier wird körperlicher Mißbrauch unterschwellig nahegelegt« (S. 60). Das ist eine infame Unterstellung!

Ganz anders klingt die Mutter wieder, wenn es um die Ernährung geht. Ähnlich wie bei der Körperpflege gelten strikte Regeln, wann und mit welchem Zeitaufwand gestillt wird, und im Übrigen folgt die Ernährung genauen Nährwertberechnungen. Will ein Flaschenkind nicht trinken, »so vergesse die Mutter nicht, dass auch hier Hunger der beste Koch ist« (vorausgesetzt, das Kind ist körperlich kräftig genug). »Man ... warte unerbittlich bis zur nächsten Fütterungszeit. Es gilt oft nur einen einmaligen Widerstand zu brechen.« (1938, S. 186) Wenn ein älteres Kleinkind sich nicht an die Essensregeln hält, empfiehlt sie: »... Wir nehmen dem Kinde das Essen in aller Ruhe weg. Wir legen es durchaus nicht darauf an, ihm etwa unsere Macht beweisen zu wollen und gewähren besonders dem Kinde, das uns reizen will, keinesfalls den Anblick unserer Erregung oder unseres Zornes... Auf diese Weise lernt das Kind einsehen, dass Ungezogenheit und Widerspenstigkeit beim Essen einige Stunden Hunger zur Folge haben.« (1940, S. 175 f.)

Zeit meines Lebens habe ich meine Mutter mit einem geradezu wölfischen Hunger erlebt, wehe, das Essen stand nicht pünktlich auf dem Tisch, da hat sie keinerlei Spaß verstanden. Warten war nie ihre Stärke, aber aufs Essen zu warten war für sie eine absolute Todsünde. Ihre Sprechtage im oberbayrischen Raum waren nie zu einer bestimmten Zeit zu Ende, noch war der Verkehr berechenbar, so lag unsere altgediente Haushälterin im

Wohnzimmerfenster und passte ab, wann die Mutter von der Haupt- in unsere Nebenstraße abgebogen ist, um in die Küche im Souterrain zu flitzen und sofort das Essen auf den Tisch zu bringen, andernfalls war die Mutter ungenießbar. Das hätte ich einmal erleben mögen, »ihr in aller Ruhe das Essen wegzunehmen«, nur, sie hätte sich wehren können, ein Kind nicht. Was sonst beweisen wir dem Kind denn als Macht, wenn wir ihm das Essen wegnehmen, das doch lebenswichtig ist. Sie selbst schreibt über sich, wie gerne sie als Kind und dass sie auch sehr viel gegessen hat, vielleicht ist sie trotzdem nie richtig »satt« geworden?

Eine Lanze muss ich aber für die Mutter brechen, wir hatten keine Gewichtsprobleme und ich kannte die Probleme eines übergewichtigen Menschen gar nicht, dachte nur immer »sollen sie halt weniger essen«. Wenn das so einfach wäre – als bei mir die Lithium-Therapie anfing, merkte ich sehr schnell, wie machtlos ich der Gewichtszunahme gegenüber war. Plötzlich hatte ich, die ein Leben lang saure Gurken, Bratheringe, Rollmöpse und saure Salatmarinaden liebte, einen Heißhunger auf Torten, Schokolade und hier in Italien natürlich auf die köstlichen Desserts und das wunderbare Eis. Das blieb natürlich nicht ohne Folgen. Die Mutter selbst hatte allerdings immer ein stattliches Gewicht, denn sie hat immer gerne und viel gegessen, vielleicht war sie deshalb auf strenge Essensregeln so versessen.

Sie hat bei uns in der Nachkriegszeit für gesunde Ernährung gesorgt, als das überhaupt noch nicht üblich war. Aus dem Reformhaus wurde das Waerland-Brot geholt und Reis gab es nur ungeschält, er ist mir für alle Lebenszeit vergällt, gekocht wurde mit Öl, künstlich gehärtete Fette wie z.B. Palmin existierten in unserer Küche überhaupt nicht. Es wurde genau auf Vitaminzufuhr geachtet und eingedenk der Rachitis des Großvaters lagen wir mindestens zweimal die Woche unter der Höhensonne, damit wir genügend Vitamin D bekamen. Ich habe heute noch den Geruch des altmodischen Höhensonnenungetüms in der Nase, wenn die Birne zu knistern anfing, das Licht hell-violett wurde und wir mit einer dunklen Schutzbrille nacheinander auf dem grünen Sofa in ihrem Arbeitszimmer ausgestreckt lagen. Wie immer saß die Mutter hinter ihrem Schreibtisch und hat die Uhr im Auge gehabt, damit wir keinen Sonnenbrand bekamen.

Vor meinem geistigen Auge sehe ich heute noch die fünf in der Küche in Reih und Glied wie kleine Soldaten aufgestellten Schüsselchen mit Obst oder Dickmilch, je nach Jahreszeit, das waren unsere Zwischenmahlzeiten, die wir uns holen konnten. Wehe, es wurde etwas aus einer anderen Schüssel geklaut! Jeder bekam die gleiche Portion, es wurde sehr auf Gerechtigkeit geachtet. Bei Tisch war es genauso, vor allem beim Salat, den ich so liebte, besonders Gurkensalat, alle bekamen die gleiche Menge und besonders verhasst war mir Besuch, der sich unverdrossen selbst aus der großen Salatschüssel nehmen konnte.

Über die zwei- bis dreijährigen Kinder schreibt meine Mutter: »Schon in diesem frühen Alter können auch die Ziele unsrer Staatsjugend anfangen Richtschnur zu werden: Einordnung in die Gemeinschaft, Abstreifen aller Wehleidigkeit, Tapferkeit und Mut, Gehorsam und Disziplin kann man ohne alle Künstelei im Spielalter an die Kinder herantragen. Können sich doch im Grund die rechte Mutter, der rechte Vater für ihre Kinder gar keine anderen Erziehungsideale wünschen.« (1940, S. 246)

Ja, Abstreifen aller Wehleidigkeit – nun weiß ich endlich, woher diese unsägliche Lacherei bei schmerzhaften Anlässen in unserer Familie kommt, zeitweise war ich sogar stolz drauf! Ging es allerdings um die Mutter, war ihr das Gelächter gar nicht angenehm. Einmal ist sie vorzeitig von einem ihrer Sprechtage zurückgekommen. Es war um die späte Mittagszeit, meine Schwester und ich waren schon aus der Schule nach Hause gekommen, aber die Geräusche ihres Heimkommens waren irgendwie anders als sonst. Dann hörten wir ihr flehentliches Rufen und wir stürzten in den Hausflur. Dort stand die Mutter auf ihre langjährige technische Assistentin gestützt und eines ihrer Beine war in Kniehöhe in grotesker Weise, in einem unnatürlichen Winkel abgespreizt. Ihr Gesicht war schmerzverzerrt, das ihrer Assistentin auch, denn sie war nicht gerade leicht, außerdem hatte sie Mitgefühl. Und was taten wir? Wir sahen dieses komisch verrenkte Bein und fingen zu lachen an, wir konnten uns überhaupt nicht mehr halten, geschweige denn der Mutter irgendwie beistehen. Die Assistentin war zu Eis erstarrt, ob dieser rohen Kinder und der Mutter war das Ganze dann doch recht peinlich.

Später beim obligatorischen Katastrophen-Kognak hat sie uns dann die Geschichte erzählt. Während des Röntgens hatte sich die Bleiwand, die sie vor den Strahlen schützen sollte und vor ihr stand, aus ungeklärten Gründen aus der Verankerung gelöst und war mit ihrem ganzen Gewicht auf die Mutter gefallen und hatte ihr das Bein verdreht. Es muss sehr schmerzhaft gewesen sein!

Noch eine Episode, die meinen merkwürdigen Umgang mit Schmerzen zeigt: Meine nächste Schwester und ich hatten seit langem schon zu Pfingsten einen Radausflug an den Ammersee geplant. Das Wetter war wunderbar, Decken, Badetaschen und Proviant hatten wir auf den Gepäckträgern verstaut und los ging's. Wir fuhren quer durch die Stadt, Richtung

Pasing und in der Landshuter Straße passierte es dann. Ich war irgendwie vom Radweg abgekommen, versuchte meinen Lenker so zu lüpfen, dass ich wieder hinaufkam, da rutschte das Vorderrad vom Randstein ab und ich flog in hohem Bogen auf den Radweg. Dabei schlug ich mit dem linken Ellbogen und Arm auf, dass ich es krachen hörte. Hanne, die vor mir gefahren war, sprang sogleich vom Rad und hüpfte unter haltlosem Gelächter auf dem Gehsteig hin und her, außerstande mir in irgendeiner Weise zu helfen. Da ich keinerlei Schmerz verspürte, raffte ich mich auf und fing auch zu lachen an. Die Passanten mussten uns für verrückt gehalten haben, wir konnten schier nicht mehr aufhören. Nach einer Weile beratschlagten wir, was zu tun sei. Nach Hause fahren kam nicht in Frage. Mein Arm hing zwar schlaff herunter, aber mit einer Hand konnte ich das Rad ganz gut lenken, an den Ammersee war es jedoch zu weit. Wir beschlossen, uns ein schönes Plätzchen unterwegs zu suchen, unseren Proviant aufzuessen und uns einen schönen Tag zu machen. Gesagt, getan, in einem nahen Wald fanden wir ein lauschiges Plätzchen und am Nachmittag traten wir dann die Heimfahrt an. Mein Arm war nicht sehr geschwollen, er klopfte nur ein bisschen. Gegen vier Uhr nachmittags kariolten wir über den Stachus, damals verkehrsreichster Platz Europas. Hanne fuhr vorneweg, quasi Platz für mich schaffend, ich einarmig hinterher über das Kopfsteinpflaster zwischen Trambahnschienen und Autokolonnen balancierend. Bei der Eisdiele Capri in der Leopoldstraße bogen wir ein, denn wir hatten ein bisschen Geld mitbekommen, das wollten wir hier auf den Kopf hauen. Es war recht schwierig für mich, nur mit einem Arm Eis zu essen, aber schließlich trank ich es aus dem Becher, das köstliche Zitroneneis.

Als wir endlich zu Hause eintrudelten, war mir etwas elend zu Mute und die Mutter war ganz schön böse mit uns. Sie hatte mit Recht vermutet, dass der Arm gebrochen sei und am nächsten Tag gingen wir zum Orthopäden, der die Diagnose bestätigte.

Und ähnlich ging es mir in meinem Leben mit seelischen Belastungen: Ehe ich sie recht wahrgenommen habe, hatten sie mich schon fast überrollt, ich hatte mich restlos überfordert, bis hin zu dem depressiven Zusammenbruch, von dem ich berichtet habe. »Wenn alle … Fähigkeiten des ganz jungen Säuglings konsequent übersehen werden und all seine Initiativen ohne Resonanz bleiben, dann erstirbt etwas in ihm, und zwar nicht nur einzelne Fähigkeiten, sondern Lebendigkeit überhaupt, es findet hier wahrscheinlich das früheste und wirkungsvollste Aberziehen von Gefühlen statt«, schreibt Chamberlain (S. 131).

Wenn die Mutter die Körpersignale des Kindes nicht beachtet und es stattdessen stur nach dem vorgeschriebenen Stundenplan versorgt, wird das Kind vielleicht lernen, seine Körperwahrnehmungen zu unterdrücken. Gefühle, die dem Kind nicht gespiegelt und beantwortet werden, bleiben ausgesperrt. »Von klein auf sich betäuben zu müssen, die eigenen Gefühle und Empfindungen nicht wahrnehmen zu können, das ist eine Folge faschistischer Erziehung«, so Chamberlain an anderer Stelle (S. 173), und wer so aufgewachsen sei, werde später Schmerzen und Anzeichen von Krankheit einfach übergehen.

Das trifft absolut auch auf meine Mutter zu, obwohl sie keine »faschistische Erziehung« in dem Sinne genossen hat, aber sie war sehr hart zu sich und hat mit ihrer Gesundheit Raubbau getrieben. Es ist wohl nur ihrer Konstitution zu verdanken, dass sie ihre verschiedenen schweren Krankheiten einigermaßen überwunden hat und relativ alt geworden ist. Allerdings habe ich diese verhängnisvolle Haltung auch bei mir festgestellt, Schmerz registriere ich erst dann, wenn er schier unerträglich ist; die Zeit zu ertragen, bis mir schließlich geholfen wird, ist für mich dann kaum mehr auszuhalten.

Die letzte Operation meiner Mutter war ein großer Eingriff. Sie war über 80 Jahre alt und sie hatte sich eine ihrer Hüften zum zweiten Mal gebrochen. Es war eine Spontanfraktur, d.h. die Hüfte ist einfach eingebrochen. Es war eine lange und schwierige Operation. Wie will man auch aus lauter Bröseln eine neue Hüfte zaubern. Ich machte mir große Sorgen und war gleich nach der Operation bei ihr im Wachraum, die Schwester sagte: »Frau Doktor, wachen Sie auf, Ihre Tochter ist hier.« Sie schlug sofort die Augen auf, sah mich und sagte ganz klar und wie aus der Pistole geschossen: »Das ist gut, dass du da bist, gib mir die Zähne, die Brille und das Hörgerät!« Sie hat sie immer ihre Ersatzteile genannt.

Später erzählte mir einer der Ärzte, der bei der Operation dabei war, dass sie nach ungefähr zwei Drittel der Operation aufgewacht ist und laut und deutlich gesagt hat: »Kinder, das könnt ihr mit mir nicht machen, die Narkose ist zu schwach, ihr müsst mir schon noch etwas geben!«

Die Ärzte waren zu Tode erschrocken und zur Ehrenrettung der Anästhesie muss ich anfügen, dass die Mutter ihren jahrzehntelangen Tablettenkonsum sicher nicht angegeben hatte. Im Grunde wurde das Verhalten meiner Mutter aber von den Ärzten sehr bewundert, ihre Kaltblütigkeit hat ihnen imponiert, ich bin da äußerst zwiegespalten.

Sigrid Chamberlain erinnert daran, dass im Nationalsozialismus Gesundheit als Pflicht gegolten habe, die man sich durch entsprechende Lebensführung aneignen konnte und erhalten musste. Krankheit wurde als

Versagen gebrandmarkt, der Kranke ist nicht zu bemitleiden, Schwächlinge hatten kein Lebensrecht.

Ich verstehe allmählich, warum sich die Mutter im Alter mit ihren Gebrechen einfach nicht abfinden konnte, sie hat sie als Versagen empfunden und sie konnte sie nicht mit ihrem Willen besiegen. Sie war ausgeliefert, hatte keine Macht mehr darüber.

Aber andererseits war die einzige Zeit, in der ich als Kind die uneingeschränkte Aufmerksamkeit meiner Mutter hatte, die Zeit, wenn ich krank war. Ich litt als Kind unter sehr schmerzhaften Mittelohrvereiterungen, das sind Schmerzen, die einem fast den Schädel sprengen. Mein Bett wurde auf dem aufklappbaren dunkelgrünen Diwan in ihrem Arbeitszimmer aufgeschlagen und dort wartete ich auf sie, bis sie von ihrem Sprechtag zurückkehrte und sofort zu mir kam. Es wurde mir lauwarmes Öl in die Ohren geträufelt und allein die Anwesenheit der Mutter war tröstlich für mich, nun konnte mir nichts mehr passieren. Ich döste auf meiner Lagerstatt in dem halbdunklen Zimmer vor mich hin und ich konnte sie hinter ihrem Schreibtisch beobachten, sie hatte immer etwas zu tun, zu schreiben, zu ordnen, zu lesen und ab und zu warf sie einen forschenden Blick über ihre Brille hinweg auf mich. »Na, Trudchen, geht's dir besser, oder brauchst du noch irgendetwas?« Das waren die seltenen Momente meiner Kindheit, in denen ich alleine mit ihr war und sie ganz für mich hatte.

War ich, waren wir Geschwister samt und sonders »unsicher gebunden«, weil wir »nach Haarer« und ohne die nötige Einfühlung erzogen wurden? Immerhin schreibt ja der Vater ihr ins Lager: »Den Kindern eilt es gar nicht, dir Postkarten zu schreiben mit Ausnahme von A. Es ist merkwürdig, wie kühl sie deine Abwesenheit hinnehmen.«

Unsere Mutter meinte wohl tatsächlich, den Babys und kleinen Kindern sei im Prinzip jeder Erwachsene recht, wenn er ihnen nur zu Essen gibt (1940, S. 135), bestimmt war es ihr ernst mit dem »Abstreifen aller Wehleidigkeit« und mit der »Unerbittlichkeit«, mit der kindliche Unarten im Keim erstickt werden sollen.

Hier frage ich mich natürlich, wie es der Mutter selbst in ihrer Kindheit ergangen ist. Im Kapitel über ihren Vater ist nachzulesen, wie überschattet ihre Kindheit durch ihn war und unsere Großmutter kann ich mir nicht als zärtliche Mutter vorstellen. Für mich war die Großmutter von einer unerbittlichen Strenge, die hat sich bei ihr erst im hohen Alter gemildert und in Güte verwandelt.

In anderem Zusammenhang habe ich schon einmal geschrieben, dass es bei uns nur schwarz-weiß, entweder- oder gab, für die Mutter selbst galt das natürlich auch. Unsere altgediente Wiesendin war ähnlich rigide, vielleicht in ihren späteren Jahren noch mehr als die Mutter. Sie konnte nicht verstehen, wenn die Mutter ihren Kindern in irgendetwas nachgegeben hat. Die Mutter sagte dann mit bedeutungsvollem Blick: »Sie war halt nie Mutter.« Erst in späteren Jahren war es der Mutter möglich, nachgiebiger zu werden und ich als Jüngste, die im gleichen Haus lebte und sie am meisten sah und erlebte, konnte das noch feststellen. Vor allem, als sie selbst Zuwendung so bitter nötig hatte.

Und als sie selber Großmutter war, war sie zum Beispiel geradezu empört darüber, dass einer der Enkel alleine im Bettchen in einem Extraraum Stunden zubrachte und keinerlei Ansprache oder Anreize hatte. Dies sei einem Kind nicht förderlich fand, sie und hat damit ihren eigenen, früheren Theorien völlig widersprochen!

Ja, vielleicht sind die »eisernen Regeln« doch nicht so leicht eisern durchzuhalten. Sigrid Chamberlain übertreibt denn wohl auch, wenn sie meint: »Das nationalsozialistisch erzogene kleine Kind wächst nicht nur in Beziehungslosigkeit zu seinen Eltern auf, es wird im schlimmsten Fall auch keine Beziehungen zu Nachbarn, Verwandten, Großeltern, Freunden haben dürfen. Nach Möglichkeit soll ausgeschlossen werden, dass das kleine Kind je etwas anderes erleben könnte, als zu Hause, dass ihm jemals Fragen kommen könnten.« (S. 169)

Mag sein, dass es in der nationalsozialistischen Erziehung Verbote für Beziehungen zu Großeltern, Verwandten, Freunden etc. gab, für uns traf das überhaupt nicht zu, das wäre gar nicht durchführbar gewesen, da hätte man uns einsperren müssen.

Und doch macht mich vieles sehr nachdenklich, was Chamberlain über frühe Kindheitserfahrungen schreibt, wie meine Mutter sie damals gut und einzig richtig fand. Manches erkenne ich eben auch an mir wieder, die Fremdheit dem eigenen Körper gegenüber zum Beispiel. Aber auch die Fremdheit der eigenen Kindheit, die Lücken in der Erinnerung und den dringenden Wunsch, sie aufzufüllen. Viele der Erwachsenen, die Sigrid Chamberlain befragt hat, »spüren so etwas wie einen Sog zu früheren Kindheitsorten hin, verbunden mit einem sehr starken Wunsch, Menschen zu finden, die ihnen von der bruchstückhaft erinnerten Kindheit erzählen können. Oft ist es nämlich gar nicht möglich, den eigenen Erinnerungen zu trauen, so absurd und unvorstellbar scheinen die erinnerten Ereignisse zu sein. Erinnerungen anderer Menschen, ›Zeugen‹ zu finden, ist offenbar für viele dieser Kinder etwas sehr Wichtiges – es droht sonst das

Verrücktwerden.« (S. 173) Da denke ich natürlich an mein Interesse am Heimatort meiner Mutter, des Vaters. Den Kontakt zur letzten »Zeitzeugin« Annemarie, die ins Haus kam, als ich vier Jahre alt war und die gleich zu Anfang die Ereignisse um den Tod des Vaters miterleben musste. Meine Fahrten ins Böhmische und nach Württemberg.

Weiter berichtet Chamberlain von den Befragten: »Wenn es um Situationen geht, in denen die betroffenen Menschen eigentlich selbst heftige Gefühle haben müssten, spüren sie oft nichts anderes als eine leere Starre. In tatsächlich gefährlichen katastrophischen Situationen können sie ausgesprochen ›cool‹ und überlegt reagieren.« (S. 173) »Auch sonst haben sie oft das Gefühl ›neben sich zu stehen‹. Manche brauchten lange, bis sie ihre eigenen Erinnerungen integrieren konnten.« (S. 174)

Dieses Gefühl, »neben sich zu stehen«, kenne ich sehr gut, es war mir immer eine Hilfe in schwierigen Situationen. Ich habe es sozusagen als Schutzschild angewandt, um nicht selbst getroffen oder verletzt zu werden. Es war eine Möglichkeit, der realen Welt zu entfliehen und mir zu sagen: »Das bin ich ja gar nicht, das hier geschieht nicht mit mir, ich bin die Person, die daneben steht.«

Nach dem Zusammenbruch des Dritten Reiches hat es im Umgang mit nationalsozialistisch erzogenen Kindern keine Aufarbeitung gegeben. Was ihnen als sehr kleinen Kindern angetan wurde, wie zerstörerisch diese Erziehung war, können diese Menschen oft gar nicht oder auch nie spüren. Auf jeden Fall sind die Folgen nicht nur beim Einzelnen, sondern in der gesamten Gesellschaft noch manifest. Chamberlain spricht den Müttern eine Opferrolle ab, sie wurden zu Täterinnen ihren kleinen Kindern gegenüber, sie können sich nicht aufgrund ihres Mütterstatus in eine Opferrolle flüchten und sollten Verantwortung übernehmen.

24 Mein Schlusswort zu Chamberlain

Als ich das erste Mal das Buch von Chamberlain las, war ich wie erschlagen. Ein Trommelfeuer von Argumenten, dass die Erziehungsmethoden meiner Mutter nur dazu dienten, einen nationalsozialistischen Menschen heranzubilden, war auf mich eingeprasselt. Ich spürte den großen Zorn, den Abscheu und die Verachtung, die aus dieser Arbeit spricht.

Unbestreitbar war meine Mutter der Ideologie der Nationalsozialisten verhaftet, die brachte sie auch in ihre Bücher ein und ihr Antisemitismus in »Mutter, erzähl' von Adolf Hitler« ist erschreckend und für mich einfach nicht zu begreifen.

Durch das Fachwissen von Chamberlain, die Deutung mancher Vorgänge, der Entschlüsselung von Botschaften etc. habe ich natürlich selbst Erklärungen für das Verhalten meiner Mutter, die Muster und Mechanismen innerhalb der Familie und bei mir gefunden. Es hat sich manches für mich erhellt, das möchte ich ausdrücklich betonen. Vieles hatte ich undeutlich geahnt, aber es war mir nicht richtig klar geworden.

Chamberlain geht mit keinem Wort auf die Zeit ein, in die meine Mutter hineingeboren wurde, in der sie aufgewachsen ist. Wie sie durch diese Zeit geprägt war, welchen Stellenwert Kinder damals hatten, wie sie wahrgenommen wurden.Es war offenbar nicht der Mühe wert, sich mit der Biographie meiner Mutter zu beschäftigen.

Ich glaube jedoch nicht und ich kann nur von glauben sprechen, denn bewiesen kann letztlich weder die eine noch die andere Meinung werden, dass meine Mutter ihr Buch mit dem Impetus geschrieben hat, einen Ratgeber zu verfassen mit dem Ziel, aus Kindern formbare Menschen und damit Parteisoldaten für den Nationalsozialismus »herzustellen«. Menschen die, wenn sie entsprechend behandelt und gedrillt werden, so bindungsgestört und somit bindungsunfähig sind, dass sie Wachs in den Händen der Partei wären und sich daher mit Begeisterung der großen Gemeinschaft anschließen würden, um in ihr symbiotisch aufzugehen, dem Führer blind ergeben.

Das allerdings behauptet auch Gregor Dill in seiner Broschüre »Nationalsozialistische Säuglingspflege. Eine frühe Erziehung zum Massenmenschen«. Ich teile diese Ansichten nicht, meine Mutter war kein grausamer Mensch, keine Sadistin. Dill befasst sich in dieser Arbeit auch mit der Rolle des Verlegers und strammen Nationalsozialisten Lehmann, in dem er die eigentlich treibende Kraft in der Verbreitung NS-konformer Literatur, einen politisch motivierten Förderer meiner Mutter und ihrer Bücher sieht.

Meine Mutter hat ihre ersten Kinder, es waren Zwillinge, im Alter von 33 Jahren bekommen und war in den Jahren davor alles andere als eine Hausfrau gewesen, sie war nach ihrer zweiten Eheschließung und zwei Kindern auf einen Streich nun mit Anforderungen konfrontiert, die ihr bis dato unbekannt waren. Meine Mutter war keine praktische Frau, sie schreibt selbst, dass ihr schon als junges Mädchen Hausarbeit verhasst war. Sie hatte immer überwiegend geistig gearbeitet und ich könnte mir vorstellen, dass sie ihre Arbeitsabläufe, gerade mit den Kindern, in eine Art Rahmen und

Form bringen wollte, damit ihr nicht alles aus dem Ruder lief. Ich frage mich überhaupt, wie sie damals alles unter einen Hut gebracht hat, manche Frauen verzweifeln schon mit *einem* Neugeborenen, ohne nebenher ein Buch zu schreiben.

Da sie während ihrer ersten Schwangerschaft kein Buch gefunden hatte, das sich ihrer Ansicht nach aus der Sicht der Frau und zukünftigen Mutter mit den Fragen und Problemen diesbezüglich zu ihrer Zufriedenheit auseinandersetzte, beschloss sie, selbst eines zu schreiben. Praktisch gleichzeitig mit Schwangerschaft, Geburt und Pflege ihrer ersten Kinder schrieb sie ihr erstes Buch und das machte wohl die viel gerühmte »Praxisnähe« aus, die von vielen Frauen geschätzt wurde.

Sie musste sich also zeitlichen Freiraum schaffen, denn obwohl sie viel ab 4 Uhr früh schrieb, konnte in diesen Stunden nicht alles bewältigt werden. Sie hatte sich Zeit ihres Lebens selbst strikte Regeln gesetzt, anders hätte sie ihr Leben nicht bewältigen können und so hielt sie viel von Ordnung, Disziplin, Gerechtigkeit, Ausdauer, Gehorsam, Charakterfestigkeit, Treue, Wahrhaftigkeit und was es sonst noch für hehre Begriffe gibt. Sie kannte von früher Jugend an nichts anderes und war infolgedessen der Meinung, dass straffe Regeln nur nützlich sein können, für Kind und Mutter. Als eine Art Gerüst und vielleicht auch aus einer gewissen Unsicherheit und auch Hilflosigkeit heraus sind möglicherweise diese vielen Verhaltensmaßregeln entstanden, mit der Vorstellung: Wenn ich sie alle befolge, kann nichts schief gehen, dann habe ich mein Soll erfüllt. Was dabei auf der Strecke bleibt, darin pflichte ich im Großen und Ganzen Chamberlain völlig bei. Nur gebe ich zu bedenken, dass meine Mutter kein psychologisches Rüstzeug hatte, sich nicht mit Psychologie auseinandersetzen konnte und wohl auch nicht wollte und der Wissensstand heute natürlich ein ganz anderer ist. Ich bin davon überzeugt, dass meine Mutter sich über die weitreichenden psychischen Folgen ihrer Erziehung überhaupt nicht im Klaren war, nicht wusste, was sie mit ihr anrichtete und wenn ihr das auch in späteren Jahren vielleicht zum Teil bewusst geworden war, sprach sie nicht darüber, mit mir jedenfalls nicht.

Ute Benz schreibt in ihrem Artikel »Supermutter«: »Am Anfang wird der Frau ein Akt der Befreiung verheißen: die Befreiung von falscher Emanzipation.« Was mag meine Mutter wohl unter falscher Emanzipation verstanden haben? Beim besten Willen kann ich mir sie, obwohl sie später Mutter von fünf Kindern war, nicht ein halbes Leben lang als treu sorgende Hausfrau vorstellen. Sie war genau das Gegenteil dessen, was sie durch ihre Bücher verbreitet hat, hat das alles für sie nicht gegolten? So lange ich denken kann, habe ich die Mutter weder putzen, waschen, bügeln oder kochen, kurz einen Haushalt bewerkstelligen sehen.

So richtiger, täglicher Haushaltstrott war ihr eigentlich nur aus der schlechten Zeit der Evakuierung und das nur relativ kurze Zeit bekannt. So lange *ich* denken kann, jedenfalls nicht. Die Mutter konnte, glaube ich, gar nicht ermessen, wie einer Frau zu Mute ist, die tagein, tagaus das Gleiche tut, dafür unter Umständen keine Anerkennung bekommt, kaum ein Erfolgserlebnis hat, denn die Arbeit wächst immer wieder nach, geht nie zu Ende, die kein eigenes Geld verdient und bis vor kurzem keinen Rentenanspruch hatte, also unter Umständen völlig von ihrem Mann abhängig ist. Das war ihr unbekannt, sie hatte immer eigenes Geld verdient, war niemandem Rechenschaft schuldig. Sicher, dank ihrer guten Ausbildung, das hat sie uns immer gepredigt, »die Ausbildung ist das Wichtigste, damit ihr euch immer selbst ernähren könnt.« Wie Recht sie hatte! Hat sie vor ihrem geistigen Auge die deutsche Frau als ein phantasiertes, theoretisches Gebilde gesehen und mit ihr und ihrer Lebensführung hatte das gar nichts zu tun?

Dazu ein passendes Zitat von Patricia Highsmith, das mir sehr gefällt, es stammt aus der Biographie über Patricia Highsmith von Andrew Wilson »Schöner Schatten«, Seite 482: »Ich verstehe einfach nicht, wie eine Frau heiraten kann, Kinder kriegen kann…Ich kann mir nicht vorstellen, mich selbst zu einer Dienstbotin zu degradieren. Entweder man heiratet einen Mann, der Geld hat oder man wird zum Dienstboten.«

Es wäre wirklich interessant zu wissen, wie ihr Leben verlaufen wäre, wäre der Vater nicht gestorben. Ich bin mir aber ganz sicher, dass sie in irgendeiner Form gearbeitet hätte, denn die Mutter hatte sich ihre Ausbildung nicht so hart erkämpft, um später nur hinter dem Kochtopf zu stehen. Heute geht es vielen Frauen so, sie wollen wie sie beides und sie haben ein Recht darauf!

Noch einen Punkt muss ich bei Chamberlain kritisieren. Sie weist selbst darauf hin, dass nationalsozialistische Erziehungsmaximen ihre Vorläufer gehabt haben, so wie Antisemitismus, Militarismus, nationaler Chauvinismus und so weiter nicht im NS-Staat vom Himmel gefallen sind (S. 115 f.). Diese Vorläufer interessieren sie aber nicht näher, in ihrer Darstellung entsteht trotzdem der Eindruck, als sei das Buch meiner Mutter ein einsamer erratischer Block in der Säuglingspflege und Kindererziehung in dieser Zeit. Sonst hätte es weit und breit nichts gegeben keine Frau, die ein Kind erwartete, wäre darum herumgekommen, sich mit diesem Buch zu beschäftigen. Sicher, die Auflagenziffer war enorm hoch und die Mütterschulen haben das ihre zur Verbreitung beigetragen. Wie Gregor Dill (1999) zeigt, hat es aber eine ganze Menge an einschlägiger Literatur gegeben. Waren die Frauen gezwungen das Buch zu kaufen, alles kritiklos wie in einem Kochrezept buchstabengetreu zu befolgen? Was ist das für ein Frauenbild, gab es nicht auch Frauen, die sich auf ihren natürlichen Instinkt verließen und mit ihren Kindern ganz anders umgingen? Ich kann es nur hoffen, ich weiß aber auch, dass viele Frauen sich leider an die Regeln der Bücher meiner Mutter hielten. Die Auswirkungen waren/sind oft verheerend und ich denke mit Trauer und Mitgefühl an die, die darunter gelitten haben. Ich bin eine von ihnen.

Man muss die Erziehungsmethoden meiner Mutter vor dem Hintergrund der damaligen Erziehungsauffassung des 19. Jahrhunderts, der preußischen Tugenden sehen und ich nenne nur zwei Beispiele, eines von dem Priester und Pädagogen Bernard Overberg, 1754-1826: *»Weit sei von Euch der Fehler mancher Eltern, die sich durch Liebe blenden und zu einer sträflichen Nachsicht verführen lassen, die ihre Kinder durch übertriebene Gelindigkeit, durch immerwährendes Liebkosen verderben. Lobet kein Kind seiner vorzüglichen Fähigkeiten wegen!«*

Das zweite Beispiel ist Dr. med. Daniel Gottlob Moritz Schreber, 1808-1861, der eine Pädagogik vertrat, Kinder wie Zimmerpflanzen zu trimmen, sie in Korsetts zu zwängen, damit sie gerade sitzen und laufen. Nachts durften sie sich nicht in den Betten bewegen und wurden angeschnallt. Vier seiner Kinder sind in der Psychiatrie gestorben.

Nicht zu vergessen ist auch der Aufenthalt meiner Mutter in den Lietz'schen Landschulheimen, wobei ich die Pädagogik dort weder mit Overberg noch mit Schreber vergleichen möchte, aber eine gewisse Härte ist unverkennbar. Lietz sagte zum Beispiel: *»Erziehen heißt härten! Hart sei gegen Dich selbst und den Körper Deines Kindes, weich und zart gegenüber dessen Seele.«* (Leben und Arbeit, 1. Heft, Mai 1938, S. 4) Wie das allerdings zu bewerkstelligen ist, ist mir nicht klar.

25 »Das Fremde in uns«

Ein anderes Buch ist für mich sehr wichtig geworden: Im November 2001, ich war gerade ein paar Tage in München, hatte mich eine Freundin eingeladen, zur Verleihung des Sophie-Scholl-Preises mitzukommen. Sie selbst hatte diesen Preis einmal erhalten, in diesem Jahr bekam ihn Arno Gruen für sein Buch »Der Fremde in uns«. Arno Gruen ist ein deutschstämmiger Psychoanalytiker, dessen Erscheinung und Vortrag mich stark beeindruckt haben.1923 in Berlin geboren, führte ihn die Emigration aus Nazi-Deutschland über Umwege in die USA, seit einiger Zeit lebt er in der Schweiz. In diesem Buch fragt er nach der Herkunft von Destruktivität, Hass und Gewalt und findet eine Antwort in der Tatsache, dass die Gefühlsäußerungen und Emotionen der kleinen Kinder nicht anerkannt, nicht beantwortet werden und ins Leere laufen, so dass sie dem Kind fremd bleiben. Dieser »fremde« Anteil ist beängstigend, weil niemand dem Kind geholfen hat, mit Gefühlen umzugehen, und deshalb wird er abgespalten und bekämpft. Zurück bleibt im Innern eine Leerstelle, etwas Unlebendiges.

»Chamberlains Buch«, schreibt Arno Gruen, »ist ein wichtiger Beitrag über den Versuch der Nazidiktatoren, sich in ihrem Herrschaftsanspruch zu verewigen. Dieser Aspekt, der ja bis in unsere Zeit hineinwirkt, ist als geschichtlicher Vorgang geleugnet worden.

Das von der Naziärztin Dr. J. Haarer veröffentlichte Buch ›Die deutsche Mutter und ihr erstes Kind‹ wurde im Dritten Reich zu Hunderttausenden von der NSDAP an junge Eltern überreicht. Auch beim ›Übergang zur Demokratie‹ sah man keinen Grund, es vom Markt zu nehmen. Das Buch wurde noch nach 1945 eine ganze Weile herausgegeben. Haarer liefert darin die ideologische Grundlage für eine Erziehung, in der das Eigene des Kindes zum Fremden gemacht wird.« (S. 21 f.)

»Ich werde später zeigen, dass auch Hitler diese Ablehnung seiner eigenen Lebendigkeit erfahren haben muss und dass er diesen inneren Teil als fremd abgestoßen hat, um eine Verbindung mit seinen Eltern aufrecht zu erhalten. Haarer gibt uns eine Vorstellung über das Wie dieses Vorgangs: Das Kind wird als selbstherrliches Wesen dargestellt, als eine Herausforderung, die die Mutter vor eine schwierige Aufgabe stellt, die diese in angemessener Weise zu erfüllen hat. Das schreiende und widerstrebende Kind muss tun, was die Mutter für nötig hält, und wird, falls es sich weiter ungezogen aufführt, gewissermaßen kaltgestellt, in einen Raum verbracht, wo es allein sein kann, und so lange nicht beachtet wird , bis es sein Verhalten ändert. All das geschieht natürlich zum Wohl des Kindes und wird als Akt der Liebe dargestellt. Der Kampf, den die Mutter gegen das Kind führt, spiegelt jedoch den Willen der Väter wider, den manche Mütter übernehmen, weil sie sich dem männlichen Mythos der Stärke und Überlegenheit ergeben haben. Auf diese Weise wird das Fremde in den Vätern dem eigenen Kind weitergegeben. Der Hass auf das Eigene bringt Kinder hervor, die sich nur noch als aufrecht gehend erleben können, wenn sie den Hass nach außen wenden können. Indem das Eigene als fremd von sich gewiesen wird, wird es zum Auslöser der Notwendigkeit, Feinde zu finden, um die so erlangte Persönlichkeitsstruktur aufrechtzuerhalten. Die Folgen dieses Prozesses sind verheerend: man verleugnet nicht nur, dass man selbst zum Opfer gemacht wurde. Man kann auch die Ursachen des eigenen Opferseins nicht mehr erkennen. Statt dessen muss der Prozess weitergegeben werden, indem man andere zum Opfer macht.« (S. 23)

Diese drei letzten Sätze sind für mich sehr wichtig, wir wissen nicht, dass wir zu Opfern gemacht wurden, wir denken, wir sind selbst schuld an etwas Unerklärlichem und wenden uns gegen uns selbst. Ich wollte nie Kinder haben und ich ahnte dunkel, dass das etwas mit meiner Kindheit und meiner Erziehung zu tun hatte, es war mir unvorstellbar, eine liebende Mutter sein zu können und mein Kind verständnisvoll zu erziehen. Den Ruf einer Kinderhasserin hat man dann sehr schnell, dabei geht es mir mit Kindern wie mit Erwachsenen, manche mag ich und manche mag ich nicht.

Natürlich hat mich die »Naziärztin« sofort auf die Barrikaden gebracht, ich dachte bei diesem Begriff an Mengele, Verschuer, an Menschenversuche und war sofort in Verteidigungsstellung und nach einiger Zeit habe ich einen Brief an Prof. Gruen geschrieben:

»Von all den vielen Büchern, die ich über dieses Thema gelesen habe, hat mich das Buch von Bar-On ›Die Last des Schweigens‹ und eben ›Der Fremde in uns‹ am meisten beeindruckt. Es hat mich gestärkt und freier gemacht, da ich die einzelnen Bausteine auch im Leben meiner Mutter nun zusammenfügen kann.

Sie zitieren aus den Büchern meiner Mutter und Sie können sich sicher vorstellen, wie schmerzlich das für mich ist, aber solche Dinge hat sie geschrieben und gedacht und dem muss auch ich mich stellen. Natürlich habe ich auch das Buch von Chamberlain ›Adolf Hitler-Die deutsche Mutter und ihr erstes Kind‹ gelesen.

Eine Frage möchte ich Ihnen jedoch stellen: Was verstehen Sie unter dem Begriff ›Naziärztin‹? Ich verbinde damit sofort Menschenversuche und Eutha-

nasie. Meine Mutter war Lungenfachärztin und nicht, wie oft fälschlicherweise angenommen Kinderärztin und war nur in diesem Bereich tätig. Ab 1933 hat sie ihre 5 Kinder bekommen und ihre Bücher geschrieben.«

Am 10.02.2002 hat mir Prof. Arno Gruen geantwortet:

»Ich glaube zu verstehen, warum Sie mich wegen der ›Nazi-Ärztin‹ fragen. Ich habe dabei nie an die Ärzte der Euthanasie und Menschenexperimente gedacht. Für mich hat diese Bezeichnung nur mit einer Teilnahme an der Nazi-Ideologie des ›Starken‹ zu tun... Dass Ihre Mutter Lungenfachärztin war, hatte ich nicht gewusst. Ich nehme an, dass sie an das glaubte, was sie schrieb. Es ist mir aber auch klar, dass man so glauben kann und trotzdem dem eigenen Kind gegenüber Liebesgefühle haben kann. Das ist ja das Rettende. Vielleicht basiert Ihr eigener Mut, sich zu stellen auf solchen Erlebnissen.«

Ja, ich denke auch, das ist das einzig Rettende, das uns weiterhelfen kann, und diese Stelle seines Briefes hat mich in gewisser Weise getröstet.

Ich bin auch nach wie vor nicht der Ansicht, dass meine Mutter mit Kalkül Kinder zu Bindungsunfähigkeit und Kontaktlosigkeit erziehen wollte, um sie ohne Schwierigkeiten in die Formationen der Hitlerjugend eingliedern zu können.

26 Fundstücke

Vor Jahren waren Raimund und ich einmal wieder für ein paar Tage in die Wachau gefahren, wir lieben die Landschaft dort, die breite, ruhig dahinfließende Donau, die kleinen schmucken Ortschaften, umgeben von Weinbergen, die Burgen und Schlösser zum Teil versteckt in den Wäldern, die sich den Donauabhang hinaufziehen. Wir hatten uns die Gegend erwandert und uns im Laufe der Jahre mit Winzern angefreundet, es gibt hervorragende Weine dort. Nicht zu vergessen ist natürlich die wunderbare österreichische Küche mit ihren unvergesslichen Fleischknödeln, dem Wurzelfleisch, Marillenknödeln, Malakofftorten usw. usf., man weiß nicht, wo man anfangen oder aufhören soll und die Heurigenschänken, die es in jedem Ort gibt, bieten Brettljausen, von denen man zu Hause nur träumen kann und der heurige Wein ist süffig und preiswert.

Die ganze Gegend ist äußerst fruchtbar, denn es herrscht ein mildes Binnenklima, in dem Obst, Gemüse und natürlich der Wein sehr gut gedeihen, dort ist pralles Leben, direkt zum Hineinbeißen.

Fast immer, wenn wir dort sind, machen wir einen Abstecher hinauf ins Waldviertel. Eine Serpentinenstraße windet sich den steilen Donauabhang hinauf, der Straßenrand ist weiter unten noch mit alten, krummen, schrundigen Apfel-, Zwetschgen- und Birnbäumen bestanden, die sich mit ganzer Kraft in die steil abfallenden Böschungen krallen. Weiter oben stehen die Birken und wenn man oben auf dem Hochplateau angekommen ist, ist man in einer völlig anderen Welt. Sofort ist das Klima anders, windig, um vieles kühler als unten an der Donau. Das Land ist dünn besiedelt, an den Ortschaften kann man erkennen, dass hier kein Reichtum herrscht. Wald, Wiesen, Äcker und dazwischen liegen Gruppen großer Granitsteine. Es ist flach hier oben, der Himmel hängt tief und der Wind kann scharf pfeifen. Hier wird viel Dinkel und Mohn angebaut, die Sommer sind kurz und die Winter lang. Das Land ist rau, aber mit einem herben Reiz, für den man Sinn haben muss und überall gibt es Schlösser, Burgen, Stifte, die wie in einem Märchen plötzlich aus einem Wald auftauchen. Es ist einsam hier, stundenlang kann man gehen ohne, jemandem zu begegnen, an moorigklaren Bächen entlang, in die wir im Sommer schon hineingesprungen sind, wo die großen Granitblöcke eine Gumpe oder einen Wasserfall gebildet haben.

Diesmal wollten wir auf das Barockschloss Riegersburg, nicht weit von der tschechischen Grenze, dort fand die Niederösterreichische Landesausstellung 1993 statt, mit dem Thema »Familie«. Das interessierte uns eigentlich nur am Rande, wir wollten uns vor allem das Schloss von innen anschauen und die ganze Anlage. Wir wurden nicht enttäuscht, es war eine imposante Anlage mit einem aufwendig restaurierten Barockschloss. Besonders beeindruckt hat uns der Hundefriedhof, den Fürst Johann Carl Khevenhüller im Park des Schlosses angelegt hatte.

Wie meistens bei den Niederösterreichischen Landesausstellungen, war auch diese Ausstellung sehr gut gemacht und präsentiert und ich ertappte mich dabei, wie wir so durch die Räumlichkeiten schlenderten, dass ich auf irgendeinen Hinweis auf die Mutter gewärtig war.

Es war wie immer, einesteils, dass ich möchte, dass sie zitiert oder erwähnt wird und auf der anderen Seite mein Horror davor. Ich konnte nichts entdecken, in der ganzen Ausstellung nicht und ich kaufte mir im

Hinausgehen noch den dicken Katalog. Auf der Zugfahrt nach München würde ich ihn in Ruhe durchstudieren können, denn es waren auch einige Kapitel über das Schloss und die entsprechenden Adelsfamilien enthalten. Raimund brachte mich in St. Pölten zum Zug, ich musste zurück nach München und er blieb noch ein wenig.

Ich fing an zu blättern und zu lesen und natürlich, binnen kurzem hatte ich die Mutter entdeckt:

»In einem Mütterratgeber aus dem Jahr 1941 heißt es zu Schwangerschaft und Geburt: ›Kein Ereignis im Leben der Frau entreißt sie aber auch so sehr ihrem Einzelschicksal und ordnet sie in das große Geschehen des Völkerlebens wie dieser Gang an die Front der Mütter unseres Volkes, die den Strom des Lebens, Blut und Erbe unzähliger Ahnen, die Güter des Volkstums und der Heimat, die Schätze der Sprache, Sitte und Kultur weitertragen und auferstehen lassen in einem neuen Geschlecht...So sehr Erwartung, Geburt und Pflege des ersten Kindes die allereigenste Angelegenheit der Frau zu sein und nur sie und die nächsten Angehörigen zu berühren scheinen,... so wenig lässt sich jedoch die Geburt jedes einzelnen Kindes herauslösen aus dem Gesamtschicksal unseres Volkes. Die Sorge um dieses Schicksal steht im Mittelpunkt der nationalsozialistischen Gedankenwelt.‹« (Katalog der Niederösterreichischen Landesausstellung 1993 im Barockschloss Riegersburg »Familie«, Ideal und Realität, S. 140)

Am Ton habe ich die Mutter erkannt, ich habe Seite 139/140 gelesen und gedacht, den Ton kennst du doch und als ich nachblätterte in der Quellenangabe, war sie es tatsächlich: »*Johanna Haarer, Die deutsche Mutter und ihr erstes Kind. 1941.*« 1942 hat dann meine Geburt meine Mutter mal wieder aus dem »Einzelschicksal gerissen und an die Front der Mütter unseres Volkes gestellt«.

Selbst im hintersten Waldviertel wurde ich mit ihr konfrontiert, es gibt kein Entrinnen.

Eginald Schlattners Roman »Der geköpfte Hahn« spielt in Siebenbürgen im Jahre 1944. Die Sowjetarmee steht vor Bukarest, in die Kleinstadt am Fuße der Karpaten, in der das deutschsprachige Bürgertum über Jahrhunderte mit den Rumänen, mit den Ungarn, Juden, Armeniern und Zigeunern zusammenlebte, kultiviert und human gesonnen, doch keineswegs immun gegen die Versuchungen von Gewalt und Fanatismus, hält auf leisen Sohlen der Krieg Einzug. Diesen blinden Winkel europäischer Geschichte, Siebenbürgen, holt Schlattner aus der Vergessenheit. »›*Er ... hat notiert, wie rasch ich gewachsen bin. Du weißt: die waagrechten Striche an der Wand. Bei euch im Badezimmer ist es genauso: jedes Kind hat seine Messlatte.‹«* *So war es. Jeden zweiten Monat lehnte uns die Mutter an die Wand, drückte uns Dr. Haarers Buch auf den Scheitel, zog einen Strich und versah ihn mit Datum und Zentimeterzahl.«* (S. 291).

»Vorher aber muß ich einen Besuch machen.... Ich muß ein Buch abgeben: ›Mutter erzähl...‹ ›von Adolf Hitler‹ fiel sie mir ins Wort. ›Nicht ganz: Mutter erzählt von Jesus Christus.‹ ›Gibt es das?‹ ›Das gibt es bei uns. Wir hatten auch das andere. Es ist spurlos verschwunden.‹« (S. 299).

Auch hier im blinden Winkel der europäischen Geschichte taucht die Mutter auf.

Anmerkungen

1 Johann Wolfgang von Goethe, Über Autobiographie. In: ders., Werke. Hamburger Ausgabe. Hrsg. von Erich Trunz. Band 9, Hamburg 1981, S. 536. J. Haarer nimmt das Zitat aus Reinhard Piper, Bücherwelt. Erinnerungen eines Verlegers. Ausgew. und eingel. von Klaus Piper. München 1979.

2 Otto von Bismarck, Reichstagsrede vom 28.11.1881. In: Otto von Bismarck, Die gesammelten Werke. Bd. 12: Reden 1878 bis 1885, bearb. von Wilhelm Schüßler, Berlin 1929, S. 279.

3 Eberhard Fahrenhorst, (1.4.1899-2.7.1975), promovierte bei Georg Misch 1923 in Göttingen mit der Arbeit *Reflexion und Leben bei Friedrich Schlegel. Ein Beitrag zum Studium des romantischen Individualismus*; 1934 veröffentlichte er *Geist und Freiheit im System Hegels*; posthum erschien 1983 sein 1943-1952 verfasstes Werk *Das neunzehnte Jahrhundert. Beharrung und Auflösung*. Über seine weitere Tätigkeit, insbesondere während des Dritten Reiches ist nichts bekannt. Er lebte in Tegernsee. – Sein Vater Dr. iur. Walther Fahrenhorst (1871-1938) war seit 1905 Vorstandsmitglied der Phoenix-Aktiengesellschaft in Ruhrort; 1922 Generaldirektor der Phoenix-AG in Düsseldorf und schließlich Stellvertreter des Aufsichtsratsvorsitzenden der Vereinigten Stahlwerke AG sowie Mitglied in zahlreichen Aufsichtsräten der deutschen Eisen- und Stahlindustrie.

4 Hier liegt wohl eine Verwechslung vor: Die Anspielung deutet auf Sylvanus Épiphanio Olympio hin, dem 1963 ermordeten ersten Präsidenten der früheren deutschen Kolonie Togo. Es trifft zu, dass Olympio in eine deutsche katholische Schule ging und sehr gut deutsch sprach; als Präsident kam er auch nach München; aber er studierte Wirtschaft und Recht in London und war jahrelanger Repräsentant von Uni-Lever in Togo. Von einer medizinischen Ausbildung ist nichts bekannt.

5 R. v. Werz, Professor Hellmut Weese †. In: Münchner Medizinische Wochenschrift. Nr. 12 vom 19.3.1954.; F.B., Professor Hellmut Weese †. In: Ärztliche Praxis, Nr. VI/I vom 14.2.1954. Vgl. dazu auch M. Goering/J. Schule am Esch, Hellmut Weese – Der Versuch einer Würdigung seiner Bedeutung für die deutschsprachige Anästhesie. In: J. Schulte am Esch u.a. (Hrsg.), Festschrift der Deutschen Gesellschaft für Anästhesiologie und Intensivmedizin aus Anlass des 100. Geburtstages von Hellmut Weese. Lübeck o.J.[1997], S. 9-25.

6 Johanna Haarer wurde 13. Oktober 1945 entlassen und konnte Kontakt zu ihrer Familie aufnehmen. Ihre zweite Verhaftung erfolgte am 10. Dezember 1945.

7 Siehe Anm. 6.

8 Jurek Becker, Die unsichtbare Stadt. In: »Unser einziger Weg ist Arbeit«. Das Getto in Łodź 1940-1944. Eine Ausstellung des Jüdischen Museums Frankfurt am Main. Red. Hanno Loewy und Gerhard Schoenberner. Wien 1990. S. 10.

Quellen und Literatur

Archive

Privatnachlaß Johanna Haarer
BA-Berlin RKK 2101, Box 431: Reichsschrifttumskammer, Dr. med. Johanna Haarer,
BA-BDCPK, NSDAP: Johanna Haarer
Staatsarchiv München, SpkA K 588 Haarer, Johanna

Literatur

Die Aufgabe der Frauenbeilage des »Völkischen Beobachters«, in: Völkischer Beobachter vom 28.6.1933, Beilage »Die deutsche Frau«.

Bar-On, Dan: Die Last des Schweigens. Gespräche mit Kindern von NS-Tätern, Frankfurt a. M./New York 1993, erweiterte Neuausgabe Hamburg 2003.

Benz, Ute: Deutsche Superfrau. »Die Mutter und ihr erstes Kind« – Geschichte eines unheimlichen Bucherfolgs, in: Süddeutsche Zeitung Nr. 99, SZ am Wochenende, 29./20.April/ 1. Mai 1989, S. II.

Benz, Wolfgang: Art.: Nationalsozialistische Deutsche Arbeiterpartei, in: Enzyklopädie des Nationalsozialismus, hrsg. von Ernst Benz, Hermann Graml und Hermann Weiß, München 1997, S. 601-606.

Berger, Manfred: Frauen in der Geschichte des Kindergartens: Johanna Haarer, in: Kindergartenpädagogik – Online-Handbuch – hrsg. von Martin R. Textor, http://www.kindergartenpaedagogik.de/1268.html, Zugriff am 20.09.2011.

Buchbesprechung zu »Unsere kleinen Kinder«, in: Ziel und Weg. Zeitschrift des Nationalsozialistischen Deutschen Ärzte-Bundes e.V., 1937 H. 14, S. 364 f.

Chamberlain, Sigrid: Adolf Hitler, die deutsche Mutter und ihr erstes Kind. Über zwei NS-Erziehungsbücher, Gießen 1997.

Czerny, Adalbert: Der Arzt als Erzieher des Kindes. Vorlesungen, Leipzig/Wien 1908.

Deutsche Allgemeine Zeitung, Nr. 308, 29.6.1943

Dill, Gregor: Nationalsozialistische Säuglingspflege. Eine frühe Erziehung zum Massenmenschen, Stuttgart 1999.

Dörner, Bernward: Art.: Parteigenosse/in, in: Enzyklopädie des Nationalsozialismus, hrsg. von Ernst Benz, Hermann Graml und Hermann Weiß, München 1997, S. 635 f.

Eckstaedt, Anita: Nationalsozialismus in der »zweiten Generation«. Psychoanalyse von Hörigkeitsverhältnissen, Frankfurt a. M. 1989.

Frevert, Ute: Art.: Frauen, in: Enzyklopädie des Nationalsozialismus, hrsg. von Wolfgang Benz, Hermann Graml und Hermann Weiß, München 1997, S.220-234.

Gebhardt, Miriam: Die Angst vor dem kindlichen Tyrannen. Eine Geschichte der Erziehung im 20.Jahrhundert, München 2009.

Gerstenberg, Claudia von: Die Kampagne gegen Doppelverdiener in München (internet:http://dr-claudia-von-gerstenberg.suite101.de/die-kampagne-gegen-doppelverdiener-in-muenchen-1925-bis-1932-a91775).

Giordano, Ralph: Die zweite Schuld oder von der Last Deutscher zu sein. Überarbeitete Ausgabe, Köln 2000 [1987].

Green, André: Die tote Mutter. In: Psyche. Zeitschrift für Psychoanalyse und ihre Anwendungen, 47. Jg. 1993, S. 206-240.

Gruen, Arno: Der Fremde in uns, Stuttgart 2000.

Haarer, Johanna: Die deutsche Mutter und ihr erstes Kind (1934), 101.-110. Tausend, München 1938. Überarbeitete Auflagen nach 1945 unter dem Titel »Die Mutter und ihr erstes Kind«.

Dies.: Unsere kleinen Kinder, 4. Aufl., München 1938 [1936].

Dies.: Unterirdische Filmtendenzen?, in: Ziel und Weg. Zeitschrift des Nationalsozialistischen Deutschen Ärzte-Bundes 1937, H. 21, S. 554-556. Zitate S. 555.

Dies.: Die rassenpolitischen Aufgaben des Deutschen Frauenwerks. Vortrag vom 28. November 1937, in: Ziel und Weg. Zeitschrift des Nationalsozialistischen Deutschen Ärzte-Bundes 1937, H.24, S. 621-626.

Dies.: Von wahrer und falscher Schönheitspflege, in: NS-Frauen-Warte. Zeitschrift der NS-Frauenschaft, Jg. 6, 1937/38, Nr.13, S. 407.

Dies.: Zurück zum Hausarzt!, in: NS-Frauen-Warte. Zeitschrift der NS-Frauenschaft, Jg. 6, 1937/38, Nr. 19, S. 614.

Dies.: »Mutter, wo bin ich hergekommen?«, in: NS-Frauen-Warte. Zeitschrift der NS-Frauenschaft, Jg. 6, 1937/38, Nr. 23, S. 732.

Dies.: »Auch Fleisch für unsere Kinder?«, in: Ewiges Deutschland. Monatsschrift für den deutschen Volksgenossen, 3.Jg. Nr. 3, März 1938.

Dies.: »Kinder, kommt zum Essen!«, in: Ewiges Deutschland. Monatsschrift für den deutschen Volksgenossen , 3. Jg. Nr. 6, Juni 1938.

Dies.: Bekanntschaft mit dem Löffel, in: Mutter und Volk hrsg. für den Reichsmütterdienst im Deutschen Frauenwerk , August 1938 (o. S.)

Dies.: Der erste Zahn, in: Mutter und Volk, hrsg. für den Reichsmütterdienst im Deutschen Frauenwerk, Oktober 1938. (o. S.)

Dies.: Mutter, erzähl von Adolf Hitler!, München 1939.

Dies.: Unsere Schulkinder, München 1950.

Dies.: Gesund und schön durchs Leben gehen. Eine ländliche Gesundheitsfibel, München 1952.

Harlan, Thomas: Veit, Reinbek bei Hamburg 2011.

Koch-Wagner, Gesa: Gefühlserbschaften aus Kriegs- und Nachkriegszeit. Mutter-Tochter-Beziehungen unter dem Einfluss von Kriegstraumen und nationalsozialistischen Ideologiefragmenten, Aachen 2001.

Heinz Kohut: Narzißmus. Eine Theorie zur Behandlung narzißtischer Persönlichkeitsstörungen, Frankfurt a. M. 1976.

Kompisch, Kathrin: Täterinnen. Frauen im Nationalsozialismus, Köln/ Weimar/ Wien 2008.

Lasker-Wallfisch, Anita: Ihr sollt die Wahrheit erben. Die Cellistin von Auschwitz. Erinnerungen, Reinbek 2000.

Ludin, Malte: »2 oder 3 Dinge, die ich von ihm weiß«, Dokumentarfilm, arte edition DVD, bei absolut MEDIEN.

Mitscherlich, Alexander und Margarete: Die Unfähigkeit zu trauern. Grundlagen kollektiven Verhaltens, München 1967.

Newman, Richard/Kirtley, Karen: Alma Rosé. Wien 1906 – Auschwitz 1944, Bonn 2003.

Rezzori, Gregor von: Mir auf der Spur, 4. Aufl., München 1997.

RGBl 1932, Nr. 31, Gesetz über die Rechtsstellung der weiblichen Beamten vom 30.5.1932.

Rosenkötter, Lutz: Die Idealbildung in der Generationenfolge, in: Martin S. Bergmann/Milton E. Jucovi/Judith S. Kestenberg: Kinder der Opfer. Kinder der Täter. Psychoanalyse und Holocaust, Frankfurt am Main 1995, S. 209-216.

Rutschky, Katharina (Hrsg.): Schwarze Pädagogik. Quellen zur Naturgeschichte der bürgerlichen Erziehung, Frankfurt a.M. /Berlin/Wien 1977.

Schlattner, Eginald: Der geköpfte Hahn, Wien 1998.

Schnitzler, Arthur: Der Weg ins Freie, 9. Aufl., Frankfurt a. M. 1990, 9. Aufl. [1908]

Senfft, Alexandra: Schweigen tut weh. Eine deutsche Familiengeschichte, Berlin 2007.

Steinhaus, Hubert: Hitlers pädagogische Maximen. »Mein Kampf« und die Destruktion der Erziehung im Nationalsozialismus, Frankfurt a.M./Bern 1981.

Stöckel, Sigrid (Hrsg.): Die »rechte Nation« und ihr Verleger. Politik und Popularisierung im J.-F. Lehmanns-Verlag 1890-1979, Berlin 2002.

Wunder, Anke: Pflichten statt Rechte? Die Mobilisierung und Demobilisierung von Frauenarbeit im Kontext des Ersten und Zweiten Weltkriegs, Wiesbaden 2004.

Anhang

[Johanna Haarer, Erklärung vor der Spruchkammer 1948]

Bis zum Jahr 1932 war ich in Münchner Krankenhäusern als Assistenzärztin tätig und habe mich in dieser Zeit weder politisch betätigt noch einer Partei angehört. Im Jahr 1932 heiratete ich den Lungenfacharzt Dr. Otto Haarer, damals Assistenzarzt am städt. Krankenhaus und Sanatorium München-Harlaching und gab meine ärztliche Tätigkeit zunächst auf. Wie bei vielen anderen Akademikern war auch das Einkommen meines Mannes, der 1899 geboren war, sich als im Anfang der dreissiger Jahre befand, nicht groß. Es betrug etwa RM 350 im Monat, von denen wir RM 100 für Miete ausgaben. Die wirtschaftliche Lage der Assistenzärzte war damals recht unsicher. Z.B. wurden alle Münchner Assistenzärzte im Frühjahr 33 gekündigt wegen Neuregelung, d.h. Herabsetzung ihrer Gehälter und waren damals wochenlang völlig im unklaren über ihre wirtschaftliche Lage und ihre Wiedereinstellung. – Im Januar 1933 wurden unsere beiden ersten Kinder (Zwillinge) geboren. Angesichts der oben geschilderten beruflichen und wirtschaftlichen Lage hatte ich den Wunsch, meinem Mann die Sorge für die Familie mit tragen zu helfen und sah mich nach einer Erwerbsquelle um. Ich kam auf den Gedanken, mich unter Ausnützung meiner ärztlichen Ausbildung schriftstellerisch zu betätigen, weil ich dabei mit meinen Pflichten als Hausfrau und Mutter nicht in Konflikt zu kommen brauchte und mich meinem Mann und meinen Kindern so widmen konnte, wie diese es brauchten. Die Menschen, die mit mir in jener Zeit in einem Hause wohnten (v. Laak, Frau Kayssler-Beblo) wissen, daß ich völlig zurückgezogen lebte und eigentlich immer daheim war. – Ich verfasste zunächst als ersten schriftstellerischen Versuch einen Artikel über Säuglingspflege und bot diesen den Münchner Neuesten Nachrichten an. Die Zeitung schickte mir den Artikel zurück mit einem vorgedruckten Formular, aus dem hervorging, daß kein Bedarf dafür bestehe. Nach dieser Ablehnung wendete ich mich an den Völkischen Beobachter als der damals aufnahmefähigsten Zeitung und dort wurde der Artikel angenommen. Er fand so viel Zustimmung in Leserkreisen, daß die Schriftleitung mir einen Auftrag über 10 Artikel von je 150 Zeilen erteilte. Als Inhalt war festgesetzt: Hygiene der Schwangerschaft, der Geburt und des Wochenbettes; Ernährung, Ausstattung und Pflege des Säuglings. Die Artikel erschienen in der damals neu eingeführten Frauenbeilage des V[ölkischer]B[eobachter]. – Nach kurzer Zeit bekam die Schriftleitung aus Leserkreisen die Anregung, diese Artikel gesammelt als Broschüre zu veröffentlichen. Dies brachte mich auf den Gedanken, den ganzen Themenkreis nochmals in Buchform ausführlicher zu behandeln und so entstand mein erstes Buch »Die Deutsche Mutter und ihr erstes Kind«. Es erschien 1934 im Verlag I.F.Lehmann, München, und erreichte eine Gesamtauflage von etwa 600.000. Wie die Artikelserie im VB, so behandelt auch dieses Buch die Hygiene der/2/ Schwangerschaft, der Geburt und des Wochenbettes, die Ausstattung, Ernährung und Pflege des Kindes bis zum vollendeten 1. Lebensjahr. Auf Anregung des Verlegers schickte ich dem bereits abgeschlossenen Manuskript ein der damaligen politischen Lage angepasstes Vorwort voraus und fügte in den Text eine kurze Erwähnung aller einschlägigen Gesetze, Einrichtungen und Verfügungen. Ohne diese Hinzufügungen hätte ein derartiges Buch damals, im Jahr 1934, nach Ansicht meines Verlegers wenig Aussicht auf Erfolg gehabt. – Einige Zeit nach Erscheinen des Buches kam aus Leserkreisen die Anregung zur Abfassung eines Fortsetzungsbandes über das Kleinkindesalter. Angeregt durch das Heranwachsen meiner eigenen Kinder und ermutigt durch den wirtschaftlichen Erfolg meiner Arbeit für meinen Mann und die ganze Familie begann ich an einem zweiten Buch zu arbeiten, das im Jahr 1936 im gleichen Verlag erschien mit dem Titel: »Unsere kleinen Kinder«. Es handelt von der Entwicklung, Pflege und Erziehung der Zwei- bis Sechsjährigen und ist völlig unpolitisch abgefasst. Es erreichte eine Gesamtauflage von etwa 200.000.

Durch diese meine schriftstellerische Tätigkeit wurde ich bekannt. Die NS-Frauenschaft wurde auf mich aufmerksam, obwohl ich damals weder Mitglied der NSDAP noch einer ihrer Gliederungen war noch mich sonst irgendwie politisch betätigte. Auch mein Mann, mit Leib und Seele Arzt, war politisch in keiner Weise aktiv und nirgend Mitglied als in der NSV. – Im Jahr 1935 wurde ich telefonisch auf die Gaufrauenschaft vorgeladen und zur Mitarbeit aufgefordert. Die damalige Gaufrauenschaftsleiterin, Frau Elsbeth Frick, bestimmte mich für die Mitarbeit als Gausachbearbeiterin für Rassenpolitik. Ich konnte mich zur Annahme dieser Tätigkeit nur schwer entschließen. Mein Einwand, daß ich von Rassenkunde der einschlägigen Literatur und den damit zusammenhängenden Wissensgebieten zu wenig wüsste und weder Zeit noch Neigung hätte, mich damit zu beschäftigen, wurde nicht gelten gelassen. Auf meine Bitte, mich lieber für rein frauliche und mütterliche Belange, etwa als Mitarbeiterin des Hilfswerks »Mutter und Kind« zu verwenden, wurde mir geantwortet, daß eine Anordnung herausgekommen sei, Gausachbearbeiterinnen für Rassenpolitik aufzustellen, daß dies eine Ärztin sein müsse und man außer mir keine andere finden könne. Frau Frick versicherte mir, daß man mich in der Mütterschule in dem Sinne wie ich es wünschte und in der Richtung meiner schriftstellerischen Arbeit verwenden würde, also für alles, was der Gesunderhaltung der Familie, der Frauen, Mütter und Kinder dient. Sie sicherte mir Rücksicht und Verständnis für meine Pflichten innerhalb der eigenen Familie zu und hat ebenso wie ihre Nachfolgerin diese Zusicherung auch eingehalten.

Meine Tätigkeit als Gausachbearbeiterin für Rassenpolitik war kein Amt. Diese Arbeit war damals noch kein eigenes Sachgebiet, das /3/ wurde sie erst viel später, als ich längst ausgeschieden war. Erst von 1942 ab gab es hauptamtlich angestellte Abteilungsleiterinnen für dieses Gebiet. Ich war dagegen immer rein nebenamtlich tätig und bezog niemals Gehalt oder sonstige Entschädigungen. Ich hatte keinen Arbeitsplatz in der Frauenschaft, kein Büro, keine Dienststunden. Ich bin niemals schriftlich ernannt worden und hatte keinen Rednerausweis (Zeugnisse Frick, Rabe,). Es konnten Monate vergehen, ohne daß ich in die Gaufrauenschaft ging. Ich wurde lediglich von Fall zu Fall, meist telefonisch, aufgefordert, einen Vortrag zu halten. Der Themenkreis dieser Vorträge deckte sich mit dem meiner Bücher, er umfasste außerdem Gesundheitspflege innerhalb der Familie. Ich sprach über Ernährungsfragen, über die Verhütung und Bekämpfung der Volksseuchen, vor allem der Tuberkulose, über Krebsverhütung und ähnliches. Meine Vorträge waren *nicht öffentlich* und wurden nicht öffentlich angekündigt. Der Hörerinnenkreis waren fast immer die Lehrerinnen und Schülerinnen der Münchner Mütterschule. Nur vereinzelt habe ich an anderen Orten gesprochen, so zweimal im Künstlerhaus (Zeugin Lentrodt). – Meine Mitarbeit in der Frauenschaft deckte sich weithin mit meiner privaten Lebensführung. Ich habe selbst meinen Beruf aufgegeben, um meine Pflichten als Frau und Mutter voll erfüllen zu können. Auch in der NS-Frauenschaft bemühten wir uns um die Hinlenkung der Frau zu ihrem eigentlichen Beruf. Wir wollten die Freude an Kindern wecken. Wir überlegten Maßnahmen gegen uneheliche Geburten und vertraten den Standpunkt, daß allein die geordnete Ehe eine Gewähr für das gesunde Aufwachsen von Kindern biete. Dabei waren wir der Ansicht, daß das uneheliche Kind, durch seine Geburt schon ohnehin schwer benachteiligt und des Segens eines ordentlichen Familienlebens beraubt, nicht noch weiterhin zurückgesetzt werden dürfe. Wir wollten die Jugend hinführen zu sittlicher Reinheit, wir wendeten uns gegen die Landflucht und wollten Verständnis wecken für die Notwendigkeit sozialer Hilfs- und Förderungsmaßnahmen, insbesondere für kinderreiche Mütter. Die Behandlung eigentlich rassischer Fragen dagegen gehörte überhaupt nicht zum Aufgabengebiet der NS-Frauenschaft.

Diese Zielsetzung, diese Einstellung und die daraus resultierende Arbeit sind keineswegs nur der NS-Frauenschaft eigen. Ich beziehe mich auf eine

Kundgebung der Kath. Ärztegesellschaft St. Lukas in der Aula der Münchner Universität am 19. April 1947 (Südd. Zeitung 1947/Nr. 36). Darin wird der Vortrag des Hauptredners, Dr. Steidle, zum Teil wiedergegeben und es heißt unter anderem: »Kind und Volk seien gottgewollt und die Erbgesetze seien mit dem Dritten Reich nicht zu Ende gegangen. Wir müssen den Kindersegen bejahen. Ein sozialer Staat wie Bayern muß imstande sein, der Familie, der werdenden Mutter und dem Kinde zu helfen.« Es wird weiter gefordert: Für die Mütter Hilfe, daß sie ihre Kinder wohl /4/ -behütet zur Welt bringen können, ferner Steuererleichterungen und Kinderzulagen, Fürsorge für die Kinderreichen, Siedlungsmöglichkeiten. Die Aufhebung des § 218 wird scharf abgelehnt, die Bekämpfung der Abtreibungsseuche gefordert.

Das alles deckt sich völlig mit dem, was die NS-Frauenschaft unter rassenpolitischer Arbeit verstand. Für diese Ziele habe auch ich mich eingesetzt im Rahmen meiner Vorträge und habe dabei immer nur als Ärztin gesprochen und mich ausschließlich von ärztlichen Gesichtspunkten leiten lassen. Auf diese Weise arbeitete ich innerhalb der Frauenschaft, aber immer nur dann, wenn ich dazu aufgefordert wurde und niemals aus eigener Initiative. Ich leistete diese Arbeit, ohne Pgn[Parteigenossin] zu sein und wurde erst 1937 ausdrücklich aufgefordert, in die Partei einzutreten. Als Mitglied der Partei war ich automatisch auch Mitglied der NS-Frauenschaft. Meine ganze Mitarbeit hat sich ausschließlich innerhalb der Frauenschaft abgespielt. Daß ich auf dem Frage- und Meldebogen diese Tätigkeit als Gausachbearbeiterin auch unter der Partei-Spalte[1] anführte, kam folgendermaßen zustande: So viel mir erinnerlich ist, mußte ich den großen Fragebogen erstmals in der Haft ausfüllen, und zwar im Lager Mossburg im Sommer 1945. Es standen mir ebensowenig wie den anderen Gefangenen damals irgendwelche Unterlagen zur Verfügung oder gar die Möglichkeiten einer Rückfrage. Zur Ausfüllung des Fragebogens wurden wir in eine eigene Baracke geführt. Dort mußten wir schreiben und wurden dabei von den Amerikanern streng bewacht. Wir durften dabei kein Wort sprechen. An den Wänden der Baracke hingen Plakate, in denen falsche Ausfüllung des Fragebogens mit lebenslänglichem Zuchthaus, Dunkelhaft u.s.w. bedroht wurde. Unter diesem Druck habe ich, um die Gefahr einer Fragebogenfälschung auf alle Fälle zu vermeiden, die Tätigkeit als Gausachbearbeiterin auch unter der Parteirubrik angegeben. Das entspricht aber nicht den Tatsachen. Trotzdem habe ich bei allen später auszufüllenden

1 [Hschr. Zufügung von J. Haarer] Frauen bekleideten aber keine Parteiämter!

Frage- und Meldebogen die gleichen Angaben gemacht, weil ich wiederum Strafen befürchtete, wenn die einzelnen Bogen nicht übereinstimmten.

Etwa im Jahr 1937 trat die damalige Leiterin des städt. Kindergärtnerinnenseminrars München-Bogenhausen, Studienrätin Urban, an mich heran mit der Bitte, dort wöchentlich eine Unterrichtsstunde in Rassenkunde zu erteilen. Rassenkunde war zum Pflichtfach erklärt worden und es war für Frl. Urban als überzeugter Katholikin schwer, dafür eine in ihren Augen geeignete Lehrkraft zu finden. Sie wünschte einen rein sachlichen, wissenschaftlichen Unterricht, frei von politischen Tendenzen und glaubte in meiner Person die Gewähr dafür zu haben. Da die zeitliche Beanspruchung gering war, nahm ich die Arbeit an. Ebenso wie in meinen Vorträ-/5/ gen beschränkte ich mich auch hier auf eine rein wissenschaftliche, ärztliche Bearbeitung des ganzen Gebietes, auf das Gebiet der Gesundheits- und Vererbungslehre und vermied jede politische Tendenz. Mit Frl. Urban, die bei einem Fliegerangriff ums Leben gekommen ist, mit anderen, nicht-nazistischen Lehrkräften des Seminars und mit meinen z.T. streng katholischen Schülerinnen bestand immer ein ungetrübtes Einvernehmen, da mir alles Politisieren und jeder Fanatismus fern lagen (Zeugnisse Zorell, Peter, Feilnreiter). Später, im Krieg, musste ich diese Tätigkeit wegen zunehmender häuslicher Pflichten aufgeben.

Im Zuschnitt meiner Häuslichkeit und in meiner persönlichen Lebensführung hatte sich seit meiner Verheiratung im Jahr 1932 nicht viel geändert. Meine Einnahmen aus meiner schriftstellerischen Tätigkeit waren zeitweise hoch. Sie waren aber bedingt rein durch meine schriftstellerische Leistung im Zusammenhang mit der Verwertung meines Wissens und Könnens als Ärztin und sind nicht durch die Zugehörigkeit zur Partei oder durch ihre Gliederungen in irgend einer Form gefördert worden. Meine Bücher wurden gekauft, weil die jungen Frauen und Mütter sie sehr gut brauchen konnten. In meinem Besitz finden sich ganze Briefordner voll dankbarer Zuschriften von Leserinnen, die bei der Geburt und Aufzucht ihrer Kinder durch meine Arbeit eine wesentliche Hilfe erfahren haben. Unendlich oft, schriftlich und mündlich, habe ich den Ausspruch gehört: »Ich hätte mir ohne Ihre Bücher keinen Rat gewusst, und daß meine Kinder so gesund herangewachsen sind, verdanke ich Ihnen.« Hunderttausende von Frauen und Müttern haben aus meinen Büchern Gewinn gehabt, wie auch das Zeugnis von Pf. Rott beweist.

Im Jahr 1936 übersiedelten wir in ein gemietetes, altes Einfamilienhaus. Mein Mann hatte die Stellung eines Tuberkulosefürsorgearztes bei der Landesversicherungsanstalt Oberbayern angetreten. Ich brauchte einen eigenen Arbeitsraum und die Familie hatte sich vergrößert durch den Zuzug meiner alten Eltern. Wohl war bis 1940 mein Einkommen im Anstieg begriffen. Zusammen mit meinem Mann, mit dem ich in völlig ungetrübter Ehe lebte, habe ich jedoch weiterhin ein durchaus einfach-bürgerliches Leben geführt. Wir waren jedem Luxus und jedem Aufwand abhold. Meine Einnahmen habe ich dazu verwendet, Rücklagen zu machen für meine Kinder, unter denen sich vier Mädchen befinden. Für diese fallen bekanntlich doppelte Auslagen an, nämlich die für Ausbildung und Aussteuer. Die Besteuerung war auch im Dritten Reich außerordentlich hoch, ein großer Teil des Einkommens wurde weggesteuert. Wie wenig persönlichen Nutzen ich aus meinem Einkommen zog, möge die Tatsache zeigen, daß ich weder ein Haus noch ein Grundstück erwarb, sondern weiterhin in einem einfachen, alten Haus zur Miete wohnte. Daß mein persönliches Auftreten immer einfach war und ich jeden Luxus ablehnte, /6/geht aus dem Zeugnis meiner Schneiderin, Frau Kuhar, hervor. – Während des Krieges war ich gezwungen, oft meine ganze häusliche Arbeit allein zu verrichten. Ich war z.B. im Jahr 1942, unmittelbar vor der Geburt meines 5. Kindes, mit meinem Haushalt von 8 Personen in einem Einfamilienhaus ohne jede Hilfe. Es stand mir weder eine Waschfrau noch eine Putzfrau zur Verfügung und ich habe bis unmittelbar vor der Entbindung die gesamte Hausarbeit, einschließlich Wäschewaschen, ganz allein bewältigt. Es ging dies oft bis an die Grenzen meiner körperlichen Kräfte. –

Der weitaus größte Teil meines im Dritten Reich erworbenen Vermögens ist heute bereits wieder verloren (I.G. Farbenaktien, Reichsanleihe, Werte in der russischen Zone u.s.w.), sodaß ich nicht als Nutznießerin angesprochen werden kann. Eine Bilanz für ein Stichjahr, 1940, möge dies illustrieren. Die dem Finanzamt eingereichten Vermögenserklärungen stehen auf Wunsch zur Verfügung.

Im Jahr 1938 begann ich mit der Arbeit an dem einzigen Buch nichtärztlichen Inhaltes, das ich verfasst habe, dem Buch »Mutter, erzähl ...u.s.w.«. Der Plan dazu kam mir durch zahlreiche Fragen meiner beiden ältesten Kinder, die damals 5 Jahre alt waren. Geistig regsame Kinder wollen die Gegenwart verstehen und man kann sie daran nicht hindern. Das, was gewissermaßen gerade in der Luft liegt, erfasst auch die Kinder, kleinere wie größere. So wie die Kinder heute Auskunft und Belehrung haben wollen über Amerika und die Amerikaner, fragten sie damals nach den in jener Zeit aktuellen Dingen. Man kann Kinder nicht vorschreiben, worüber sie nachdenken und wonach sie fragen sollen. Das Erscheinen nationalsoz. Jugendliteratur und eines solchen oder ähnlichen Buches war vorauszusehen. Es gab vor Erscheinen meines Buches schon ähnliche Schriften, die z.T. widerlich-byzantinistisch waren. Außerdem begann Jugendliteratur von widerlich hetzerischer Tendenz aufzutauchen. Ich nenne hier nur das Bilderbuch aus dem Stürmerverlag, mit dem Titel »Trau keinem Fuchs auf grüner Heid«, in dem die Juden im Stürmerstil in Tiergestalt dargestellt sind. Ich glaubte mit meinem Buch etwas Sachlicheres schaffen zu können. Freilich mußte ich die Judenfrage irgendwie behandeln, sonst wäre das Buch durch die Prüfungsstellen nicht genehmigt worden. Ich will auch nicht leugnen, daß ich mich von den damals herrschenden Zeitströmungen habe beeinflussen lassen und es ist mir heute ein Bedürfnis, auszudrücken, daß ich die Art, in der die Juden in meinem Buch dargestellt sind, außerordentlich bedauere. Zu meiner Entschuldigung möchte ich anführen, daß ich mit der Beeinflussbarkeit durch Zeitströmungen nicht allein stehe. Es gibt nur wenige Menschen, die irgendwelchen Zeit-Tendenzen nicht erliegen, wenn die nur mit dem nötigen Nachdruck und mit der nötigen Dauer und Hartnä-/7/ckigkeit immer wieder in Presse, Rundfunk und sonst bei jeder Gelegenheit vorgebracht werden. Wir können diese Tatsache ja heute ebenso wieder beobachten.

Auf der anderen Seite gibt es wohl kaum einen Menschen, der nie einen Irrtum begangen hat, der nie in seinem Leben Dinge gedacht, gesagt oder getan hat, sei es in seinem privaten oder beruflichen Leben, die er nach rund 10 Jahren *nicht* mehr denken, sagen oder tun würde. Wie viele Gelehrte z.B. haben im Lauf ihres Lebens und im Verfolg ihrer Arbeiten ihre Ansichten über wissenschaftliche Fragen grundlegend ändern müssen, wieviele religiöse Menschen haben innere Wandlungen durchgemacht und sind zu genau entgegengesetzten Standpunkten gekommen als denen, auf denen sie vorher standen und wieviele Politiker haben sich gewandelt. Ich verweise hier nur auf eine Persönlichkeit der Weltpolitik wie Churchill, der sich bald auf Seite der Regierung, bald auf Seite der Opposition bewegt und bei dem zahlreiche Wandlungen und Widersprüche nachzuweisen wären zwischen seinen Schriften von früher und Ansichten, die er später vertreten hat.

Daß ich in meiner persönlichen Lebensführung in keiner Weise antisemitisch war und niemals Angehörigen des jüdischen Volkes irgendwie Schaden zugefügt habe, kann ich beweisen. Mein Mann und ich zählten eine Volljüdin, Frau v. Laak, und ein junges Mädchen jüdischer Abstammung zu unserem Bekanntenkreis und standen mit ihnen auf freundschaftlichem Fuß. Frau v. Laak war jahrelang unsere Hausgenossin und wir pflegten ihr gegenüber dieselbe einfach-familiäre Gastlichkeit wie gegen unsere anderen Bekannten. Erika Blumenthal, die zu dem von den sog, »Nürnberger Gesetzen« betroffenen Personenkreis angehörte, war wochenlang in unserem Haus zu Gast. Auch hier lagen mir jede Intoleranz und jeder Fanatismus fern und es wäre mir nicht in den Sinn gekommen, Menschen anderer Rasse oder Abstammung irgendwie abzulehnen oder zu kränken. Als Frau v. Laak in den Jahren, in denen sie unter der Nazi-Regierung zu leiden hatte, einmal in Geldverlegenheit geriet, habe ich ihr mit einem Scheck ausgeholfen und weder sie noch ich haben die Angelegenheit jemals wieder erwähnt.

Noch ein weiterer Grund bewog mich, das oben genannte Jugendbuch zu verfassen. Es waren dies Erwägungen wirtschaftlicher Art. Ich musste mich immer darauf gefasst machen, daß Parteistellen irgendwelche Konkurrenzwerke für meine Mütterbücher schaffen würden. Die NSV hat dies tatsächlich mit einem weit verbreiteten Heft, das größtenteils gratis abgegeben wurde, bereits getan. Diese Konkurrenzwerke wären dann mit den bekannten Mitteln der Partei vertrieben worden und hätten meine in einem privaten Verlag erschienenen Bücher kalt gestellt. Derartige Pläne bestanden z.B. im Reichsmütterdienst, wie mir bekannt war. – Mit dem Buch /8/ nichtärztlichen Inhalts wollte ich einer Einkommenskrise vorbauen. – Das Jugendbuch über Hitler ist 1938 geschrieben worden und 1939 erschienen, als der politische Kurs längst festgelegt war. Es ist lediglich ein geschichtlicher Rückblick und eine Zusammenfassung nat.soz. Literatur und enthält nichts Neues. Von einer wesentlichen Begründung und Stärkung der nat. soz. Gewaltherrschaft kann demnach keine Rede sein.

Im Jahr 1939 hörte ich zum ersten Mal gerüchteweise von dem Verschwinden von Geisteskranken aus den Irrenanstalten, der sogenannten Euthanasie. Ich war darüber außerordentlich bestürzt und hatte die Absicht, die mir in meiner Tätigkeit als Gausachbearbeiterin vorgesetzten Dienststellen um Auskunft darüber zu bitten. Mein Mann und auch mein Verleger Dr. Friedrich Lehmann, z. Zt. München 38, Zuccalistr. 49, warnten mich aber sehr dringlich vor diesem Schritt. Dr. L. erklärte mir, dass ich damit meine und meines Mannes persönliche Freiheit aufs Spiel setzen würde. Man dürfe nicht wagen, an diese Dinge zu rühren und erreiche damit auch gar nichts. Das entsprach auch den Tatsachen. So hat z.B. Landesbischof Wurm von Württemberg sich seinerzeit in der gleichen Angelegenheit an Reichsinnenminister Frick gewendet, jedoch ohne irgendwelchen Erfolg. Nun war ich Mutter von vier noch kleinen Kindern, die in den Jahren 1933,1937 und 1939 geboren waren und war meinem Mann Rücksicht schuldig. Ich ließ mich also überreden, die beabsichtigte Anfrage aufzugeben. Gleichzeitig zog ich mich aber von meiner Tätigkeit als Gausachbearbeiterin für Rassenpolitik zurück, da ich mit der Beseitigung von Menschen, auch hoffnungslos

Kranken, nicht das Mindeste zu tun haben wollte. Der Arzt und die Medizin haben nach meiner Auffassung nur der Erhaltung des Lebens zu dienen und es heißt menschliche Grenzen überschreiten, wollte man zu urteilen anfangen, welches Leben noch lebenswert ist und welches nicht. Die Euthanasie, sie werde durchgeführt wie immer, muss zwangsläufig die Grundlage aller ärztlichen Arbeit, nämlich das Vertrauen des Kranken zum Arzt und das seiner Familie, untergraben. Diese müssen unter allen Umständen sicher sein, dass der Arzt alles tun wird, um das Leben des Kranken zu erhalten. Ich habe in meinem Beruf an den Betten vieler Sterbender gestanden und habe insbesondere viele Lungenkranke sterben sehen. Niemals bin ich dabei in Versuchung geraten, ihnen »hinüber zu helfen.« Für eine Frau besonders ist der Gedanke an Tötung unannehmbar, ja ungeheuerlich. Die Frau ist dazu bestimmt, neues Leben in die Welt zu bringen, junges Leben zu hegen und zu pflegen und krankem Leben zur Gesundung zu verhelfen. Meine ganze Lebensführung und meine schriftstellerische Arbeit beweisen, dass es mir mit diesen Grundsätzen Ernst ist. – Ich nahm daher die Geburt meines vierten Kindes im Juli 39 zum Anlass, meine Tätigkeit als Gausachbearbeiterin für Rassenpolitik niederzulegen. (Zeugnis Rabe) /9/

Meine Zugehörigkeit zur Frauenschaft, zur Partei und meine Mitarbeit haben mich nie daran gehindert, der evangelischen Kirche die Treue zu halten, auch nicht zu einer Zeit, da es sich, rein steuerlich gesehen, für mich »gelohnt« hätte aus der Kirche auszutreten, der ich von Jugend an angehöre. Viele andere haben dies getan und oftmals hat man versucht, mich dazu zu überreden. Ich bin kirchlich getraut und alle meine Kinder sind getauft. Am kirchlichen Leben der Erlösergemeinde, Schwabing, nahm ich teil und beteiligte mich an den Spenden für ihre wohltätigen Einrichtungen. (Zeugnis Pf. Krafft) Außerdem machte ich Gebrauch von allen Möglichkeiten, meinen Kindern eine religiöse Erziehung zuteil werden zu lassen und sorgte für den Besuch des Religionsunterrichtes ebenso wie für den der Kindergottesdienste.

Im Sommer 1943 ließ ich mich mit meinen Kindern wegen starker Luftgefährdung Münchens nach Haag/Kr. Wasserburg evakuieren. Dort lebte ich völlig zurückgezogen und betätigte mich überhaupt nicht. Unser Lebenszuschnitt in der Evakuierung war mehr als einfach. Wir wohnten in einem ländlichen Gasthof ohne jeden Komfort. (Gasthof Schex, Haag, Hauptstr. 117). Mit 5 Kindern hatte ich 2, zeitweise aber nur 1 großes Zimmer und ich verrichtete den größten Zeitanteil unserer Evakuierung alle häuslichen Arbeiten, einschließlich dem Waschen der Wäsche für die große Familie selbst, ohne jede Hilfe.

Am 25. Mai 45 wurde ich in Haag vom Amer. CIC verhaftet und zunächst ins Amtsgefängnis Wasserburg/Inn überbracht, wo ich 12 Tage verblieb, größtenteils in Einzelhaft. Am 5. Juni 45 wurde ich mit anderen Gefangenen ins Lager Moosburg abtransportiert (Gefangenen-Nummer-6-543). Bald nach meinem Eintritt dort wurde ich auf Veranlassung der Amerikaner als Ärztin verwendet. Ich arbeitete auf der 52 Betten umfassenden chirurgischen Abteilung und assistierte bei einer großen Zahl großer und kleiner Operationen. Ich übernahm die Nachtwachen und frisch Operierten und Schwerstkranken, soweit meine Kräfte dazu ausreichten. Denn es bestand für die Kranken z.B. keine Möglichkeit, nachts zu klingeln und dadurch Hilfe herbeizurufen. Daneben war ich die Ärztin der Tuberkulose-Station. In ihr waren etwa 30 schwere bis schwerste offen tuberkulöse Männer untergebracht. – Außerdem war ich die Blockärztin des Frauenlagers, in dem ich täglich, manchmal zweimal, Sprechstunde hielt. Damit war mein Arbeitsgebiet aber noch nicht erschöpft. Die Amerikaner holten mich jederzeit zur Aufnahme von neu ankommenden, weiblichen Gefangenen, die ich zu entlausen hatte. Diese ganze Tätigkeit habe ich trotz der Härten der Gefangenschaft und der schweren seelischen Belastung, unter der auch ich stand, ausgeübt. Im Lager Moosburg war ich ebenso wie die anderen Gefangenen während der ganzen Dauer meiner Haft /10/ völlig von der Außenwelt abgeschnitten. Meine Familie konnte nicht wissen, wo ich mich befand, noch wie es mir ging. Weder vom Gefängnis, noch vom Lager aus war es möglich, irgendwelche Nachricht an sie zu schicken. Meine Familie war lange Wochen hindurch über mein Schicksal völlig im Ungewissen. Erst im Juli 45 gelang es mir auf illegalem Wege, sie von meinem Aufenthaltsort zu verständigen. – Am 13. Oktober 45 wurde ich von der amerik[anischen] Lagerleitung entlassen, mit einem Entlassungsschein, auf dem die Bemerkung stand, dass ich aus dem gleichen Grunde (Gausachbearbeiterin) nicht wieder verhaftet werden dürfe.

Nach meiner Entlassung begab ich mich erneut nach meinem Evakuierungsort Haag, da sich dort immer noch drei meiner Kinder, ungenügend versorgt und ohne rechte Aufsicht, befanden.

Am 10. Dezember 45 wurde ich vom CIC Wasserburg/Inn erneut vorgeladen. Dort wurde mir mitgeteilt, dass ich erneut in Haft genommen würde. Ich zeigte meinen Entlassungsschein aus Moosburg vor, ich verwies auf die Bemerkung, dass ich nicht ohne weiteres wieder verhaftet werden dürfe, ich gab an, wie dringend mich mein Mann, meine fünf Kinder und meine alten Eltern brauchten, denen keinerlei Hilfskraft zur Verfügung stand und bat sehr darum, von einer erneuten Verhaftung, so kurz vor

Weihnachten, Abstand zu nehmen. Als Antwort auf diese Bitten wurde ich heftig angeschrieen und sofort ins Gefängnis abgeführt. Von dort wurde ich nach drei Tagen ins Lager Stephanskirchen abtransportiert (Gefangenen-Nummer 31G 387.800). Trotzdem die Verhaftung so kurz vor Weihnachten und bei der schwierigen Lage meiner Familie an zwei Wohnorten für mich einen schweren Schlag bedeutete, nahm ich alsbald in Stephanskirchen meine ärztliche Tätigkeit wieder auf. Ich arbeitete im Hospital, im Frauenlager und auf der Tuberkulose-Abteilung. Am 22. Mai 46 wurde das Lager Stephanskirchen aufgelöst und wir Frauen ins Lager 77 nach Ludwigsburg abtransportiert. Auch dort wurde ich gleich zur ärztlichen Mitarbeit herangezogen. Ich leitete eine innere Station von zunächst 42, später 60 Betten. Auf Geheiß der Lagerleitung baute ich in dem 3000 Frauen zählenden Lager eine planmäßige Lungenfürsorge auf und ebenso eine kleine Tuberkulose-Station. Außerdem war ich verantwortlich für die Ernährung von dreihundert Kindern im Alter von 2 Monaten bis zu 16 Jahren, die sich zeitweise im Lager befanden.

Im Verlauf meiner zweiten Haft hat sich mein Mann, der Tuberkulosefürsorgearzt Dr.Otto Haarer, geb. 31. Juli 1899, politisch unbelastet (lediglich Mitglied der NSV) das Leben genommen im Gefolge einer Gemütserkrankung (Schwermut), die die unmittelbare Folge meiner Haft war. Er war im Frühjahr 45, unmittelbar vor dem Einmarsch der Amerikaner, an einer ungewöhnlich schweren Grippe mit wochenlangem hohen Fieber und eitriger Bronchitis erkrankt, deren Hartnäckigkeit /11/ sich nur erklären lässt durch die jahrelange schwere Überarbeitung bei gleichzeitiger Unterernährung, der mein Mann ausgesetzt war. Mein Mann führte die Tuberkulose-Sprechtage fast im ganzen Reg[ierungs]- Bez[irk] Oberbayern durch. Die Bekämpfung der Tuberkulose war ihm Lebensinhalt und Herzenssache, und er hat ihr alle seine ganze Kraft gewidmet. Der Krieg hat seine Arbeit außerordentlich erschwert. Da er völlig unentbehrlich war, wurde er auf Veranlassung der Regierung u.k. gestellt. Daraus leitete er die Verpflichtung ab, sich ohne jede Rücksicht auf seine Person noch mehr wie bisher für seine Kranken einzusetzen. Er hat z.B. trotz schwierigster Verkehrsverhältnisse kaum jemals einen Sprechtag abgesagt und ausfallen lassen. Er war, dies ist mir zufällig erinnerlich, z.B. einmal 15 Stunden lang nach dem 80 km entfernten Schrobenhausen unterwegs, als der Bahnverkehr durch Luftangriffe unterbrochen war. Er übernachtete in Wartesälen. Er hatte oft ganze Tage nichts Rechtes zu essen – aber er führte seine Sprechtage durch. Im Frühjahr 1945 waren dann seine Kräfte zu Ende. Er hatte eben das Bett verlassen und stand am Beginn der Rekonvaleszenz, als ich das erste Mal verhaftet wurde. Er blieb dadurch allein und ohne jede Hilfe, mit unseren fünf Kindern im Alter von 3-13 Jahren in Haag zurück. – Mein Mann kam zufällig dazu, wie ich am 5. Juni 45 den LKW bestieg und aus dem Gefängnis in W[asserburg/Inn] abtransportiert wurde. Er war nach W. gekommen, um mich zu suchen. Bis zum 9.Juli hat er dann nicht gewusst, wo ich mich befand und jede Verständigung mit mir war bis zu meiner Entlassung aus der ersten Haft unmöglich.

Mein Mann hat meine zweite Verhaftung im CIC Lokal Wasserburg miterlebt und meine Abführung ins Gefängnis mit angesehen. Meine zweite Verhaftung ließ ihn in einer außerordentlich schwierigen Lage zurück. Er hatte seine außerordentlich anstrengende Sprechtag-Tätigkeit in ganz Oberbayern wieder aufgenommen. Drei Kinder befanden sich ohne Fürsorge und Aufsicht noch in Haag. Zwei Kinder und meine 77 und 76 Jahre alten Eltern befanden sich in München. Die ganze Familie war ohne jede Hilfs- und Arbeitskraft. Unser Vermögen und unsere Konten waren schon seit meiner ersten Haft auf Grund des Gesetzes 52 gesperrt. Die Zahlung des Gehaltes meines Mannes hatte im Sommer 45 monatelang völlig ausgesetzt. Seine Arbeit musste im Sommer 45 wegen der damals bestehenden Verkehrssperre größtenteils ruhen. Nur die Sprechtage in der Nähe von Haag (Wasserburg, Dorfen, Erding) hat er in gewohnter Gewissenhaftigkeit weiterhin abgehalten. Als mein Mann im Herbst 45 seine Tätigkeit wieder voll aufnahm, ersuchte er seine Behörde um Barauszahlung seines Gehaltes. Dieses war bisher aufs Postscheckkonto ausgezahlt worden und verfiel dort der Sperre. Die Behörde hat dies abgelehnt. Sie hat ihm, entgegen seinem Dienstvertrag, wesentlich geringere Bezüge gewährt. Er ist teilweise nur mit Entlohnungen pro Sprechtag entschädigt worden, obwohl sein /12/ Dienstvertrag eine feste Besoldung vorsieht. Das Honorar für einen Sprechtag betrug dreißig RM. Dabei bedeutet ein Sprechtag vielstündiges anstrengendes Reisen, oft mit Aufstehen zu frühester Morgenstunde, die Durchleuchtung und Begutachtung von oft weit mehr als 100 Kranken mit nachfolgender Bearbeitung [von] deren Akten. Von unseren Konten bezog mein Mann monatlich RM 300.- Mit diesen Einnahmen sollte er sich selbst, 5 Kinder und seine alten Schwiegereltern, noch dazu an zwei Wohnorten, erhalten. Wie mehrfach betont, hatte die ganze Familie kein Dienstmädchen, keine Hilfs- und Arbeitskraft.

Die krankhafte Gemütsveränderung meines Mannes brachte es mit sich, dass er sich gegen diese Lage nicht zur Wehr setzte. Er *konnte* dies nicht mehr. Er beantragte weder eine Erhöhung des monatlichen Freibetrages von unseren Konten, noch wehrte er sich gegen das Verhalten seiner Behörde, die ihn, den politisch unbelasteten Mann, den vorbildlichen und aufopferungsvollen Arzt, ganz offenbar die politische Belastung seiner Frau entgelten ließ. Seine Kräfte waren soweit gelähmt, dass er z.B. nicht mehr imstande war, über seine recht hohen Reisekosten vorschriftsmäßig abzurechnen. So kommt es, dass er, ehe er in den Tod ging, von der Landesversicherungsanstalt Oberbayern nicht verrechnete Reisekosten in der Höhe von RM 3441,47 (dreitausendvierhundertvierzigeins) zu fordern hatte. Die lückenlosen, ordnungsgemäßen Aufzeichnungen darüber von seiner Hand liegen vor. Bei meinem Versuch, nach seinem Tod diese Summe ausbezahlt zu bekommen, wurde mir kurz geantwortet, dass die Reisekosten verfallen seien, wenn sie nicht im Laufe eines Jahres abgerechnet werden. Die Abrechnung ist unterblieben durch die Überlastung meines Mannes und die schwierigen Kriegsverhältnisse. Die Summe aber entstammt letzten Endes *meinem* Einkommen. Wäre mein Mann bei der Erhaltung der Familie nur auf sein Gehalt angewiesen gewesen, so hätte er der Landesversicherungsanstalt Oberbayern niemals solche Summen vorstrecken können.

Während meiner zweiten Haft gab es erst nach Weihnachten 45 geringe Verständigungsmöglichkeiten. Wir Gefangenen durften anfangs im Monat eine Kriegsgefangenen-Postkarte von 6 Zeilen im Monat, später einen Brief von 18 Zeilen monatlich schreiben. Es ist klar, dass man auf diese Weise kaum etwas von den Angelegenheiten erörtern konnte, die die schwierige Lage der Familie mit sich brachte. Wiederholt schreibt mein Mann in seinen letzten Briefen: »Wenn wir uns nur sprechen könnten!« Es gab aber damals keinerlei Möglichkeiten dazu, keine Besuchserlaubnis oder gar Urlaub. Wenn ein Angehöriger sich auf Rufweite dem Stacheldraht des Lagers näherte, wurde vielfach geschossen. Trotzdem hat mein Mann wiederholt versucht, mich zu sehen. Am 31.12.45 ist ihm das das ein- /13/zige Mal gelungen. Er stand damals hilflos weinend im Walde. An eine Verständigung war nicht zu denken.

Aus dem Verhalten meines Mannes während meiner Haft, aus seinen Briefen und Aufzeichnungen und seiner Unfähigkeit, sich aus der Notlage, in der die Familie geraten war, herauszuhelfen, geht mit Sicherheit hervor, dass sich bei ihm eine Veränderung des Gemütes von schwermütigem Charakter entwickelt hatte. Das entsprechende Gutachten eines Facharztes für Psychiatrie (Dr. Zehrer) und seines Fachkollegen Obermedizinalrat Dr. Beh liegen vor. Mein Mann hat am Karsamstag, den 20. April 1946 unser Heim abends verlassen und ist nicht mehr zurückgekehrt. Seine Leiche wurde am 27. April 46 aus der Isar geborgen. Das Gutachten des Gerichtlich-Medizinischen Institutes, in dem die Sektion durchgeführt wurde, lautet, Todesursache: Ertrinken. Selbstmord, wohl infolge geistiger Störung.

Am 3. Mai 46 wurde mir im Lager Stephanskirchen mitgeteilt, dass mein Mann nicht mehr lebte.

Ich bekam eine 10-tägige Haftunterbrechung, damals angeblich der erste und einzige Fall in der amerikanischen Zone. Am Tag darauf wurde mein Mann beerdigt. Ich ließ nichts unversucht, um aus der Haft herauszukommen. Es war jedoch vergeblich. Nach Ablauf von 10 Tagen musste ich meine nunmehr vaterlosen Kinder und meine hochbetagten Eltern in München allein lassen, abermals mit dem durch das Gesetz 52 bedingten Monatseinkommen von RM 300.-und musste ins Lager zurückkehren. Ich war durch eine Herzschwäche wenige Tage bettlägerig, nahm aber dann unverzüglich meine ärztliche Arbeit wieder auf und habe sie bis zu meiner Entlassung am 24. September 46 fortgesetzt. Zeugnisse der amerikanischen Lagerleitung darüber liegen vor.

Der Tod meines Mannes hat mich und meine Familie in einer außerordentlich schwierigen Lage zurückgelassen. Wir sind unversorgt. Mein Mann war nicht Beamter (vielleicht weil er nicht PG war?). Ich stehe nach wie vor unter dem Gesetz 52. Meine Vermögensverluste sind schon jetzt sehr hoch. Zwei Drittel fallen unter die nicht greifbaren Werte im Sinne der Vermögenssteuer. Bei der Erhaltung und Ausbildung meiner fünf Kinder, nunmehr im Alter von 4-14 Jahren, habe ich keinerlei Hilfe von irgendeiner Seite zu erwarten. Außerdem muß ich für meine Eltern sorgen, die als Sudetendeutsche mittel[los], außerdem invalid sind. Mein Vater ist durch sein Alter und durch das Schicksal unserer Familie geistig so schwer beeinträchtigt, dass er Aufsicht und Pflege braucht. Meine Mutter ist auf Grund eines Herzleidens und anderer Organleiden (Folgezustände nach schwersten Magengeschwüren) längst invalid. – Über eine ärztliche Einrichtung zur Ausübung einer Praxis verfügen wir nicht, da mein Mann keine eigene Praxis hatte. /14/

Die Zeit meiner Haft ist auch an mir nicht spurlos vorübergegangen, umso mehr, als auch ich während des Krieges unzureichend ernährt und dabei überanstrengt war. Schon während meiner ersten Haft, noch vor dem Tod meines Mannes, stellte sich bei mir eine Herzschwäche ein als Folge schwerer Unterernährung und Überanstrengung im Lager. Ich führe als Beispiel an, dass mir z.B. als Frühstück in Moosburg eine Tasse leerer, schwarzer Ersatzkaffee mit einer Scheibe trockenen Kommissbrotes zur Verfügung stand und dass ich solch ein Frühstück oftmals nach einer durchwachten Nacht bekam. Im Anschluss daran stand ich oft den ganzen Morgen mit am Operationstisch und hatte danach eine ausgedehnte Ambulanz mit chirurgisch Kranken zu bewältigen. So kam es, dass ich schon in Moosburg stark abmagerte und schließlich wiederholt Ohnmachtsanfälle erlitt, so z.B. einmal drei an einem Tag (Zeuge Dr. Höllischer). Ich war vorübergehend bettlägerig und wurde, meiner Herzschwäche wegen, die der inhaftierte Prof. Schittenhelm feststellte, mit intravenösen Strophantininjektionen behandelt. – In Stephanskirchen war ich nach dem Tode meines Mannes ein zweites Mal wegen Herzschwäche bettlägerig.(Zeuge Dr. Frey) Die Behandlungsart war die gleiche. In Ludwigsburg hatte ich in Folge der seelischen schweren Belastung (Fortdauer meiner Haft trotz des Todes meines Mannes) an schweren Blutungen zu leiden, die eine erhebliche Blutarmut zur Folge hatten und einen operativen Eingriff nötig machten (Zeuge Dozent Dr. Wiessmann). Außerdem litt ich an immer wiederkehrenden Gallenkoliken, die nach der Haftentlassung im Frühjahr 47 zu einer schweren Erkrankung mit Steineinklemmung in den Gallenwegen führte. (Zeuge und behandelnder Arzt Prof. Dr. Lydtin, München). – Wie weit diese Schädigungen Dauerschädigungen bedeuten und wie sie sich in Zukunft auswirken werden, ist heute noch nicht abzusehen. Einem ungelernten Beruf mit körperlicher Arbeit bin ich jedenfalls nicht mehr gewachsen.

Sollte es mir die Entscheidung der Spruchkammer ermöglichen, meinen ärztlichen Beruf auszuüben, so möchte ich, wenn irgend möglich, meine Kräfte bei der Bekämpfung der Tuberkulose einsetzen, ebenso wie mein Mann dies getan hat. Ich besitze die Anerkennung als Lungenfachärztin und bitte, bei der Beurteilung meines Falles mit in Erwägung zu ziehen, dass man doch heute, bei dem bedrohlichen Zunehmen der Tuberkulose, keine Fachkraft lahmlegen sollte. Mit gutem Gewissen glaube ich für mich eine mildere Beurteilung in Anspruch nehmen zu können und glaube sagen zu können, dass ich meine Pflichten als Bürger eines friedlichen und demokratischen Staates erfüllen werde. Vielleicht ist es möglich, nicht so sehr meine politische Belastung ins Auge zu fassen als /15/ vielmehr die Tatsache, dass ich die einzige Erhalterin und Ernährerin von fünf unmündigen Kindern bin und dass dies die Kinder eines politisch völlig unbelasteten Mannes sind, der in der Bekämpfung der Tuberkulose seine Pflichten vorbildlich bis zuletzt erfüllt hat und ein Opfer der Zeitumstände geworden ist.

In welche Fachschaft, als Haupt- oder Gastmitglied, wollen Sie eingegliedert werden?
(**Hauptmitgliedschaft nur** in **einer** Fachschaft möglich, Gastmitgliedschaft in mehreren ohne Sonderbeitrag)

Hauptmitgliedschaft: in Fachschaft Wissenschaftliche und Fachschriftstelle

als Gast: in Fachschaft Tagesschriftsteller

1) Erzähler: .... 2) Lyriker: ....

3) Tagesschriftsteller: als Gast 4) Kritiker: ....

5) Übersetzer: .... 6) Wissenschaftlicher und Fachschriftsteller: Hauptmitglied

7) Rundfunk: .... 8) Film: ....

9) Textdichter: .... 10) ....

11) .... 12) ....

Wo sind Ihre Buchwerke erschienen? –
(Nur für Buchautoren)

In welchen Anthologien sind Sie vertreten? –
(Nur für Lyriker)

Mit welchen Zeitungen bzw. Zeitschriften arbeiten Sie? Völkischer Beobachter, N.S.-Volksdienst

Aus welchen Sprachen übersetzen Sie? –

Mit welchen Filmgesellschaften arbeiten Sie? –

An welchen Sendern lesen Sie? –

Sind Sie im „Kürschner" verzeichnet? nein

Zwei Bürgen, die erschöpfende Auskunft geben können*): Schriftleiterin Florentine Hamm, Völkischer Beobachter, München, Schellingstrasse 39
Dr. Asmus Thomsen, Reichsleitung der N.S.D.A.P., München, Reichsadler

Bemerkungen: ....

Ich erkläre nach bestem Wissen und Gewissen die vorstehenden Angaben gemacht zu haben und werde mich jederzeit für das deutsche Schrifttum im Sinne der nationalen Regierung einsetzen.

Gleichzeitig verpflichte ich mich, bei meinem Ausscheiden aus dem Verband die Mitgliedskarte und die Verbandsnadel sofort zurückzugeben, da diese vorbehaltlos Eigentum des Verbandes sind. Gleichzeitig bin ich damit einverstanden, daß ich bei Nichtbezahlung der Verbandsgebühren aus den Listen gestrichen werde.

München, den 20. Juni ~~1933~~ 1934

Unterschrift: Dr. Lobsien or Hoerner

* a) bezügl. pol. Einstellung.
b) bezügl. schriftst. Tätigkeit.

Aus Aufnahmeantrag in der Verband Deutscher Schriftsteller 1934

5

FRAU DR. MED. JOHANNA HAARER

MÜNCHEN 23
KAISERSTR. 6
TEL. 35264

12. Mai 39.

Lebenslauf.

Am 3.Okt. 1900 wurde ich als Tochter des Kaufmannes Alois Barsch in Bodenbach (Böhmen)geboren. Dort besuchte ich die Volks- und Bürgerschule in den Jahren von 1906 - 1914 und arbeitete anschließend im elterlichen Haushalt und Geschäft. Im Jahr 1917 fing ich an, mich auf die Reifeprüfung vorzubereiten, denn ich wollte Medizin studieren. Da die damaligen österreichischen Schulbehörden mir dabei große Schwierigkeiten in den Weg legten, schickte mich mein Vater nach Deutschland in die Deutschen Landerziehungsheime von Dr.Hermann Lietz. Im Landerziehungsheim Bieberstein i.d.Rhön legte ich dann zu Ostern 1920 die Reifeprüfung ab und bezog anschließend die Universität.

An den Universitäten Heidelberg, Göttingen und München studierte ich 10 Semester lang Medizin, legte im Jahr 1925 in München das medizinische Staatsexamen ab, erwarb anschließend den Doktortitel und schließlich nach Ableistung des praktischen Jahres im Jahr 1926 die Approbation als Ärztin.Nach kurzer Volontärtätigkeit an Münchner Krankenhäusern wurde ich im Sanatorium Harlaching als Assistenzärztin angestellt und behielt diese Stellung mit kurzen Unterbrechungen bis zum Februar 1932 bei.

Im Jahr 1924 hatte ich mich mit dem damaligen cand. med. Hellmut Weese verheiratet. Die Ehe wurde 1929 für mich schuldlos geschieden. Im Mai 1932 heiratete ich den Oberarzt Dr. Otto Haarer und gab dieser Eheschließung wegen die praktische ärztliche Tätigkeit vorläufig auf. Nach der Geburt unserer Zwillingskinder im Jahr 1933 begann ich schriftstellerisch zu arbeiten und zwar zunächst mit kleinen Artikeln in der Frauenbeilage des Völkischen Beobachters. Im Herbst 1934 erschien im Verlag I.F.Lehmann, München, meine erste Veröffentlichung in Buchform unter dem Titel „Die Deutsche Mutter und ihr erstes Kind." Seither bin ich in wechselndem Ausmaß schriftstellerisch tätig, je nachdem wie mir meine recht umfangreichen Pflichten als Hausfrau und Mutter Zeit dazu lassen.

Von der NSDAP wurde ich im Jahr 1936 zur Mitarbeit herangezogen und arbeitete von da an als Gausachbearbeiterin für Rassenpolitik mit in der Gauleitung der NS-Frauenschaft, des Rassenpolitischen Amtes und sonst auch in der NSV, Hilfswerk Mutter und Kind und in der Mütterschule.

Auf Grund dieser (ehrenamtlichen)Tätigkeit forderte mich der stellvertretende Gauleiter für Oberbayern, Nippold,zum Eintritt in die NSDAP auf. Im Herbst 1938 mußte ich jedoch wegen steigender Inanspruchnahme das Amt einer Gausachbearbeiterin für Rassenpolitik niederlegen, da ich der Geburt meines vierten Kindes entgegensehe.

Dr. Johanna Haarer

Lebenslauf zur Aufnahme in die Reichsschrifttumskammer 1939

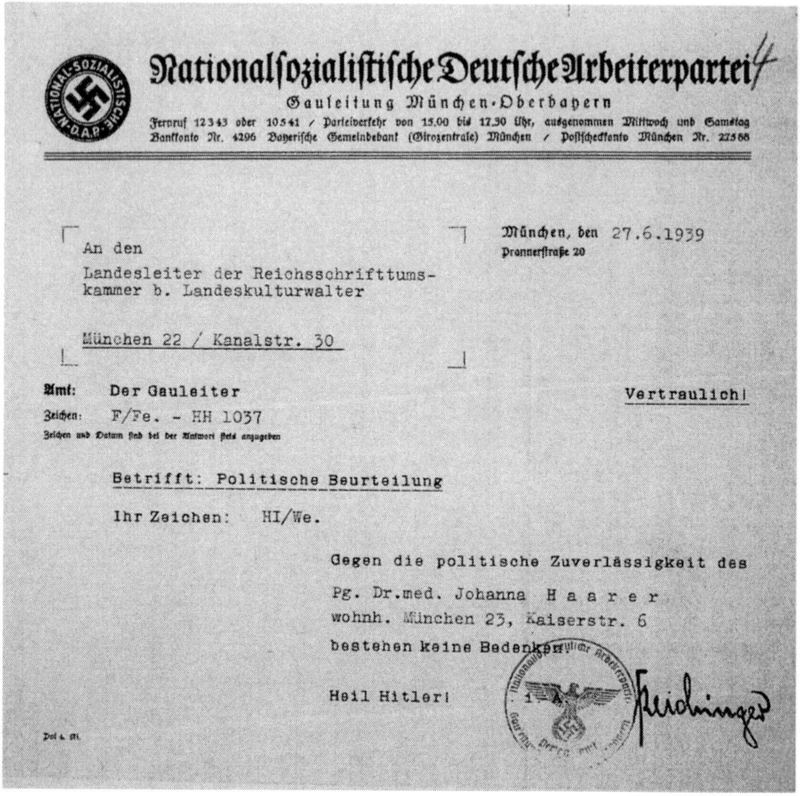

Nationalsozialistische Deutsche Arbeiterpartei

Gauleitung München-Oberbayern

Fernruf 12343 oder 10541 / Parteiverkehr von 15.00 bis 17.30 Uhr, ausgenommen Mittwoch und Samstag
Bankkonto Nr. 4296 Bayerische Gemeindebank (Girozentrale) München / Postscheckkonto München Nr. 27568

An den
Landesleiter der Reichsschrifttums-
kammer b. Landeskulturwalter

München 22 / Kanalstr. 30

München, den 27.6.1939
Prannerstraße 20

Amt: Der Gauleiter

Zeichen: F/Fe. - HH 1037

Zeichen und Datum sind bei der Antwort stets anzugeben

Vertraulich!

Betrifft: Politische Beurteilung

Ihr Zeichen: HI/We.

Gegen die politische Zuverlässigkeit des
Pg. Dr.med. Johanna H a a r e r
wohnh. München 23, Kaiserstr. 6
bestehen keine Bedenken.

Heil Hitler!

i. A.
Reichinger

Politische Beurteilung durch die NSDAP 1939

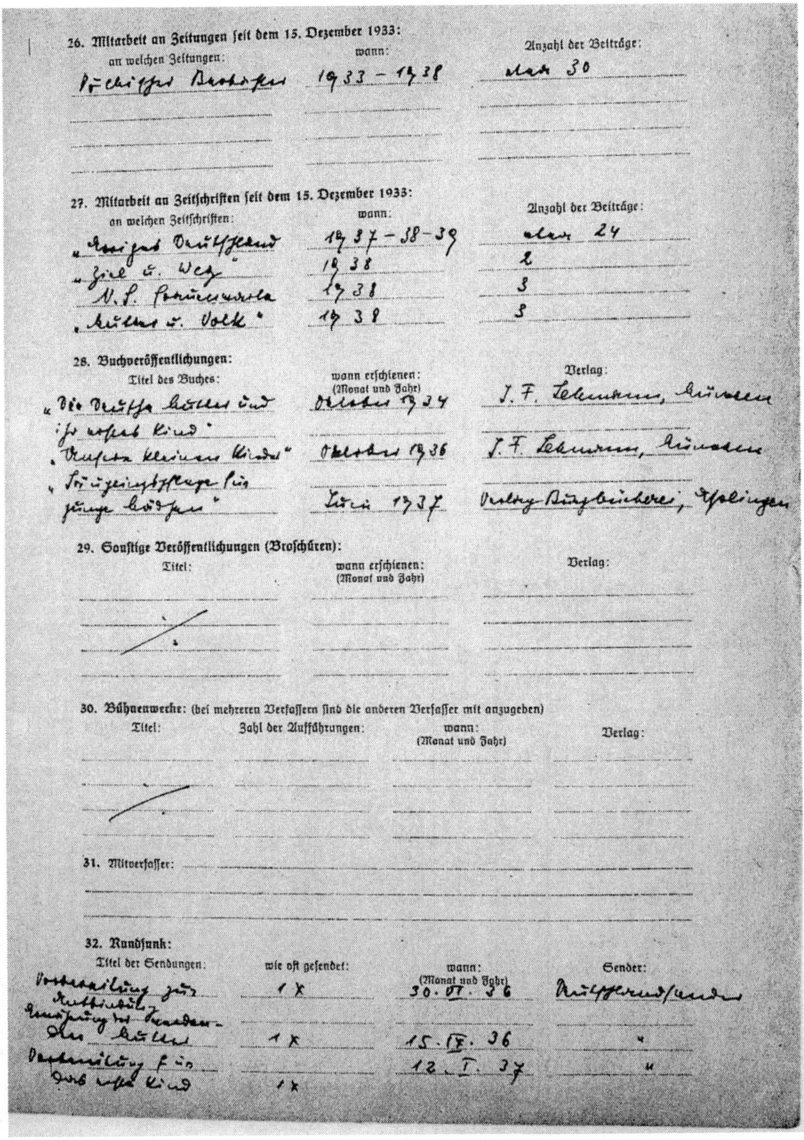

26. Mitarbeit an Zeitungen seit dem 15. Dezember 1933:

an welchen Zeitungen:	wann:	Anzahl der Beiträge:
Völkischer Beobachter	1933 – 1938	etwa 30

27. Mitarbeit an Zeitschriften seit dem 15. Dezember 1933:

an welchen Zeitschriften:	wann:	Anzahl der Beiträge:
„Ewiges Deutschland"	1937 – 38 – 39	etwa 24
„Ziel u. Weg"	1938	2
N.S. Frauenwarte	1938	3
„Mutter u. Volk"	1938	3

28. Buchveröffentlichungen:

Titel des Buches:	wann erschienen: (Monat und Jahr)	Verlag:
„Die deutsche Mutter und ihr erstes Kind"	Oktober 1934	J. F. Lehmann, München
„Unsere kleinen Kinder"	Oktober 1936	J. F. Lehmann, München
„Säuglingspflege für junge Mädchen"	Juni 1937	Verlag Burgbücherei, Esslingen

29. Sonstige Veröffentlichungen (Broschüren):

Titel:	wann erschienen: (Monat und Jahr)	Verlag:
/		

30. Bühnenwerke: (bei mehreren Verfassern sind die anderen Verfasser mit anzugeben)

Titel:	Zahl der Aufführungen:	wann: (Monat und Jahr)	Verlag:
/			

31. Mitverfasser:

32. Rundfunk:

Titel der Sendungen:	wie oft gesendet:	wann: (Monat und Jahr)	Sender:
Vorbereitung zur Mutterschaft	1 x	30. VI. 36	Deutschlandsender
Ernährung des Kindes durch die Mutter	1 x	15. IX. 36	"
Vorbereitung für das erste Kind	1 x	12. I. 37	"

Aus Aufnahmeantrag für die Reichsschrifttumskammer 1939

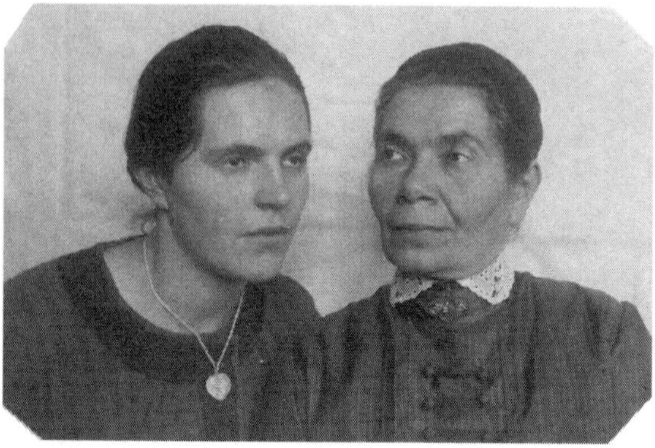

Anna Barsch und Tochter Johanna,
ca. 1921 in Bodenbach

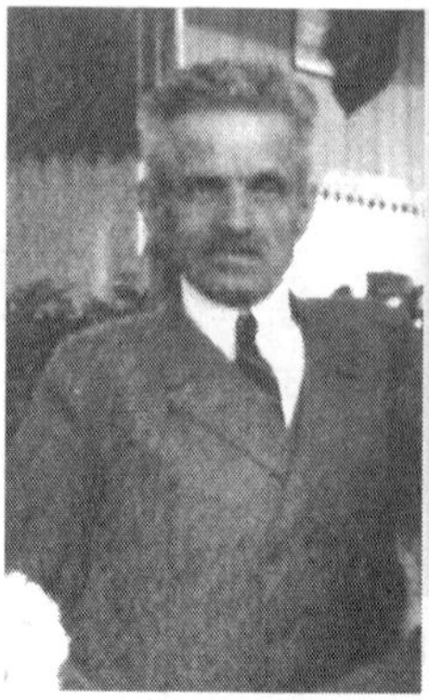

Alois Barsch
– Vater von Johanna

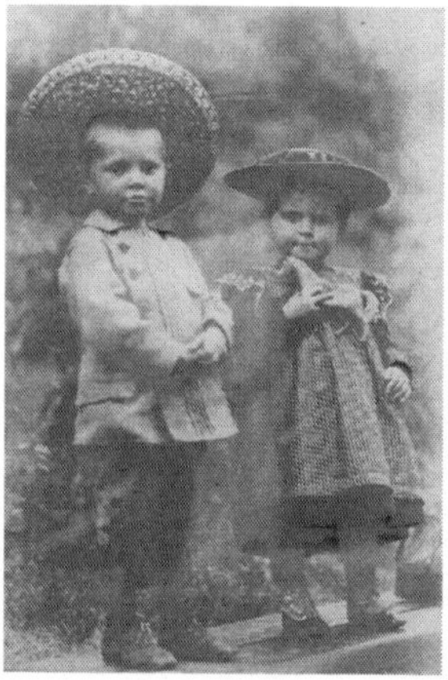

Johanna Barsch
und ihr Bruder Georg

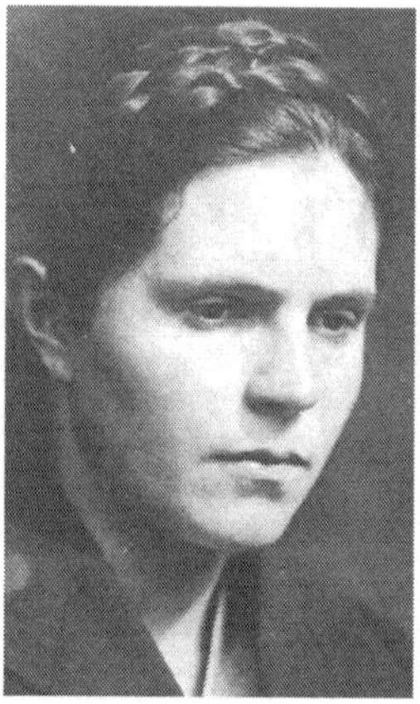

Johanna Barsch
ca. 20-jährig

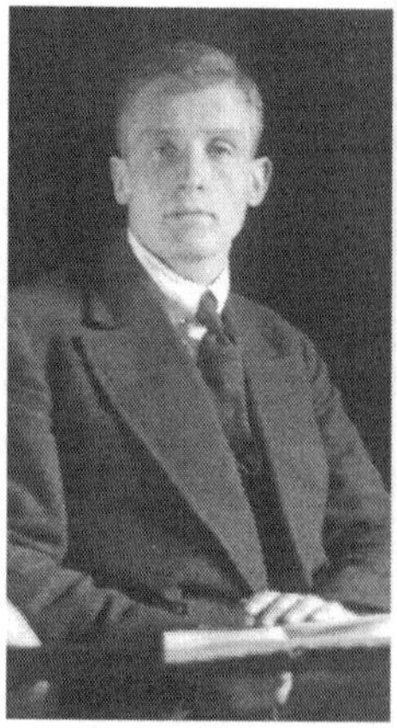

Eberhard Fahrenhorst
als Philosophiestudent

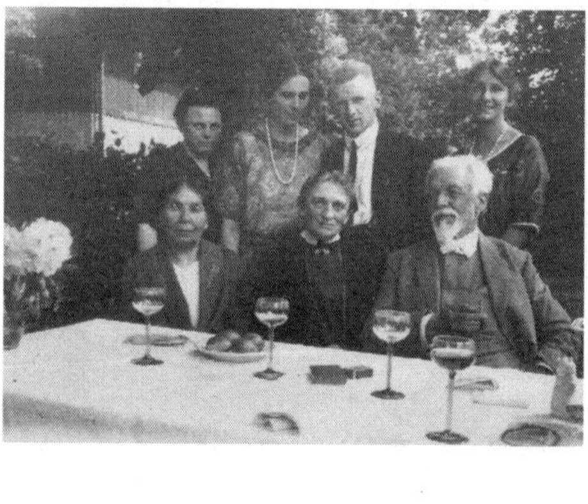

Hochzeit 1924
»Nach standesamtlicher Trauung Hochzeitsessen in der Meuterschwaige. Hintere Reihe v.l.: unbek., Johanna und Hellmut Weese, Uta Weese. Vordere Reihe v.l.: Anna Barsch, Mutter Weese, Geheimrat Georg Kerschensteiner.«

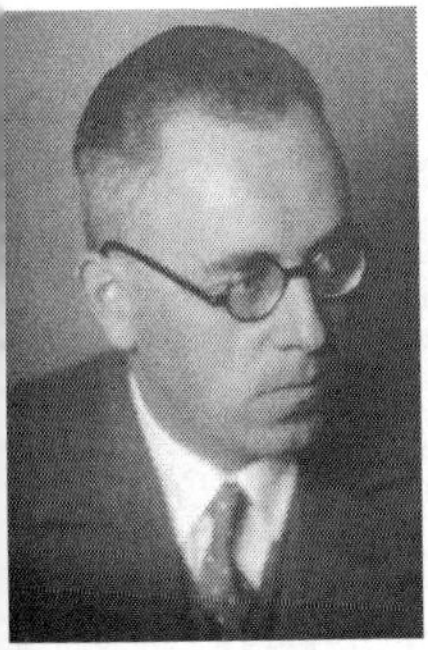

Dr. Otto Haarer
ca. 1930

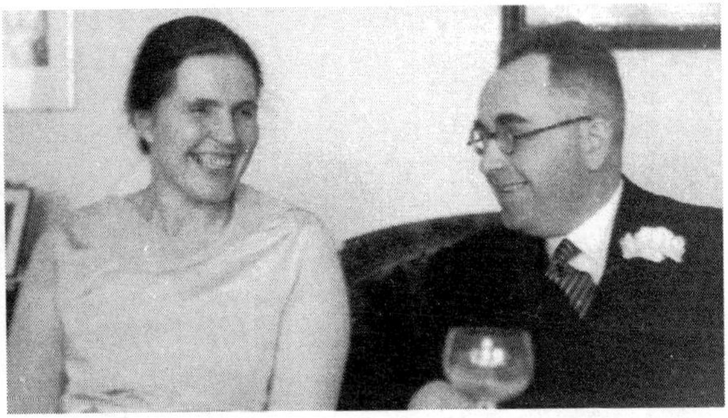

Hochzeit Johanna und Otto Haarer,
Birkenleiten Mai 1932

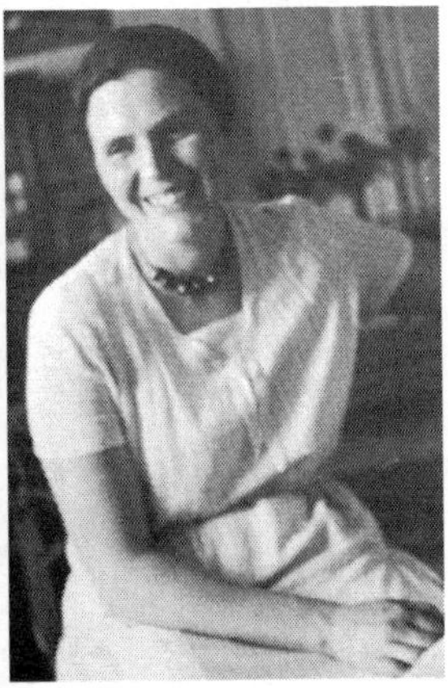

Dr. Johanna Haarer
in den 30er Jahren
»glückliche Jahre«

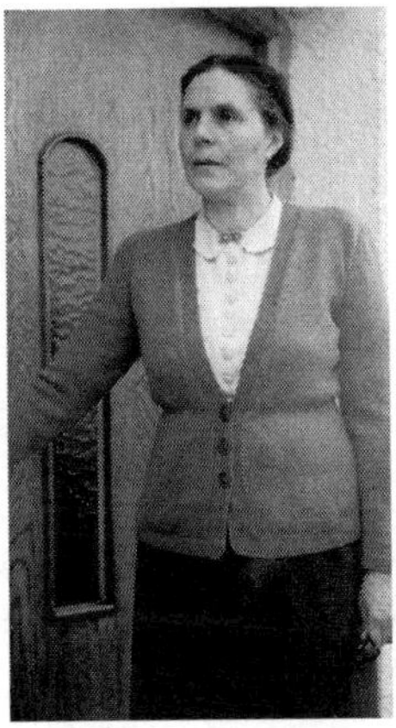

Dr. Johanna Haarer
1952

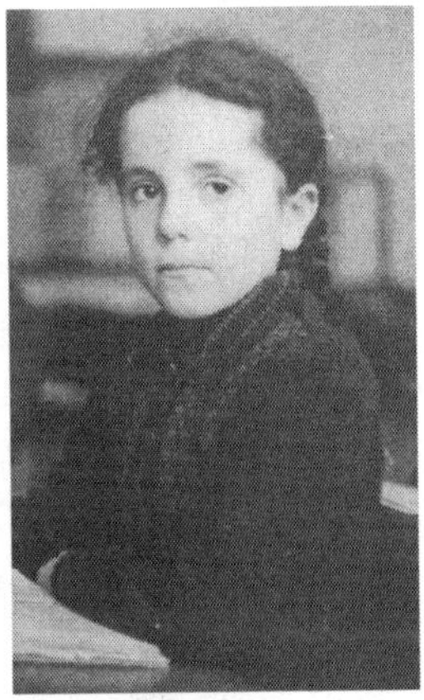

Gertrud Haarer
als 7-Jährige

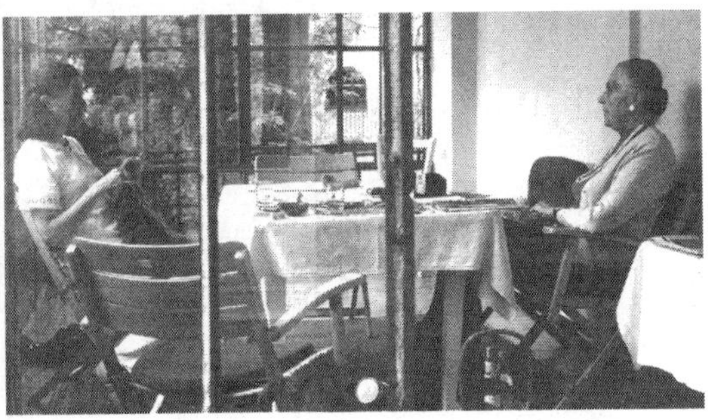

Johanna und Gertrud Haarer 1978 in der Veranda des
Hauses in der Kaiserstraße in München

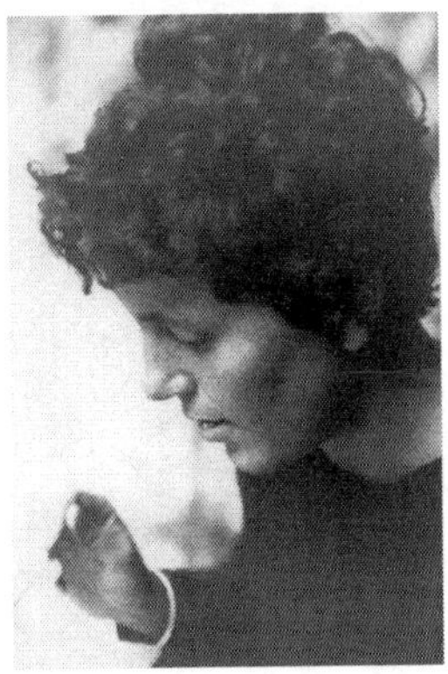

Gertrud Haarer, ca. 1959

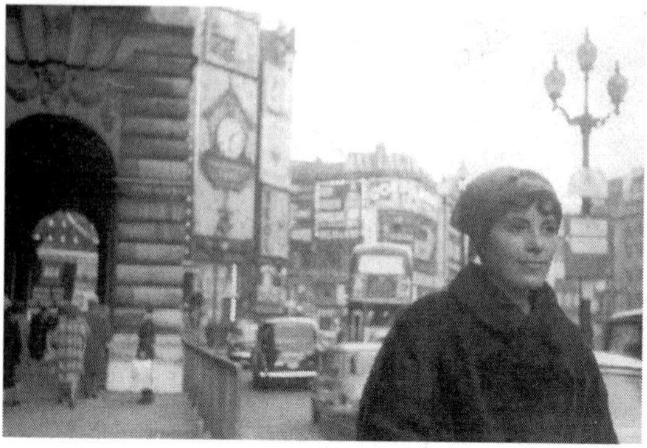

Gertrud Haarer in London 1964

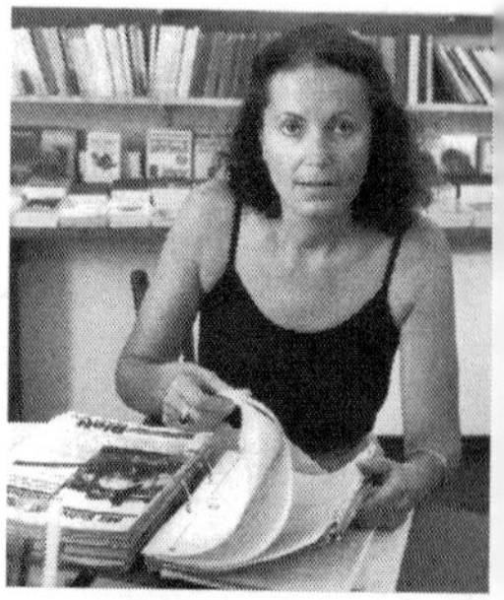

Gertrud Haarer
Sommer 1981 im Buchladen Leo 17 in München